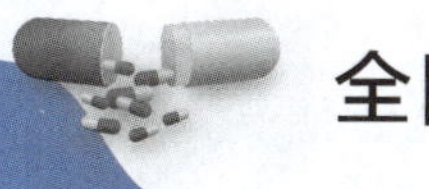

全国职业教育医药类规划教材

药剂学

YAOJIXUE

（供药学类、药品制造类、食品药品管理类相关专业使用）

夏晓静　王　玲　主编

化学工业出版社

·北京·

内容简介

本书由中国职业技术教育学会医药专业委员会组织编写，是全国职业教育医药类规划教材。根据《中华人民共和国药典》（2020年版）、《药品生产质量管理规范》（2010年版）和药剂学的最新成果修订而成。内容突出实用性和实践性，从认识药剂到剂型各论，从制备简单的液体制剂到复杂的固体、半固体制剂，从片剂、胶囊剂等普通制剂到缓控释等新型递药制剂，知识点由浅入深；从制剂制备到质量控制进而药学服务的工作过程为主线编排教学内容。依据学习规律将案例、处方注解、例题分析、剂型发展历史和现状等作为拓展知识通过二维码形式体现在教材中，并在每个教学单元后设置习题。

全书共分为十二个项目：项目一认识药剂、了解相应法律法规等；项目二～项目六介绍液体制剂、无菌制剂、固体制剂、半固体制剂及气雾剂等传统剂型；项目七～项目九介绍了新型递药系统、现代中药制剂、生物技术药物制剂等药剂学研究热点和方向；项目十介绍了药物制剂的稳定性，与药品质量控制密切相关，项目十一、十二介绍了处方调剂、生物药剂学，与药学服务紧密联系。

本教材适合高职高专药学、药品质量与安全、药品生产技术、药品经营管理、化学制药技术、生物制药技术等专业师生使用，也可作为中职院校药学相关专业的教材。

图书在版编目（CIP）数据

药剂学 / 夏晓静，王玲主编. —北京：化学工业出版社，2021.9（2024.2重印）

全国职业教育医药类规划教材

ISBN 978-7-122-39301-2

Ⅰ.①药… Ⅱ.①夏… ②王… Ⅲ.①药剂学-中等专业学校-教材 Ⅳ.① R94

中国版本图书馆CIP数据核字（2021）第109328号

责任编辑：陈燕杰　　文字编辑：赵爱萍

责任校对：王素芹　　装帧设计：王晓宇

出版发行：化学工业出版社（北京市东城区青年湖南街13号　邮政编码100011）

印　　装：河北鑫兆源印刷有限公司

787mm×1092mm　1/16　印张19½　字数493千字　2024年2月北京第1版第4次印刷

购书咨询：010-64518888　　售后服务：010-64518899

网　　址：http：//www.cip.com.cn

凡购买本书，如有缺损质量问题，本社销售中心负责调换。

定　　价：49.00元

本书编审人员名单

主　　编　夏晓静　王　玲

副 主 编　张晓军

主　　审　蔡　雁（宁波市第九医院）

王　琰（浙江海正药业股份有限公司）

编　　者

王　玲（浙江医药高等专科学校）

计竹娃（浙江医药高等专科学校）

刘俊红（广东省食品药品职业技术学校）

纪忠华（浙江医药高等专科学校）

吴秋平（浙江医药高等专科学校）

张晓军（杭州第一技师学院）

陈方城（浙江医药高等专科学校）

周孟春（浙江医药高等专科学校）

夏晓静（浙江医药高等专科学校）

郭维儿（浙江医药高等专科学校）

谈　增（浙江医药高等专科学校）

陶　金（浙江医药高等专科学校）

管恩爽（浙江医药高等专科学校）

前言

PREFACE

为响应《国家职业教育改革实施方案》中的“三教”改革要求，本书以党的二十大报告为指引，教材建设团队通过企业、同类院校调研，积累了大量药剂学相关的教学素材和案例，以此为基础开展本教材建设，在教材内容上打破知识本位的束缚，加强与生产生活的联系，突出应用性与实践性，关注技术发展带来的学习内容与方式的变化，进一步通过富媒体化教材建设推动课程教学模式改革。顺应于教材受众群体变化，通过互联网、多媒体技术提供高质量的教材资源，使课程实现立体化、具体化。

《药剂学》对应于药学、药品质量与安全、药品生产技术、药品经营管理、化学制药技术、生物制药技术等专业主干课程“药剂学”或称“药物制剂技术”。该课程是培养学生掌握常用药物剂型的特点、生产工艺过程和质量控制等，为学生今后的专业学习及毕业后的实际工作打下坚实基础。教材内容突出实用性和实践性，全书共分为十二个项目，从认识药剂到剂型各论，从制备简单的液体制剂到复杂的固体、半固体制剂，从片剂、胶囊剂等普通制剂到缓控释等新型递药制剂，知识点由浅入深不断递进，实现从低阶向高阶的发展；从制剂制备到质量控制进而药学服务的工作过程为主线作为全书的基本结构；依据学习者学习规律将案例、处方注解、例题分析、剂型发展历史和现状等作为拓展知识通过二维码形式体现在教材中；并在每个教学单元后设置习题，便于学习者自测，扫描二维码实时反馈学习效果。通过多媒体资源进一步强化知识点和技能点，交互式教材更加重视探究性学习和创新，可使学生全方位了解药剂学。

教材编写分工如下：项目一、二由夏晓静编写，项目三由王玲、张晓军编写，项目四由陶金、刘俊红编写，项目五由吴秋平编写，项目六由谈增编写，项目七由陈方城编写，项目八由管恩爽编写，项目九由纪忠华编写，项目十由郭维儿编写，项目十一由周孟春编写，项目十二由计竹娃编写；全书由企业行业专家蔡雁、王琰负责主审。

目前为深入贯彻落实国家关于“加快现代职业教育体系建设”战略部署，信息化教学改革如火如荼，新形态教材编写也在不断探索发展，本次编写工作得到了编委所在单位、教材使用单位、行业专家的支持和指导，在此一并表示感谢！

本教材是“三教”改革过程中一次尝试，因编写经验所限，书中难免存有偏差和不妥之处，敬请广大读者批评指正。

编　者

目录

CONTENTS

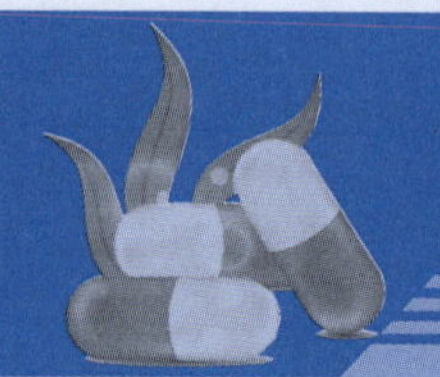

项目一

绪　论

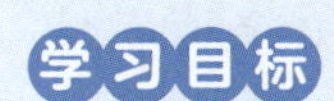

知识要求

1. 掌握药剂学的相关术语。
2. 熟悉药物成型的必要性。
3. 掌握药典及其他药品标准，了解外国药典。
4. 了解药剂学的发展历史。

技能要求

1. 熟练掌握药物剂型的分类方法，能对药物剂型合理分类。
2. 学会查阅《中国药典》的技能，能熟练查找有关药品标准。

数字资源

1.1　案例导入　李时珍与《本草纲目》
1.1.1　拓展知识　药剂学的分支学科
1.1.2　拓展知识　西方药剂学发展
1.1.3　拓展知识　药剂学的任务
1.1.4　拓展知识　药品的通用名与商品名
习题1.1答案

1.2　案例导入　剂型的多样性
1.2.1　拓展知识　各种类型的药物递送系统
1.2.2　拓展知识　药用辅料发展概况
习题1.2答案

1.3　案例导入　从《我不是药神》谈仿制药
1.3.1　拓展知识　仿制药质量和疗效一致性评价
1.3.2　拓展知识　GMP的起源
1.3.3　拓展知识　其他GXP
习题1.3答案

任务一　认识药剂学

扫一扫　1.1　案例导入　李时珍与《本草纲目》

药剂学（pharmaceutics）是药学（pharmacy）的一门分支，主要研究药品制造部分，其基本任务是将药物制成适宜的剂型，以质量优良的制剂满足医疗卫生工作的需要。传统的方剂调配和制剂制备的原理、技术操作大致相同，都归为药剂学范畴。现代药剂学还发展了物理药剂学、工业药剂学、生物药剂学与药物动力学、临床药学等分支。

扫一扫　1.1.1　拓展知识　药剂学的分支学科

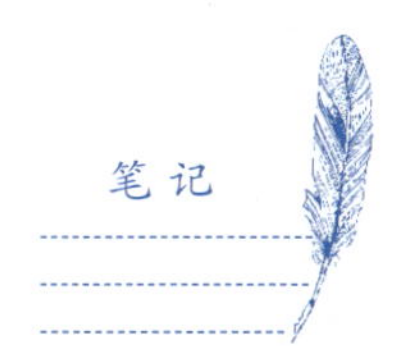

一、药剂学的历史

人类的疾病和强烈的求生愿望促使了药物的不断发现，一开始的药物是原始人为减轻疼痛在伤口上敷贴的叶子和泥巴，通过经验的不断积累，从直接使用新鲜的动植物转变为捣碎后再作药用。为了更好发挥药效和便于服用，逐步出现了将药材加工成一定剂型的演变过程。

我国中医药的发展历史悠久，于商代（公元前 1766 年）有记载使用最早的中药剂型——汤剂。医书《五十二病方》《针灸甲乙经》《山海经》中可见有汤剂、丸剂、散剂、膏剂、酒剂、饼剂、曲剂等剂型的记载。东汉张仲景的《伤寒杂病论》和《金匮要略》中收载有栓剂、洗剂、软膏剂、糖浆剂等 10 余种剂型。晋代葛洪的《肘后备急方》中收载了各种膏剂、丸剂、条剂和锭剂等。唐代的《新修本草》（公元 659 年）是我国第一部，也是世界上最早的国家药典。明代李时珍（公元 1518～1593 年）编著了《本草纲目》，其中收载药物 1892 种，剂型 61 种，附方 11096 则，药物形态图 1160 幅。

扫一扫　1.1.2　拓展知识　西方药剂学发展

20 世纪 50 年代后，药剂学进入了用化学和物理化学基础来设计、生产和评价剂型，并用客观体外科学指标评定质量的时代，演变出物理药剂学；20 世纪 60～70 年代，药品质量评定从体外论证扩展到体内，推进到生物药剂学时代。20 世纪 80 年代由于大量的合成、半合成药物的出现，不良反应大，致敏性、致突变性和致癌性等，药剂学又推进到疾病治疗作用、相互作用，指导合理用药的临床药学方向。

近二三十年来，由于分子药理学、生物药物分析、细胞药物化学、药物分子传递学及系统工程学等科学的发展、渗入以及新技术的不断涌现，药物剂型和制剂研究已进入药物递送系统（drug delivery system，DDS）时代。药物制剂的设计和生产，体外的溶出和释放，体内吸收、分布、代谢、排泄过程中的变化和影响都要用数据和图像来阐述，结合患者病因、器官组织细胞的生理特点与药物分子的关系来反映剂型的结构与有效性，逐渐解决剂型与病变细胞亲和性的问题，所以 21 世纪的药剂学是药物制剂向系统工程制品发展的 DDS 时代。

扫一扫　1.1.3　拓展知识　药剂学的任务

二、剂型、制剂、药剂学和药物制剂技术的概念

药物是指能够用于治疗、预防或诊断人类和动物疾病以及对机体的生理功能产生影响的物质。药物最基本的特征是具有防治疾病的活性，因而又称之为活性药物成分（active pharmaceutical ingredients，API）。根据来源，可将药物分为三大类，中药与天然药物、化学药物和生物技术药物。中药是在中医理论指导下使用的，包括来源于我国民间经典收载的中药材、中成药和草药等。天然药物是在现代医药理论指导下使用的，包括植物、动物和矿物等天然药用物质。化学药物即西药，通过化学合成途径所得的药用化合物。生物技术药物是通过基因重组、发酵、核酸合成等生物技术手段获得的药物，如细胞因子药物、核

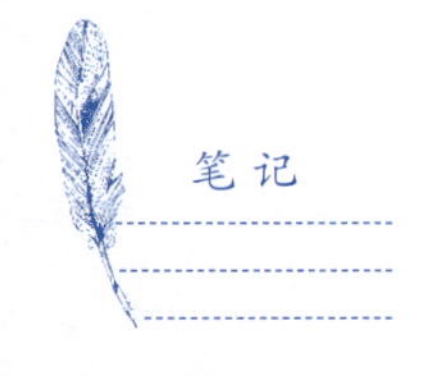

酸疫苗、反义核酸、单克隆抗体等。无论哪一种药物在临床应用前，都必须加工成一定的形式，即药物剂型。

1. 剂型与制剂

剂型（dosage forms）是指药物制成的适合于医疗预防应用，并对应于一定给药途径的形式。如散剂、颗粒剂、片剂、胶囊剂、注射剂、溶液剂、乳剂、混悬剂、软膏剂、栓剂、气雾剂等，剂型是所有基本制剂形式的集合名词。药物制剂（pharmaceutical preparations），简称制剂，是指根据药典、药品标准、处方手册等收载的应用比较普遍且较稳定的处方，将原料药物按照某种剂型制成一定规格并符合一定质量标准的具体药物品种。如盐酸小檗碱片、阿莫西林胶囊、维生素D软胶囊、注射用紫杉醇（白蛋白结合型）、新型冠状病毒灭活疫苗等，制剂是剂型中的具体品种。

将药物经一定的处方和工艺制备而成的制剂产品，就是药品，是可供临床使用的商品。

同一种药物可以制成不同的剂型，如阿托品可制成片剂、注射剂以及滴眼剂等多种剂型。同一种剂型也可以有多种不同的药物，如片剂有蒲地蓝片、马来酸氯苯那敏片等。

2. 辅料与物料

制剂中除了具有活性成分的药物外，还包括其他成分，这些成分统称为辅料。药用辅料（pharmaceutical excipients）是制剂生产和处方调配时所添加的赋形剂和附加剂，是制剂生产中必不可少的组成部分。如片剂中用到的填充剂、崩解剂、黏合剂、润滑剂等，液体制剂中用到的溶剂、增溶剂、助悬剂等。而在制剂生产过程中所用的原料药物、辅料和包装材料等物品的总称，称为物料。标明了API和辅料的名称及所需用量的文件称为制剂处方，处方中通常不含包装材料，因而并不体现该制剂所有的物料。关于其他处方的概念详见项目十一 处方调剂与药学服务。

3. 药剂学与药物制剂技术

由上述概念可以看出，将药物加工制成制剂，又要满足临床医疗实践需要，药剂学既具有工艺学性质，又具有临床医疗实践性质。任何一种制剂从研制开始就必须与临床密切结合，制剂研制后期经过临床验证，证明其有效，监测不良反应，再进一步工业化生产，生产出来制剂应用于临床，根据临床实践进行工艺改进提升制剂质量。

由此可以看出药剂学是一门研究药物剂型和药物制剂的设计理论、处方工艺、生产技术、质量控制与合理应用的综合性应用技术科学。而药物制剂技术介绍的是以药剂学理论为指导，按《药品生产质量管理规范》（GMP）等法规要求进行药物剂型和药物制剂制备和生产的综合性应用技术。

4. 药品批准文号与药品生产批号

生产新药或者已有国家标准的药品，须经国家药品监督管理局（NMPA）[前身为国家食品药品监督管理局（CFDA）] 批准，并在批准文件上规定该药品的专有编号，此编号称为药品批准文号，是药品生产合法性的标志。药品批准文号可在国家药品监督管理局网站上查询。药品生产企业在取得药品批准文号后，

笔 记

方可生产该药品。药品批准文号格式：国药准字H（Z、S）+四位年号+四位顺序号。试生产药品批准文号格式：国药试字H（Z、S）+四位年号+四位顺序号。中国香港、澳门和台湾地区生产药品批准文号前面为国药准字H（Z、S）C，而境外生产药品批准文号为国药准字H（Z、S）J，后加八位数字。其中，H代表化学药，Z代表中药，S代表生物制品。药品批准文号，不因上市后的注册事项的变更而改变。

药品生产批号是药厂生产过程中使用的。生产中，在规定限度内具有同一性质和质量，并在同一连续生产周期内生产出来的一定数量的药品为一批。所谓规定限度是指一次投料，同一生产工艺过程，同一生产容器中制得的产品。药品生产批号是用于识别“批”的一组数字或字母加数字，用于追溯和审查该批药品的生产历史。每批药品均应编制生产批号。

扫一扫　1.1.4　拓展知识　药品的通用名与商品名

习题 1.1

扫一扫　习题1.1答案

单项选择题

1. 鱼腥草口服液属于（　　）。

A. 原料药　　B. 剂型　　C. 制剂　　D. 方剂

2. 药剂学概念正确的表述是（　　）。

A. 研究药物制剂的处方理论、制备工艺和合理应用的综合性技术科学

B. 研究药物制剂的基本理论、处方设计、制备工艺和合理应用的综合性技术科学

C. 研究药物制剂的处方设计、基本理论和应用的技术科学

D. 研究药物制剂的处方设计、基本理论和应用的科学

3. 关于剂型的表述错误的是（　　）。

A. 阿司匹林片、扑热息痛片、麦迪霉素片、尼莫地平片等均为片剂剂型

B. 同一种剂型可以有不同的制剂

C. 同一药物也可制成多种剂型

D. 剂型系指某一药物的具体品种

4. 我国第一部，也是世界上最早的国家药典是（　　）。

A.《伤寒杂病论》　　B.《金匮要略》　　C.《新修本草》　　D.《本草纲目》

5. API是指（　　）。

A. 药物活性成分　　B. 制剂　　C. 剂型　　D. 辅料

判断题

6. 药品批准文号就是药品生产批号，需在包装上明示。（　　）

7. 制剂中除了具有活性成分的药物外，还包括其他成分，这些成分统称为物料。（　　）

8. 同一种药物可以制成不同的剂型。（　　）

9. 同一种剂型中可以含有不同的药物。（　　）

10. 滴眼剂就是一种制剂。（　　）

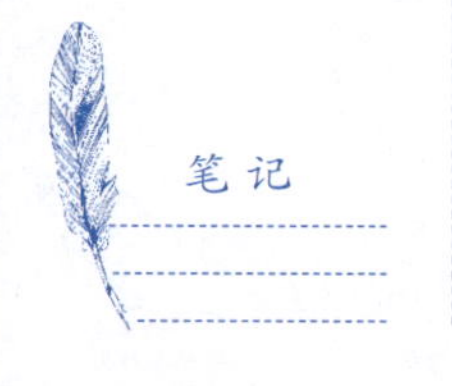

任务二 认识药物制剂

药品是特殊商品，药物制剂是医药工业最终产品。一般而言，药物对疗效起主要作用，而剂型对疗效起主导作用。某些药物的不同的剂型可能分别出现无效、低效、高效或引起不良反应等结果。药物制剂生产是集药物、辅料、工艺、设备、技术为一体的系统工程。与原料药相比，制剂具有更高的附加值，因此各国都非常重视制剂工业发展。剂型与临床应用时患者顺应性有关，随着生活水平的改善和提高，人们对生存质量和药品质量提出更高要求，制剂的重要性将更加显著。

扫一扫 1.2 案例导入 剂型的多样性

一、制剂成型的重要性

制成剂型不仅仅是形式的变化，剂型对疗效还发挥了能动性的影响。

1. 可以调节药物的作用速度

注射剂、吸入气雾剂等，发挥药效很快，常用于急救；片剂、胶囊剂等普通剂型口服后需经过崩解、溶解、吸收的过程，需要一定的时间；而丸剂、缓控释制剂、植入剂等可发挥长效作用。可按疾病治疗的需要选用不同作用速度的剂型。

2. 可以降低（或消除）药物的不良反应

氨茶碱治疗哮喘病效果很好，但有引起心跳加快的不良反应，若改成栓剂则可消除不良反应；非甾体抗炎药口服容易产生胃肠道刺激，制成经皮给药制剂可避免；缓控释制剂能保持血药浓度平稳，避免血药浓度峰谷现象，从而降低药物的不良反应。

3. 可以提高患者的用药依从性

对于儿童、吞咽困难的患者，普通片依从性差，改成咀嚼片或口腔速溶制剂，可提高患者的用药依从性。

4. 可提高药物的稳定性

将药物制成胶囊或包衣片能有效隔离光线、水分等因素对药物的影响，显著提高药物的稳定性，如氯丙嗪、异丙嗪、对氨基水杨酸钠制成包衣片可增加药物的稳定性。同种主药制成固体制剂的稳定性高于液体制剂。注射用的剂型中粉针剂稳定性最高。

5. 可改善药物的疗效

片剂、颗粒剂、丸剂同属于固体剂型，由于制备工艺不同会对药效产生显著的影响。药物的晶型、粒子大小的不同，也可直接影响药物的释放，从而影响药物的治疗效果。有些药物如硝酸甘油、异丙肾上腺素等，首过效应强，口服生物利用度低，如改成舌下片、气雾剂等可发挥疗效。

6. 可以产生靶向作用

微粒分散体系的静脉注射剂可使药物发挥靶向作用，如脂质体、微乳、微球等，在体内能被网状内皮系统的巨噬细胞所吞噬，使药物浓集于肝、脾等器官，实现肝脾被动靶向。

笔 记

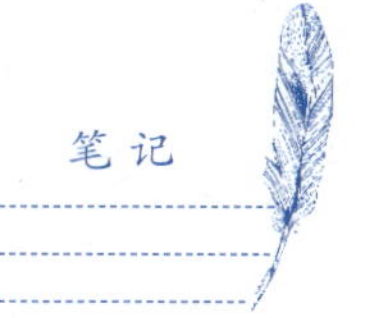

7. 可以改变药物的作用性质

多数药物药理活性与剂型无关，有些药物则与剂型有关。如硫酸镁口服用作泻下药，但5%注射液静脉滴注，能抑制大脑中枢神经，具有镇静、镇痉作用；又如依沙吖啶的1%注射液用于妊娠中期引产，但0.1%～0.2%溶液局部涂敷有杀菌作用。

二、剂型的分类

《中国药典》2020年版共收载42种剂型，其分类方法有以下几种。

1. 按形态分类

（1）固体剂型　如片剂、胶囊剂、颗粒剂、丸剂、散剂等。

（2）液体剂型　如注射剂、冲洗剂、灌肠剂、酒剂、露剂等。

（3）气体剂型　如气雾剂、吸入气雾剂等。

（4）半固体剂型　如软膏剂、乳膏剂、糊剂等。

形态相同的剂型，制备特点相似，如液体制剂制备时多采用溶解、分散等操作；半固体制剂多需熔融和研磨；固体制剂多需粉碎、混合等。

2. 按分散系统分类

分散相分散于分散介质中所形成的系统称为分散系统。

（1）溶液型　药物以分子或离子状态（直径小于1nm）均匀地分散在分散介质中形成的剂型。如芳香水剂、糖浆剂、酯剂、甘油剂等。

（2）胶体型　分散相的直径在1～100nm，一种是高分子溶液的均相体系，另一种是不溶性纳米粒的非均匀分散体系。如胶浆剂、溶胶剂等。

（3）乳剂型　液体分散相以小液滴形式分散在另一种互不相溶的液体分散介质中组成非均相分散体系。分散相的直径在0.1～50μm，如口服乳剂、静脉乳剂等。

（4）混悬型　难溶性固体药物以微粒状态分散在分散介质中形成的非均相分散体系。分散相的直径在0.1～100μm，如部分洗剂、口服混悬剂等。

（5）气体分散型　液体或固体药物以微粒状态分散在气体分散介质中形成的分散体系，如气雾剂、粉雾剂等。

（6）固体分散型　固体混合物的分散体系，如散剂、丸剂、胶囊剂、片剂等。

3. 按给药途径分类

首先按给药途径进行分类，再根据特性分类。

（1）胃肠道给药　口服后经胃肠黏膜吸收而发挥全身作用的制剂。

片剂：普通片、分散片、咀嚼片、双层片等。

胶囊剂：硬胶囊剂和软胶囊剂等。

颗粒剂：溶液型颗粒剂、泡腾型颗粒剂、混悬型颗粒剂等。

口服液体制剂：溶液剂、混悬剂、乳剂等。

虽然口服给药患者顺应性好，但有些药物易受胃酸破坏或肝脏代谢，引起生物利用度低的问题，另有些药物则对胃肠道有刺激性。

（2）非胃肠道给药剂型　此类剂型是指除胃肠道给药途径以外的其他所有剂型，包括：

①注射给药　以注射方式给药的剂型，包括静脉注射、肌内注射、皮下注

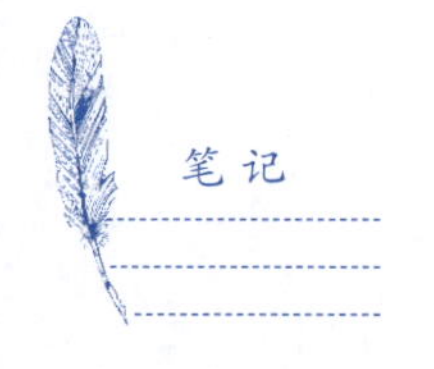

射、皮内注射及穴位注射等部位给药，有注射液、注射用无菌粉末、注射用浓溶液等形式。

② 皮肤给药　将药物给予皮肤的制剂，可以发挥局部或全身作用，有外用液体制剂、外用固体制剂、外用半固体制剂、外用气体制剂、贴剂、贴膏剂等。

③ 口腔给药　在口腔内发挥作用的制剂，如漱口剂、喷雾剂、含片、舌下片等。

④ 鼻黏膜给药　滴鼻剂、鼻用软膏剂、鼻用散剂等。

⑤ 呼吸道给药　气管、肺部给药，如吸入气雾剂、粉雾剂、喷雾剂等。

⑥ 眼部给药　用于眼部疾病，滴眼剂、眼膏剂、眼用凝胶等。

⑦ 直肠给药　灌肠剂、栓剂等。

⑧ 阴道给药　阴道栓、阴道片、阴道泡腾片等。

⑨ 耳部给药　滴耳剂、耳用凝胶剂、耳用丸剂等。

⑩ 透析用　腹膜透析用制剂和血液透析用制剂等。

4. 其他分类方法

按作用时间进行分类可分为速释制剂、普通制剂和缓控释制剂等。注射剂和片剂都可以设计成速释和缓释产品，但两种剂型制备工艺截然不同。

按特殊的原料来源和制备过程进行分类，如浸出制剂、无菌制剂。浸出制剂是采用浸出方法制备的各种剂型，如浸膏剂、流浸膏剂和酊剂等；无菌制剂是采用灭菌方法或无菌技术制成的剂型，如注射剂、滴眼剂等。

剂型的不同分类方法各有其特点，一般采用综合分类方法，以临床给药途径与剂型形态相结合的原则，既能够与临床用药密切配合，又可体现出剂型的特点，本书即由此进行分类。

三、药物递送系统

药物需要与作用部位的特定受体发生相互作用从而产生药理效应，发挥医疗作用。理想的剂型应能将药物有效输送到靶部位，避免药物的全身分布（产生副作用）以及提前代谢、排泄（作用时间过短），并符合剂量要求。而传统的注射剂、口服制剂和局部外用制剂均无法满足所有要求。因此改变给药途径或应用新型药物递送系统就是提高药效的重要手段。

药物递送系统（drug delivery system，DDS）是指将必要量的药物，在必要的时间内递送到必要部位的技术，将原料药的作用发挥至极致，副作用降低到最小。20 世纪 50 年代，史克公司开发的 Spansule 胶囊，囊心物为含药的包衣小丸，被认为是第一个新型递药系统。发展到现在，药物递送系统已形成口服缓控释系统、经皮递药系统、靶向递药系统等方向。

扫一扫　1.2.1　拓展知识　各种类型的药物递送系统

新型给药系统对于企业而言是拓宽医药产品、延长药品生命周期的关键因素之一。缓控释技术、定位释药技术、脂质体技术、纳米技术、3D 打印技术等是目前业内人士共同关注的技术。给药系统中口服给药系统和注射给药系统在国内关注度最高，而吸入给药系统、靶向给药系统、经皮给药系统、黏膜给药系统等 DDS 也在迅速发展。

笔记

DDS是现代科学技术在药剂学中应用与发展的结果，DDS的研究与开发已成为推动全球医药产业发展的源动力，成为制药行业发展最快的领域之一。

四、药用辅料

如前所述，药用辅料是制剂中除了API（活性药物成分）以外所加入的其他成分，除了赋形、充当载体、提高稳定性的作用外，还具有增溶、助溶、缓控释等重要功能，是可能会影响药品质量、安全性和有效性的重要成分。而制剂的研发工作中的处方设计就是依据药物特性与剂型要求，进行药用辅料的筛选和用量的调整。因此其质量可靠性和多样性是保证剂型和制剂先进性的物质基础。

药用辅料根据来源可分为天然产物、半合成产物和全合成产物。

根据辅料在制剂中的作用和用途可分为65种：pH值调节剂、螯合剂、包合剂、包衣材料、保护剂、保湿剂、崩解剂、表面活性剂、病毒灭活剂、补剂、沉淀剂、成膜材料、调香剂、冻干用赋形剂、二氧化碳吸附剂、发泡剂、芳香剂、防腐剂、赋形剂、干燥剂、固化剂、缓冲剂、缓控释材料、胶黏剂、矫味剂、抗氧剂、抗氧增效剂、抗黏着剂、空气置换剂、冷凝剂、膏剂基材、凝胶材料、抛光剂、抛射剂、溶剂、柔软剂、乳化剂、软膏基质、软胶囊材料、润滑剂、润湿剂、渗透促进剂、渗透压调节剂、栓剂基质、甜味剂、填充剂、丸芯、稳定剂、吸附剂、吸收剂、稀释剂、消泡剂、絮凝剂、乙醇改性剂、硬膏基质、油墨、增稠剂、增溶剂、增塑剂、黏合剂、中药炮制辅料、助滤剂、助溶剂、助悬剂、着色剂。

根据给药途径可分为口服、注射、黏膜、经皮或局部给药、吸入给药、眼部给药辅料等。

有些辅料可用于多种给药途径，但用量和质量要求大相径庭，应根据给药途径选择对应级别的辅料。药用辅料应在包装上注明“药用辅料”及适用范围（给药途径，如注射级等）。

扫一扫　1.2.2　拓展知识　药用辅料发展概况

习题1.2

扫一扫　习题1.2答案

单项选择题

1. 关于剂型的分类，叙述错误的是（　　）。

A. 溶胶剂为液体剂型

B. 软膏剂为半固体剂型

C. 栓剂为半固体剂型

D. 气雾剂为气体分散型

2. 分散相的直径在1～100nm属于（　　）分散系统。

A. 溶液型　　B. 胶体型　　C. 乳剂型　　D. 混悬型

3. DDS是指（　　）。

A. 固体剂型　　B. 口服给药剂型

C. 药物递药系统　　D. 灭菌制剂

4. 下列剂型中发挥药效最快的剂型是（　　）。

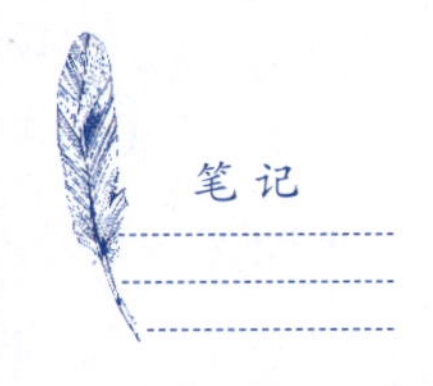

A. 片剂　B. 丸剂　C. 胶囊剂　D. 吸入气雾剂

多项选择题

5. 表述了药物剂型重要性的是（　　）。

A. 剂型可改变药物的作用性质

B. 剂型能改变药物的作用速度

C. 改变剂型可降低（或消除）药物的不良反应

D. 剂型决定药物的治疗作用

6. 药物剂型的分类有（　　）。

A. 按给药途径分类　B. 按分散系统分类

C. 按制法分类　D. 按形态分类

7. 非胃肠道给药剂型包括（　　）。

A. 注射给药剂型　B. 皮肤给药剂型

C. 口腔给药剂型　D. 鼻黏膜给药剂型

8. 以下属于辅料的作用的有（　　）。

A. 赋形　B. 增溶　C. 提高稳定性　D. 发挥疗效

判断题

9. 硫酸镁注射液具有镇静、镇痉作用，如临时无法注射，口服也可发挥同样的效果。（　　）

10. 将药物制成胶囊或采用包衣具有提高药物稳定性的作用。（　　）

任务三　药物制剂的质量控制

药物制剂工作以药剂学基本理论为基础，严格按照国家药品标准与 GMP 要求，开展各种制剂的生产和制备，确保制剂产品的质量。

扫一扫　1.3　案例导入　从《我不是药神》谈仿制药

一、药物制剂基本质量要求

药物制剂基本质量要求是安全、有效、稳定、使用方便。制剂产品经历从原料药合成、制剂生产、运输、贮存、销售，直至临床使用，整个过程中药物如发生降解变质，药效就会降低，或由其降解物引发不良反应，这些都会严重影响制剂安全性和有效性。因而在药品研发中就需明确制剂的有效期，制造中监测有效期，并在包装中明示失效期。药品的有效期是指药物降解 10% 所需的时间，也即在将到达失效日期的药品至少还含有 90% 以上的药物，这样方可确保药品的安全、有效。关于有效期的详细内容可见本书的项目十。

制剂的安全、有效不仅和体外的稳定性有关，也与药品进入人体后的变化有关。各个厂家制成的同一种制剂，即使规格和质量标准非常接近，进入体内发挥药效也可能会有高低差异。有的厂家生产的药品虽然符合 GMP，安全性有了保障，但是实际药效却很差。这就与药物被吸收进入体循环的速度和程度有

笔记

关，即生物利用度（bioavailability）。为了确保药效一致性，就要进行生物等效性（bioequivalency，BE）评价，即同一种药物的不同制剂在相同试验条件下，给予相同剂量，吸收速度和程度的主要参数没有统计学差异。关于生物利用度、生物等效性的详细内容可见本书的项目十二。目前业内开展的仿制药质量和疗效一致性评价除药学指标比对外，最关键的就是生物等效性试验。

扫一扫 1.3.1 拓展知识 仿制药质量和疗效一致性评价

二、药典

药典（pharmacopoeia）是一个国家记载药品标准和规格的法典。大多数由权威医药专家组成的国家药典委员会编印并由政府颁布发行，具有法律的约束力。药典中收载的是疗效确切、副作用小、质量稳定的常用药物及其制剂，一般包括以下内容：法定名称、来源、性状、鉴别、纯度检查、含量（效价或活性）测定、类别、剂量、规格、贮藏、制剂等，体现了真伪、纯度、品质优良度，确保用药的安全、有效。药品标准是药品生产、供应、使用和监督管理部门的工作依据。

一个国家的药典可以反映这个国家药品生产、医疗和科学技术水平。随着新药、新制剂的不断开发，药物及制剂的质量要求不断提高，检验方法不断更新，各国药典进行定期修订和补充，以保证人民用药安全、有效，促进药品研究和生产。

（一）中华人民共和国药典

新中国成立后的第一版《中国药典》于1953年8月出版，定名为《中华人民共和国药典》，以下简称《中国药典》(ChP)，依据《中华人民共和国药品管理法》组织制定和颁布实施。现行版药典是2020年版，加上在此之前颁布的1953年、1963年、1977年、1985年、1990年、1995年、2000年、2005年、2010年、2015年版本共计11个，目前按每隔5年修订一次。

1953年版《中国药典》是我国第一部药典，我国药典的特色之一是药品中包括中国传统药。从1963年版开始《中国药典》分为两部，一部收载中药，二部收载化学药、生物制品。随着生物制品的发展，从2005年版开始《中国药典》分为三部，将生物制品从二部中单独列出，成为第三部。自2015版《中国药典》开始药典共分为四部，将上一版药典一部、二部、三部的附录进行了整合为通则，和辅料独立成卷，增设为第四部。

现行版2020版《中国药典》共收载品种5911个，一部中药收载2711种，二部化学药收载2712种，三部生物制品收载153种，四部收载通用技术要求361个，制剂通则38个，检验方法及其他281个，指导原则42个，药用辅料335种。本版药典使标准体系更加完善，标准制定更加规范，标准内容更加严谨，与国际标准更加协调，药品标准的整体水平得到进一步提升，全面反映出我国医药发展和检测技术应用现状，提高我国药品质量、保障公众用药安全，促进医药产业健康发展。

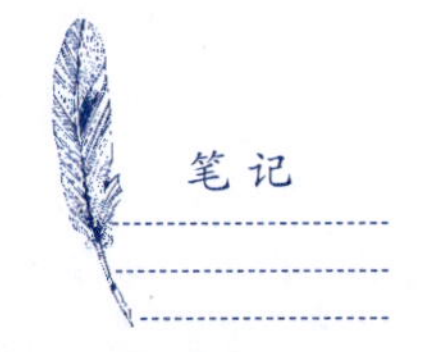

（二）国外药典

国际上最有影响力的药典有《美国药典》《英国药典》《日本药局方》《欧洲

药典》《国际药典》。其中《国际药典》是世界卫生组织（WHO）综合世界各国的药品质量标准和质量控制方法编写的，特殊之处在于各国编订药品规范时可作为技术参考文献，不具有法律约束力。

《美国药典》（USP），《美国药典 / 国家处方集》（USP/NF）由美国政府所属的美国药典委员会编辑出版。于 1820 年出第一版，1950 年以后每 5 年出一次修订版。国家处方集（National Formulary，NF）1883 年第一版，1980 年 15 版起并入 USP，但仍分两部分，前面为 USP，后面为 NF。USP-NF 是唯一由美国食品药品监督局（FDA）强制执行的法治标准，2005 年以后，每年 12 月份出版一次，次年 5 月生效，如 2020 年版本为 USP43-NF38。

《英国药典》（BP），是英国药品委员会的正式出版物，是英国制药标准的重要来源，最早出版于 1864 年。目前每年更新一次，100 多个国家都有采用，为英国药剂和药用物质的官方标准文集，包括出口到英国的产品，更涵盖《欧洲药典》的所有专论和要求。

《欧洲药典》（Ph.Eur.）由欧洲药品质量委员会（EDQM）编辑出版，有英文和法文两种文本，现行为欧洲药典第十版（10.0），于 2020 年 1 月 1 日正式生效。

日本药典称为《日本药局方》（JP），由日本药典委员会编纂，由厚生劳动省颁布执行，1886 年颁布第一版，每五年修订一次。现行版为 JP17，于 2016 年 4 月 1 日执行，分两部出版，第一部收载原料药及其基础制剂，第二部主要收载生药，家庭药制剂和制剂原料。JP 是除《中国药典》外，收载各类生药品种最多的药典之一。

《国际药典》（Ph.Int.），是联合国 WHO 主持编纂的，第一版《国际药典》分别于 1951 年、1955 年分两卷用英、法、西班牙文出版。现行版为第五版，2015 年出版。

“现行版”均指代至本书编写 2021 年 2 月止。本书中提及《中国药典》均指代 2020 年版；提及“通则”如无特殊说明，均指 2020 年版《中国药典》通则。

三、国家药品标准

国家药品标准包括国务院药品监督管理部门颁布的《中华人民共和国药典》和药品标准。

根据 2019 年 8 月颁布的《药品管理法》第二章药品研制和注册第二十八条，药品应当符合国家药品标准。经国务院药品监督管理部门核准的药品质量标准（即药品注册标准）高于国家药品标准的，按照经核准的药品质量标准执行；没有国家药品标准的，应当符合药品注册标准。

国家食品药品监督管理局成立之前，药品标准由卫生部负责制订。标准号为 WS（卫生）开头，待标准转正后，在 WS 后加注下标，其中 WS1、WS2、WS3 分别表示化药、生物制品和中药，并在药品标准末尾加注年份和字母 Z，表示该标准已转正及转正时间。标准转正后，原标准即停止使用。国家食品药品监督管理局成立之后，并未废止上述标准号，并在一段时间内沿用了卫生部标准的编号原则。从 2003 年下半年开始，CFDA 逐渐用新的标准命名原则来取代，以 YB（药品标准）开头，其中 YBH、YBS、YBZ、YBB 分别表示化学药

笔记

品标准、生物制品标准、中药标准和包材标准。

目前药品所有执行标准均为国家注册标准，主要包括：

（1）药典标准；

（2）卫生部中药成方制剂一至二十一册；

（3）卫生部化学、生化、抗生素药品第一分册；

（4）卫生部药品标准（二部）一册至六册；

（5）卫生部药品标准藏药第一册、蒙药分册、维吾尔药分册；

（6）新药转正标准 1～88 册（正不断更新）；

（7）国家药品标准化学药品地标升国标一至十六册；

（8）国家中成药标准汇编内科心系分册、内科肝胆分册、内科脾胃分册、内科气血津液分册、内科肺系（一）、（二）分册、内科肾系分册、外科妇科分册、骨伤科分册、口腔肿瘤儿科分册、眼科耳鼻喉皮肤科分册、经络肢体脑系分册。

（9）国家注册标准（NMPA 针对某一企业的标准，但同样是国家药品标准）。

（10）进口药品标准。

四、GMP/GLP/GCP

从事药品研制活动，应当遵守药物非临床研究质量管理规范（GLP）、药物临床试验质量管理规范（GCP），保证药品研制全过程持续符合法定要求。而从事药品生产活动，应当经所在地省、自治区、直辖市人民政府药品监督管理部门批准，取得药品生产许可证。无药品生产许可证的，不得生产药品。从事药品生产活动，还应当遵守药品生产质量管理规范（GMP），建立健全药品生产质量管理体系，保证药品生产全过程持续符合法定要求。

1. GMP

药品生产质量管理规范（Good Manufacturing Practice，GMP），是对药品生产质量管理全过程、全方位、全员进行工作或操作管理的法定的工作技术标准，是保证药品质量、用药安全有效的可靠措施，是药品生产与质量全面管理监控的通用准则。

推行 GMP 的目的是将人为的差错减小到最低；防止对药品的污染或低质量药品产生；保证产品高质量的系统设计。GMP 实施过程中，硬件是基础，是实施 GMP 与药品生产的平台；软件是保障，是药品良好质量的设计与体现；人员是关键，是软硬件实施结合的主体，是工作质量的直接体现。人员要求具备一定的操作技能、GMP 意识并经过适宜的培训，能正确地使用硬件，贯彻执行和维护软件，结合形成产品质量。

GMP 总的要求简而言之就是：建立适宜生产的厂房、设施，组织一支训练有素的人员队伍（包括管理人员和生产人员）；选购符合法规要求的物料；用经过验证的方法进行生产；对生产过程进行严格控制和质量管理；通过可靠的检验手段得到准确的检测结果；完善的售后服务（收回和不良反应管理）。人是影响药品质量多种因素中最活跃、最积极的因素，从业人员养成法规意识、质量意识、规范操作意识、质量保证意识、持续改进意识，是确保 GMP 的贯彻执行的重要保障。

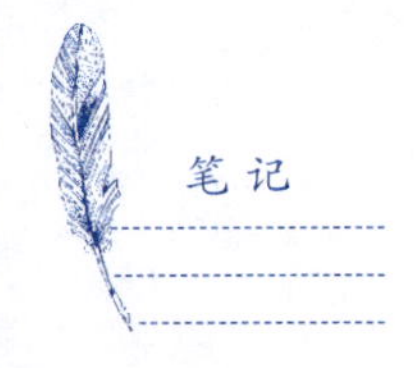

我国现行版的GMP是2010年修订，于2011年3月1日开始执行。到目前为止，已有100多个国家和地区制定了GMP。

扫一扫 1.3.2 拓展知识 GMP的起源

2. GLP

药品非临床试验质量管理规范（Good Laboratory Practice，GLP），适用于为申请药品注册而进行的药物非临床安全性评价研究。GLP是针对药品非临床安全性评价研究机构提出的要求，从事药物非临床安全性评价研究的相关活动，以注册为目的的药物代谢、生物样本分析等其他药物临床前相关研究活动，都应遵循GLP。新药临床前安全性评价对新药能否进入临床研究，预测临床研究的风险程度和最终评价的开发价值举足轻重。因而高质量的安全性评价工作必须遵循GLP，其目的是严格控制非临床安全性评价各个环节，即研究资料的真实性、可靠性和完整性。

3. GCP

药品临床试验质量管理规范（Good Clinical Practice，GCP）是为保证临床实验数据的质量、保护受试者的安全和权益而制定的临床试验准则。临床试验是指任何在人体（患者或健康志愿者）进行的系统性研究，以证实或揭示试验用药品的作用及不良反应等。GCP的宗旨是保证药物临床试验的规范化，使其结果具有科学性、可靠性、准确性、完整性。GCP涵盖了临床试验方案设计、组织实施、监查、记录、分析、总结、报告、审核等全过程。GCP也对新药临床试验条件，受试者权益保障，方案制定过程，研究者、申办者和监查员的职责进行了规定。其目的在于保证临床试验过程的规范、可靠，结果科学可信，保障受试者的权益和生命安全。

扫一扫 1.3.3 拓展知识 其他GXP

习题1.3

扫一扫 习题1.3答案

单项选择题

1. BP是指（ ）。

A. 美国药典 B. 日本药典 C. 英国药典 D. 中国药典

2.《中华人民共和国药典》是由（ ）。

A. 国家颁布的药品集

B. 国家食品药品监督管理局制定的药品标准

C. 国家药典委员会制定的药物手册

D. 国家组织编撰的药品规格标准的法典

3.《中国药典》最新版本为（ ）。

A. 2005年版 B. 2000年版 C. 2015年版 D. 2020年版

4. 有关现行版《中国药典》叙述错误的是（ ）。

A. 由四部构成

B. 药典由国家药典委员会编写，并由政府颁布实施

C. 不具有法律约束力

D. 每隔五年修订一次，期间会出增补版

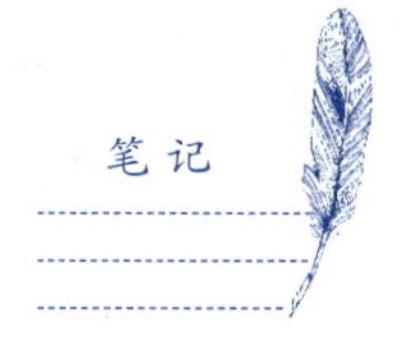

笔记

5. GMP 代表的是（　　）。

A. 药品生产质量管理规范

B. 药品非临床研究质量管理规范

C. 药品临床研究质量管理规范

D. 国家药品标准

多项选择题

6. 药物制剂的基本质量要求是（　　）。

A. 使用方便　　B. 安全性　　C. 稳定性　　D. 有效性

7. 关于药典的叙述中错误的是（　　）。

A. 药典是一个国家记载药品规格、标准的法典

B. 药典一般是由司法部门编撰

C. 药典中规定了鉴别、杂质检查与含量测定等内容

D. 药典中收载的是一些疗效确切、副作用小、质量稳定的特效药物及其制剂

8. 药典收载的药物及其制剂必须（　　）。

A. 疗效确切　　B. 祖传秘方　　C. 质量稳定　　D. 副作用小

判断题

9. 药品过了有效期，说明只含有 10% 的药物。（　　）

10. 关于制剂通则部分可在现行版药典四部查阅。（　　）

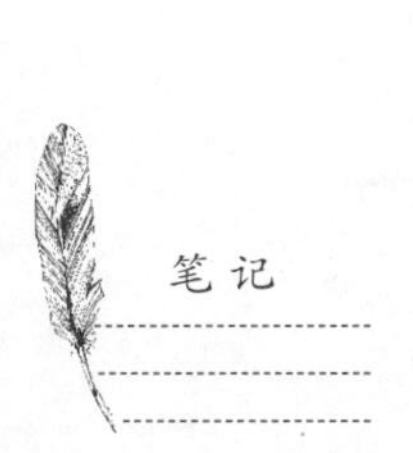

项目二

液体制剂

学习目标

知识要求

1. 掌握液体制剂的概念、特点、分类。
2. 掌握液体制剂的质量要求。
3. 熟悉液体制剂的分类、表面活性剂的分类。

技能要求

1. 会进行液体制剂的制备和处方分析
2. 会进行液体制剂质量评价。

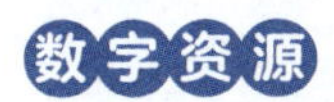

微课1　液体制剂

2.1　案例导入　磺胺酏剂事件

2.1.1　拓展知识　药物的溶解度与溶解速度

2.1.2　拓展知识　不同给药途径的液体制剂

习题2.1答案

2.2　案例导入　荷叶上的露珠

2.2.1　例题答案

2.2.2　拓展知识　表面活性剂的生物学性质

习题2.2答案

2.3　案例导入　齐二药事件

2.3.1　拓展知识　GB 2760—2014食品添加剂使用标准查询

习题2.3答案

微课2　低分子溶液

2.4　案例导入　复方碘溶液的用法用量

2.4.1　拓展知识　复方碘溶液的配制

2.4.2　例题答案　0.1%新洁尔灭溶液的配制

2.4.3　拓展知识　糖浆剂配制注意事项

习题2.4答案

微课3　高分子溶液

2.5　案例导入　生活中的高分子溶液

习题2.5答案

微课4　混悬剂

2.6　案例导入　混悬剂案例

2.6.1　拓展知识　纳米混悬剂

2.6.2　拓展知识　炉甘石洗剂的注意事项

2.6.3　拓展知识　复方硫洗剂的注意事项

习题2.6答案

微课5　乳剂

2.7　案例导入

2.7.1　拓展知识　乳剂的另一种分类方法

2.7.2　拓展知识　乳剂的形成机制

2.7.3　拓展知识　其他天然乳化剂

2.7.4　拓展知识　鱼肝油乳制备的注意事项

习题2.7答案

任务一 认识液体制剂

扫一扫 微课1 液体制剂

液体制剂包含多种剂型，常见的有溶液剂、糖浆剂、混悬剂、乳剂，以特殊液体为溶剂的如甘油剂、醑剂等，特殊用途的有搽剂、洗剂、滴耳剂、滴鼻剂等，临床可用于口服，也有皮肤用、直肠用、口鼻耳等外用，应用非常广泛。液体制剂也是生产注射剂、滴眼剂、喷雾剂等其他剂型的基础。

扫一扫 2.1 案例导入 磺胺酏剂事件

一、液体制剂的概念与特点

液体制剂系指药物分散在适宜的分散介质中制成的液体状态的药剂。液体制剂的分散相可以是固体、液体或气体，药物可以以分子、离子、胶粒、微粒、液滴等形式分散在液体分散介质中，从而形成均相或非均相的液体制剂。液体制剂中药物粒子分散度的大小与制剂稳定性、药效和不良反应密切相关，故液体制剂常依其分散程度进行分类和研究。

液体制剂与固体制剂相比，具有如下优点：①药物在介质中的分散度大，口服给药时接触面积大，故吸收快，起效迅速；②剂量便于调整，呈流体状态易服用，特别适用于婴幼儿和老年患者；③给药途径广泛，既可用于内服，亦可外用于皮肤、黏膜和腔道等；④可避免局部药物浓度过高，从而减少某些药物对人体的刺激性，如溴化物、水合氯醛等药物，制成液体制剂，经调整浓度可减少刺激性。

液体制剂也存在一些缺点：①药物分散度大，同时受分散介质（尤其是水）的影响，化学稳定性较差，易引起药物的降解失效；②水性液体制剂易霉败，需加入防腐剂；③非均相液体制剂，如混悬剂和乳剂存在物理不稳定的倾向；④液体制剂一般体积较大，需密封性好的容器，携带、贮存不方便。

二、液体制剂的质量要求

液体制剂应符合如下要求。

（1）均相液体制剂应是澄明溶液，非均相液体制剂应使分散相粒子细小而均匀，混悬剂经振摇应能均匀分散。

（2）液体制剂的有效成分含量应准确、稳定、符合药典要求。

（3）有一定的防腐能力，微生物限度检查应符合药典的要求。口服液体制剂应符合每1ml细菌数不超过100cfu，霉菌和酵母菌数不超过10cfu，不得检出大肠埃希菌。

（4）在规定贮存与使用期间不得发生霉变、酸败、变色、异臭、异物、产生气体或其他变质现象。

（5）口服液体制剂应外观良好，口感适宜，患者顺应性好；外用液体制剂应无刺激性。

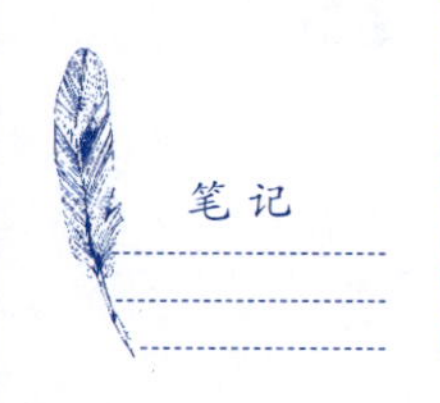

三、液体制剂的分类

1. 按分散系统分类

见图 2-1。

（1）均相液体制剂　药物以分子或离子形式分散的澄明液体溶液。根据药物分子或离子大小不同，又可分为低分子溶液剂和高分子溶液剂。

低分子溶液剂亦称真溶液，分散相为小于 1nm 的分子或离子，能通过滤纸或半透膜。物理稳定性好。如氯化钠水溶液、樟脑的乙醇溶液。

高分子溶液剂属于胶体溶液，以水为分散介质时，称为亲水胶体。分散相粒子大小 1～100nm，能透过滤纸，但不能透过半透膜。一般与药物混合均匀后制成含药胶浆使用，如盐酸丁卡因胶浆、盐酸达克罗宁胶浆等。

扫一扫　2.1.1　拓展知识　药物的溶解度与溶解速度

（2）非均相液体制剂　制剂中的固体或液体药物以分子聚集体形式分散于液体分散介质中，为多相的、不均匀的分散系统。属于热力学不稳定体系。根据其分散相粒子的不同，又可分为溶胶剂、粗分散系（包括混悬剂和乳剂）。

溶胶剂亦属于胶体溶液，当以水为分散介质时，称为疏水胶体，分散相粒子大小为 1～100nm 的固体药物，能透过滤纸，不能透过半透膜，如硫溶胶、氢氧化铁溶胶。

混悬剂的分散相为粒子大小＞100nm 的固体药物，由于聚结或沉降而具有动力学不稳定性。不能透过滤纸，外观混浊。如炉甘石洗剂和硫黄洗剂。

乳剂亦称乳浊液，分散相为粒子大小＞100nm 的液体药物，由于聚结或沉降而具有动力学不稳定性。不能透过滤纸，外观呈乳状或半透明状。如鱼肝油乳、松节油搽剂等。

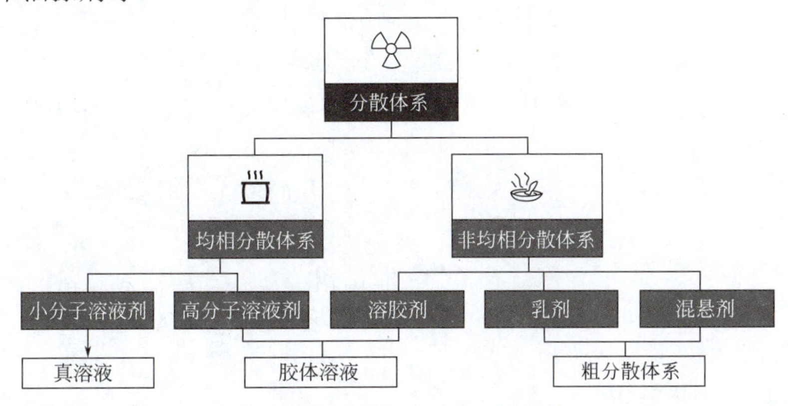

图 2-1　液体制剂按分散系统分类

2. 按给药途径与应用方法分类

（1）内服液体制剂　如合剂、糖浆剂、口服液等。

（2）外用液体制剂　可分为皮肤用和腔道用。皮肤用液体制剂，如洗剂、搽剂；腔道用液体制剂，包括耳道、鼻腔、口腔、直肠、阴道、尿道用液体制剂，如洗耳剂、滴耳剂、洗鼻剂、滴鼻剂、含漱剂、涂剂、滴牙剂、灌肠剂、灌洗剂等。

扫一扫　2.1.2　拓展知识　不同给药途径的液体制剂

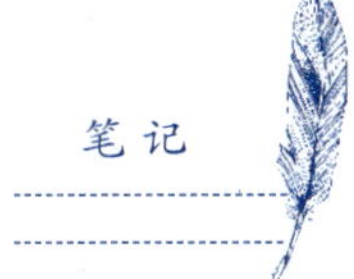

四、液体制剂的包装和贮存

液体制剂的包装关系到产品的质量、运输和贮存。液体制剂体积大，稳定性较其他制剂差。液体制剂如果包装不当，在运输和贮存过程中会发生变质。因此包装容器的材料选择、容器的种类、形状以及封闭的严密性等都极为重要。液体制剂的包装材料应符合要求，不与药物发生作用，不改变药物的理化性质及疗效，尽量减少和防止外界因素的影响，坚固耐用、体轻，外形适宜、美观，便于运输、贮存、携带和使用。

液体制剂的包装材料包括：容器（玻璃瓶、塑料瓶等）、瓶塞（软木塞、橡胶塞、塑料塞）、瓶盖（塑料盖、金属盖）、标签、说明书、纸盒、纸箱、木箱等。

液体制剂包装瓶上应贴有标签。医院液体制剂的投药瓶上应贴不同颜色的标签，习惯上内服液体制剂的标签为白底蓝字或黑字，外用液体制剂的标签为白底红字或黄字。液体制剂特别是以水为溶剂的液体制剂在贮存期间极易水解和染菌，使其变质。流通性的液体制剂应注意采取有效的防腐措施，并应密闭贮存于阴凉干燥处。医院液体制剂应尽量减小生产批量，缩短存放时间，有利于保证液体制剂的质量。

习题2.1

扫一扫　习题2.1答案

单项选择题

1. 对液体制剂说法错误的是（　　）。

A. 液体制剂中药物粒子分散均匀

B. 某些药物制成液体制剂可减少对胃肠道刺激性

C. 液体制剂在贮存过程中均易发生霉变

D. 固体药物制成液体制剂有利于提高生物利用度

2. 口服液体制剂应符合每 1ml 细菌数不超过（　　）cfu。

A. 1　　B. 10　　C. 100　　D. 1000

3. 松节油搽剂为（　　）。

A. 低分子溶液剂　　B. 高分子溶液剂

C. 乳剂　　D. 混悬剂

4. 炉甘石洗剂为（　　）。

A. 低分子溶液剂　　B. 高分子溶液剂

C. 乳剂　　D. 混悬剂

5. 盐酸丁卡因胶浆为（　　）。

A. 低分子溶液剂　　B. 高分子溶液剂

C. 乳剂　　D. 混悬剂

多项选择题

6. 液体制剂的优点包括（　　）。

A. 吸收快　　B. 便于分剂量　　C. 稳定性好　　D. 携带方便

7. 液体制剂按分散系统分类属于均相液体制剂的是（　　）。

A. 低分子溶液剂　　B. 混悬剂

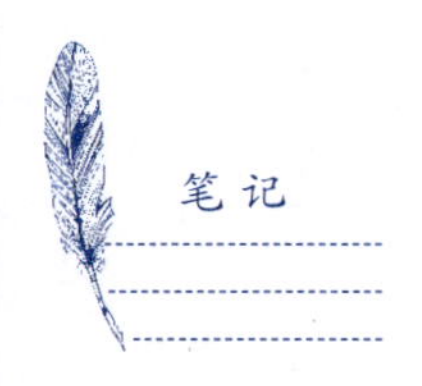

C. 乳剂　　　　　　　　　　　　D. 高分子溶液剂

8. 关于液体制剂说法正确的有（　　）。

A. 溶胶剂亦属于胶体溶液，当以水为分散介质时，称为疏水胶体

B. 高分子溶液剂属于胶体溶液，以水为分散介质时，称为亲水胶体

C. 混悬剂的分散相为粒子大小＞100nm 的固体药物

D. 乳剂亦称乳浊液，分散相为粒子大小＞100nm 的液体药物

9. 下列属于外用制剂的有（　　）。

A. 合剂　　　　B. 洗剂　　　　C. 搽剂　　　　D. 涂剂

10. 下列关于液体药剂的包装和贮存的叙述中正确的有（　　）。

A. 合格液体药剂在贮存期间均不易染菌变质

B. 液体药剂包装瓶上应贴有标签

C. 液体药剂的包装材料包括容器、瓶塞、瓶盖、标签、说明书、纸盒、纸箱、木箱等

D. 液体药剂的包装材料应不与药物发生作用

任务二　表面活性剂

将药物制成液体制剂时，可能会出现药物不溶于水的情况，或者药物不容易被水润湿的情况，或者油性药物与水的乳化，这些均与界面现象有关。

扫一扫　2.2　案例导入　荷叶上的露珠

一、表面活性剂的概念及结构特征

物质的相与相之间的交界面称为界面。我们熟知物质有气、液、固三态，也即有气、液、固三相，便会组成气 - 液、气 - 固、液 - 液及液 - 固等界面。在界面（表面）上所发生的一切物理化学现象称为表面现象（亦称界面现象）。

表面张力指一种使表面分子具有向内运动的趋势，并使表面自动收缩至最小面积的力。任何纯液体在一定条件具有表面张力。例如 20℃时，水的表面张力为 72.75mN/m。能使液体表面张力降低的性质即为表面活性。有些物质具有很强的表面活性，加入少量能明显使液体的表面张力显著下降，改变物系界面状态，能产生增溶、乳化、润湿、去污、杀菌、消泡和起泡等一系列作用。有些物质表面活性较低，如乙醇、甘油等低级醇或无机盐虽然可以使水的表面张力下降，但不完全具备上述这些性质。只有前者才可称为表面活性剂。

这些特性与表面活性剂分子结构密不可分。它的分子结构中同时含有两种不同性质的基团，即一端为亲水基团，一端为亲油（疏水）基团，如图 2-2 所示。疏水基团通常由非极性碳氢链、硅烷基、硅氧烷基或碳氟链构成。由于表面活性剂亲水基团和亲油基团分别选择性的作用于界面两侧极性不同的物质，从而显现出降低表面张力的作用。因此，将这种具有很强的表面活性，能使液体的表面张力显著降低，具有亲水亲油基团的两亲性物质称为表面活性剂。

笔记

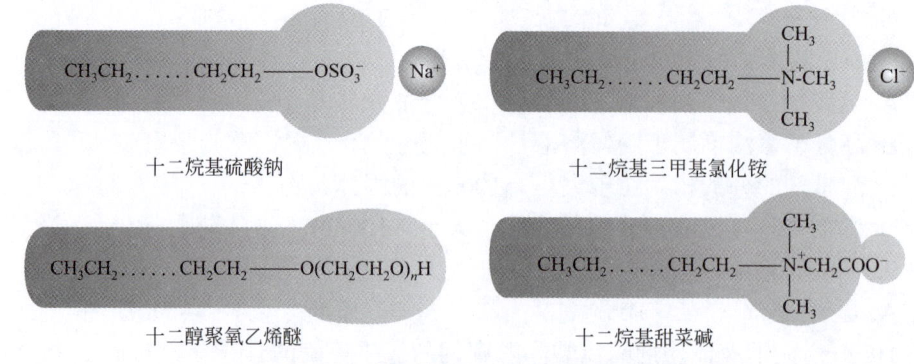

图 2-2　表面活性剂分子结构示意图

二、表面活性剂的分类及常用表面活性剂

表面活性剂根据其解离情况可分为离子型表面活性剂和非离子型表面活性剂。根据离子型表面活性剂所带电荷，又可分为阳离子型表面活性剂、阴离子型表面活性剂和两性离子型表面活性剂。在图 2-2 中，十二烷基硫酸钠即为阴离子型表面活性剂，十二烷基三甲基氯化铵为阳离子型表面活性剂，十二烷基甜菜碱为两性离子型表面活性剂，十二醇聚氧乙烯醚（又称月桂醇聚氧乙烯醚）为非离子型表面活性剂。

（一）阴离子型表面活性剂

解离后发挥表面活性作用的部分是阴离子部分即为阴离子型表面活性剂，带负电，如高级脂肪酸盐、硫酸化物、磺酸化物。

1. 高级脂肪酸盐

肥皂类，通式为$(RCOO^-)_nM^{n+}$。脂肪酸烃链一般在 C_{11}～C_{17}，以硬脂酸（C_{18} 饱和酸）、油酸（C_{18} 不饱和酸）、月桂酸（C_{12}）等较常用。根据金属离子 M 的不同，分为碱金属皂（一价皂，如钾皂又名软皂）、多价金属皂（如钙皂、镁皂、铝皂）和有机胺皂（如三乙醇胺皂）等。它们都具有良好的乳化能力，在外用制剂中常用；其中碱金属皂、有机胺皂作 O/W 型乳剂的乳化剂，碱土金属皂为 W/O 型乳剂的乳化剂。肥皂类易被酸破坏，碱金属皂还可被钙盐、镁盐等破坏，电解质亦可使之盐析。

2. 硫酸化物

硫酸化脂肪油和高级脂肪醇形成的硫酸酯类，通式为 $ROSO_3^-M^+$。其中高级醇烃链 R 在 C_{12}～C_{18}。硫酸化脂肪油的代表是硫酸化蓖麻油，俗称土耳其红油，为黄色或橘黄色黏稠液，有微臭，可与水混合，为无刺激性的去污剂和润湿剂，可代替肥皂洗涤皮肤，亦可作挥发油或水不溶性杀菌剂的增溶剂。高级脂肪醇硫酸酯类中常用的是十二烷基硫酸钠（月桂醇硫酸钠，缩写为 SLS、SDS）、十六烷基硫酸钠（鲸蜡醇硫酸钠）、十八烷基硫酸钠（硬脂醇硫酸钠）等。它们的乳化性很强，且较肥皂类稳定，较耐酸和耐钙、镁盐，主要用作外用软膏的乳化剂，固体制剂的润湿剂或增溶剂。

3. 磺酸化物

脂肪酸或脂肪醇、不饱和脂肪油经磺酸化后，用碱中和所得的化合物，通

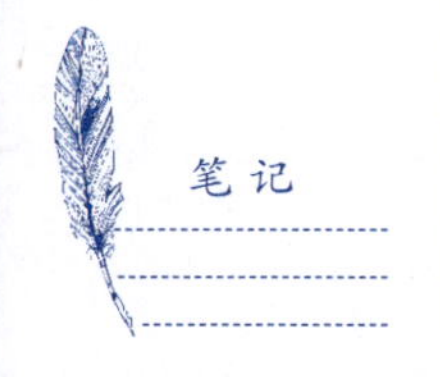

式为 $RSO_3^-M^+$。常用品种有二辛基琥珀酸磺酸钠（商品名阿洛索 -OT）、十二烷基苯磺酸钠等，其中十二烷基苯磺酸钠是目前广泛应用的洗涤剂。另，甘胆酸钠、牛黄胆酸钠等胆酸盐也属于此类，胆盐在消化道中也会大量分泌，因此可用于促进药物的口服吸收。

（二）阳离子型表面活性剂

这类表面活性剂发挥作用的部分是阳离子，亦称阳性皂。其分子结构的主要部分是一个五价的氮原子，亦即季铵化物，特点是水溶性大，在酸性与碱性溶液中较稳定，常用作消毒和杀菌作用，较少单独使用。常用品种有苯扎氯铵（洁尔灭）和苯扎溴铵（新洁尔灭）等。

（三）两性离子型表面活性剂

此类表面活性剂随 pH 值变化表现出不同的性质，pH 值在等电点范围内呈中性，在等电点以上则呈阴离子型表面活性剂的性质，具有良好的起泡、去污作用；在等电点以下则呈阳离子型表面活性剂性质，具有很强的杀菌性。

1. 卵磷脂

卵磷脂（lecithin）是一类来源于大豆和蛋黄的两性离子型表面活性剂，据此分为蛋黄卵磷脂和大豆卵磷脂。卵磷脂是提取物质，其成分复杂，主要有糖脂、甘油三酯以及磷脂［如磷脂酰胆碱（PC）、磷脂酰乙醇胺（PE）、磷脂酰肌醇（PI）和磷脂酰甘油（PG）］等。其基本结构是由磷酸酯盐型的阴离子和季铵盐组成，见图 2-3。可以看出卵磷脂有两个疏水基团，故不溶于水，可溶于氯仿、乙醚、石油醚等。其对油脂的乳化能力很强，制成油滴小且不易被破坏，可用作注射用乳剂的乳化剂，也可作为脂质微粒制剂的主要辅料。不同来源和不同制备过程的卵磷脂，各组分比例可发生很大变化，PC 含量高的可作为 O/W 型乳化剂，而 PI 含量高时可作为 W/O 型乳化剂。

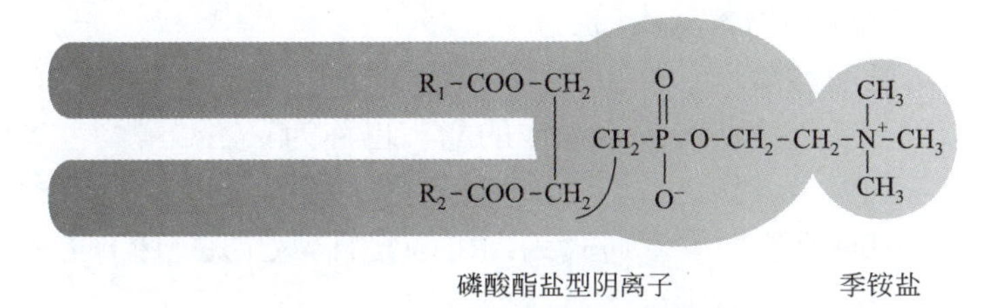

图 2-3　卵磷脂的基本结构

2. 氨基酸型和甜菜碱型

这类表面活性剂为合成化合物，阴离子部分主要是羧酸盐，其阳离子部分为季铵盐或胺盐，由胺盐构成者即为氨基酸型（$R\cdot{}^+NH_2\cdot CH_2CH_2\cdot COO^-$）；由季铵盐构成者即为甜菜碱型［$R\cdot{}^+N\cdot(CH_3)_2\cdot CH_2\cdot COO^-$］。氨基酸型在等电点时亲水性减弱，并可能产生沉淀，而甜菜碱型则无论在酸性、中性及碱性溶液中均易溶，在等电点时也无沉淀。

（四）非离子型表面活性剂

这类表面活性剂在水中不解离，分子中构成亲水基团的是聚乙二醇基（聚氧乙烯基）和多元醇（如甘油、山梨醇），亲油基团的是长链脂肪酸或长链脂肪醇以及烷基或芳基等。由于不解离，不受电解质和溶液 pH 值影响，毒性和溶血

笔记

性小，能与大多数药物配伍，在药物制剂中应用广泛，常用于增溶、分散、乳化和助悬等，大部分用于外用和口服，个别品种也用于静脉注射。

1. 脂肪酸山梨坦类

又称脱水山梨醇脂肪酸酯类，商品名为司盘（span）。这一系列产品颜色为白色至黄色，为黏稠油状液体或蜡状固体，其不溶于水，易溶于乙醇，亲油性较强，故一般用作 W/O 型乳化剂或 O/W 型乳剂的辅助乳化剂。《中国药典》收载有月桂山梨坦（span 20）、棕榈山梨坦（span 40）、硬脂山梨坦（span 60）、油酸山梨坦（span 80）、三油酸山梨坦（span 85）等，HLB 值在 1.8～8.6，按次序脂肪酸链长和脂肪酸基团数量逐渐增加。其通式为：

O　CH_2OOCR
HO　OH
OH

其中山梨醇（六元醇）脱水而形成环合，RCOO 表示脂肪酸根。

2. 聚山梨酯类

又称聚氧乙烯脱水山梨醇脂肪酸酯类，商品名为吐温（tween）。这一系列产品为黏稠的液体，易溶于水、乙醇，不溶于油，广泛用作增溶剂或 O/W 型乳化剂。《中国药典》收载有聚山梨酯 20（tween 20）、聚山梨酯 40（tween 40）、聚山梨酯 60（tween 60）、聚山梨酯 80（tween 80），其中聚山梨酯 80 也有注射用级别，HLB 在 14.9～16.7。其通式为：

O　CH_2OOCR
$H(OC_2H_4)_nO$　$O(C_2H_4O)_nH$
$O(C_2H_4O)_nH$

其中—$(C_2H_4O)_n$—为聚氧乙烯基。

3. 聚氧乙烯脂肪酸酯

由聚乙二醇与长链脂肪酸缩合而成的酯，也称为聚乙二醇酯型表面活性剂，包括有卖泽（myrj）类、聚乙二醇 -15 羟基硬脂酸酯（solutol HS 15）和聚乙二醇 1000 维生素 E 琥珀酸酯等。通式为：$RCOOCH_2(CH_2OCH_2)_nCH_2OH$，根据聚乙二醇部分的分子质量和脂肪酸品种不同而有不同品种。该类表面活性剂水溶性大，乳化能力很强，可用作增溶剂和 O/W 型乳化剂。例如，Solutol HS 15 应用于维生素 K_1 注射剂发挥增溶作用。

4. 聚氧乙烯脂肪醇醚类与聚氧乙烯烷基酚醚

由高级醇或烷基酚与环氧乙烷加成而得的醚类，主要包括西土马哥（cetomacrogol）1000、苄泽（brij）类、乳化剂（OP）、平平加 O-20 等。通式为：$RO(CH_2OCH_2)_nH$ 与 $R\text{-}C_6H_5O(CH_2OCH_2)_nH$，因聚氧乙烯基聚合度和高级醇或烷基酚的不同而有不同的品种。该类表面活性剂用作增溶剂和 O/W 型乳化剂。例如平平加 O 则是 15 个单位环氧乙烷与油醇的缩合物，可作增溶剂；蓖麻油聚氧乙烯醚是一类聚氧乙烯蓖麻油化合物，20 个单位以上环氧乙烷与油醇缩合，为淡黄色油状液体或白色糊状物，cremophor EL 在紫杉醇注射剂（taxol）中用作增溶剂。

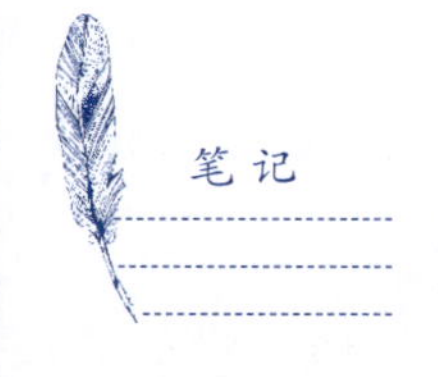
笔 记

5. 聚氧乙烯－聚氧丙烯共聚物

用作表面活性剂的此类物质称为泊洛沙姆，商品名普朗尼克，通式为：HO$(C_2H_4O)_a(C_3H_6O)_b(C_2H_4O)_c$H。相对分子量1000～10000以上，随着分子量的增大，本品由液体逐渐变为固体。泊洛沙姆具有增溶、润湿、消泡等作用。常用泊洛沙姆188（Pluronic F68）作O/W型乳化剂。

三、表面活性剂的特征

（一）临界胶束浓度

表面活性剂在水溶液中，低浓度时产生表面吸附而降低溶液的表面张力，达到一定浓度后，正吸附到达饱和后继续加入表面活性剂，其分子则转入溶液中，表面活性剂的亲油基团相互吸引，形成亲油基团向内，亲水基团向外，在水中稳定分散，大小在胶体粒子范围的胶束（micelle）。表面活性剂分子缔合形成胶束的最低浓度即为临界胶束浓度（CMC），不同表面活性剂的CMC不同。一般认为表面活性剂浓度不是很大时，大多呈现为球状；十倍于CMC以上可能形成棒状及层状胶束，见图2-4。此时溶液变得黏稠，从液态向液晶态转变。具有相同亲水基的同系列表面活性剂，若亲油基团越大（碳原子数增加），则CMC越小。在CMC时，溶液的表面张力基本上到达最低值。在到达CMC的一定范围内，胶束数量和表面活性剂的总浓度几乎成正比，且溶液的一系列物理性质，包括电导率、表面张力、去污能力、渗透压、增溶能力与吸附量等均会发生突变。

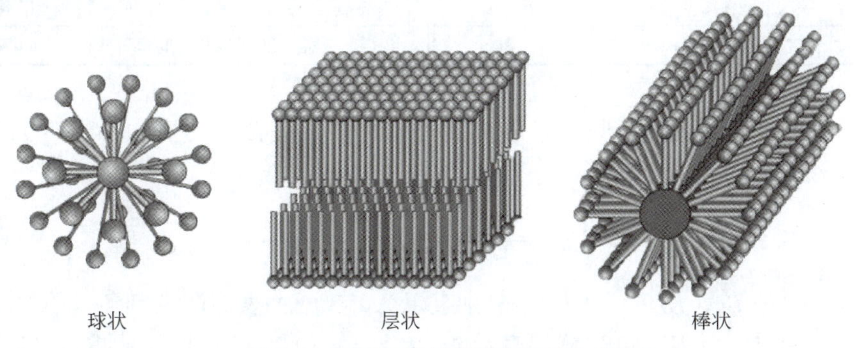

图2-4 表面活性剂的胶束结构演化

（二）亲水亲油平衡值

表面活性剂分子具有双亲性，同时具有水溶性和油溶性，其亲水和亲油的强弱取决于其分子结构中亲水基团和亲油基团的多少。表面活性剂分子中亲水和亲油基团对于油或水的综合亲和力称为亲水亲油平衡值（HLB）。亲油性取决于碳氢链的长度，可用其重量表示，而亲水基种类繁多，不可度量。一般将表面活性剂的HLB值范围限定在1～40。规定完全由疏水碳氢基团组成的石蜡分子的HLB值为0，完全由亲水性的氧乙烯基组成的聚氧乙烯的HLB值为20。表面活性剂的HLB值越高其亲水性愈强；HLB值越低，其亲油性愈强。

表面活性剂的HLB值与其应用密切相关：HLB值在1～3的表面活性剂可用作消泡剂，HLB值3～6的表面活性剂适合用作W/O型乳化剂，8～16的表面

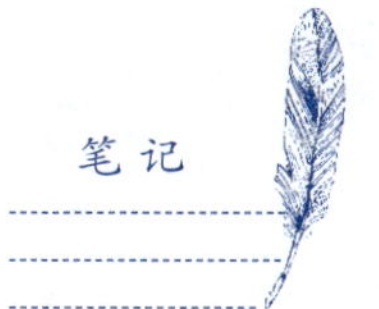

活性剂适合用作 O/W 型乳化剂。作为增溶剂的 HLB 值在 13～18，作为润湿剂的 HLB 值在 7～9 等。常见表面活性剂 HLB 值如表 2-1 所示。

表2-1 常用表面活性剂HLB值

品名	HLB值	品名	HLB值
阿拉伯胶	8.0	司盘 -20	8.6
西黄芪胶	13.0	司盘 -40	6.7
明胶	9.8	司盘 -60	4.7
泊洛沙姆 188	16.0	司盘 -65	2.1
卵磷脂	3.0	司盘 -80	4.3
苄泽 -30	9.5	司盘 -85	1.8
苄泽 -35	16.9	吐温 20	16.7
卖泽 -45	11.1	吐温 40	15.6
卖泽 -49	15.0	吐温 60	14.9
单油酸二甘酯	6.1	吐温 65	10.5
单硬脂酸甘油酯	3.8	吐温 80	15.0
单硬脂酸丙二酯	3.4	吐温 85	11.0
二硬脂酸乙二酯	1.5	西土马哥	16.4
油酸钾	20.0	聚氧乙烯氢化蓖麻油	12～18
油酸钠	18.0	聚氧乙烯壬烷基酚醚	15.0
油酸三乙醇胺	12.0	聚氧乙烯烷基酚	12.8
平平加 O-20	16.5	聚氧乙烯 400 单月桂酸酯	13.1
蔗糖酯	5～13	聚氧乙烯 400 单油酸酯	11.4
十二烷基硫酸钠	40	聚氧乙烯 400 单硬脂酸酯	11.6

非离子型表面活性剂的 HLB 值具有加合性，混合后的表面活性剂的 HLB 值可按式（2-1）进行计算：

$$HLB_{AB}=\frac{HLB_{A}\times W_{A}+HLB_{B}\times W_{B}}{W_{A}+W_{B}} \tag{2-1}$$

式中，HLB_A、HLB_B、HLB_{AB} 分别表示 A、B 两种表面活性剂各自的 HLB 值和混合物 HLB 值；W_A、W_B 分别表示 A、B 两种表面活性剂所用的重量（质量）。

例：用司盘 80 和聚山梨酯 20 制备 HLB 值为 9.5 的混合乳化剂 100g，问两者应各用多少克？该混合物具有什么作用？

扫一扫 2.2.1 例题答案

（三）Krafft点

表面活性剂（离子型和部分非离子型）溶液在加热时由混浊忽然变澄清时相应的温度，称为 Krafft 点。低温时，离子型表面活性剂在水溶液中的溶解度随温度升高而缓慢增加；但当温度增加到某一值时，溶解度迅速增加，而出现了该现象，此时对应的浓度为临界胶束浓度。因此应配制临界胶束浓度的表面活性剂水溶液，进行 Krafft 点测定。Krafft 点越高，说明亲水性越差，通常认为该温度是离子型表面活性剂使用温度的下限。

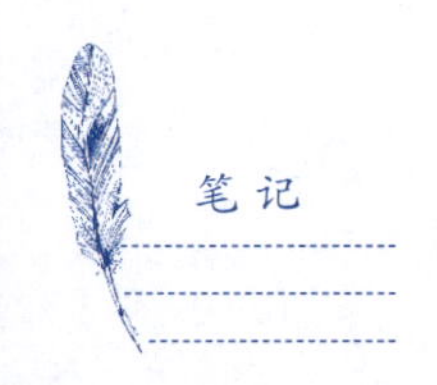

（四）昙点

含聚氧乙烯基的非离子型表面活性剂在进行加热升温时可导致其析出，出现混浊或分层，这种现象称为“起浊”或“起昙”，此时的温度称为昙点（亦称浊点）。起昙是可逆的，冷却后又恢复澄明。主要原因是温度升高可导致聚氧乙烯链与水之间的氢键断裂，当温度上升到一定程度时，聚氧乙烯链可发生强烈脱水和收缩，使增溶空间减小，增溶能力下降，表面活性剂溶解度急剧下降而析出，溶液出现混浊；而温度降低到昙点以下时，氢键又重新生成，溶液变澄清。表面活性剂的昙点温度，如吐温 20 为 90℃，吐温 60 为 76℃，吐温 80 为 93℃。但聚氧乙烯基的非离子型表面活性剂也有在常压下观察不到昙点，如泊洛沙姆 188 等。

扫一扫　2.2.2　拓展知识　表面活性剂的生物学性质

四、表面活性剂在制剂中的应用

表面活性剂除在液体制剂、固体制剂中使用，也在经皮给药系统、微粒给药系统中应用，具有增溶、乳化、润湿、分散等作用，其他还有消泡、去污、消毒或杀菌等作用。

1. 增溶

利用表面活性剂形成胶束的原理，使难溶性活性成分的溶解度增加而溶于分散介质的过程称之为增溶。所使用的表面活性剂称为增溶剂。被增溶的物质称为增溶质。具有增溶作用的表面活性剂 HLB 值为 15～18，多数为亲水性强的非离子型表面活性剂，如吐温、卖泽等。

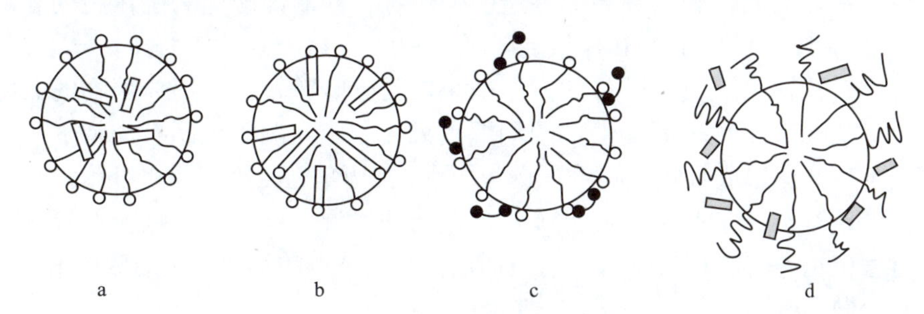

图 2-5　增溶位置

增溶作用是表面活性剂在溶液中达到 CMC 形成胶束后发生的行为。根据表面活性剂的种类、溶剂性质与难溶性活性成分的结构等的不同，活性药物通过进入胶束的不同位置进行增溶，如图 2-5 所示，a 表示完全不溶于水的药物增溶于内核；b 表示亲水性稍增加的药物增溶于栅栏层；c 表示有一定亲水性药物吸附于胶束表面；d 表示亲水性较大药物在亲水基聚氧乙烯链之间的增溶。

增溶的影响因素有表面活性剂和药物的结构、添加剂、溶剂与温度等。①表面活性剂的结构：具有相同亲油基的表面活性剂对烃类和极性有机物的增溶力大小顺序为，非离子型＞阳离子型＞阴离子型；表面活性剂同系物中，碳原子数越多，临界胶束浓度越低，形成的胶束越大，增溶力越大。②药物的结构：脂肪烃和烷基芳烃被增溶的程度随其链长增加而降低，随不饱和度和环化程度

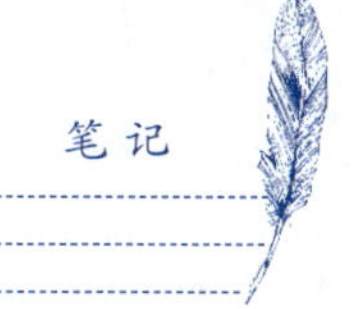

增大而增大；烷烃的氢原子被羟基、氨基等极性基团取代后，极性增加，增溶位置可由内核移至栅栏处因而增溶量增加。③添加剂：无机盐可降低离子型表面活性剂的CMC，因此增加烃类化合物的增溶量，但无机盐的增加会降低栅栏层之间的排斥力，增加其致密性，反而降低了增溶量；一般认为无机盐对非离子型表面活性剂的增溶作用影响较小。④温度：温度升高，增溶作用增大。

在使用表面活性剂时，也应注意加入顺序，一般先将被增溶物与表面活性剂混合，再缓缓加水。

2. 乳化

乳液是一相以液滴的形式分散于另一相中的热力学不稳定体系，可分为水包油（O/W）型和油包水（W/O）型两种类型。体系的稳定存在必须依靠第三种物质乳化剂，表面活性剂是常用的乳化剂，其HLB值决定了乳液的类型。一般来说，HLB值在8～16的表面活性剂可用于稳定O/W型分散体系，HLB值在3～8的表面活性剂可用于W/O型分散体系。表面活性剂对乳液的乳化作用主要包括降低油-水界面的表面张力、产生静电与位阻排斥效应、产生界面张力梯度与Gibbs-Marangoni效应、提高界面黏度，形成液晶相、液滴表面形成刚性界面膜、混合表面活性剂的自稠化效应等。

表面活性剂作为乳化剂在纳米乳剂、软膏剂、栓剂等剂型的制备中有广泛应用，并且在使用时两种或多种表面活性剂配合使用，以达到更好的效能。一般认为，离子型表面活性剂由于毒性较大，主要用于外用乳剂，如软膏剂；大部分非离子型表面活性剂可用于口服乳剂，部分可用于注射给药乳剂。

3. 润湿

促进液体在固体表面铺展或渗透的作用称作润湿，能起润湿作用的表面活性剂叫润湿剂。润湿剂的HLB值通常是7～9，并有一定的溶解度。一般而言，非离子型表面活性剂具有较好的润湿效果，且碳氢链较长对固体药物的吸附作用更强，而阳离子型表面活性剂的润湿效果较差。润湿的机制有交换吸附、离子对吸附、氢键形成吸附、π电子极化吸附、范德华力吸附、疏水吸附等。

润湿剂在混悬剂制备中便于疏水性药物的润湿，在片剂、颗粒剂等剂型的制备过程中也有着广泛的应用，润湿剂也会影响制剂的体内溶出与吸收等。

4. 分散和絮凝

固体微粒的分散和絮凝可以加入表面活性剂来帮助实现，使固体微粒均匀、稳定地分散于液体介质中的低分子表面活性剂或高分子表面活性剂统称为分散剂；用于使固体微粒从分散体系中聚集或絮凝的表面活性剂叫絮凝剂。

5. 起泡和消泡

泡沫是气体分散在液体中的气-液分散体系。向含有表面活性剂的水溶液中充气或加以搅拌，可形成被溶液包围的气泡，界面吸附表面活性剂形成吸附膜实现稳定的泡沫。能产生泡沫并使泡沫稳定存在的表面活性剂即称为“起泡剂”。具有良好起泡作用的通常是阴离子型表面活性剂，有时也会加入醇与醇酰胺作为稳泡剂配合使用，两者在人体腔道给药和皮肤给药中有一定的应用，便于药物均匀分布于给药部位，且不易流失。

在泡沫中加入一些HLB值为1～3的亲油性较强的表面活性剂，则可与泡

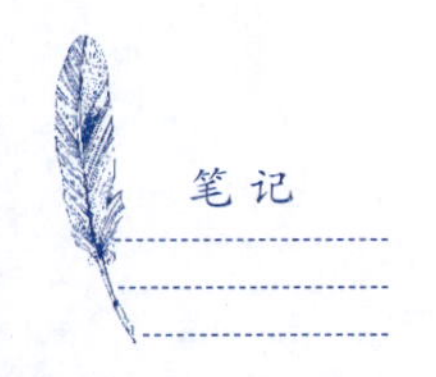

沫液层争夺液膜表面而吸附在泡沫表面上，代替原来的起泡剂，而其本身并不能形成稳定的液膜，故使泡沫破坏。这种用来消除泡沫的表面活性剂称为消泡剂。另加入少量辛醇、戊醇、醚类、硅酮等也可发挥消泡作用。

6. 去污

去污剂或称洗涤剂是用于除去污垢的表面活性剂，HLB 值一般为 13～16，在日常生活中应用广泛，常用的去污剂有油酸钠和其他脂肪酸的钠皂、钾皂、十二烷基硫酸钠或烷基磺酸钠等阴离子型表面活性剂，也有非离子型表面活性剂。

7. 消毒杀菌

含长碳链的季铵盐类阳离子型表面活性剂对生物膜具有强烈的溶解作用，可以完全溶解包括细菌细胞在内的各种细胞膜，因此此类表面活性剂可作为消毒剂使用。如苯扎溴铵（新洁尔灭）为一种常用广谱杀菌剂，皮肤消毒、局部湿敷和器械消毒分别用其 0.5% 醇溶液、0.02% 水溶液和 0.05% 水溶液（含 0.5% 亚硝酸钠）。

习题2.2

扫一扫　习题2.2答案

单项选择题

1. 表面活性剂结构特点是（　　）。

A. 是高分子物质　　B. 结构中含有羟基和羧基

C. 具有亲水基和亲油基　　D. 结构中含有氨基和羟基

2. 阳离子型表面活性剂典型代表是（　　）。

A. 十二烷基硫酸钠　　B. 苯扎溴铵

C. 聚山梨酯 80　　D. 大豆卵磷脂

3. 阴离子型表面活性剂典型代表是（　　）。

A. 十二烷基硫酸钠　　B. 苯扎溴铵

C. 聚山梨酯 80　　D. 大豆卵磷脂

4. 非离子型表面活性剂典型代表是（　　）。

A. 十二烷基硫酸钠　　B. 苯扎溴铵

C. 聚山梨酯 80　　D. 大豆卵磷脂

5. 两性离子型表面活性剂典型代表是（　　）。

A. 十二烷基硫酸钠　　B. 苯扎溴铵

C. 聚山梨酯 80　　D. 大豆卵磷脂

多项选择题

6. 表面活性剂分为（　　）。

A. 阴离子型　　B. 阳离子型　　C. 两性离子型　　D. 非离子型

7. 表面活性剂性质描述说法正确的有（　　）。

A. 表面活性剂达到临界胶束浓度，才能发挥增溶作用

B. HLB 值反映表面活性剂亲水亲油能力，值越大，亲油性越强

C. 表面活性剂的水溶液加热时由混浊变为澄清的温度称为 Kraff 点

D. 表面活性剂的水溶液加热时由混浊变为澄清的温度称为昙点

笔记

8. 表面活性剂的作用有（　　）。

A. 增溶　　B. 乳化　　C. 润湿　　D. 分散

9. 可以注射用的表面活性剂有（　　）。

A. 十二烷基硫酸钠　　B. 卵磷脂

C. 泊洛沙姆 188　　D. 聚山梨酯 80

10. 关于表面活性剂说法正确的有（　　）。

A. 阴离子型表面活性剂常用作外用乳化剂

B. 阳离子型表面活性剂常用作消毒杀菌剂

C. 两性离子型表面活性剂在酸性溶液中表现出杀菌作用，在碱性溶液中呈现起泡去污的作用

D. 非离子型表面活性剂在药剂中应用广泛，可用于外用、口服，有的可用于注射，个别还可用于静脉注射

任务三　液体制剂的常用溶剂和附加剂

溶液剂中的溶剂，溶胶剂、混悬剂、乳剂等的分散介质（分散相），统称为液体制剂的溶剂。溶剂对液体制剂的性质和质量影响很大。此外制备液体制剂，根据需要还常加入助溶剂、抗氧剂、稳定剂、防腐剂、矫味剂、着色剂等。

一、液体制剂的常用溶剂

（一）极性溶剂

1. 水

水是最常用的溶剂，能溶解大多数的无机盐类和极性大的有机药物，以及生物碱盐、苷类、糖类、树胶、鞣质、某些色素等化学成分。水能与乙醇、甘油、丙二醇等溶剂混合形成潜溶剂，从而提高某些难溶性药物的溶解度。但许多药物在水中不稳定，发生水解和氧化，水性制剂易霉变，不宜久贮。日常饮用水杂质较多，不能作为液体制剂的溶剂使用，配制液体制剂时应使用纯化水。纯化水应为饮用水经蒸馏法、离子交换法、反渗透法或其他适宜的方法制备的制药用水，不含任何附加剂，质量应符合《中国药典》纯化水项下规定。

2. 甘油

甘油（丙三醇）为无色、黏稠的澄明液体，味甜，毒性小，能与水、乙醇、丙二醇等以任意比例混溶。苯酚、鞣酸、硼酸在甘油中的溶解度比水大，常作为这些药物的溶剂。甘油的黏稠度大而化学活性小，浓度 30% 以上时具有防腐作用，多作为黏膜用药的溶剂，可发挥保湿、增稠（延长疗效）和润滑等作用。无水甘油有吸水性，对皮肤黏膜有刺激性，10% 甘油水溶液无刺激性，对一些刺激性药物可具有缓和作用。口服溶液中浓度 12% 以上时，有甜味，防止鞣质析出。大剂量口服可引起头痛、口渴及恶心等不良反应。

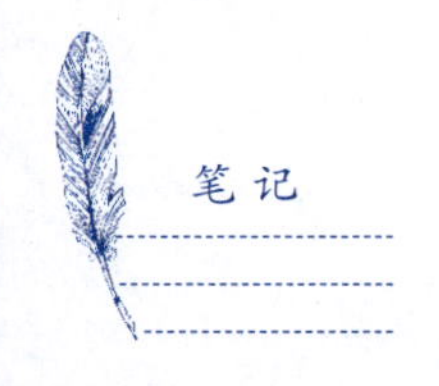

3. 二甲基亚砜

二甲基亚砜（DMSO）为无色、澄明液体，几乎无味或微有苦味，能与水、乙醇、丙二醇、甘油、三氯甲烷、乙醚、苯等溶剂以任意比例混溶，且溶解范围广，故有“万能溶剂”之称。

（二）半极性溶剂

1. 乙醇

乙醇为最常用半极性溶剂，无特殊说明，乙醇指95%乙醇，可与水、甘油、丙二醇、三氯甲烷、乙醚等溶剂以任意比例混溶，能溶解大部分有机药物和植物中的成分，如生物碱及其盐类、苷类、挥发油、树脂、鞣质、有机酸和色素等。含乙醇20%以上具有防腐作用。乙醇有一定的生理活性，有易挥发、易燃烧等缺点。为防止乙醇挥发，成品应密闭贮存。

2. 丙二醇

药用规格一般是1,2-丙二醇，性质与甘油相似，黏度较甘油小，其毒性小，无刺激性。可作为内服及肌内注射剂的溶剂。可与水、乙醇、甘油等溶剂以任意比例混溶。一定比例的丙二醇和水的混合溶剂能延缓药物的水解，增加药物的稳定性。丙二醇的水溶液能促进药物在皮肤和黏膜上的渗透。

扫一扫　2.3　案例导入　齐二药事件

3. 聚乙二醇（PEG）

液体制剂中常用分子量在300～600Da的聚乙二醇，如PEG 300、400，为无色澄明黏性液体，理化性质稳定，能与水、乙醇、丙二醇、甘油等溶剂任意混溶。聚乙二醇的不同浓度水溶液是一种良溶剂，能溶解许多水溶性无机盐和水不溶性的有机药物，对易水解的药物有一定的稳定作用。在外用液体制剂中有一定的保湿作用、增加皮肤柔韧性而对皮肤无刺激性。

（三）非极性溶剂

1. 脂肪油

常用非极性溶剂，如麻油、花生油、橄榄油、豆油、棉籽油等。植物油不能与极性溶剂混合，而能与其他非极性溶剂混合。能溶解油溶性药物，如激素、挥发油、游离生物碱和许多芳香族药物。脂肪油易酸败，也易受碱性药物的影响而发生皂化反应。可用作内服制剂的溶剂，如维生素A和维生素D滴剂；也用作外用药剂的溶剂，如洗剂、搽剂、滴鼻剂等。

2. 液体石蜡

从石油产品中分离得到的液态饱和烃类化合物，其性质稳定，为无色透明的油状液体，有轻质和重质两种。能与非极性溶剂混合，能溶解生物碱、挥发油及一些非极性药物等。液体石蜡在肠道中不分解也不吸收，能使粪便软化，有润肠通便作用。可作为口服制剂和搽剂的溶剂。

3. 乙酸乙酯

无色透明液体，微臭。可溶解甾体药物、挥发油及其他油溶性药物。具有挥发性和可燃性，在空气中易氧化、变色，需加入抗氧剂。常作为搽剂的溶剂。

笔记

二、液体制剂的常用附加剂

（一）增溶剂

加入表面活性剂以增加药物在水中溶解度制成真溶液型液体制剂，此时所用的表面活性剂即为增溶剂，最适 HLB 值为 15～18。常用的有聚山梨酯类、聚氧乙烯脂肪酸酯类等。

（二）助溶剂

加入的第三种物质（低分子化合物）可与难溶性药物在溶剂中形成可溶性络合物、复盐、缔合物等，以增加其在溶剂（多为水）中的溶解度。所加入的第三种物质称为助溶剂。助溶剂的选择与药物的性质有关，如咖啡因的助溶剂为苯甲酸钠，茶碱的助溶剂为乙二胺，碘的助溶剂为碘化钾等。

（三）潜溶剂

加入其他溶剂可与水形成氢键以提高难溶性药物的溶解度。在混合溶剂中各溶剂达到一定比例时，药物的溶解度出现极大值，这种现象称为潜溶，这种混合溶剂称为潜溶剂。常与水形成潜溶剂的有乙醇、丙二醇、甘油、聚乙二醇等。例如，甲硝唑在水中的溶解度为 10%（质量浓度），如果使用水 - 乙醇混合溶剂，则溶解度提高 5 倍。

（四）防腐剂

液体制剂，特别是以水为溶剂的液体制剂，易被微生物污染而发生霉变，尤其是含有糖类、蛋白质等营养物质的液体制剂，更容易引起微生物的滋长和繁殖。抗菌药的液体制剂也可能滋生微生物，因为抗菌药物都有一定的抗菌谱。污染微生物的液体制剂不仅发生理化性质变化，严重影响制剂质量，而且会产生细菌毒素危害人体。

《中国药典》2020 版对口服液体制剂要求每 1ml 需氧菌不得超过 100cfu，霉菌和酵母菌总数不超过 10cfu，不得检出大肠埃希菌。其他非无菌制剂微生物限度有详细规定，用于手术、严重烧伤及严重创伤的局部给药制剂则应符合无菌要求。

严格按照 GMP 生产是防止细菌污染的根本措施，对于规定了微生物限度的制剂产品（风险较注射剂低）而言生产环境要求可以降低；同时为避免贮存或使用过程中由于与外界接触而滋生微生物，加入防腐剂是重要的防腐措施，即能防止由于细菌、酶、真菌等微生物的污染而产生变质的添加剂。以下主要介绍药剂中常用的防腐剂。

1. 羟苯酯类

包括对羟基苯甲酸甲酯、乙酯、丙酯、丁酯，商品名尼泊金酯类。该类防腐剂化学性质稳定，在酸性、中性溶液中均有效，但在弱碱性溶液中作用减弱。本类防腐剂混合使用有协同作用，常用尼泊金乙酯和丙酯（1∶1）或尼泊金乙酯和丁酯（4∶1），浓度 0.01%～0.25%。表面活性剂（如 tween）对本类防腐剂有增溶作用，能增大其在水中的溶解度，但不增加其抑菌效能，甚至会减弱其抗微生物活性，因此应避免合用。羟苯酯类遇铁能变色，弱碱或强酸下易水解，可被塑料包装材料吸收。

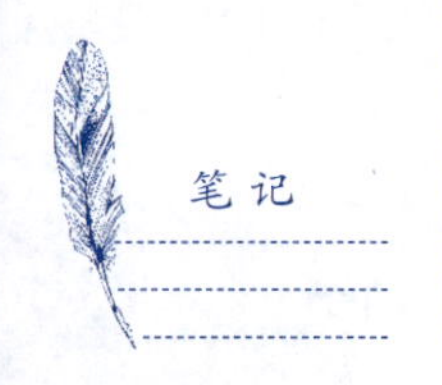

2. 苯甲酸及其盐

苯甲酸是一种有效的防腐剂，最适 pH 值为 4，用量一般为 0.03%～0.1%。苯甲酸钠和苯甲酸钾必须转变成苯甲酸后才有抑菌作用。苯甲酸和苯甲酸盐适用于微酸性和中性的内服和外用药剂。苯甲酸防霉作用较尼泊金类弱，而防发酵能力则较尼泊金类强，苯甲酸 0.25% 与尼泊金酯类 0.05%～0.1% 联合应用用于中药制剂发挥防霉和防发酵作用最为理想。

3. 山梨酸及其盐

山梨酸的防腐作用是未解离的分子，在 pH 值为 4～4.5 的水溶液中抑菌效果较好，因此山梨酸钾、山梨酸钙需在酸性溶液中使用。对细菌最低抑菌浓度为 0.02%～0.04%（pH 值＜6.0），对酵母、霉菌的最低抑菌浓度为 0.8%～1.2%。山梨酸与其他防腐剂合用产生协同作用。本品稳定性差，易被氧化，在水溶液中尤其敏感，遇光时更甚，可加入适宜稳定剂，可被塑料吸附使抑菌活性降低。

4. 苯扎溴铵

淡黄色黏稠液体，味极苦，有特臭，无刺激性，溶于水和乙醇，水溶液呈碱性。又称新洁尔灭，为阳离子型表面活性剂。本品在酸性、碱性溶液中稳定，耐热压。对金属、橡胶、塑料无腐蚀作用。多外用，使用浓度为 0.02%～0.2%。

5. 其他

醋酸氯己定（醋酸洗必泰），为广谱杀菌剂，多外用，用量为 0.02%～0.05%。邻苯基苯酚，广谱低毒，用量为 0.005%～0.2%，亦可用于水果、蔬菜的防霉保鲜。桉叶油，使用浓度为 0.01%～0.05%，桂皮油为 0.01%，薄荷油为 0.05%。

（五）矫味剂

为了掩盖和矫正药物的不良气味而加入的物质称为矫味剂。味觉器官是舌上的味蕾，嗅觉器官是鼻腔中的嗅觉细胞，矫味、矫臭与人的味觉和嗅觉有密切关系，从生理学角度看，矫味也能矫臭。

1. 甜味剂

甜味剂包括天然的和合成的两大类。

① 天然甜味剂　有糖类、糖醇类、苷类，其中糖类最为常用，蜂蜜也是甜味剂。天然甜味剂中以蔗糖、单糖浆及芳香糖浆应用较广泛。芳香糖浆如橙皮糖浆、枸橼糖浆、樱桃糖浆及桂皮糖浆等，不但能矫味也能矫臭。天然甜味剂甜菊苷，有清凉甜味，甜度大约为蔗糖的 300 倍。本品甜味持久且不被吸收，但甜中带苦，故常与蔗糖和糖精钠合用。

② 合成甜味剂　糖精钠，甜度为蔗糖的 200～700 倍，易溶于水，但水溶液不稳定，长期放置甜度降低。常用量为 0.03%。常与单糖浆、蔗糖和甜菊苷合用，常作咸味的矫味剂。阿司帕坦、天门冬酰苯丙氨酸甲酯，也称蛋白糖（阿斯巴甜），为二肽类甜味剂，又称天冬甜精。甜度比蔗糖高 150～200 倍，不致龋齿，有效降低热量，适合于糖尿病、肥胖症患者。

2. 芳香剂

制剂中添加少量以改善制剂的气味和香味的香料和香精，称为芳香剂。香料分天然香料和人造香料两大类。天然香料有植物中提取的芳香性挥发油如柠

笔记

檬、薄荷挥发油等，以及它们的制剂如薄荷水、桂皮水等。人造香料也称调和香料，是由人工香料添加一定量的溶剂调和而成的混合香料，如苹果香精、香蕉香精等。

3. 胶浆剂

胶浆剂具有黏稠缓和的性质，可以干扰味蕾的味觉而能矫味，如阿拉伯胶、羧甲基纤维素钠、琼脂、明胶、甲基纤维素、海藻酸钠等的胶浆。如在胶浆剂中加入甜味剂，则增加其矫味作用。

4. 泡腾剂

将有机酸（如枸橼酸、酒石酸）与碳酸氢钠粉末混合，遇水后产生大量二氧化碳，二氧化碳能麻痹味蕾起矫味作用，对盐类的苦味、涩味、咸味有所改善。

（六）着色剂

着色剂又称色素，能改善制剂的外观颜色，可用来识别制剂的品种、区分应用方法和减少患者对服药的厌恶感，尤其是颜色与矫味剂配合使用。

1. 天然色素

常用的有植物性和矿物性色素，可用于食品和内服制剂的着色剂。常用的植物性色素，红色的有苏木、甜菜红、胭脂虫红，黄色的有姜黄、胡萝卜素，蓝色的有松叶兰、乌饭树叶，绿色的有叶绿酸铜钠盐，棕色的有焦糖等。矿物性色素的如氧化铁（棕红色）。

2. 合成色素

人工合成色素的特点是色泽鲜艳，价格低廉，大多数毒性比较大，用量不宜过多。我国批准的内服合成色素有苋菜红、柠檬黄、胭脂红、靛蓝和日落黄，通常配成 1% 贮备液使用，用量一般不超过万分之一，具体用量和适用范围参考《食品安全国家标准食品添加剂使用标准》（GB2760—2014）及增补标准中的着色剂项下的有关内容。外用色素有伊红、品红、亚甲蓝等。

扫一扫　2.3.1　拓展知识　GB 2760—2014 食品添加剂使用标准查询

（七）其他附加剂

在液体制剂中为了增加稳定性，有时需要加入抗氧剂、pH 值调节剂、金属离子络合剂等，详见项目三　任务三　注射剂的处方组成。

习题2.3

扫一扫　习题2.3答案

单项选择题

1. 半极性溶剂是（　　）。

A. 水　B. 丙二醇　C. 甘油　D. 液体石蜡

2. 下列哪项是常用防腐剂（　　）。

A. 氯化钠　B. 苯甲酸钠　C. 氢氧化钠　D. 亚硫酸钠

3. 不能增加药物溶解度的是（　　）。

A. 加入助悬剂　B. 加入非离子型表面活性剂

C. 制成盐类　D. 应用潜溶剂

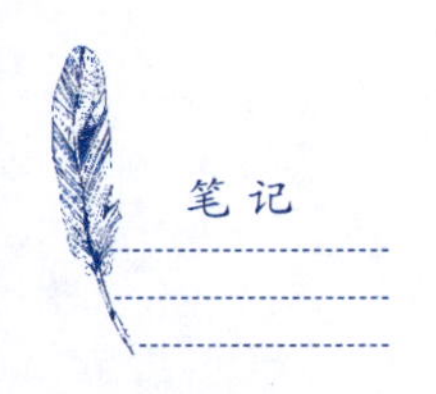

4. 可称为万能溶剂的是（　　）。
A. 乙醇　　B. 水
C. 二甲基亚砜（DMSO）　　D. 丙二醇
5. 药典对于口服液体制剂的需氧菌检查要求每毫升不超过（　　）cfu。
A. 1　　B. 10　　C. 100　　D. 1000

多项选择题

6. 液体药剂常用的矫味剂有（　　）。
A. 蜂蜜　　B. 香精
C. 薄荷油　　D. 柠檬酸和碳酸氢钠
7. 具有防腐作用的附加剂有（　　）。
A. 尼泊金　　B. 山梨酸　　C. 甘露醇　　D. 聚乙二醇
8. 可增加溶解度的方法有（　　）。
A. 加入吐温等表面活性剂
B. 使用助溶剂以形成可溶性络合物
C. 乙醇和水一定比例作为溶剂
D. 将药物制成可溶性盐
9. 制剂中使用着色剂的目的有（　　）。
A. 改善外观　　B. 识别制剂的品种
C. 区分应用方法　　D. 提高患者的顺应性
10. 以下属于非极性溶剂的有（　　）。
A. 脂肪油　　B. 液体石蜡　　C. 乙酸乙酯　　D. 甘油

任务四　低分子溶液剂

扫一扫　微课 2　低分子溶液

低分子溶液剂是指小分子药物以分子或离子状态分散在溶剂中形成的均相的可供内服或外用的液体制剂。溶液型液体制剂为澄明液体，药物的分散度大，吸收速度较快。有溶液剂、芳香水剂、糖浆剂、甘油剂、醑剂、酊剂和露剂等。

扫一扫　2.4　案例导入　复方碘溶液的用法用量

一、溶液剂

溶液剂系指药物溶解于溶剂中所形成的澄明液体制剂。根据需要可加入助溶剂、抗氧剂、矫味剂、着色剂等附加剂。

溶液剂的制备方法有溶解法和稀释法两种。

1. 溶解法

其制备过程是：药物的称量→溶解→过滤→质量检查→包装等步骤。

笔记

具体过程如下：取处方总量1/2～3/4量的溶剂，加入称好的药物，搅拌使其溶解，过滤，并通过滤器加溶剂至全量。过滤后的药液应进行质量检查。制得的药物溶液应及时分装、密封、贴标签及进行外包装。

例 2-1　复方碘溶液

【处方】

碘		50g
碘化钾		100g
纯化水	加至	1000ml

【制法】取碘化钾加100ml纯化水溶解后，加入碘搅拌溶解，再加适量纯化水使成1000ml，搅拌均匀，即得。

扫一扫　2.4.1　拓展知识　复方碘溶液的配制

2. 稀释法

先将药物制成高浓度溶液，再稀释或直接将易溶性药物的浓贮备液稀释到所需浓度。稀释法操作时，应注意浓度换算，挥发性药物应防止挥发散失。如浓氨溶液稀释时，操作要迅速，量取后立即倒入水中，密封、轻微振动。

例　新洁尔灭的贮备液含新洁尔灭30%（质量分数），现在需要配制0.1%（g/ml）新洁尔灭溶液2000ml，如何配制？

扫一扫　2.4.2　例题答案　0.1%新洁尔灭溶液的配制

二、糖浆剂

糖浆剂系指含有药物或芳香物质的浓蔗糖水溶液，供口服用。纯蔗糖的饱和水溶液即单糖浆，浓度为85%（g/ml）或64.7%（g/g），用作矫味剂和助悬剂。

糖浆剂的质量要求：糖浆剂含糖量应不低于45%（g/ml）；糖浆剂应澄清，在贮存期间不得有酸败、异臭、产生气体或其他变质现象。含药材提取物的糖浆剂，允许含少量轻摇即散的沉淀。一般应检查相对密度和pH值。单剂量灌装的糖浆剂应检查装量差异，多剂量灌装的糖浆剂应检查最低装量。根据需要糖浆剂中可添加适宜的添加剂，如适量的乙醇、甘油和其他多元醇作稳定剂；如需加入防腐剂，除另有规定外，在制剂确定处方时，该处方的抑菌效力应符合抑菌效力检查法（《中国药典》2020年版四部通则1121）的规定，羟苯乙酯类用量不超过0.05%，山梨酸和苯甲酸用量不超过0.3%；必要时可加入色素；如需加入其他附加剂，其品种和用量应符合国家的规定，且不影响成品的稳定性，并应避免对检验产生干扰。

单糖浆（不含任何药物的糖浆）和矫味糖浆（如橙皮糖浆、姜糖浆）除供制备含药糖浆外，一般可作矫味和助悬用。药物糖浆用于疾病治疗，如磷酸可待因糖浆等。

糖浆剂的制备方法包括溶解法和混合法。

1. 溶解法

根据溶解过程加热与否分为热熔法和冷溶法。

热熔法是将蔗糖加入新煮沸的纯化水中，继续加热溶解后，降温后再加入

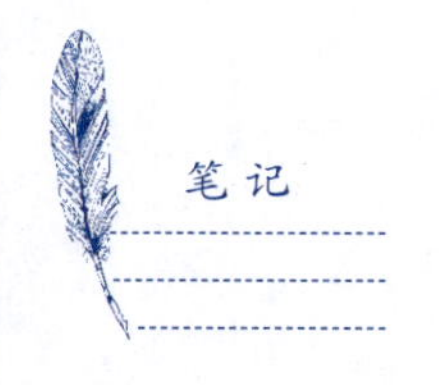

药物，搅拌、溶解，过滤，从滤器上加纯化水至全量，分装，即得。此法适用于制备对热稳定的药物的糖浆剂和有色糖浆。此法的优点是蔗糖容易溶解，趁热容易滤过，制得的糖浆剂易于滤清，同时在加热过程中杀灭微生物，使糖浆易于保存。但加热过久或超过 100℃时，转化糖含量增加，糖浆剂颜色容易变深。

冷溶法是在室温下将蔗糖（和药物）溶于纯化水中制成糖浆剂。冷溶法的优点是制成的糖浆剂颜色较浅，较适用于对热不稳定的药物和挥发性药物。但制备所需时间较长且易被微生物污染。

2. 混合法

将含药糖浆与单糖浆均匀混合制备糖浆剂的方法。该法适合于制备含药糖浆剂。本法优点是方法简便、灵活，可大量配制。一般该法配制的糖浆剂含糖量较低，需注意防腐。

扫一扫　2.4.3　拓展知识　糖浆剂配制注意事项

例 2-2　磷酸可待因糖浆

【处方】

磷酸可待因		5g
纯化水		15ml
单糖浆	加至	1000ml

【制法】取磷酸可待因溶于纯化水中，加单糖浆至全量，即得。

三、芳香水剂

芳香水剂系指芳香挥发性药物（多为挥发油）的饱和或近饱和水溶液，亦可用水与乙醇的混合溶剂制成含大量挥发油的溶液称为浓芳香水剂。含挥发性成分的饮片用水蒸气蒸馏法制成的芳香水剂称为露剂。

芳香水剂应澄明，具有与原药物相同的气味，不得有异臭、沉淀或杂质等。芳香水剂可作矫味、矫臭、分散剂使用。芳香水剂大多易分解、氧化甚至霉变，所以不宜大量配制、久贮。

此类制剂的制备方法因原料不同而异。以挥发油、化学药物为原料时多用溶解法和稀释法；含挥发性成分的中药材则多用水蒸气蒸馏法。

四、醑剂

醑剂系指挥发性药物的浓乙醇溶液。可供内服或外用。凡用于制备芳香水剂的药物一般都可制成醑剂。醑剂中的药物浓度一般为 5%～10%，乙醇浓度一般为 60%～90%。醑剂可用溶解法和蒸馏法制备。

五、酊剂

酊剂系指原料药物用规定浓度的乙醇提取或溶解而制成的澄清液体制剂，亦可用流浸膏稀释制成。可供内服或外用。

酊剂的浓度除另有规定外，含毒剧药的酊剂，每 100ml 相当于原药物 10g，其他酊剂每 100ml 相当于原药物 20g。

笔记

酊剂的制法有溶解法、稀释法、浸渍法、渗漉法等。

（1）溶解法或稀释法　取药材粉末或流浸膏，加规定浓度乙醇适量，溶解或稀释，静置，必要时过滤，即得。

（2）浸渍法　取适当粉碎的药材，置有盖容器中，加溶剂适量，密盖，搅拌或振摇，浸渍规定时间，倾取上清液，再加入溶剂适量，依法浸渍至有效成分充分浸出，合并浸出液，加溶剂至规定量后，静置24h，过滤，即得。

（3）渗漉法　用适量溶剂渗漉，至流出液达规定量后，静置，过滤，即得。

浸渍法和渗漉法是浸出制剂的制备方法，详见项目八　任务三　浸出制剂的制备。

酊剂在制备和贮藏时应注意：制备酊剂时，应根据有效成分溶解性选用适宜浓度的乙醇，最低浓度30%（ml/ml）；酊剂久贮后允许有少量轻摇即散的沉淀，但其组分应无显著变化。

六、甘油剂

甘油剂系指药物溶于甘油中制成的专供外用的溶液剂。甘油剂用于口腔、耳鼻喉科疾病。甘油吸湿性较大，应密闭保存。

甘油剂的制备可用溶解法，如碘甘油；化学反应法，如硼酸甘油。

习题 2.4

扫一扫　习题2.4答案

单项选择题

1. 下列液体药剂不以水为分散介质的是（　　）。

A. 溶液剂　　B. 醑剂

C. 高分子溶液剂　　D. 合剂

2. 单糖浆的含糖量为（　　）g/g。

A. 0.85　　B. 0.755　　C. 0.855　　D. 0.647

3. 处方：碘50g，碘化钾100g，蒸馏水适量，制成复方碘溶液1000ml，碘化钾的作用是（　　）。

A. 助溶作用　　B. 脱色作用　　C. 抗氧作用　　D. 增溶作用

4. 对糖浆剂说法错误的是（　　）。

A. 热熔法制备有溶解快、滤速快、可以杀死微生物等特点

B. 可作矫味剂、助悬剂

C. 蔗糖浓度高时渗透压大，微生物的繁殖受到抑制

D. 糖浆剂为高分子溶液

5. 关于下列醑剂说法正确的是（　　）。

A. 醑剂系指挥发性药物的饱和水溶液

B. 醑剂可供内服或外用

C. 醑剂中药物浓度一般为60%～90%

D. 醑剂采用稀释法制成

多项选择题

6. 溶液剂的制备方法有（　　）。

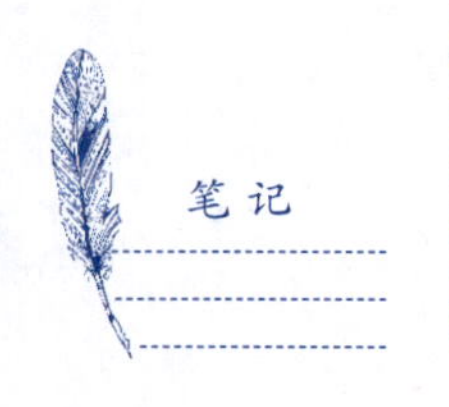

A. 物理凝聚法　　B. 溶解法　　C. 分解法　　D. 稀释法

7. 关于芳香水剂正确的表述是（　　）。

A. 芳香水剂应澄明

B. 芳香水剂系指挥发性药物的饱和或近饱和水溶液

C. 含挥发性成分药材用蒸馏法制备

D. 由于含挥发性成分，宜大量配制和久贮

8. 制备糖浆剂的方法有（　　）。

A. 热熔法　　B. 稀释法　　C. 冷溶法　　D. 凝聚法

9. 下列说法正确的有（　　）。

A. 芳香水剂、酯剂的溶质都是挥发性药物

B. 芳香水剂、酯剂都可以用蒸馏法制备

C. 芳香水剂和酯剂的溶剂分别是水、浓乙醇

D. 芳香水剂可采用稀释法制成

10. 以下属于低分子溶液剂的有（　　）。

A. 溶液剂　　B. 糖浆剂　　C. 甘油剂　　D. 酊剂

任务五　高分子溶液剂和溶胶剂

扫一扫　微课 3　高分子溶液

扫一扫　2.5　案例导入　生活中的高分子溶液

一、高分子溶液剂

高分子溶液剂系指高分子化合物溶解于溶剂中制成的均相液体制剂。以水为溶剂的高分子溶液剂称为亲水性高分子溶液剂，又称为亲水胶体或胶浆剂。以非水溶剂制成的高分子溶液剂称为非水性高分子溶液剂。高分子溶液剂属于热力学稳定系统。亲水性高分子溶液在药剂中应用广泛，如混悬剂中的助悬剂、乳剂中的乳化剂、片剂的包衣材料、血浆代用品、微囊、缓释制剂的骨架材料等。

（一）性质

1. 荷电性

溶液中高分子化合物因解离而带电，有的带正电，有的带负电。带正电的高分子有琼脂、血红蛋白、碱性颜料、明胶等；带负电的高分子有淀粉、阿拉伯胶、鞣酸、酸性染料等。某些高分子化合物所带电荷受溶液 pH 值影响。高分子化合物在溶液中带电荷，有电泳现象，所以用电泳法可测得高分子化合物所带电荷的种类。

2. 渗透压

高分子溶液与溶胶剂相比有较高的渗透压，渗透压的大小与高分子溶液的浓度有关。浓度越大，渗透压越高。

笔记

3. 黏度

高分子溶液是黏稠性流动液体，黏度与相对分子质量之间的关系可用式（2-2）来表示，由此根据黏度可以确定高分子化合物的分子量。

$$[\eta] = KM^{\alpha} \tag{2-2}$$

式中，K、α分别为高分子化合物与溶剂之间的特有常数。

4. 聚结

高分子化合物与水可形成牢固的水化膜，可阻止高分子化合物分子之间的相互凝聚，使高分子溶液更稳定，但水化膜荷电发生变化易发生聚结。如加入大量电解质，破坏高分子水化膜，发生凝结而沉淀，此过程称为盐析；加入脱水剂，如乙醇、丙酮等也能破坏水化膜而发生聚结；其他如盐类、絮凝剂、pH值、射线等，也会使高分子化合物聚结沉淀；带相反电荷的两种高分子溶液混合，由于正负电荷中和作用而凝结沉淀。

5. 胶凝性

一些亲水性高分子溶液在温热条件下为黏稠性流体，而温度降低时，高分子溶液形成网状结构，分散介质全部包含在网状结构中，形成了不流动的半固体状物，称为凝胶。形成凝胶的过程称为胶凝，如明胶溶液形成软胶囊囊壳的过程。凝胶失去网状结构中的水分，体积缩小，形成干燥固体，称为干胶。

（二）制备

高分子溶液的制备要经过一个溶胀过程，可分为有限溶胀和无限溶胀。首先水分子渗入到高分子化合物的分子间的空隙中，与高分子中的亲水基团发生水化作用而使其体积膨胀，这一过程称为有限溶胀。由于高分子空隙间存在水分子，降低了高分子分子间的作用力（范德华力），溶胀过程继续，最后高分子化合物完全分散在水中形成高分子溶液，这一过程称为无限溶胀。无限溶胀的过程也是高分子化合物逐渐溶解的过程。形成高分子溶液的这一过程称为胶溶。胶溶的快慢与高分子性质和工艺条件有关。有限溶胀通常需浸泡、撒布、静置以使其自然溶胀，无限溶胀可采用加热、搅拌来促进，如淀粉、明胶、羧甲基纤维素钠等，也有在冷水中进行的，如甲基纤维素。

例 2-3　胃蛋白酶合剂

【处方】胃蛋白酶　25.3g
单糖浆　100.0ml
羟苯乙酯　0.5g
橙皮酊　20.0ml
稀盐酸　20.0ml
纯化水　加至　1000.0ml

【制备】取约700ml纯化水，加稀盐酸和单糖浆，搅拌均匀后，将胃蛋白酶撒在液面上，待其自然溶解、分散。取少量乙醇溶解羟苯乙酯后，加入100ml纯化水中，搅拌均匀。再缓缓加到上述药液中，将橙皮酊缓缓加到药液中，加纯化水至1000ml，搅拌均匀，即得。

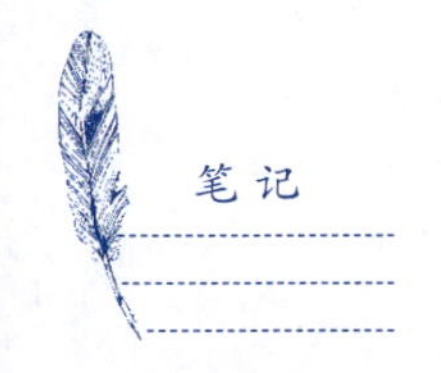

例 2-4　羧甲基纤维素钠（CMC-Na）胶浆

【处方】CMC-Na　0.5g

纯化水　　加至 50ml

【制备】取纯化水适量，分次撒入 CMC-Na，待充分溶胀后，于水浴中加热溶解，再加纯化水至足量，即得。

二、溶胶剂

溶胶剂系指固体药物微细粒子分散在水中形成的非均相分散体系，又称疏水胶体溶液。溶胶剂中分散的微细粒子在 1～100nm，为多分子聚集体，分散度极大，属热力学不稳定体系。将药物分散成溶胶状态，外观与溶液剂相似，透明无沉淀，而药效会出现显著的变化。目前溶胶剂很少使用，但他们的性质在药剂中却十分重要。

（一）性质

1. 可滤过性

溶胶剂的胶粒（分散相）大小在 1～100nm，能透过滤纸、棉花，而不能透过半透膜。这一特性与溶液不同，与粗分散体系也不同。因此，可用透析法或电渗析法除去胶体溶液中的盐类杂质。

2. 粒子的布朗运动

溶胶的质点小，分散度大，在分散介质中存在不规则的运动，这种运动称为布朗运动，是由于胶粒受水分子的不规则撞击产生。胶粒愈小，布朗运动愈强烈，其动力学稳定性就愈大。

3. 光学效应

由于胶粒对光线的散射作用，当一束强光通过溶胶剂时，从侧面可见到圆锥形光束，称为丁铎尔（Tyndall）效应。这种光学性质在高分子溶液中表现不明显，因而可用于溶胶剂的鉴别。溶胶剂的颜色与胶粒对光线的吸收和散射有关，不同溶胶剂对不同波长的光线有特定的吸收作用，使溶胶剂产生不同的颜色。如碘化银溶胶呈黄色，蛋白银溶胶呈棕色，氧化金溶胶则呈深红色。

4. 胶粒带电

溶胶剂中的固体微粒可因自身解离或吸附溶液中的某种离子而带电荷。带电的固体微粒必然吸引带相反电荷的离子（称为反离子），部分反离子密布于固体粒子的表面，并随之运动，形成胶粒。胶粒上的吸附离子与反离子构成吸附层（固定层）。另一部分反离子散布于胶粒的周围。离胶粒愈近，反离子愈密集，形成了与吸附层电荷相反的扩散层（滑动层）。带相反电荷的吸附层与扩散层构成了胶粒的双电层结构。双电层之间的电位差称为 ζ（zeta）电位，见图 2-6。ζ 电位愈高，斥力越大，溶胶越稳定。在电场作用下，胶粒会发生电泳现象。

5. 稳定性

由于胶粒表面所带相反电荷的排斥作用，以及胶粒荷电所形成的水化膜，加上胶粒具有的布朗运动，增加了溶胶剂的稳定性，避免了沉降聚结。

但溶胶剂对带相反电荷的溶胶及电解质非常敏感，由于电荷被中和使 ζ- 电位降低，同时水化层变薄，使溶胶剂产生凝聚而沉淀。向溶胶剂中可加入亲水性高分子溶液，使溶胶剂具有亲水胶体的性质而增加稳定性，这种胶体称为保护胶体。如制备氧化银胶体时，加入血浆蛋白作为保护胶而制成稳定的蛋白银溶液。

笔记

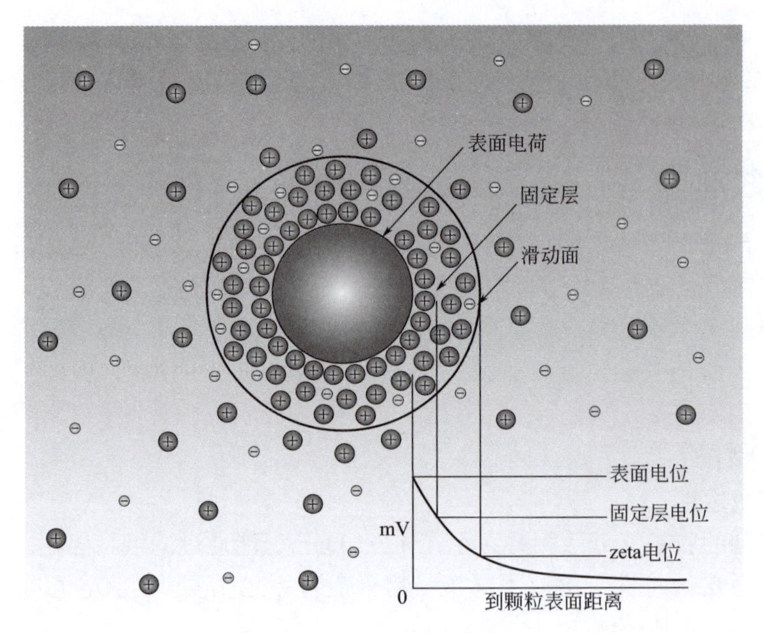

图2-6　zeta电位示意图

（二）制备

1. 分散法

分散法系将药物的粗粒子分散达到溶胶粒子大小范围的制备过程。

（1）机械分散法　多采用胶体磨进行制备。将药物、溶剂以及稳定剂从加料口处加入胶体磨中，胶体磨以10000r/min的转速高速旋转将药物粉碎到胶体粒子范围。

（2）胶溶法　将聚结的粗粒子重新分散成溶胶粒子的方法。

（3）超声波分散法　采用20000Hz以上超声波所产生的能量，使粗粒分散成溶胶剂的方法。

2. 凝聚法

（1）物理凝聚法　通过改变分散介质使溶解的药物凝聚成溶胶剂的方法。如将硫黄溶于乙醇中制成饱和溶液，过滤，滤液细流在搅拌下流入水中。由于硫黄在水中的溶解度小，迅速析出形成胶粒而分散于水中。

（2）化学凝聚法　借助氧化、还原、水解等化学反应制备溶胶剂的方法。如硫代硫酸钠溶液与稀盐酸作用，生成新生态硫分散于水中，形成溶胶。

习题2.5

扫一扫　习题2.5答案

单项选择题

1. 关于高分子溶液的错误表述是（　　）。

A. 高分子水溶液可带正电荷，也可带负电荷

B. 高分子溶液是黏稠性流动液体，黏稠性大小用黏度表示

C. 高分子溶液加入大量电解质可使高分子化合物凝结而沉淀

D. 高分子溶液形成凝胶与温度无关

2. 有关亲水胶体的叙述，错误的是（　　）。

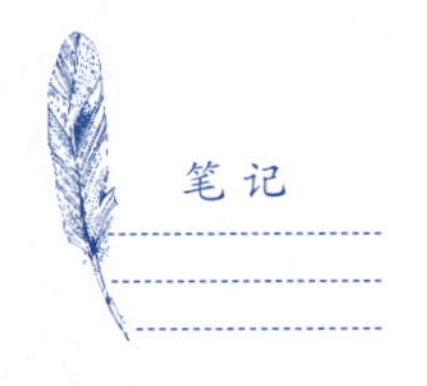

A. 亲水胶体外观澄清
B. 加大量电解质会使其沉淀
C. 分散相为高分子化合物的分子聚集体
D. 亲水胶体可提高疏水胶体的稳定性
3. 加水可制成亲水胶体的是（　　）。
A. CMC-Na　　B. ZnO　　C. NaCl　　D. $Ca(OH)_2$

多项选择题

4. 对高分子溶液说法正确的是（　　）。
A. 当温度降低时会产生凝胶
B. 制备高分子溶液时应将高分子化合物投入水中迅速搅拌
C. 无限溶胀过程中常需加热或搅拌
D. 配制高分子化合物溶液常先用冷水润湿和分散
5. 疏水胶体的性质是（　　）。
A. 存在强烈的布朗运动　　B. 具有双分子层
C. 具有 Tyndall 现象　　D. 可以形成凝胶
6. 制备 CMC-Na 胶浆时，应注意（　　）。
A. 先常温水溶胀，再加热溶解
B. 为加速溶解，撒入粉末后应不停搅拌
C. 有限溶胀时应在常温水中，不可搅拌；无限溶胀时可加热搅拌
D. 将 CMC-Na 分次撒入水中
7. 属于亲水胶体的是（　　）。
A. 胃蛋白酶溶液　　B. 碘溶液
C. 糖浆剂　　D. 明胶溶液

判断题

8. 亲水胶体是均相分散体系。（　　）
9. 溶胶剂是均相分散体系。（　　）
10. 高分子溶液配制时均采用冷水溶胀，热水溶解。（　　）

任务六　混悬剂

扫一扫　微课 4　混悬剂
扫一扫　2.6　案例导入　混悬剂案例

一、概述

1. 定义

混悬剂系指难溶性固体药物以微粒状态分散于分散介质中形成的非均相液体制剂。属于热力学不稳定的粗分散体系。混悬剂中药物微粒一般在0.5～10μm，

笔记

小者可为0.1μm，大者可达50μm或更大。所用分散介质大多数为水，也可用植物油。

2. 特点

适宜制成混悬剂的情形：（1）将难溶性药物制成液体制剂；（2）药物的剂量超过了溶解度而不能制成溶液剂；（3）两种溶液混合由于药物的溶解度降低而析出固体药物；（4）为了使药物缓释。

毒剧药物或剂量太小的药物，为了保证用药的安全性，则不应制成混悬剂。

3. 质量要求

（1）药物化学性质应稳定，使用或贮存期间药物含量符合要求；（2）混悬微粒细微均匀，微粒大小根据用途不同要求不同；（3）微粒沉降缓慢，沉降后不应有结块现象，口服混悬剂沉降体积比应不低于0.90，沉降后不结块，轻摇后应能迅速分散；（4）混悬剂的黏度应适宜，倾倒时不沾瓶壁；外用混悬剂应易于涂布；（5）标签上应注明“用前摇匀”。

大多数混悬剂为液体状态，《中国药典》收载有干混悬剂，是按混悬剂要求将药物用适宜方法制成粉末状或颗粒状制剂，使用时加水迅速分散成混悬剂，有助于解决储存过程中的稳定性问题。在搽剂、洗剂、注射剂、滴眼剂、气雾剂、软膏剂和栓剂等都有混悬型制剂。

二、混悬剂的物理稳定性

混悬剂中微粒的分散度较大，使混悬微粒具有较高的表面自由能，故处于不稳定状态。尤其是疏水性药物的混悬剂，存在更大的稳定性问题。

1. 混悬微粒的沉降

混悬剂中的微粒由于受重力作用，静置后会自然沉降，其沉降速度服从Stokes定律（2-3）：

$$v=\frac{2r^2(\rho_1-\rho_2)g}{9\eta} \tag{2-3}$$

式中，v为沉降速度，cm/s；r为微粒半径，cm；ρ_1和ρ_2分别为微粒和分散介质的密度，g/ml；g为重力加速度，cm/s^2；η为分散介质的黏度，Pa·s。

由Stokes定律可见，混悬微粒沉降速度与微粒半径平方、微粒与分散介质密度差成正比，与分散介质的黏度成反比。因此应尽量减小微粒半径，以减小沉降速度；加入高分子助悬剂，增加分散介质黏度，又减少微粒与分散介质之间的密度差；加入低分子助悬剂如糖浆、甘油等，也有类似效果，同时也增加微粒吸附助悬剂分子而增加亲水性。

混悬剂中的微粒大小是不均匀的，只是大的微粒沉降稍快，细小微粒沉降速度较慢，更细小的微粒由于布朗运动，可长时间混悬在介质中。

2. 混悬微粒的荷电与水化

混悬微粒因某些基团的解离或吸附分散介质中的离子而带荷电，具有双电层结构，产生ζ-电位。又因微粒表面荷电，水分子在微粒周围定向排列形成水化膜，这种水化作用随着双电层的厚薄而改变。微粒带相同电荷的排斥作用和水化膜的存在，阻碍了微粒的合并，增加混悬剂的稳定性。当向混悬剂中加入少量电解质，则可改变双电层的结构和厚度，使混悬粒子聚结而产生絮凝。亲

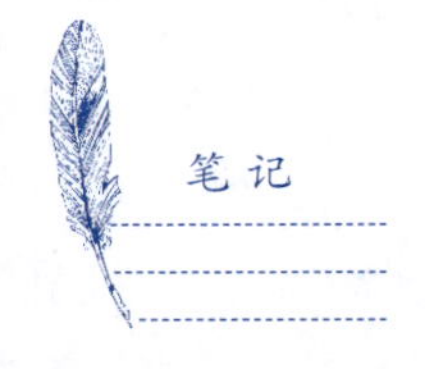

水性药物微粒除带电外，本身具有较强的水化作用，受电解质的影响较小；而疏水性药物混悬剂则不同，微粒的水化作用很弱，对电解质更为敏感。

3. 絮凝与反絮凝

由于混悬剂中的微粒分散度较大，具有较大的界面自由能，因而微粒易于聚集。为了使混悬剂处于稳定状态，可以使混悬微粒在分散介质中形成疏松的絮状聚集体，方法是加入适量的电解质，使 ζ- 电位降低至一定数值（一般应控制 ζ- 电位在 20～25mV 范围内），混悬微粒形成絮状聚集体。此过程称为絮凝，为此目的而加入的电解质称为絮凝剂。常用的絮凝剂有枸橼酸盐、酒石酸盐、磷酸盐及氰化物等。絮凝状态下的混悬微粒沉降速度快，有明显沉降面，而沉降体积大，经振摇后又能迅速恢复均匀。

向絮凝状态的混悬剂中加入电解质，使絮凝状态变为非絮凝状态的过程称为反絮凝。为此目的而加入的电解质称为反絮凝剂，反絮凝剂可增加混悬剂的流动性，使之易于倾倒，方便应用。

电解质使用不当，使 ζ- 电位降为零时，微粒会因吸附作用而紧密结合成大粒子沉降并成饼状。同一电解质既可作絮凝剂，也可作反絮凝剂，只是量不同而已。

4. 结晶增大与转型

混悬剂中固体药物微粒大小往往是不一致的，贮存过程中小微粒由于表面积大，在溶液中的溶解速度快而不断溶解，而大微粒则不断结晶而增大，结果是小微粒数目不断减少，大微粒数目不断增多，使混悬微粒沉降速度加快，导致混悬剂不稳定。

具有同质多晶型性质的药物，若制备时使用了亚稳定型结晶药物，在制备和贮存过程中亚稳定型可转化为稳定型，而亚稳定型溶解度较大，溶出速率较快，吸收好，晶型变化会导致药效降低。

三、混悬剂的稳定剂

为了增加混悬剂的稳定性，可加入适当的稳定剂。常用的稳定剂有助悬剂、润湿剂、絮凝剂与反絮凝剂。

1. 助悬剂

助悬剂是能增加分散介质的黏度以降低微粒的沉降速度或增加微粒的亲水性的附加剂。助悬剂包括很多种类，其中有低分子助悬剂、高分子助悬剂、硅酸盐类和触变胶等。

（1）低分子助悬剂　常用的低分子助悬剂有甘油、糖浆等。

（2）高分子助悬剂　根据来源分为天然高分子助悬剂和合成或半合成高分子助悬剂。天然的高分子助悬剂主要有阿拉伯胶、西黄芪胶、桃胶、海藻酸钠、琼脂、淀粉等。合成或半合成高分子助悬剂主要有甲基纤维素、羧甲基纤维素钠、羟丙基纤维素、羟丙甲纤维素、卡波姆、聚维酮、葡聚糖等。

某些胶体溶液在一定温度下静置时，逐渐变为凝胶，当搅拌或振摇时，又复变为溶胶。胶体溶液的这种可逆的变化性质称为触变性。具有触变性的胶体称为触变胶。单硬脂酸铝溶解于植物油中可形成典型的触变胶。利用触变胶作助悬剂，使静置时形成凝胶，防止微粒沉降。

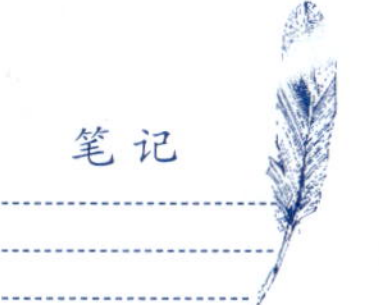

2. 润湿剂

润湿剂系指能增加疏水性药物微粒被水润湿的能力的附加剂。润湿剂的作用主要是吸附于微粒表面，降低药物固体微粒与分散介质之间的界面张力，增加疏水性药物的亲水性，使之容易被润湿、分散。常用的润湿剂是HLB值在7～11的表面活性剂，如聚山梨酯类、聚氧乙烯蓖麻油类、泊洛沙姆等。

3. 絮凝剂与反絮凝剂

使混悬剂产生絮凝作用的附加剂称为絮凝剂，而产生反絮凝作用的附加剂称为反絮凝剂。絮凝剂与反絮凝剂可以是不同的电解质，也可以是同一电解质由于用量不同而起絮凝或反絮凝作用。常用的絮凝剂和反絮凝剂有：枸橼酸盐（酸式盐或正盐）、酒石酸盐（酸式盐或正盐）、磷酸盐及一些氯化物等。一般阴离子的絮凝作用大于阳离子，离子的价数越高，絮凝、反絮凝作用越强。选用时应在实验基础上加以选择。

四、混悬剂的制备

混悬剂的制备应使微粒粒径小而均匀，以制得稳定的混悬剂。混悬剂的制备方法有分散法和凝聚法。

1. 分散法

将固体药物粉碎、研磨成符合一定细度的微粒，再分散于分散介质中制成混悬剂。小量制备可用研钵，大量生产时可用乳匀机、胶体磨等机械。

分散法制备混悬剂要考虑药物的亲水性。对于亲水性药物如氧化锌、炉甘石等，一般可先将药物粉碎至一定细度，加入处方中液体适量，研磨至适宜的分散度，最后加入处方中的剩余液体至全量。对于质重、硬度大的药物，可采用“水飞法”制备，即加水研磨后加入大量水搅拌混匀，静置，倾出上层液体，研细的细颗粒滞留在上层液体中，剩下粗颗粒继续研磨，如此反复至无粗颗粒；“水飞法”可使药物粉碎成极细粉的程度而有助于混悬剂的稳定。疏水性药物制备混悬剂时，如硫黄、樟脑，可加入润湿剂与药物共研，改善疏水性药物的润湿性。小量制备可用乳钵，大量生产可采用胶体磨（图2-7）、均质机等。

2. 凝聚法

（1）物理凝聚法　又称微粒结晶法，在药物饱和溶液中在急速搅拌下滴加至另一种不同性质的冷溶剂中，使药物快速结晶，可得到10μm以下（占80%～90%）微粒，再将微粒分散于适宜介质中制成混悬剂。如醋酸可的松滴眼剂就是采用凝聚法制成的。

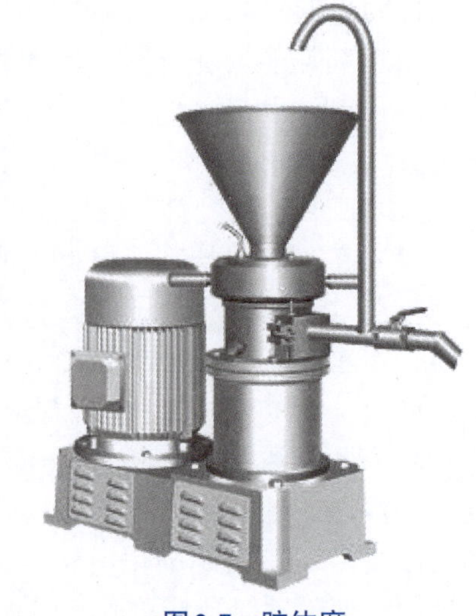

图2-7　胶体磨

酊剂、流浸膏剂、醑剂等醇性制剂与水混合时，由于乙醇浓度降低，使原来醇溶性成分析出而形成混悬剂。配制时必须将醇性制剂缓缓注入或滴加至水中，边加边搅拌，不可将水加至醇性药液中。

（2）化学凝聚法　将两种药物的稀溶液，

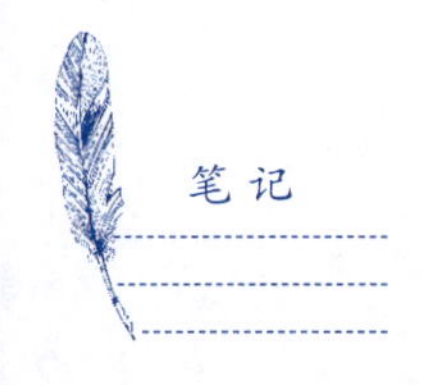

在低温下相互混合，使之发生化学反应生成不溶性药物微粒混悬于分散介质中制成混悬剂。用于胃肠道透视的 $BaSO_4$ 就是用此法制成。

扫一扫 2.6.1 拓展知识 纳米混悬剂

例 2-5 炉甘石洗剂

【处方】

炉甘石		150g
氧化锌		50g
甘油		50ml
羧甲基纤维素钠		2.5g
纯化水	加至	1000ml

【制法】取炉甘石、氧化锌研细过筛后，加甘油及适量纯化水研磨成糊状，另取羧甲基纤维素钠加纯化水溶解后，分次加入上述糊状液中，随加随研磨，再加纯化水使成 1000ml，搅匀，即得。

扫一扫 2.6.2 拓展知识 炉甘石洗剂的注意事项

例 2-6 复方硫洗剂

【处方】

硫酸锌		30g
沉降硫		30g
樟脑醑		250ml
甘油		100ml
羧甲基纤维素钠		5g
纯化水	加至	1000ml

【制法】取羧甲基纤维素钠，加适量的纯化水，根据高分子化合物的特性，使溶解；另取沉降硫分次加甘油研至细腻后，与前者混合。另取硫酸锌溶于 200ml 纯化水中，过滤，将滤液缓缓加入上述混合液中，然后再缓缓加入樟脑醑，随加随研磨，最后加纯化水至 1000ml，搅匀，即得。

扫一扫 2.6.3 拓展知识 复方硫洗剂的注意事项

五、混悬剂的质量评价

混悬剂的质量主要是研究其物理稳定性，常用的评价方法如下。

1. 微粒大小的测定

混悬剂中微粒大小与混悬剂的稳定性、生物利用度和药效密切相关。可采用显微镜法、库尔特计数法、浊度法、光散射法、漫反射法等进行测定。

2. 沉降体积比的测定

沉降体积比是指沉降物的体积与沉降前混悬剂的体积之比。检查方法是：用具塞量筒盛供试品 50ml，密塞，用力振摇 1min，记下混悬物开始高度 H_0，静置 3h，记下混悬物的最终高度 H，沉降体积比按式（2-4）计算：

$$F = \frac{V}{V_0} = \frac{H}{H_0} \tag{2-4}$$

F 值在 0～1，F 值愈大混悬剂愈稳定。口服混悬剂（包括干混悬剂）的沉降体积比应不低于 0.90。

记录沉降体积比随时间的变化过程可得沉降曲线，根据沉降曲线的性状可

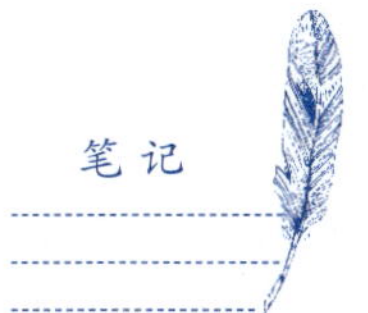

判定处方设计的优劣，曲线平和、缓慢降低可认为处方优良。

3. 絮凝度的测定

絮凝度是考察絮凝剂对混悬剂稳定性影响的重要参数。絮凝度用式（2-5）表示：

$$\beta = \frac{F}{F_{\infty}} = \frac{V/V_0}{V_{\infty}/V_0} = \frac{V}{V_{\infty}} \quad (2\text{-}5)$$

式中，F 为加入絮凝剂后混悬剂的沉降体积比；F_{∞}为无絮凝剂时的混悬剂的沉降体积比；β 为由絮凝作用所引起的沉降体积的倍数。β 值愈大，絮凝效果愈好，则混悬剂稳定性好。

4. 重新分散试验

优良的混悬剂在贮存后经振摇，沉降微粒能很快重新分散，如此才能保证服用时混悬剂的均匀性和药物剂量的准确性。测定方法是：将混悬剂置于带塞的 100ml 量筒中，密塞，放置沉降，然后 360°、20r/min 的转速转动，经一定时间旋转，量筒底部的沉降物应重新均匀分散。重新分散所需旋转次数愈少，表明混悬剂再分散性能愈好。

5. 流变学测定

采用旋转黏度计测定混悬液的流动曲线，根据流动曲线的形态确定混悬液的流动类型，用以评价混悬液的流变学性质。如测定结果为触变流动、塑性流动和假塑性流动，就能有效地减慢混悬剂微粒的沉降速度。

6. ζ- 电位

一般 ζ- 电位 25mV 以下，混悬剂呈絮凝状态；ζ- 电位在 50～60mV，混悬剂呈反絮凝状态，ζ- 电位通过电泳法测定。

习题2.6

扫一扫　习题2.6答案

单项选择题

1. 哪一项不是混悬剂的稳定剂（　　）。

A. 助悬剂　B. 润湿剂　C. 助溶剂　D. 絮凝剂

2. 制备混悬液时，加入亲水高分子材料，增加体系的黏度，称为（　　）。

A. 助悬剂　B. 润湿剂　C. 增溶剂　D. 絮凝剂

3. 不能用作混悬剂助悬剂的是（　　）。

A. 西黄芪胶　B. 海藻酸钠

C. 硬脂酸钠　D. 羧甲基纤维素

4. 不能用于评价混悬剂质量的是（　　）。

A. 再分散试验　B. 微粒大小的测定

C. 沉降体积比的测定　D. 浊度的测度

5. 不宜制成混悬剂的药物是（　　）。

A. 毒药或剂量小的药物　B. 难溶性药物

C. 需产生长效作用的药物　D. 为提高在水溶液中稳定性的药物

多项选择题

6. 关于混悬剂的说法正确的有（　　）。

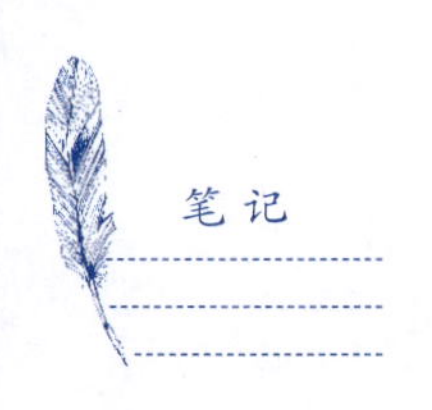

A. 混悬剂可产生一定的长效作用
B. 沉降体积比小说明混悬剂稳定
C. 毒性或剂量小的药物应制成混悬剂
D. 干混悬剂有利于解决混悬剂在保存过程中的稳定性问题
7. 为增加混悬液的稳定性，在制剂学上常用措施有（　　）。
A. 减小粒径
B. 增加微粒与介质间密度差
C. 减少微粒与介质间密度差
D. 增加介质黏度

判断题

8. 重新分散试验中，使混悬剂重新分散所需次数越多，混悬剂越稳定。（　　）
9. 沉降体积比小说明混悬剂稳定。（　　）
10. 絮凝度越大，说明絮凝剂效果越好。（　　）

任务七　乳剂

扫一扫　微课 5　乳剂

扫一扫　2.7　案例导入

一、概述

1. 乳剂的定义

乳剂系指互不相溶的两种液体混合，其中一相液体以液滴状态分散于另一相液体中形成的非均相的液体制剂。液滴状液体称为分散相、内相或非连续相，包在液滴外面的液体则称为分散介质、外相或连续相。

2. 乳剂的组成和类型

乳剂由水相（water phase，W）、油相（oil phase，O）和乳化剂组成，三者缺一不可。根据乳化剂的种类、性质及相体积比形成水包油型（O/W 型）和油包水型（W/O 型）。此外还有复合乳剂或称多重乳剂，可用 W/O/W 型或 O/W/O 型表示。水包油型（O/W 型）和油包水型（W/O 型）乳剂的主要区别见表 2-2。

表2-2　乳剂类型的鉴别

鉴别方法	O/W 型	W/O 型
外观	乳白色	与油颜色接近
稀释法	可用水稀释	可用油稀释
导电法	导电	不导电
加入水性染料	外相染色	内相染色
加入油性染料	内相染色	外相染色
滤纸润湿法	液滴迅速铺展，中心有油滴	不能铺展

笔 记

扫一扫 2.7.1 拓展知识 乳剂的另一种分类方法

3. 乳剂的特点

（1）药物制成乳剂后分散度大，吸收快，有利于提高生物利用度；

（2）油性药物制成乳剂能保证计量准确，而且使用方便；

（3）水包油型乳剂可掩盖药物的不良气味，口服乳剂可加入矫味剂；

（4）外用乳剂能改善皮肤黏膜渗透性，减少刺激性

（5）静脉注射乳剂注射后分布快、药效高，有靶向性。

静脉营养乳剂是高能营养输液的重要组成部分。搽剂、滴眼剂、注射剂及气雾剂等制剂中都存在乳剂型制剂。

乳剂的前体制剂自乳化给药系统是乳剂的一种特殊形式，由药物、油、表面活性剂和助表面活性剂所组成的均一、澄清的溶液。装入胶囊给药，进入体内与水接触后，通过胃肠蠕动或温和搅拌可在较短时间内自发形成乳剂。

扫一扫 2.7.2 拓展知识 乳剂的形成机制

二、乳化剂

乳化剂是乳剂的重要组成部分，可阻止乳滴合并使乳剂稳定的第三种物质。优良的乳化剂应具备以下基本条件：①乳化能力强，并能在液滴周围形成牢固的乳化膜；②安全性好，应有一定的生理适应能力，不应对机体产生不良反应，无刺激性；③稳定性好，受各种因素影响小。

1. 乳化剂的种类

（1）天然高分子乳化剂 这类乳化剂的种类较多，组成复杂，具有较强亲水性，通过多分子界面吸附膜能形成 O/W 型乳剂。由于黏性较大，荷电性，能增加乳剂的稳定性。天然乳化剂容易被微生物污染，故需加入适宜防腐剂。此类乳化剂降低油水界面张力能力有限，配制时用量较大，做功较多。

阿拉伯胶是阿拉伯胶酸的钠、钙、镁盐，可形成 O/W 型乳剂。适用于含植物油、挥发油的乳剂，多用于内服。阿拉伯胶的常用浓度为 10%～15%。阿拉伯胶乳剂在 pH 值为 4～10 都是稳定的。阿拉伯胶黏度较低，常与西黄芪胶、琼脂混合使用。

西黄芪胶水溶液黏度大，pH 值 5 时黏度最大。由于其乳化能力较差，一般与阿拉伯胶合并使用。

明胶为两性蛋白质，用量为油量的 1%～2%，易受溶液的 pH 值及电解质的影响产生凝聚作用，使用时需加入防腐剂。常与阿拉伯胶合并使用。

杏树胶为杏树分泌的胶汁凝结而成的棕色块状物，用量一般为 2%～4%。乳化能力和黏度都超过阿拉伯胶，可作为阿拉伯胶的代用品。

扫一扫 2.7.3 拓展知识 其他天然乳化剂

（2）表面活性剂 此类乳化剂具有较强的亲水亲油性，乳化能力强，性质稳定，易形成单分子乳化膜。这类乳化剂混合使用效果更好。阴离子型乳化剂常用的有硬脂酸钠、油酸钠、十二烷基硫酸钠、十六烷基硫酸化蓖麻油等。非离子型乳化剂有聚山梨酯、单硬脂酸甘油酯、卖泽、苄泽、泊洛沙姆等。

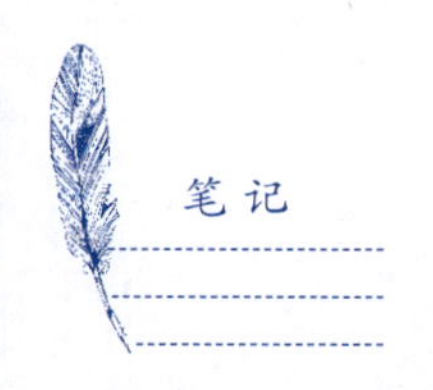

（3）固体微粒乳化剂　一些溶解度小、颗粒细微的固体微粉，乳化时可被吸附于油水界面，形成固体微粒乳化膜。形成乳剂的类型由接触角 θ 决定。如氢氧化镁、氢氧化铝、二氧化硅、皂土等易被水润湿，$\theta<90^\circ$ 可促进水滴的聚集成为连续相，故是 O/W 型乳化剂；氢氧化钙、氢氧化锌、硬脂酸镁等易被油润湿，$\theta>90^\circ$ 可促进油滴的聚集成为连续相，故是 W/O 型乳化剂。

（4）辅助乳化剂　辅助乳化剂是指与乳化剂合并使用能增加乳剂稳定性的乳化剂。辅助乳化剂一般乳化能力很弱或无乳化能力，但能提高乳剂黏度，并能使乳化膜强度增大，防止乳滴合并。

① 增加水相黏度的辅助乳化剂有：甲基纤维素、羧甲基纤维素钠、羟丙基纤维素、海藻酸钠、琼脂、阿拉伯胶、果胶、黄原胶等。

② 增加油相黏度的辅助乳化剂有：鲸蜡醇、蜂蜡、单硬脂酸甘油酯、硬脂酸、硬脂醇等。

2. 乳化剂的选择

乳化剂的选择应根据乳剂的使用目的、药物的性质、处方的组成、欲制备乳剂的类型、乳化方法等因素综合考虑。

（1）根据乳剂的类型选择　在乳化剂的处方设计时应先确定乳剂的类型，根据乳剂的类型是 O/W 型乳剂还是 W/O 型乳剂选择对应的 O/W 型乳化剂或 W/O 型乳化剂。乳化剂的 HLB 值为选择乳化剂提供了依据。

（2）根据乳剂的给药途径选择　口服乳剂应选择无毒的天然乳化剂或某些亲水性高分子乳化剂。外用乳剂应选择局部无刺激性、长期应用无毒性的乳化剂。注射用乳剂则应选择磷脂等乳化剂为宜。

（3）根据乳化剂性能选择　应选择乳化能力强、性质稳定、受外界各种因素影响小、无毒、无刺激性的乳化剂。

（4）混合乳化剂的选择　将乳化剂混合使用可改变 HLB 值，使乳化剂的适应性增大，形成更为牢固的乳化膜，并增加乳剂的黏度，从而增加乳剂的稳定性。但并非所有的乳化剂均可混合使用。乳化剂混合使用必须符合不同油相对 HLB 值的要求。

三、决定乳剂类型的因素

决定乳剂类型的因素有很多，最主要的是乳化剂的性质和乳化剂的 HLB 值，其次是形成乳化膜的牢固性、相体积比、温度和制备方法等。

1. 乳化剂的性质和 HLB 值

表面活性剂用作乳化剂时，亲水基向水相，亲油基向油相，若 HLB 在 8～16，亲水基大于亲油基，乳化剂伸向水相的部分较大，使水的表面张力降低很大，可形成 O/W 型乳剂；若 HLB 在 3～6，亲油基大于亲水基，则恰好相反，形成 W/O 型乳剂。

天然的合成的亲水性高分子乳化剂亲水基很大，亲油性很弱，降低水相的表面张力大，形成 O/W 型乳剂。固体微粒乳化剂若亲水性大则被水相润湿，降低水的表面张力大，形成 O/W 型乳剂，若亲油性大则被油润湿，降低油的表面张力大，形成 W/O 型乳剂。所以乳化剂亲油、亲水性是决定乳剂类型的主要因

笔记

素。乳化剂的亲水性太大，极易溶于水，反而使形成的乳剂不稳定。

2. 相体积比

油水两相体积比简称相体积比。从几何学角度，具有相同粒径的球体最紧密填充时，球体所占最大体积为74%，如果球体之间再填充不同粒径的小球体，球体所占总体积可达90%。理论上相体积比小于74%前提下，相体积比越大越稳定。乳剂的相体积比达50%能显著降低分层速度，因此相体积比在40%～60%比较稳定。

四、乳剂的稳定性

乳剂属于热力学不稳定的非均相分散体系，易发生下列变化。

1. 分层

乳剂分层又称乳析，乳剂放置过程中出现分散相液滴上浮或下沉的现象。分层的主要原因是由于分散相和分散介质之间的密度差造成的。乳滴的上浮或下沉的速度符合Stokes定律。减小分散相和分散介质的密度差，增加分散介质的黏度均可减小乳剂分层的速度。分层现象是可逆的，分层的乳剂经振摇后仍能恢复成均匀的乳剂。

2. 絮凝

乳剂中分散相液滴发生可逆的聚集现象称为絮凝。主要原因是电解质、离子型乳化剂等将液滴表面的电荷中和，分散相小液滴电位降低而发生絮凝。絮凝状态仍保持液滴及其乳化膜的完整性，这与液滴的合并是不同的。絮凝时聚集和分散是可逆的，但絮凝状态进一步变化会引起乳滴合并。

3. 转相

由于某些条件的变化而引起乳剂类型的改变称为转相，由O/W型转变为W/O型，或由W/O型转变为O/W型。转相主要是由于乳化剂的性质改变而引起，如以O/W型乳化剂油酸钠制成的乳剂，遇到氯化钙后生成油酸钙，变为W/O型乳化剂，乳剂可由O/W型变为W/O型。向乳剂中添加相反类型的乳化剂也可引起乳剂转相。

4. 合并与破裂

乳剂中液滴周围的乳化膜破裂导致液滴变大，称为合并。合并进一步发展使乳剂分为水油两相称为破裂。乳剂的稳定性也与液滴大小有较大关系，液滴愈小乳剂愈稳定。乳剂中液滴大小是不一致的，小液滴常填充于大液滴之间，使液滴合并可能性增大。故为了保证乳剂的稳定，制备时尽可能使液滴大小均匀一致。另外，增加分散介质的黏度，也可使液滴合并速度减慢。

5. 酸败

乳剂受光、热、空气及微生物等的影响，使油相或乳化剂等发生变化而引起变质现象称为酸败。加入抗氧剂与防腐剂等可防止氧化或延缓酸败的发生。

五、乳剂的制备

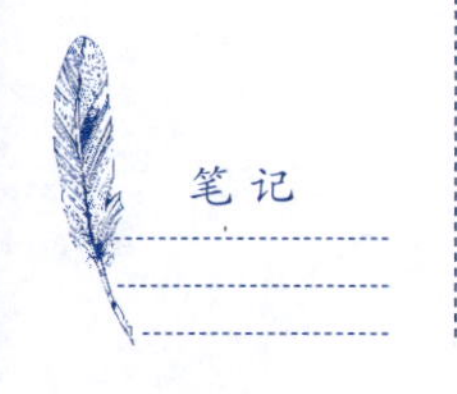

1. 制备方法

（1）干胶法　又称油中乳化剂法，先将乳化剂与油同置于干燥乳钵中研匀，然后加水相制备成初乳，再加水稀释至全量。在初乳中油、水、胶三者有固定比例，若用植物油其比例为4∶2∶1；若用挥发油其比例为2∶2∶1；液体石蜡比例为3∶2∶1。所用胶粉通常为阿拉伯胶或阿拉伯胶与西黄芪胶的混合胶。

（2）湿胶法　又称水中乳化剂法，先将乳化剂分散并溶于水中，再将油相加入，研磨至初乳生成，再加水将初乳稀释至全量，混匀，即得。湿胶法制备初乳时所用油、水、胶的比例与干胶法相同。

（3）新生皂法　将油、水两相混合时，两相界面上生成的新生皂类产生乳化的方法。利用植物油所含的硬脂酸、油酸等有机酸与加入的氢氧化钠、氢氧化钙、三乙醇胺等，在加热（70℃以上）条件下生成新生皂作为乳化剂，经搅拌或振摇即制成乳剂。若生成钠皂、有机胺皂则为O/W型乳化剂，生成钙皂则为W/O型乳化剂。本法多用于乳膏剂的制备。

（4）两相交替加入法　向乳化剂中每次少量交替地加入水或油，边加边搅拌或研磨，即可形成乳剂。天然胶类、固体微粒乳化剂等可用本法，适用于乳化剂用量较多时。

（5）机械法　将油相、水相、乳化剂混合后用乳化机械制备乳剂。机械法制备乳剂可不考虑混合顺序而是借助机械提供的强大能量制成乳剂。乳化机械主要有电动搅拌器、胶体磨、超声波乳化器、高速搅拌机、高压乳匀机等。

（6）纳米乳的制备　纳米乳的乳化剂通常除表面活性剂外，还含有助乳化剂。乳化剂和助乳化剂应占乳剂的12%～25%。助乳化剂一般选择链长为乳化剂的1/2的烷烃或醇等，如正丁烷、正戊烷、正己烷及5～8个碳原子的直链醇。

（7）复合乳剂的制备　用二步乳化法制备。即先将油、水、乳化剂制成一级乳，再以一级乳为分散相与含有乳化剂的分散介质（水或油）再乳化制成二级乳剂。

2. 乳剂中药物的加入方法

乳剂是药物良好的载体，加入各种药物使其具有治疗作用。药物的加入方法为：（1）水溶性药物先制成水溶液再制成乳剂；（2）油溶性药物先溶于油相再制成乳剂；（3）在油、水两相中均不溶的药物，可用亲和性大的液相研磨药物，再制成乳剂，或将药物与乳剂研磨细粉后再与乳剂混合均匀。

例2-7　鱼肝油乳

【处方】	鱼肝油		368ml
	吐温80		12.5g
	西黄芪胶		9g
	甘油		19g
	苯甲酸		1.5g
	糖精		0.3g
	杏仁油香精		2.8g
	香蕉油香精		0.9g
	纯化水	加至	1000ml

【制法】将水、甘油、糖精混合，投入粗乳机搅拌5min，用少量的鱼肝油润匀苯甲酸、西黄芪胶投入粗乳机，搅拌5min，投入吐温80，搅拌20min后缓

笔记

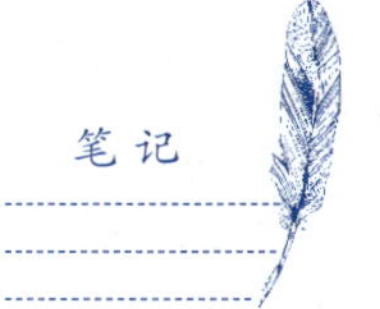

慢均匀地投入鱼肝油，搅拌 80～90min，将杏仁油香精、香蕉油香精投入搅拌 10min 后粗乳液即成。将粗乳液缓慢均匀地投入胶体磨中研磨，重复研磨 2～3 次，用两层纱布过滤，并静置脱泡，即得。

扫一扫 2.7.4 拓展知识 鱼肝油乳制备的注意事项

例 2-8 石灰搽剂

【处方】氢氧化钙溶液 50ml

植物油 50ml

【制法】取氢氧化钙溶液与花生油混合，用力振摇，使成乳浊液，即得。

六、乳剂的质量评价

乳剂种类不同，其作用与给药途径不同，因此难于制定统一的质量标准。目前，主要针对影响乳剂稳定性的指标进行测试，以便对各种乳剂质量做定量比较。

1. 乳滴大小的测定

乳剂中乳滴大小测定可以用显微镜测定法、库尔特计数法、激光散射法、透射电镜法等。由乳滴平均直径随时间的改变就可以表示或比较乳剂的稳定性。

2. 乳滴合并速度的测定

可以用升温或离心加速试验考察乳剂中乳滴合并速度。如乳剂用高速离心机离心 5min 或低速离心 20min 比较观察乳滴的大小变化。

3. 分层的观察

比较乳剂的分层速度是测定乳剂稳定性的简略方法。采用离心法即以 4000r/min 速度离心 15min，如不分层则认为质量较好；或将乳剂染色，置于刻度管中，在室温、低温、高温等条件下旋转一定时间后，由于乳析的作用使分散相上浮或下沉，因分散相浓度不均致使乳剂出现颜色深浅不一的色层变化，未出现该现象的为质量好者。但应注意，乳剂的分层速度并不能完全反映乳剂稳定程度。因为有些乳剂虽可长时间出现分层，但经振摇仍可恢复原来的均匀状态。

习题2.7

扫一扫 习题2.7答案

单项选择题

1. 乳剂的制备方法中水相加至含乳化剂的油相中的方法为（　　）。

A. 机械法　B. 干胶法　C. 湿胶法　D. 新生皂法

2. 乳剂特点的错误表述是（　　）。

A. 乳剂液滴的分散度大

B. W/O 型乳剂专供静脉注射用

C. 乳剂的生物利用度高

D. 静脉注射乳剂注射后分布较快，有靶向性

3. 决定乳剂类型的关键因素是（　　）。

A. 乳化剂的亲水亲油性

B. 乳化剂的量

C. 乳化剂的亲水亲油性和两相的体积比

D. 制备工艺

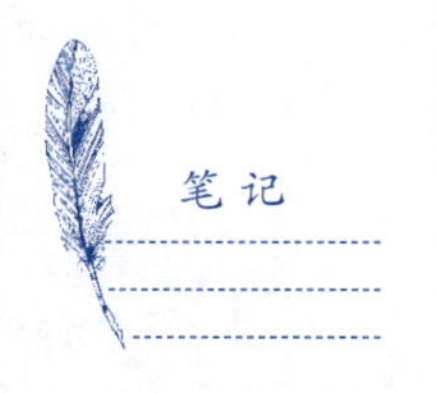

4. 乳剂放置后出现分散相粒子上浮或下沉的现象是（ ）。

A. 分层 B. 絮凝 C. 转相 D. 破裂

多项选择题

5. 关于乳化剂的说法正确的有（ ）。

A. 亲水性高分子作乳化剂是形成多分子乳化膜

B. 选用非离子型表面活性剂作乳化剂，其 HLB 值具有加和性

C. 表面活性剂作乳化剂是形成单分子吸附膜

D. 乳化剂是乳剂形成所必须加的一种附加剂

6. 关于乳剂稳定性的叙述正确的是（ ）。

A. 乳剂分层是由于分散相与分散介质存在密度差，属于可逆过程

B. 絮凝是乳剂粒子呈现一定程度的合并，是不可逆过程

C. 乳剂的稳定性与相比例、乳化剂及界面膜强度密切相关

D. 外加物质使乳化剂性质发生改变或加入相反性质乳化剂可引起乳剂转相

7. 用于 O/W 型乳剂的乳化剂有（ ）。

A. 聚山梨酯 80 B. 阿拉伯胶

C. 泊洛沙姆 188 D. 硬脂酸镁

8. 具有乳化作用的是（ ）。

A. 豆磷脂 B. 吐温 80

C. 乙基纤维素 D. 羧甲基淀粉钠

判断题

9. 乳剂的转型或转相是一种可逆过程。（ ）

10. 乳剂的分层是可逆的。（ ）

笔记

项目三

无菌制剂

学习目标

知识要求

1.掌握各种无菌制剂的定义、特点、常用附加剂、制备、质量要求与控制。

2.熟悉制药用水的制备及其他注射用溶剂。

3.熟悉注射剂的附加剂及应用特点。

4.了解常用灭菌方法及应用特点，了解过滤技术、空气净化技术。

技能要求

1.会分析各种无菌制剂的特点、处方。

2.会进行各种无菌制剂制备。

3.会进行无菌制剂质量评价。

数字资源

3.1　案例导入　欣弗事件

3.1.1　拓展知识　*D*值、*Z*值、*F*值

3.1.2　拓展知识　无菌工艺模拟试验

习题3.1答案

微课6　注射剂

3.2　案例导入　注射剂在医院中使用占比

3.2.1　拓展知识　新型注射剂输注装置

3.2.2　拓展知识　热原检查方法的比较

习题3.2答案

3.3　案例导入　抑菌剂引发的不良反应

3.3.1　拓展知识　碘值、皂化值、酸值

3.3.2　例题1答案　等渗氯化钠的浓度

3.3.3　例题2答案　2%盐酸普鲁卡因

3.3.4　例题3答案　葡萄糖等渗溶液

3.3.5　例题4答案　2%盐酸麻黄碱

习题3.3答案

3.4　案例导入　小容量注射剂

3.4.1　拓展知识　粉末安瓿

3.4.2　拓展知识　盐酸普鲁卡因注射液处方注解

3.4.3　拓展知识　醋酸可的松注射液处方注解

习题3.4答案

3.5　案例导入　大输液剂的临床发现及其历史沿革

3.5.1　拓展知识　大输液包装容器的演变

3.5.2　拓展知识　复方氨基酸输液制备过程中的注意事项

习题3.5答案

微课7　粉针剂

3.6　案例导入　注射用无菌粉末

3.6.1　拓展知识　冷冻干燥原理

3.6.2　拓展知识　注射用辅酶A处方及工艺分析

习题3.6答案

微课8　眼用液体制剂

3.7　案例导入　眼用液体制剂

3.7.1　拓展知识　眼用制剂的吸收途径及影响吸收的因素

3.7.2　拓展知识　氯霉素滴眼液的处方及工艺分析

3.7.3　拓展知识　醋酸可的松滴眼液的处方及工艺分析

3.7.4　拓展知识　人工泪液的处方及工艺分析

3.7.5　拓展知识　依地酸二钠洗眼剂处方及工艺分析

习题3.7答案

3.8　案例导入　家用净水器的工作原理
3.8.1　拓展知识　离子交换法
3.8.2　拓展知识　电渗析法
习题3.8答案

3.9　案例导入　静脉滴注终端过滤器
3.9.1　拓展知识　助滤剂

习题3.9答案

3.10　案例导入　洁净室的由来
3.10.1　拓展知识　洁净室静压差控制
习题3.10答案

扫一扫

任务一　无菌制剂及无菌工艺

扫一扫　3.1　案例导入　欣弗事件

一、无菌制剂

无菌制剂是一类主要用于直接注入体内或直接接触创面、黏膜等的制剂，是指法定药品标准中列有无菌检查项目的制剂。无菌制剂直接作用于人体循环系统，在使用前必须保证处于无菌状态，因此，生产和贮存该类制剂时，对设备、人员及环境均有特殊要求。

无菌制剂的无菌保证不能依赖于最终产品的无菌检验，而是取决于生产过程中采用经过验证的灭菌工艺、严格的GMP管理和良好的无菌保证体系。

灭菌（sterilization）系指用适当的物理或化学手段将物品中活的微生物杀灭或除去的过程。常用的灭菌方法可分为物理灭菌法和化学灭菌法两大类。可根据被灭菌物品的特性采用一种或多种方法组合灭菌。

无菌操作法（aseptic technique）系指在整个操作过程中利用或控制一定条件，使产品避免被微生物污染的一种操作方法或技术。

无菌制剂按生产工艺可分为两类：采用最终灭菌工艺的为最终灭菌产品；部分或全部工序采用无菌操作生产工艺的为非最终灭菌产品。

药物制剂中的规定无菌制剂包括：注射用制剂，如注射剂、输液、注射粉针等；眼用制剂，如滴眼剂、洗眼剂、眼膏剂、眼用乳膏剂、眼用凝胶剂、眼膜剂、眼丸剂、眼内插入剂等；吸入喷雾剂和吸入液体制剂；用于伤口和手术前使用的耳用制剂；植入型制剂，如植入片等；创面用制剂，如溃疡、烧伤及外伤用的溶液、软膏剂和气雾剂等；手术用制剂等。

二、灭菌可靠性

无菌制剂是指制剂中不含任何活的微生物，但对于任何一批无菌制剂而言，绝对无菌既无法保证也无法用试验来证实。制剂的无菌特性只能通过制剂中活微生物的概率来表述，即非无菌概率（probability of a nonsterile unit，PNSU）或无菌保证水平（sterility assurance level，SAL）。经最终灭菌工艺处理的无菌药品的非无菌概率不得高于10^{-6}。

笔记

灭菌工艺控制涉及灭菌工艺的开发、灭菌工艺的验证和日常监控等阶段。

综合考虑灭菌工艺的灭菌能力和对灭菌物品的影响，灭菌工艺可以分为过度杀灭法、生物负载 / 生物指示剂法（也被称为残存概率法）和生物负载法。对耐受的灭菌物品，通常选用过度杀灭法。

不论何种灭菌工艺，均须采用相应的控制参数对灭菌工艺进行控制，如湿热灭菌和干热灭菌通常采用温度 - 时间作为控制参数，同时结合 $\boldsymbol{F_0}$ 或 $\boldsymbol{F_H}$ 值（$\boldsymbol{F_0}$ 和 $\boldsymbol{F_H}$ 值为标准灭菌时间，具体意义见拓展知识）综合考虑，无论采用何种控制参数，都必须证明所采用的灭菌工艺和监控措施在日常运行过程中能确保物品灭菌后的 PNSU $\leqslant 10^{-6}$。

为了确保灭菌效果，应严格控制原辅料质量和环境条件，尽量减少微生物的污染，采取各种有效措施使每一容器的含菌数控制在一定水平以下（一般含菌数为 10 以下，即 $\lg N_t < 1$）；计算、设置 $\boldsymbol{F_0}$ 值时，应适当考虑增加安全系数，一般增加理论值的 50%，即规定 $\boldsymbol{F_0}$ 值为 8min，实际操作应控制在 12min。

扫一扫 3.1.1 拓展知识 ***D*** 值、***Z*** 值、***F*** 值

三、物理灭菌法

物理灭菌法是利用高温、滤过或紫外线等杀灭或除去微生物的方法。加热或遇射线可使微生物的蛋白质与核酸凝固、变性，从而导致微生物死亡。常用的物理灭菌法包括干热灭菌法、湿热灭菌法、射线灭菌法以及过滤除菌法。

（一）干热灭菌法

干热灭菌法是在干燥环境中通过加热进行灭菌的方法，包括火焰灭菌法和干热空气灭菌法。

火焰灭菌法系指直接在火焰中灼烧灭菌的方法。该方法灭菌迅速、可靠、简便，适用于耐热材质（如金属、玻璃及陶器等）的物品与用具的灭菌，不适合药品的灭菌。

干热空气灭菌法系利用高温干热空气灭菌的方法。由于干热空气的穿透力较弱，故灭菌时间较长，常用的设备有干热灭菌柜、隧道灭菌器等。干热空气灭菌条件一般为：160～170℃灭菌 120min 以上，170～180℃灭菌 60min 以上，250℃灭菌 45 min 以上，也可使用其他温度和时间参数，但应保证灭菌后的物品 SAL$\leqslant 10^{-6}$。除热原的温度范围为 170～400℃，如 250℃×45min 的干热灭菌可除去无菌产品包装容器及有关生产灌装用具中的热原物质。（热原的介绍详见任务二　认识注射剂）

该法适用于耐高温但不宜用湿热灭菌法灭菌的物品灭菌，如玻璃器具、金属容器、纤维制品以及不允许湿气穿透的油脂类（如油性软膏基质、注射用油、液体石蜡等）和耐高温的粉末化学药品的灭菌，不适于橡胶、塑料及大部分制剂的灭菌。

（二）湿热灭菌法

湿热灭菌法系利用饱和水蒸气、蒸汽 - 空气混合物、蒸汽 - 空气 - 水混合物、过热水等使蛋白质、核酸变性而杀灭微生物。该法灭菌能力强，为制剂生

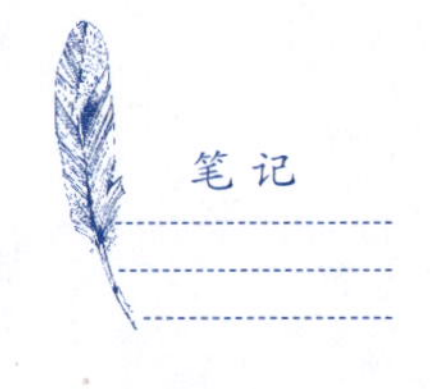

产中最有效、应用最广泛的灭菌方法。药品、容器、胶塞、无菌衣以及其他遇高温和潮湿稳定的物品，均可采用本法灭菌。不适用于对湿热敏感的药品的灭菌。

按药典灭菌法（通则1421）提及湿热灭菌法的定义主要是指热压灭菌法。流通蒸汽灭菌法由于不能杀灭细菌孢子，一般可作为非最终灭菌产品的辅助灭菌手段。其他通常意义上湿热灭菌法还有煮沸灭菌法和低温间歇灭菌法，由于灭菌效果差，需要加入适宜的抑菌剂。

热压灭菌法即在密闭的高压蒸汽灭菌器内，利用高压饱和水蒸气来杀灭微生物的方法。热压灭菌条件通常采用121℃×15min、121℃×30min或116℃×40min，也可采用其他温度和时间参数，但应保证灭菌效果。热压灭菌具有灭菌可靠、效果好、易于控制等优点，能杀灭所有繁殖体和芽孢。适用于耐高温和耐高压蒸汽的制剂、玻璃容器、金属容器、瓷器等，在注射剂生产中应用广泛。

制剂生产中常用的热压灭菌设备为热压灭菌柜（图3-1），多孔或坚硬物品等可采用饱和蒸汽直接接触的方式进行灭菌，灭菌过程应充分去除腔体和待灭菌物品中的空气和冷凝水。安瓿注射液灭菌时，由灭菌介质传热到容器表面，再通过传导和对流的方式实现内部液体的灭菌，应防止容器密闭完整性受影响，必要时可采用空气过压的方式平衡容器内部和灭菌设备腔体之间的压差。为了保证灭菌效果，热压灭菌柜使用时应注意以下问题：①必须使用饱和蒸汽；②使用前必须排净柜内空气，否则压力表上的压力是柜内蒸汽与空气两者的总压，而非单纯的蒸汽压力，温度达不到规定值；③灭菌时间应从全部药液真正达到所要求的温度时算起。④灭菌完毕后，必须使压力降到零后10～15min，再打开柜门。

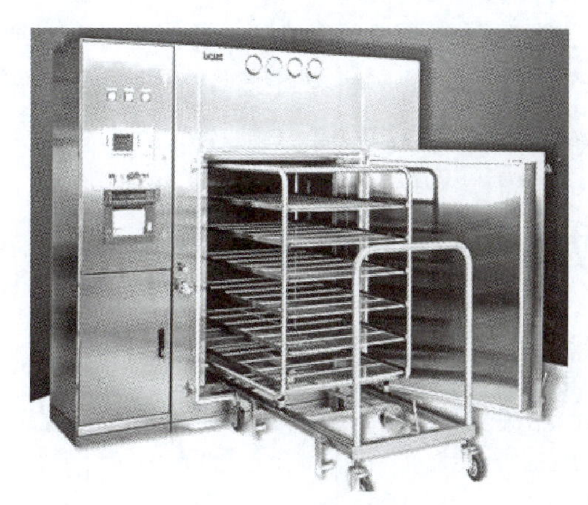

图3-1　热压灭菌柜

流通蒸汽灭菌法是在常压下，采用100℃流通蒸汽加热杀灭微生物的方法。一般灭菌的时间为30～60min，但不能杀灭芽孢。

（三）射线灭菌法

射线灭菌法为采用紫外线、辐射和微波杀灭微生物的方法，包括紫外线灭菌法、辐射灭菌法和微波灭菌法。

紫外线灭菌法是指用紫外线照射杀灭微生物的方法。紫外线作用于核酸、蛋白质促使其变性，同时空气受紫外线照射后产生微量臭氧，从而发挥共同杀菌作用。用于灭菌的紫外线一般波长为200～300nm，灭菌力最强的是波长254nm。紫外线灭菌仅限于被照射物的表面，其穿透能力较弱，不能透入溶液或固体深部，故只适于空气、物品表面灭菌，不适合药液、固体制剂深部的灭菌。

笔记

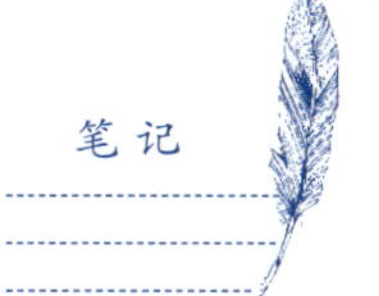

辐射灭菌法是将待灭菌物品置于适宜放射源（如 ^{60}Co 和 ^{137}Cs）衰变产生的 γ 射线、电子加速器产生的电子束和 X 射线装置产生的 X 射线中进行电离辐射而达到杀灭微生物的方法。辐射灭菌的主要灭菌参数为辐射剂量（指灭菌物品的吸收剂量），操作时应注意安全防护。该法具有不升高灭菌产品的温度、穿透力强等特点，适用于耐辐射的医疗器械、容器、生产辅助用品、原料药及制剂的灭菌。

微波灭菌法是指用微波照射而杀灭微生物的方法。微波灭菌主要利用微波加热使微生物体内蛋白质变性或干扰微生物正常的新陈代谢达到灭菌的目的。微波灭菌具有低温、高效、经济、不污染环境、操作简单、易维护等特点。

（四）过滤除菌法

过滤除菌法系利用物理截留除去气体或液体中微生物的方法，常用于气体、热不稳定溶液的除菌。制剂生产常用的除菌滤器为 0.22μm（或更小孔径）的微孔滤膜，可分为亲水性和疏水性两种，滤膜材质应根据待过滤物的性质及过滤目的进行选择。为确保过滤除菌效果，通常使用两个除菌过滤器串联过滤，每次过滤除菌后应进行滤器完整性试验。采取过滤除菌法的无菌产品应监控其生产环境的洁净度，在无菌环境下进行过滤操作，所用滤器及接受滤液的容器均须经热压灭菌。

四、化学灭菌法

化学灭菌法是用化学药品杀灭微生物的方法，包括气体灭菌法和药液灭菌法。

气体灭菌法（亦称汽相灭菌法）是指利用化学消毒剂的气体或蒸气杀灭微生物的方法。常用的化学消毒剂包括环氧乙烷、甲醛蒸气、气态过氧化氢、臭氧等，适用于在气体中稳定的物品灭菌，如医疗器械、塑料制品等。常用的是环氧乙烷，一般与 80%～90% 的惰性气体混合使用，在充有灭菌气体的高压腔室内进行。

药液灭菌法（亦称液相灭菌法）是指将被灭菌物品完全浸泡于灭菌剂中达到杀灭物品表面微生物的方法。常用的灭菌剂有 0.1%～0.2% 苯扎溴铵溶液、2% 左右的苯酚或煤酚皂溶液、1% 聚维酮碘溶液、75% 乙醇等。该法常应用于其他灭菌法的辅助措施，如皮肤、无菌器具的消毒等。

五、无菌操作法

无菌操作法指必须在无菌条件下生产无菌制剂的一种操作方法。本法适用于不耐热的无菌制剂。无菌分装及无菌冻干是最常见的无菌生产工艺。无菌操作所用的一切器具、物料以及操作环境必须进行灭菌，以保持操作环境的无菌。无菌操作可在无菌操作室或层流净化工作台中进行。

（一）无菌操作室的灭菌

无菌操作室应定期进行灭菌，对于流动空气采用过滤除菌，对于静止环境的空气可采用气体灭菌法。常用的无菌操作室空气灭菌方法有甲醛溶液加热熏

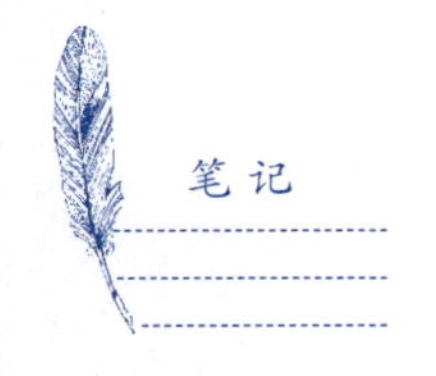

蒸、臭氧气体灭菌、药液灭菌、紫外线照射辅助灭菌等。

除用上述方法定期对生产环境进行灭菌外，还需对无菌操作室内的地面、墙壁、设备、用具用75%乙醇、0.2%苯扎溴铵（新洁尔灭）、酚或煤酚皂溶液进行消毒，以保证操作环境的无菌状态。

（二）无菌操作

操作人员进入无菌操作室之前应按规定洗净双手并消毒，换上已灭菌的工作服和专用鞋、帽、口罩等，头发不得外露并尽可能地减少皮肤外露。操作中所用到的物料、容器具应经过灭菌，制备少量无菌制剂时，宜采用层流洁净工作台。室内操作人员不宜过多，尽量减少人员流动，操作中严格遵守无菌操作室的工作规程。

扫一扫　3.1.2　拓展知识　无菌工艺模拟试验

习题3.1

扫一扫　习题3.1答案

单项选择题

1. 注射用油的灭菌方法宜采用（　　）。

A. 干热空气灭菌　　B. 流通蒸汽灭菌

C. 热压灭菌　　D. 紫外线灭菌

2. 物品表面的灭菌方法应采用（　　）。

A. 干热空气灭菌　　B. 流通蒸汽灭菌

C. 热压灭菌　　D. 紫外线灭菌

3. 安瓿宜用（　　）法灭菌。

A. 紫外线灭菌　　B. 干热灭菌

C. 滤过除菌　　D. 辐射灭菌

多项选择题

4. 关于热压灭菌说法正确的有（　　）。

A. 必须使用饱和蒸汽

B. 使用前必须排净柜内空气

C. 灭菌时间应从柜内温度真正达到所要求的温度时算起

D. 灭菌完毕后，必须使压力降到零后10～15min，再打开柜门

判断题

5. 最终灭菌产品中的微生物存活概率SAL（或PNSU）不得高于10^{-6}。（　　）

6. 采用流通蒸汽处理的制剂属于最终灭菌。（　　）

7. 湿热灭菌工艺监测的参数应当包括灭菌时间、温度或压力。（　　）

8. 250℃×45min的干热灭菌可除去无菌产品包装容器及有关生产灌装用具中的热原物质。（　　）

9. 无菌操作室中对于流动空气采用过滤除菌，对于静止环境的空气可采用定期的气体灭菌法，即可实现无菌。（　　）

10. 当无菌生产正在进行时，应当减少人员走动。（　　）

笔记

任务二　认识注射剂

扫一扫　微课 6　注射剂

扫一扫　3.2　案例导入　注射剂在医院中使用占比

一、注射剂的概念与特点

1. 注射剂的概念

系指原料药物或与适宜的辅料制成的供注入人体内的无菌制剂。注射剂可分为注射液（包括溶液型、乳状液型和混悬型等）、注射用无菌粉末和注射用浓溶液等。注射剂由药物、溶剂、附加剂及特制的容器所组成，是临床应用最广泛的剂型之一。注射给药是一种不可替代的临床给药途径，对抢救用药尤为重要。

2. 注射剂的特点

（1）药效迅速、作用可靠　注射剂无论以液体针剂还是以粉针剂贮存，在临床应用时均以液体状态直接注射入人体组织、血管或器官内，所以吸收快，作用迅速。特别是静脉注射，药液可直接进入血液循环，更适于抢救危重病症之用。并且因注射剂不经胃肠道，故不受消化系统及食物的影响，因此剂量准确，作用可靠。

（2）可用于不宜口服给药的患者　临床上昏迷、抽搐、惊厥等状态的患者，或消化系统障碍的患者均不能口服给药，采用注射剂是有效的给药途径。

（3）可用于不宜口服的药物　某些药物由于本身的性质不易被胃肠道吸收，或具有刺激性，或易被消化液破坏，可制成注射剂。如酶、蛋白等生物技术药物由于其在胃肠道不稳定，常制成粉针剂。

（4）发挥局部定位作用　如口腔科和麻醉科用的局麻药等。

（5）注射给药不方便且注射时疼痛　由于注射剂是一类直接注入人体内的制剂，所以质量要求比其他剂型更严格，且使用不当易发生危险。应根据医嘱由专业技术人员进行注射，以保证用药的安全性。

（6）质量要求更为严格　注射给药是风险最高的给药途径，因此，对产品质量要求最为严格。

二、注射剂的质量要求

注射剂应符合下列规定。

应无菌、无热原，可见异物与不溶性微粒符合要求，pH 值、装量、渗透压（大容量注射剂）和药物含量等应符合要求，在贮存期内应稳定有效。pH 值要求与体液接近，一般控制在 4～9 的范围内。静脉输液及椎管注射用注射液应进行渗透压检查。必要时有些注射剂应进行相应的安全性检查，如异常毒性、变态反应、溶血与凝聚、降压物质等，均应符合要求。

所用原辅料应符合注射用的质量要求。所用溶剂应安全无害，并与其他药

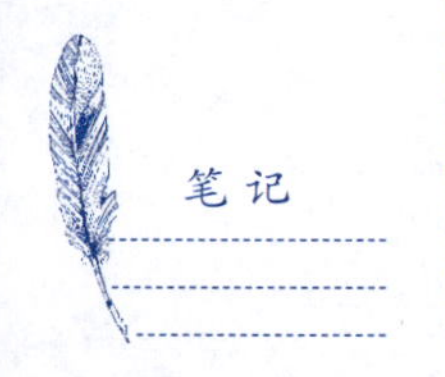

用成分兼容性良好，不得影响活性成分的疗效和质量。供注射用的非水性溶剂，应严格限制其用量，并应在各品种项下进行相应的检查。附加剂的选择也应考虑到对药物疗效和安全性的影响，使用浓度不得引起毒性或明显的刺激，且避免对检验产生干扰。

三、注射剂的分类

注射剂根据定义可分为注射液、注射用无菌粉末及注射用浓溶液。

1. 注射液

即原料药物或与适宜的辅料制成的供注入人体内的无菌液体制剂。

（1）溶液型　包括水溶液、油溶液和胶体溶液，如安乃近注射液、二巯丙醇注射液等。

（2）混悬型　水难溶性或要求延效给药的药物，可制成水或油的混悬液。如醋酸可的松注射液、鱼精蛋白胰岛素注射液、喜树碱静脉注射液等。

（3）乳剂型　药物溶解或分散在乳剂介质中的注射液，如静脉营养脂肪乳注射液、依托咪酯脂肪乳注射剂等。

2. 注射用无菌粉末

亦称粉针，是指采用无菌分装或冻干技术制成的供临用前用无菌溶液配制成注射液的无菌粉末或块状物，如注射用青霉素、阿奇霉素、蛋白酶类等。

3. 注射用浓溶液

是指原料药与适宜辅料制成的供临用前稀释后注射的无菌浓溶液，如注射用唑来膦酸浓溶液，规格为4mg/5ml，临用前须用100ml 0.9%氯化钠或5%葡萄糖溶液进行稀释，再进行静脉注射。

注射剂按照生产工艺不同，可以分为最终灭菌产品和非最终灭菌产品。前者包含大容量注射剂（输液）和最终灭菌小容量注射剂，后者主要是注射用无菌分装制品和注射用冷冻干燥制品，也有主药不耐热的小容量注射剂。

四、注射剂的给药途径

（1）皮内注射（intradermal route，ID）　注射于表皮与真皮之间，一次剂量在0.2mL以下，常用于过敏性试验或疾病诊断，如青霉素皮试液、白喉诊断毒素等。

（2）皮下注射（subcutaneous route，SC）　注射于真皮与肌肉之间的松软组织内，一般用量为1～2mL。皮下注射剂主要是水溶液，药物吸收速度稍慢。由于人体皮下感觉比肌肉敏感，故具有刺激性的药物混悬液，一般不宜作皮下注射。

（3）肌内注射（intramuscular route，IM）　注射于肌肉组织中，一次剂量为1～5mL。注射油溶液、混悬液及乳浊液具有一定的延效作用，且乳浊液有一定的淋巴靶向性。

（4）静脉注射（intravenous route，IV）　注入静脉内，一次剂量从几毫升至几千毫升，且多为水溶液。油溶液、混悬液、乳浊液易引起毛细血管栓塞，一般不宜静脉注射，但平均直径＜1μm的乳浊液，可作静脉注射。凡能导致红细

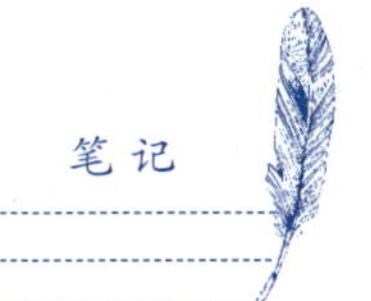

胞溶解或使蛋白质沉淀的药液，均不宜静脉给药。

（5）脊椎腔注射（vertebra caval route） 注入脊椎四周蜘蛛膜下腔内，一次剂量一般不得超过10ml。由于神经组织比较敏感，且脊椎液缓冲容量小、循环慢，故脊椎腔注射剂必须等渗，pH值在5.0～8.0，注入时应缓慢。

（6）动脉内注射（intra-arterial route） 注入靶区动脉末端，如诊断用动脉造影剂、肝动脉栓塞剂等。

（7）其他 包括心内注射、关节内注射、滑膜腔内注射、穴位注射以及鞘内注射等。

扫一扫 3.2.1 拓展知识 新型注射剂输注装置

五、热原

1. 定义

注射后能引起人体体温异常升高的物质，称为热原（pyrogen）。大多数细菌都能产生热原，致热能力最强的是革兰阴性杆菌，霉菌甚至病毒也能产生热原。热原主要来源是革兰阴性菌微生物产生的一种细菌内毒素（endotoxin），存在于细菌的细胞膜和固体膜之间，是磷脂、脂多糖和蛋白质的复合物。其中脂多糖是内毒素的主要成分，因而大致可认为热原＝内毒素＝脂多糖。脂多糖的组成因菌种不同而不同。热原的分子量一般为1×10^6左右。分子量越大，致热作用越强。注入体内的输液中含热原量达1μg/kg时就可引起热原反应。

含有热原的注射液注入体内后，大约半小时就能产生发冷、寒战、体温升高、恶心呕吐等不良反应，严重者出现昏迷、虚脱，甚至有生命危险。有人认为细菌性热原自身并不引起发热，而是由于热原进入体内后使体内多形核白细胞及其他细胞释放一种内源性热原，作用于视丘下部体温调节中枢，可能引起5-羟色胺的升高而导致发热。

2. 热原的性质

（1）水溶性 由于磷脂结构上连接有多糖，所以热原能溶于水。

（2）不挥发性 热原本身不挥发，但在蒸馏时，可随水蒸气中的雾滴带入蒸馏水，故应设法防止。

（3）滤过性 热原体积小，为1～5nm，一般的滤器均可通过，即使微孔滤膜，也不能截留，但可被活性炭吸附。

（4）耐热性 热原在60℃加热1h不受影响，100℃加热也不降解，但在250℃、30～45min，200℃、60min或180℃、3～4h可使热原彻底破坏。在通常注射剂的热压灭菌过程中热原不易被破坏。

（5）其他 热原能被强酸强碱破坏，也能被强氧化剂，如高锰酸钾或过氧化氢等破坏，超声波及某些表面活性剂（如去氧胆酸钠）也能使之失活。

3. 热原的主要污染途径

（1）注射用水 是注射液中热原污染的主要来源。尽管水本身并非是微生物良好的培养基，但易被空气或含尘空气中的微生物污染。若蒸馏设备结构不合理，操作与接收容器不当，贮藏时间过长易发生热原污染问题。故注射用水应新鲜使用，蒸馏器设计合理。

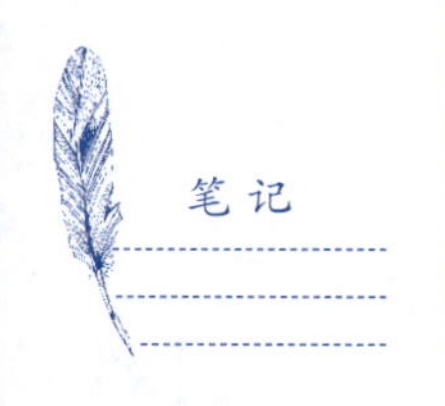

（2）原辅料　特别是用生物方法制造的药物和辅料易滋生微生物，如右旋糖苷、水解蛋白或抗生素等药物，葡萄糖、乳糖等辅料，在贮藏过程中因包装损坏而易污染。

（3）容器、用具、管道与设备等　如未按GMP要求认真清洗处理，常易导致热原污染。

（4）制备过程与生产环境　制备过程中洁净室内洁净度不符合要求，操作时间过长，产品灭菌不及时或不合格，均增加细菌污染的机会，从而可能产生热原。

（5）输液器具　有时注射液本身不含热原，而往往由于输液器具（输液瓶、乳胶管、针头与针筒等）污染而引起热原反应。

4. 热原的去除方法

（1）蒸馏法　可采用蒸馏法加隔沫装置来制备注射用水，热原本身虽不挥发，但其具有水溶性可溶于雾滴，隔沫装置可阻挡雾滴，避免热原进入蒸馏水。

（2）吸附法　注射液常用注射用活性炭处理，用量为0.05%～0.5%（质量浓度）。此外，将0.2%活性炭与0.2%硅藻土合用于20%甘露醇注射液的生产中，除热原效果较好。

（3）离子交换法　国内有用301型弱碱性阴离子交换树脂10%与122型弱酸性阳离子交换树脂8%，除去了丙种胎盘球蛋白注射液中的热原。

（4）凝胶过滤法　可用二乙氨基乙基葡聚糖凝胶（分子筛）制备无热原去离子水。

（5）超滤法　一般用3.0～15nm超滤膜除去热原。如超滤膜过滤10%～15%的葡萄糖注射液可除去热原。也有采用超滤法除去β-内酰胺类抗生素中内毒素的报道。

（6）酸碱法　玻璃容器、用具可用重铬酸钾硫酸清洗液或稀氢氧化钠液处理，可将热原破坏。

（7）高温法　凡能经受高温加热处理的容器与用具，如针头、针筒或其他玻璃器皿，在洗净后，于250℃加热30min以上，可破坏热原。

（8）反渗透法　用醋酸纤维素膜和聚酰胺膜等进行反渗透制备注射用水时可除去热原，具有节约热能和冷却水的优点。

5. 热原检查法

药典收载热原检查方法有细菌内毒素检查法和热原检查法两种。细菌内毒素检查是利用鲎的变形细胞溶解物与革兰阴性菌产生的细菌内毒素发生胶凝反应来进行检测，又称鲎试剂法。热原检查法是将供试品静脉注入家兔体内，规定时间内观察家兔体温升高的情况，判断供试品中所含热原限度是否符合规定，又称家兔发热试验法。

扫一扫　3.2.2　拓展知识　热原检查方法的比较

习题3.2

扫一扫　习题3.2答案

单项选择题

1. 注射剂的pH值要求为（　　）。

A. 无要求　　B. 4～9　　C. 5～9　　D. 7.4

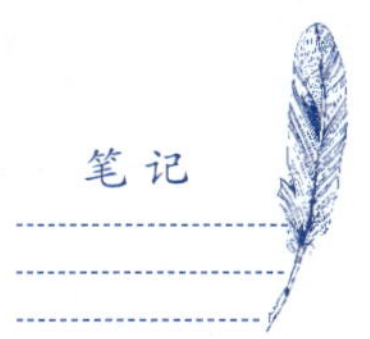

2. 药物混悬液可用于以下哪些给药途径的注射（　　）。

A. 静脉　　B. 皮内　　C. 皮下　　D. 肌内

3. 以下哪个不属于热原的性质（　　）。

A. 水溶性　　B. 挥发性

C. 不耐强酸强碱　　D. 耐热性

4. 可以去除药液中热原的方法有（　　）。

A. 蒸馏法　　B. 高温法　　C. 反渗透法　　D. 吸附法

多项选择题

5. 热原检查方法包括（　　）。

A. 鲎试剂法　　B. 家兔发热试验法

C. 转篮法　　D. 小杯法

6. 不宜静脉注射的是（　　）。

A. 药物水溶液　　B. 药物油溶液

C. 药物混悬液　　D. 药物乳浊液（>1μm）

7. 以下属于注射剂的特点的有（　　）。

A. 可用于不宜口服的药物　　B. 发挥局部定位作用

C. 给药方式不便　　D. 质量要求更为严格

8. 热原的主要污染途径有（　　）。

A. 注射用水　　B. 原辅料　　C. 管道　　D. 输液器具

判断题

9. 皮下注射注射于真皮与肌肉之间的松软组织内，常用于过敏性试验或疾病诊断。（　　）

10. 热原具有不挥发性，但由于具有水溶性，蒸馏时水蒸气中的雾滴会带有热原。（　　）

任务三　注射剂的处方组成

扫一扫　3.3　案例导入　抑菌剂引发的不良反应

一、注射剂的原料

注射剂必须采用注射用原料，且必须符合药典或国家药品质量标准。获得注射用原料后，为防止批号间的质量差异，用于生产前需做小样试制，各项检验合格后方可使用。

二、注射剂的溶剂

1. 注射用水

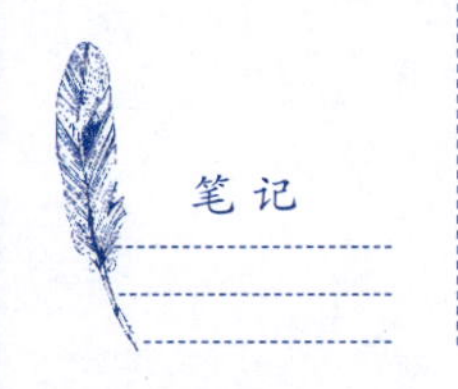

《中国药典》规定注射用水为纯化水经蒸馏所得的水，应符合细菌内毒素

试验要求。注射用粉针、注射用浓溶液稀释所用的水为灭菌注射用水，即注射用水按照注射剂生产工艺制备所得，不含任何添加剂。（详见任务八 制水技术）

2. 注射用油

注射用油一般是通过压榨植物的种子或果实制得，常用的注射用油为大豆油、麻油、茶油等。药典对注射用大豆油的质量要求为：淡黄色澄清液体，碘值为126～140；皂化值为188～200；酸值不得大于0.2。

扫一扫 3.3.1 拓展知识 碘值、皂化值、酸值

3. 其他注射用溶剂

对于不溶或难溶于水或在水溶液中不稳定的药物，常根据药物性质选用其他溶剂或复合溶剂，以增加药物溶解度，防止药物水解及增加稳定性。

（1）乙醇 本品与水、甘油、挥发油等可任意混溶，可供静脉或肌内注射。小鼠静脉注射的 LD_{50} 为1.97g/kg，皮下注射为8.28g/kg。采用乙醇为注射溶剂浓度可达50%。但乙醇浓度超过10%时可能会有溶血作用或疼痛感。氢化可的松注射液、乙酰毛花苷c注射液中均含一定量的乙醇。

（2）丙二醇 本品与水、乙醇、甘油可混溶，能溶解多种挥发油，小鼠静脉注射的 LD_{50} 为5～8g/kg，腹腔注射为9.7g/kg，皮下注射为18.5g/kg。注射用溶剂或复合溶剂常用量为10%～60%，用作皮下或肌注时有局部刺激性。如苯妥英钠注射液中含40%丙二醇。

（3）聚乙二醇 本品与水、乙醇相混合，化学性质稳定，PEG 300、PEG 400均可用作注射用溶剂。但PEG 300的降解产物可能会导致肾病变，因此PEG 400更常用，其对小鼠的 LD_{50} 腹腔注射为4.2g/kg，皮下注射为10g/kg。如塞替派注射液以PEG 400为注射溶剂。

（4）甘油 本品与水或醇可任意混合，但在挥发油和脂肪油中不溶，小鼠皮下注射的 LD_{50} 为10ml/kg，肌内注射为6ml/kg。由于黏度和刺激性较大，不单独做注射溶剂用。常用浓度1%～50%，但大剂量注射会导致惊厥、麻痹、溶血。常与乙醇、丙二醇、水等组成复合溶剂，如普鲁卡因注射液的溶剂为95%乙醇（20%）、甘油（20%）与注射用水（60%）。

三、注射剂的附加剂

1. 注射剂附加剂种类

为确保注射剂的安全、有效和稳定，除主药和溶剂外还可加入其他物质，这些物质统称为附加剂。各国药典对注射剂中所有的附加剂的类型和用量往往有明确的规定。附加剂在注射剂中的主要作用是：①增加药物的理化稳定性；②增加主药的溶解度；③抑制微生物生长，尤其对多剂量注射剂更要注意；④减轻疼痛或对组织的刺激性等。

注射剂常用附加剂主要有：增溶剂、pH值调节剂、助悬剂、抗氧剂、金属离子络合剂、等渗调节剂、抑菌剂、局麻剂、填充剂、保护剂、稳定剂等类别。常用的附加剂见表3-1。

笔记

表3-1　注射剂常用附加剂

附加剂		用量 /%	附加剂		用量 /%
增溶剂、润湿剂、乳化剂（表面活性剂）	聚山梨酯 20	0.01	渗透压调节剂	葡萄糖	4～5
				氯化钠	0.5～0.9
	聚山梨酯 40	0.05	抑菌剂	三氯叔丁醇	0.25～0.5
	聚山梨酯 80	0.04～4.0		苯甲醇	1～2
	聚乙烯吡咯烷酮	0.2～1.0		羟苯酯类	0.01～0.015
	卵磷脂	0.5～2.3		苯酚	0.5～1.0
	脱氧胆酸钠	0.21		硫柳汞	0.001～0.02
	普朗尼克 F-68	0.21	局部止痛剂	盐酸普鲁卡因	1.0
pH 值调节剂	乙酸，乙酸钠	0.22～0.8		利多卡因	0.05～1.0
	枸橼酸，枸橼酸钠	0.5～4.0		苯甲醇	1.0～2.0
	酒石酸，酒石酸钠	0.65～1.2		三氯叔丁醇	0.3～0.5
	乳酸	0.1	填充剂	乳糖	1～8
	碳酸氢钠，碳酸钠	0.005～0.06		甘露醇	1～2
助悬剂	甲基纤维素	0.03～1.05		甘氨酸	1～10
	羧甲基纤维素钠	0.1～0.75	保护剂	乳糖	2～5
	明胶	2.0		蔗糖	2～5
抗氧剂	亚硫酸钠	0.1～0.2		麦芽糖	2～5
	亚硫酸氢钠	0.1～0.2		人血白蛋白	0.2～2
	焦亚硫酸钠	0.01～0.2	稳定剂	肌酐	0.5～0.8
	硫代硫酸钠	0.1		烟酰胺	1.25～2.5
金属离子络合剂	依地酸二钠（EDTA-2Na）	0.01～0.05		甘氨酸	1.5～2.25
				钠辛酸	0.4

2. 防止主药被氧化的附加剂

某些药物容易氧化而变质，致使溶液发生变色、分解、沉淀而失效。因此为防止其氧化，常采用以下方法。

（1）加抗氧剂　抗氧剂本身是还原剂，是一类比药物更易氧化的还原性物质。当抗氧剂与易氧化成分同时存在时，空气中的氧先与抗氧剂发生作用，而使药物保持稳定。选择抗氧剂应视药物的性质而定，同时还应考虑抗氧剂抗氧性的强弱、使用量的大小及是否影响药物的效果等问题。常见的抗氧剂有以下几种。

① 水溶性抗氧剂　焦亚硫酸钠、亚硫酸氢钠用于偏酸性药液；亚硫酸钠、硫代硫酸钠用于偏碱性药液；其他如硫脲、抗坏血酸、硫代甘油、谷胱甘肽、丙氨酸、半胱氨酸。

② 油溶性抗氧剂　丁基羟基茴香醚（BHA）、没食子酸及其酯、二丁基羟基对甲酚、生育酚等。

（2）加金属离子络合剂　微量金属离子常是某些物质自动氧化反应的催化剂，如 Cu^{2+}、Fe^{3+}、Pb^{2+}、Mn^{2+} 存在时使溶液加速变色或分解。为防止药物的氧化，加入一些金属离子络合剂来消除金属离子的影响，常用的有依地酸钙钠或

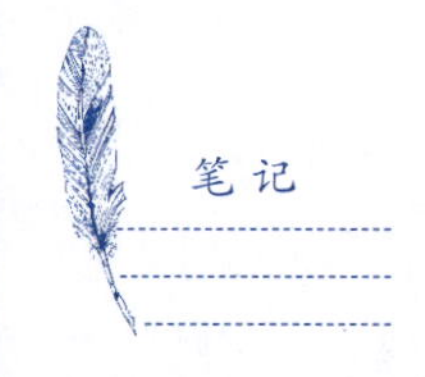

笔记

依地酸二钠（EDTA-2Na）。

（3）惰性气体 为避免溶于水中和容器空间的氧对药物的氧化，除加入抗氧剂和金属离子络合剂外，必要时需通入惰性气体以驱除容器及水中的氧气。生产上常用的高纯度惰性气体有氮气和二氧化碳两种，使用较多的是氮气，因二氧化碳易溶于水，在水中显酸性，不宜用于强碱弱酸盐及钙盐中，否则会引起溶液 pH 值的变化及沉淀现象。它们在配制溶液时可直接通入液体中，若在灌注时则可通入容器中以置换空气，以除去溶液和空气中的氧气。

所用的惰性气体必须是高纯度和经严格处理的，否则会污染溶液而影响制剂的质量。若使用 CO_2 则应先后通过浓硫酸、硫酸铜及高锰酸钾（1%）洗气瓶，以除去所含的硫化物、水分、氧和细菌、热原等杂质。若使用 N_2（含量为 99.5%），则需通过浓硫酸洗气瓶洗去水分，再经过碱性没食子酸洗气瓶除去氧，然后经 1% 高锰酸钾洗气瓶以除去有机物，最后经注射用水洗气瓶和测定压力导出使用。

3. pH 调节剂

液体制剂包括注射剂需调节 pH 值在适宜范围，使药物稳定，保证用药安全。药物的氧化、水解、分解、变旋及脱羧等化学变化，多与溶液的 pH 值有关。因此，在配制液体制剂、注射液时，将其溶液调整至反应速度最小的 pH 值（最稳定 pH 值）是保持制剂稳定性的首选措施。

调节 pH 值时需考虑：①能减少制剂对机体的刺激性；②能加速机体组织对药物的吸收，由于 pH 值能改变药物的溶解度；③能增加制剂的稳定性。

pH 值调节剂有盐酸、枸橼酸及其盐，氢氧化钠、碳酸氢钠、磷酸氢二钠和磷酸二氢钠等。枸橼酸盐和磷酸盐均为缓冲溶液，使注射液具有一定的缓冲能力，以维持药液适宜的 pH 值。调节 pH 值并非简单的加酸或加碱，应选择最佳的 pH 值调节剂。例如，维生素 C 注射液用碳酸氢钠调节 pH 值，既可防止碱性过强而影响药液稳定性，又可产生 CO_2，驱除药液中的氧，有利于药物稳定。

4. 注射液的等渗和等张调节剂

（1）定义

等渗溶液（isoosmotic solution）：系指与血浆渗透压相等的溶液，属于物理化学概念。

等张溶液（isotonic solution）：系指渗透压与红细胞膜张力相等的溶液，属于生物学概念。

（2）渗透压的测定与调节 两种不同浓度的溶液被一理想的半透膜（溶剂分子可通过，而溶质分子不能通过）隔开，溶剂从低浓度一侧向高浓度一侧转移，此动力即为渗透压，溶液中的质点数相等者为等渗。注入机体内的液体一般要求等渗，否则易产生刺激性或溶血等。

0.9% 的氯化钠溶液、5% 的葡萄糖溶液与血浆具有相同的渗透压，为等渗溶液。肌内注射可耐受 0.45%～2.7% 的氯化钠溶液（相当于 0.5～3 个等渗度的溶液）。对静脉注射，关注其对红细胞的影响。在低渗溶液中，水分子穿过细胞膜进入红细胞，使得红细胞破裂，造成溶血现象（渗透压低于 0.45% 氯化钠溶液时，将有溶血现象产生）。大量注入低渗溶液，会使人感到头胀、胸闷，严重

笔记

的可发生麻木、寒战、高热，甚至尿中出现血红蛋白。即使是不会发生溶血的低渗溶液也是不容许静脉大量注射的。注入高渗溶液时，红细胞内水分渗出而发生细胞萎缩。但只要注射速度足够慢，血液可自行调节使渗透压很快恢复正常，所以不至于产生不良影响。对脊髓腔内注射，由于容积小易受注入药液的渗透压的影响，必须调节至等渗。

常用渗透压调整的方法有：冰点降低数据法和氯化钠等渗当量法。表3-2为一些药物的1%溶液的冰点降低值，根据这些数据，可以计算出该药物配制成等渗溶液的浓度，或将某一溶液调制成等渗溶液。

表3-2 一些药物水溶液的冰点降低值与氯化钠等渗当量

名称	1%水溶液（kg/L）冰点降低值/℃	1g药物氯化钠等渗当量（E）	等渗浓度溶液的溶血情况		
			浓度/%	溶血/%	pH值
硼酸	0.28	0.47	1.9	100	4.6
盐酸乙基吗啡	0.19	0.15	6.18	38	4.7
硫酸阿托品	0.08	0.1	8.85	0	5.0
盐酸可卡因	0.09	0.14	6.33	47	4.4
氯霉素	0.06				
依地酸钙钠	0.12	0.21	4.50	0	6.1
盐酸麻黄碱	0.16	0.28	3.2	96	5.9
无水葡萄糖	0.10	0.18	5.05	0	6.0
葡萄糖（含H_2O）	0.091	0.16	5.51	0	5.9
氢溴酸后马托品	0.097	0.17	5.67	92	5.0
盐酸吗啡	0.086	0.15			
碳酸氢钠	0.381	0.65	1.39	0	8.3
氯化钠	0.58		0.9	0	6.7
青霉素G钾		0.16	5.48	0	6.2
硝酸毛果芸香碱	0.133	0.22			
吐温80	0.01	0.02			
盐酸普鲁卡因	0.12	0.18	5.05	91	5.6
盐酸丁卡因	0.109	0.18			

① 冰点降低数据法　一般情况下，血浆冰点值为-0.52℃。根据物理化学原理，任何溶液的冰点降低到-0.52℃，即与血浆等渗。等渗调节剂的用量可用式（3-1）计算。

$$W = \frac{0.52 - a}{b} \times \frac{V}{100} \tag{3-1}$$

式中，W为配制等渗溶液需加入的等渗调节剂的量，g；a为药物溶液的冰点下降值，℃；b为用以调节的等渗剂1%溶液的冰点下降值，℃；V为药物溶液的体积，ml。

例1　1%氯化钠的冰点下降度为0.58℃，血浆的冰点下降度为0.52℃，求等渗氯化钠溶液的浓度。

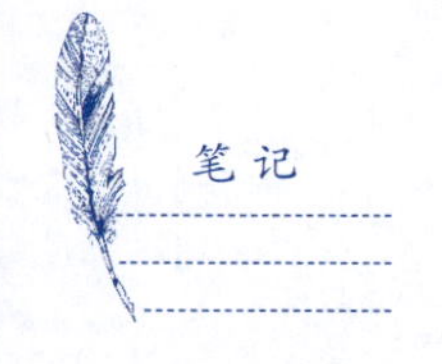

扫一扫　3.3.2　例题1答案　等渗氯化钠的浓度

例 2　配制 2% 盐酸普鲁卡因溶液 150ml，用 1% 氯化钠调节等渗，求所需氯化钠的加入量。

扫一扫　3.3.3　例题 2 答案　2% 盐酸普鲁卡因

对于成分不明或查不到冰点降低数据的注射液，可通过实验测定，再依上法计算。在测定药物的冰点降低值时，为使测定结果更准确，测定浓度应与配制溶液浓度相近。

② 氯化钠等渗当量法　是指与 1g 药物呈等渗的氯化钠质量。根据稀溶液的依数性原理，任何溶液的氯化钠等渗当量调节至 0.9，即与血浆等渗。等渗调节剂的用量可用式（3-2）进行计算。

$$W=(0.9-E\times C)\times\frac{V}{100} \tag{3-2}$$

式中，W 为配制等渗溶液需加入的等渗调节剂的量，g；E 为 1g 药物的氯化钠等渗当量；C 为 100ml 药物溶液所含药物的量，g；V 为药物溶液的体积，ml。

例 3　配制 1000ml 葡萄糖等渗溶液，需加无水葡萄糖多少克（W）。

扫一扫　3.3.4　例题 3 答案　葡萄糖等渗溶液

例 4　配制 2% 盐酸麻黄碱溶液 200ml，欲使其等渗，需加入多少克氯化钠。

扫一扫　3.3.5　例题 4 答案　2% 盐酸麻黄碱

（3）等张调节　红细胞膜对很多药物水溶液来说可视为理想的半透膜，它可让溶剂分子通过，而不让溶质分子通过，因此它们的等渗和等张浓度相等，如 0.9% 的氯化钠溶液。但还有一些药物如盐酸普鲁卡因、甘油、丙二醇等，即使根据等渗浓度计算值而配制的等渗溶液注入体内，还会发生不同程度的溶血现象。因为红细胞对它们来说并不是一理想的半透膜，它们能迅速自由地通过细胞膜，同时促使膜外的水分进入细胞，从而使得红细胞胀大破裂而溶血。关于促使水分进入细胞的机制尚不明确。这类药物一般需加入氯化钠、葡萄糖等进行等渗调节。如 2.6% 的甘油与 0.9% 的氯化钠具有相同渗透压，但它 100% 溶血，如果制成为 10% 甘油、4.6% 木糖醇、0.9% 氯化钠的复方甘油注射液，实验表明不产生溶血现象，红细胞也不胀大变形。

因此，由于等渗和等张溶液定义不同，等渗溶液不一定等张，等张溶液亦不一定等渗。在新产品的试制中，即使所配制的溶液为等渗溶液，为安全用药，需进行溶血试验，必要时加入葡萄糖、氯化钠等调节成等张溶液。

习题3.3

扫一扫　习题3.3答案

单项选择题

1. 盐酸普鲁卡因注射液宜用（　　）调节 pH 值。

A. 盐酸　　B. 硫酸　　C. 乙酸　　D. 缓冲溶液

2.（　　）兼有抑菌和止痛作用。

A. 尼泊金类　　B. 三氯叔丁醇　　C. 碘仿　　D. 醋酸苯汞

3. 注射用水除符合蒸馏水的一般质量要求外，还应通过（　　）检查。

笔记

A. 细菌　B. 热原　C. 重金属离子　D. 氯离子

4. 配制 1% 盐酸普鲁卡因注射液 200ml，需加氯化钠（　　）使成等渗溶液（盐酸普鲁卡因的氯化钠等渗当量为 0.18）。

A. 1.44g　B. 1.8g　C. 2g　D. 0.18g

5. 焦亚硫酸钠在注射剂中作为（　　）。

A. pH 值调节剂　B. 金属离子络合剂
C. 稳定剂　D. 抗氧剂

6. 依地酸二钠（EDTA-2Na）在注射剂中作为（　　）。

A. pH 值调节剂　B. 金属离子络合剂
C. 稳定剂　D. 抗氧剂

7. 注射用青霉素粉针，临用前应加入（　　）。

A. 酒精　B. 蒸馏水
C. 注射用水　D. 灭菌注射用水

8. 大量注入低渗注射液，可导致（　　）。

A. 红细胞死亡　B. 红细胞聚集
C. 红细胞皱缩　D. 溶血

多项选择题

9.（　　）注射剂不许加入抑菌剂。

A. 静脉　B. 脊椎　C. 肌内　D. 皮下

10. 注射剂最常用的抑菌剂为（　　）。

A. 尼泊金类　B. 三氯叔丁醇　C. 苯甲醇　D. 醋酸苯汞

任务四　小容量注射剂

扫一扫　3.4　案例导入　小容量注射剂

一、小容量注射剂的制备工艺

小容量注射剂也称为水针剂，指装量小于 50ml 的注射剂，一般生产过程包括：原辅料和容器的前处理、称量、配制、过滤、灌封、灭菌（检漏）、质量检查（灯检）、包装等步骤。生产流程与环境区域划分见图 3-2。

二、小容量注射剂的容器及处理方法

1. 安瓿的种类和式样

小容量注射剂容器一般是由硬质中性玻璃制成的安瓿或橡胶塞西林瓶（俗称西林瓶），亦有塑料容器。单剂量装多用安瓿。

安瓿的式样目前采用有颈安瓿与粉末安瓿，其容积通常为 1ml、2ml、5ml、10ml、20ml 等规格。为避免折断安瓿瓶颈时造成玻璃屑、微粒进入安瓿污染药液，国家已强制推行曲颈易折安瓿。

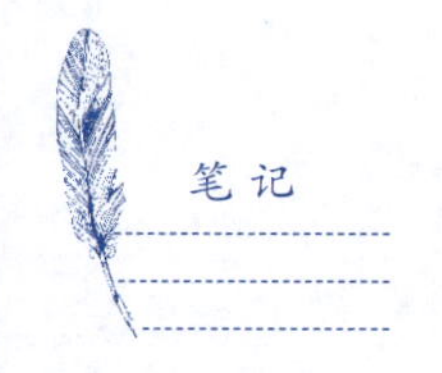

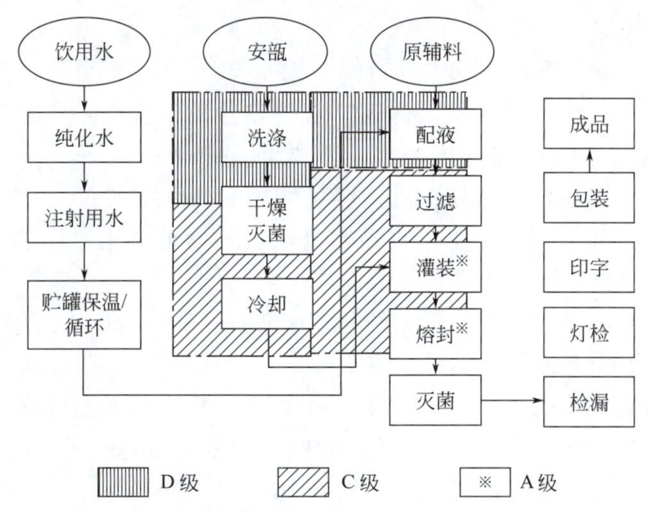

图3-2　小容量注射剂的生产流程与环境区域划分

易折安瓿有两种，色环易折安瓿和点刻痕易折安瓿。色环易折安瓿是将一种膨胀系数高于安瓿玻璃两倍的低熔点粉末熔固在安瓿颈部成为环状，冷却后由于两种玻璃的膨胀系数不同，在环状部位产生一圈永久应力，用力一折即可平整折断，不易产生玻璃碎屑。点刻痕易折安瓿是在曲颈部位可有一细微刻痕，在刻痕中心标有直径2mm的色点，折断时，施力于刻痕中间的背面，折断后，断面应平整。

目前安瓿多为无色，有利于检查药液的澄明度。对需要遮光的药物，可采用琥珀色玻璃安瓿。琥珀色可滤除紫外线，适用于光敏药物。琥珀色玻璃安瓿含氧化铁，痕量的氧化铁有可能被浸取而进入产品中，如果产品中含有的成分能被铁离子催化，则不能使用琥珀色玻璃容器。

扫一扫　3.4.1　拓展知识　粉末安瓿

2. 安瓿的质量要求

安瓿用来灌装各种性质不同的注射剂，不仅在制造过程中需经高温灭菌，而且应适合在不同环境下长期储藏。玻璃质量有时能影响注射剂的稳定性，如导致pH值改变、沉淀、变色、脱片等。因此，注射剂玻璃容器应达到以下质量要求：①应无色透明，以利于检查药液的澄明度、杂质以及变质情况；②应具有低的膨胀系数、优良的耐热性，使之不易冷爆破裂；③熔点较低，易于熔封；④不得有气泡、麻点及砂粒；⑤应有足够的物理强度，能耐受热压灭菌时产生的较高压力差，并避免在生产、装运和保存过程中所造成的破损；⑥应具有高度的化学稳定性，不与注射液发生物质交换。

目前制造安瓿的玻璃主要有中性玻璃、含钡玻璃、含锆玻璃。中性玻璃是低硼酸硅盐玻璃，化学稳定性好，适合于近中性或弱酸性注射剂，如各种输液、葡萄糖注射液、注射用水等。含钡玻璃的耐碱性好，可作碱性较强的注射液的容器，如磺胺嘧啶钠注射液（pH值10～10.5）。含锆玻璃是含少量锆的中性玻璃，具有更高的化学稳定性，耐酸、碱性能好，可用于盛装如乳酸钠、碘化钠、磺胺嘧啶钠、酒石酸锑钠等。

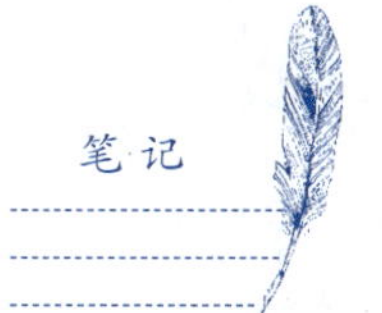

3. 安瓿的洗涤

目前生产上安瓿洗涤方法主要有两种。

（1）气水加压交替喷射式洗涤法　利用洁净的洗涤水及经过过滤的压缩空气，通过喷嘴交替喷射安瓿内外部，冲洗顺序：气→水→气→水→气，反复4～8次，最后一次洗涤用水用微孔滤膜精滤后的注射用水。

（2）超声波洗涤法　采用超声技术是利用水与玻璃接触面的空化作用进行清洗，曲面、弯折处清洗效果也很好。

目前洗涤设备采用气水加压交替和超声波洗涤相结合的方式进行清洗。

4. 安瓿的干燥与灭菌

安瓿洗涤后，一般置于120～140℃烘箱内干燥。需盛装无菌操作或低温灭菌产品的安瓿在180℃干热灭菌1.5h。大生产中多采用隧道式烘箱，主要由红外线发射装置和安瓿传送装置组成，温度为200℃左右，有利于安瓿的烘干、灭菌连续化。近年来，安瓿干燥已广泛采用远红外线加热技术，一般在碳化硅电热板的辐射源表面涂远红外涂料，如氧化钛、氧化锆等，便可辐射远红外线，温度可达250～300℃，具有效率高、质量好、干燥速度快和节约能源等特点。灭菌好的空安瓿存放时间不超过24h。

三、小容量注射液的配制

（一）原辅料的质量要求与投料计算

供注射用的原料药，应达到注射用规格，符合《中国药典》所规定的各项检查与含量限度，并经检验合格后方能投料；辅料应符合药用标准，若有注射用规格，应选用注射用规格。生产中更换原辅料的生产厂家时，甚至对于同一厂家的不同批号的原料，在生产前均应作小样试验。

配液时应按处方规定和原辅料化验测定的含量结果计算出每种原辅料的投料量。药物含结晶水应注意处方是否要求换算成无水药物的用量。称量时应两人核对。

（二）配制用具的选择与处理

配液用的器具均应用化学稳定性好的材料制成，常用的有玻璃、不锈钢、耐酸碱搪瓷或无毒聚氯乙烯、聚乙烯、聚丙烯塑料等。工业化生产容器可选用带夹层的配液罐，并装有搅拌器，见图3-3。配液罐可以通蒸汽加热，也可通冷水冷却。供配制用的所有器具使用前应彻底清洗，清洁剂刷洗，常水冲洗，最后须用注射用水冲洗、荡洗或灭菌后备用。

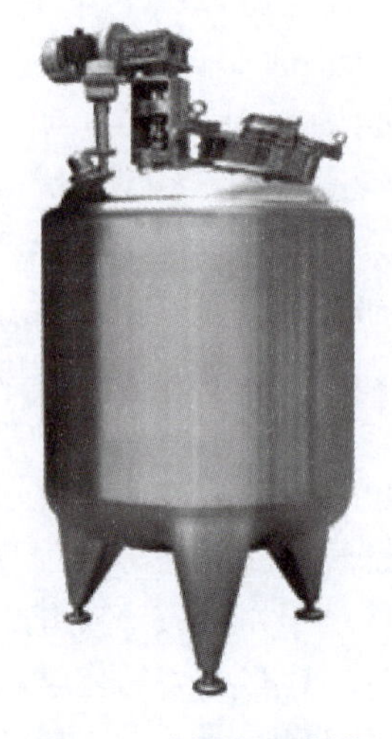

图3-3　注射液配液罐

（三）配制方法

注射液配制方法分为稀配法和浓配法。

1. 稀配法

凡药液浓度不高或配液量不大，原料质量好时，常用稀配法，即将原料加入所需溶剂中一次配成所需的浓度。

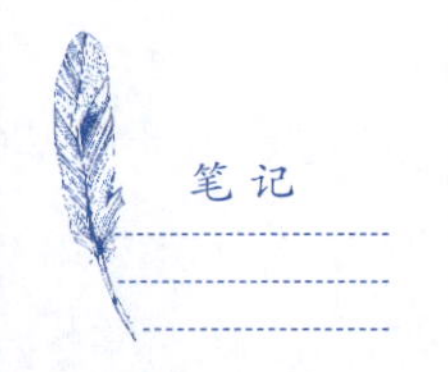

2. 浓配法

当原料质量较差，则常采用浓配法，即将全部原辅料加入部分溶剂中配成水溶液，经加热或冷藏、过滤等处理后，再稀释至所需浓度。溶解度小的杂质在浓配时可以滤过除去。

药液不易滤清时，可加入配液量0.01%～0.5%活性炭（供注射用）。使用时需注意：活性炭在酸性条件下吸附作用强，在碱性溶液中有时出现胶溶或脱吸附，反而使药液中杂质增加。因此活性炭应进行酸处理并活化后使用。

若以水为溶剂，注射用水贮存时间不超过12h；若为油溶液，注射用油应经150～160℃，干热灭菌1～2h后，冷却至适宜温度，趁热配制，过滤，温度不宜过低，否则黏度增加，不易滤过。

四、小容量注射液的滤过

滤过是保证注射液澄明的关键操作，详见任务九过滤技术。注射液的过滤一般采用二级过滤，宜先用钛滤棒粗滤，再用微孔滤膜精滤。常用微孔滤膜滤器孔径为0.22～0.45μm。药液应进行中间体质量检查，包括pH值、含量等。为了确保药液质量，灌装前往往将精滤后的药液进行终端过滤，常用0.22μm的微孔滤膜。

五、小容量注射液的灌封

灌封是将滤净的药液，定量地灌装到安瓿中并加以封闭的过程。包括灌注药液和封口两步，为避免污染，应立即封口。灌封室洁净级别要求最高，高污染风险的最终灭菌产品灌封在洁净级别C级背景下A级，如为非最终灭菌产品洁净级别则为B级背景下的A级。

药液灌注要求做到剂量准确，药液不沾瓶口，以防熔封时发生焦头或爆裂，注入容器的量要比标示量稍多，以抵偿在给药时由于瓶壁黏附和注射器及针头的吸留而造成的损失，一般易流动液体可增加少些，黏稠性液体宜增加多些，《中国药典》规定的注射液增加的装量见表3-3。

表3-3 注射液的增加装量通例

标示装量/ml	0.5	1	2	5	10	20	50
黏稠液增加量/ml	0.12	0.15	0.25	0.50	0.70	0.90	1.5
易流动液增加量/ml	0.10	0.10	0.15	0.30	0.50	0.60	1.0

接触空气易变质的原料药物，在灌装过程中，应排除容器内的空气，可填充二氧化碳或氮等气体，立即熔封或严封。通入气体时，应防止药液溅至瓶颈，应将容器内空气除尽。

已灌装好的安瓿应立即熔封。安瓿熔封应严密、不漏气、安瓿封口后长短整齐一致，颈端应圆整光滑、无尖头和小泡。封口方法主要采用拉封，早先使用的顶封易出现毛细孔，不如拉封封口严密。

生产上多采用全自动灌封机，药液的灌封由五个动作协调进行：①移动齿档送安瓿；②灌注针头下降；③药液灌注入安瓿；④灌注针头上升后安瓿离开

笔记

同时灌注器吸入药液；⑤灌好药液的安瓿在封口工位进行熔封。上述动作必须按顺序协调进行。

我国现已有洗、烘、灌、封联动机，提高了生产效率。在安瓿干燥灭菌和灌封工位采用层流装置，确保洁净度。

六、小容量注射液的灭菌和检漏

1. 灭菌

灌封后应立即灭菌，从配液到灭菌要求在12h内完成。灭菌和保持药物稳定是矛盾的两个方面，在选择灭菌方法时，需保证药物稳定又要达到灭菌完全。因而对热稳定品种，可采用热压灭菌，属于最终灭菌产品，应满足灭菌效果$F_0>8$。对热不稳定品种，则需采用无菌操作，再进行流通蒸汽补充灭菌。灭菌后是否达到无菌，应经过验证。

2. 检漏

安瓿如有毛细孔或微小的裂缝存在，则微生物或污物可进入安瓿或产生药物泄漏，损坏包装。

检漏一般应用灭菌检漏两用的灭菌器。灭菌完毕后，放入冷水淋洗，待温度稍降，抽气至真空度85.3～90.6kPa，停止抽气。再打开色水阀放入有色溶液至盖过安瓿，然后关闭色水阀，打开气阀，压力恢复，色水会被吸入安瓿。再将色水抽回贮罐中，淋洗后检查。由于漏气安瓿中的空气被抽出，当空气放入时，有色溶液即借大气压力压入漏气安瓿内而被检出。

七、注射液的印字包装

灭菌检漏完成的安瓿先进入中间品暂存间，经质量检查合格后方可印字包装。

印字或贴签内容包括品名、规格、批号、厂名及批准文号。安瓿应装入纸盒内，盒外应贴标签，标明注射剂名称、内装支数、每支装量及主药含量、附加剂名称、批号、制造日期与失效期、商标、药品批准文号及应用范围、用量、禁忌、贮藏方法等。产品还附有详细说明书。

目前已有印字、装盒、贴签及包装等一体的印包联动线。也有热塑包装和发泡包装，提高包装效率和质量。

八、小容量注射剂的质量评价

1. 装量

注射液及注射用浓溶液需进行装量检查，除另有规定外，取供试品5个（50ml以上者3个），按照最低装量检查法（通则0942）进行检查，应符合规定。

2. 可见异物

可见异物是存在于注射剂中，在规定条件下目视可以观测到的不溶性物质，粒径或长度通常大于50μm。检查不但可以保证用药安全，而且可以发现生产中的问题。如注射剂中的白点多来源于原料或安瓿；纤维多因环境污染所致；玻屑常是由于灌封不当所造成的。除另有规定外，按照可见异物检查法（通则0904）进行检查，应符合规定。可见异物检查法有灯检法和光散射法两种，常

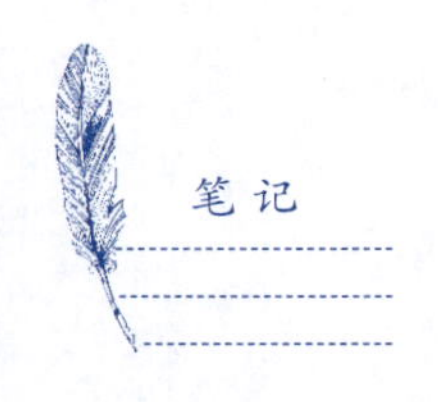

用灯检法。灯检法不适用的品种，如用深色透明容器包装或液体色泽较深的品种可采用光散射法。

3. 不溶性微粒

可见异物检查符合规定后，静脉注射、静脉滴注、脊椎腔注射等注射剂还需进行不溶性微粒大小及数量检查，参照不溶性微粒检查法（通则 0903），主要检查 10μm 及以上和 25μm 及以上大小的微粒，方法有光阻法和显微计数法。

4. 细菌内毒素或热原

静脉用注射剂按药典各品种项下的规定，照细菌内毒素检查法（通则 1143）或热原检查法（通则 1142）检查，应符合规定。

5. 无菌

无菌是无任何活的微生物。按药典无菌检查法（通则 1101）项下的规定进行检查，应符合规定。

6. 渗透压摩尔浓度

静脉输液及脊椎腔注射液应按照渗透压摩尔浓度测定法（通则 0632）检查，应符合规定。

此外，鉴别、含量测定、pH 值、降压物质、安全性等应根据具体品种项下规定进行检查。

九、小容量注射剂的处方实例

（一）盐酸普鲁卡因注射液

【处方】

盐酸普鲁卡因		20.0g
氯化钠		4.0g
0.1mol/L 盐酸		适量
注射用水	加至	1000ml

【制法】取配制量 80% 的注射用水，加入氯化钠，搅拌溶解，再加盐酸普鲁卡因使之溶解。加入 0.1mol/L 的盐酸溶液调节 pH 值至 4.0～4.5，再加水至足量，搅匀，滤过分装于中性玻璃容器中，封口灭菌。

扫一扫 3.4.2 拓展知识 盐酸普鲁卡因注射液处方注解

（二）醋酸可的松注射液

【处方】

醋酸可的松微晶		25g
硫柳汞		0.01g
氯化钠		3g
吐温 80		1.5g
CMC-Na		5g
注射用水	加至	1000ml

【制法】

（1）取总量 30% 的注射用水，加硫柳汞、CMC-Na 溶液，用布氏漏斗垫 200 目尼龙布滤过，密闭备用；

（2）氯化钠溶于适量注射用水中，经 G_4 号垂熔玻璃漏斗滤过；

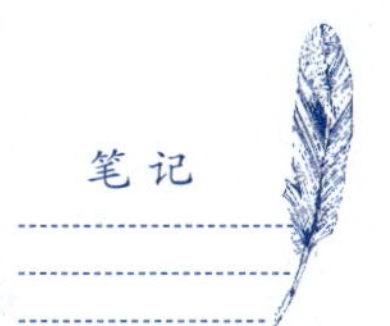

（3）将（1）置水浴中加热，加（2）及吐温 80 搅匀，沸腾后加醋酸可的松微晶，搅匀，继续加热 30min。

（4）取出冷至室温，加注射用水至足量，用 200 目尼龙布过滤两次，于搅拌下分装于瓶内，盖塞轧口密封。用 100℃、30min 不断振摇下灭菌。

扫一扫 3.4.3 拓展知识 醋酸可的松注射液处方注解

习题3.4

扫一扫 习题3.4答案

单项选择题

1. 注射剂的制备中，洁净度要求最高的工序为（ ）。

A. 配液 B. 过滤 C. 灌封 D. 灭菌

2.（ ）常用于注射液的最后精滤。

A. 钛滤棒 B. 垂熔玻璃棒 C. 微孔滤膜 D. 布氏漏斗

3. 关于注射剂的质量评价中表述错误的是（ ）。

A. 注射剂都应做不溶性微粒检查

B. 调节 pH 值应兼顾注射剂的稳定性及溶解性

C. 应与血浆的渗透压相等或接近

D. 不含任何活的微生物

4. 小容量注射剂的生产工艺流程是（ ）。

A. 称量→配液→过滤→灌封→灭菌检漏→灯检→印包

B. 称量→配液→灌封→过滤→灭菌检漏→灯检→印包

C. 称量→配液→灭菌检漏→灌封→过滤→灯检→印包

D. 称量→配液→灭菌检漏→灌封→灯检→过滤→印包

多项选择题

5. 须对注射剂逐一进行检查的项目有（ ）。

A. 无菌检查 B. 热原反应 C. 检漏 D. 可见异物

6. 注射液的配制方法包括（ ）。

A. 稀配法 B. 浓配法 C. 高配法 D. 低配法

判断题

7. 灌封后应立即灭菌，从配液到灭菌要求在 24h 内完成。（ ）

8. 药液灌注要求做到剂量准确，注入容器的量要和标示量完全一致。（ ）

9. 生产中更换原辅料的生产厂家时，甚至对于同一厂家的不同批号的原料，在生产前均应作小样试验。（ ）

10. 浓配法是指原料加入所需溶剂中一次配成所需的浓度的方法。（ ）

任务五 输液

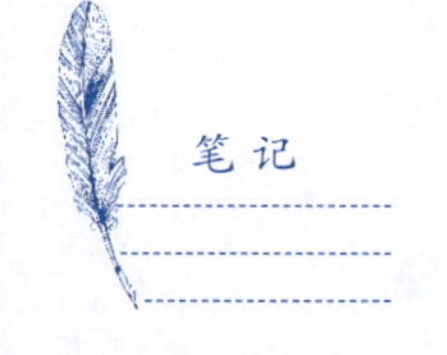

扫一扫 3.5 案例导入 大输液剂的临床发现及其历史沿革

一、概述

输液（infusions）是由静脉滴注输入体内的大剂量（一次给药在 100ml 以上）注射液，所以又称为大容量注射液（LVI）。通常包装在玻璃或塑料的输液瓶或袋中，不含防腐剂、抑菌剂。使用时通过输液器调整滴速，持续而稳定地进入静脉，以补充体液、电解质或提供营养物质。由于其用量大而且是直接进入血液的，故质量要求高，生产工艺等亦与小容量注射剂有一定差异。

（一）输液的分类及临床用途

1. 电解质输液

用以补充体内水分、电解质，纠正体内酸碱平衡等。如氯化钠注射液、复方氯化钠注射液、乳酸钠注射液等。

2. 营养输液

用于不能口服吸收营养的患者。营养输液有糖类输液、氨基酸输液、脂肪乳输液等。糖类输液中最常用的为葡萄糖注射液。

3. 胶体输液

用于调节体内渗透压。 胶体输液有多糖类、明胶类、高分子聚合物类等，如右旋糖酐、淀粉衍生物、明胶、聚乙烯吡咯烷酮（PVP）等。

4. 含药输液

含有治疗药物的输液，如替硝唑、苦参碱等输液。

5. 透析类输液

用于血液净化治疗的患者，包括腹膜透析液、血液滤过置换液等。如葡萄糖腹膜透析液、艾考糊精腹膜透析液、氨基酸类腹膜透析液等。

（二）输液的质量要求

输液的质量要求与注射剂基本上是一致的，但由于这类产品注射量较大，故对无菌、无热原、可见异物、不溶性微粒的要求更加严格，此外，含量、色泽、pH 值也应符合要求。pH 值应在保证疗效和制品稳定的基础上，力求接近人体血液的 pH 值，过高或过低都会引起酸碱中毒。渗透压可为等渗或偏高渗。不能有引起变态反应的异性蛋白及降压物质等。输液中不得添加任何抑菌剂，并在贮存过程中质量稳定。

二、输液的制备

（一）输液的制备工艺流程图

输液有玻璃瓶、塑料瓶与塑料软袋等，玻璃瓶包装输液工艺过程最为复杂，流程见图 3-4。

（二）输液容器的准备

1. 输液瓶的质量要求和清洁处理

输液瓶应用硬质中性玻璃制成，物理化学性质稳定，其质量要求应符合国家标准。输液容器洗涤洁净与否，对澄明度影响较大，洗涤工艺的设计与容器原来的洁净程度有关。一般有直接水洗、酸洗、碱洗等方法，如制瓶车间的洁净度较高，瓶子出炉后立即密封的情况，只需用过滤注射用水冲洗即可。

笔记

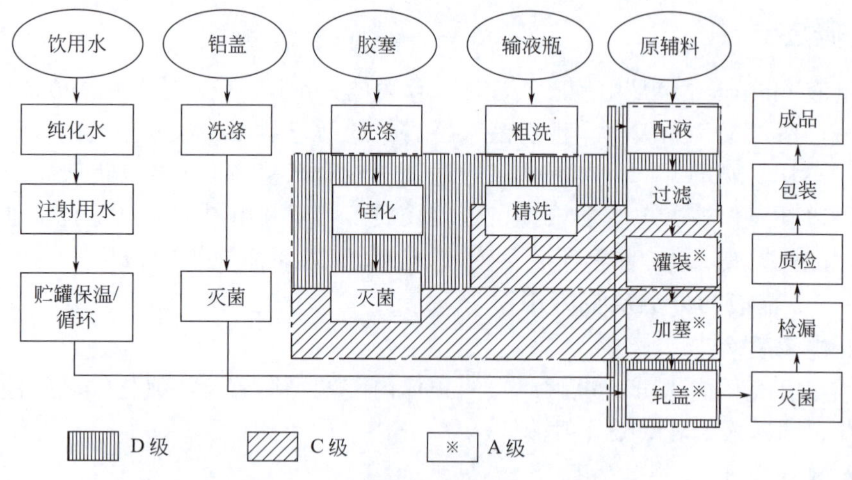

图3-4 玻璃瓶输液的制备工艺流程

其他情况一般认为用硫酸重铬酸钾清洁液洗涤效果较好。因为它既有强力的消灭微生物及热原的作用，还能对瓶壁游离碱起中和作用。但其主要缺点是对设备腐蚀性大。碱洗法是用2%氢氧化钠溶液（50～60℃）冲洗，也可用1%～3%碳酸钠溶液，由于碱对玻璃有腐蚀作用，故碱液与玻璃接触时间不宜过长（数秒钟内）。

扫一扫 3.5.1 拓展知识 大输液包装容器的演变

2. 橡胶塞的处理

天然橡胶塞存在易老化、气密性差、化学稳定性差、杂质多、易掉屑等问题，目前已淘汰，我国规定使用合成橡胶塞，如丁基胶塞，有药用氯化丁基橡胶塞、药用溴化丁基橡胶塞等。丁基橡胶塞密封性和再密封性好，避免了天然橡胶塞的缺点，可不加隔离膜。有时为保证药物稳定，可在胶塞内缘加上稳定的惰性涂层；有些容易与胶塞发生相互作用的药物，如头孢菌素类，可采用覆膜丁基胶塞。

丁基橡胶塞的清洗可直接用水漂洗，不需酸碱处理，最后一遍用注射用水，并经二甲硅油硅化处理，灭菌后备用。

（三）输液的配制

输液的配制方法和小容量注射剂大致相同，有浓配法和稀配法两种，多用浓配法，原因是生产量大可通过加热溶解缩短操作时间，并可滤除杂质提高产品质量。常使用活性炭，具有吸附热原、杂质和色素的作用，并可助滤。一般采用分次吸附比一次吸附好。

（四）输液的过滤

输液的过滤也和小容量注射剂类似，多采用加压三级过滤，药液依次通过10μm、0.45μm、0.22μm的微孔滤膜，还可以在其后再进行超滤，不仅可除去尘粒、细菌，还可除去热原，大大提高输液质量。

（五）输液的灌封

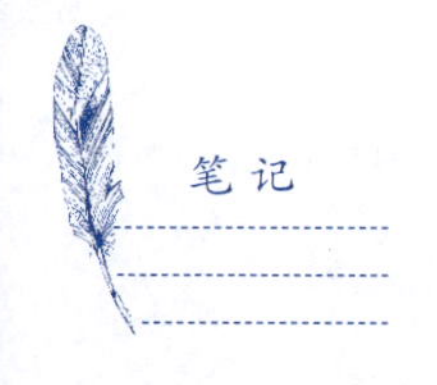

输液的灌封由多用旋转式自动灌封机、自动盖塞机、自动落盖轧口机完成整个灌封过程，联动化机械化生产。灌封岗位应随时检查轧口，对于封口不严

的输液应剔除。塑瓶和软袋包装输液也有专用的灌封联动机组。

（六）输液的灭菌

灌封后的输液应立即灭菌，一般从配制到灭菌不超过 4h。输液常采用热压灭菌，灭菌时优先采用过度杀灭法，$F_0 \geq 12$，灭菌参数一般为 121℃ 15min；其次采用残存概率法，$F_0 \geq 8$，灭菌参数一般为 121℃ 8min 或 115℃ 30min。软袋输液可采用 109℃ 45min 灭菌，且有加压装置以免爆破。一般采用水浴式灭菌柜进行灭菌，可以循环喷淋方式对灌装药品加热升温和灭菌，冷却水间接冷却，可实现均匀灭菌及避免冷却水污染输液等问题。

三、输液的质量评价

1. 可见异物与不溶性微粒检查

输液经可见异物检查，还应进行不溶性微粒检查。对标示量为 100ml 或 100ml 以上的静脉用注射液，每 1ml 中含 10μm 以上的微粒不得超过 25 粒，含 25μm 以上的微粒不得超过 3 粒。

2. 热原、内毒素与无菌检查

每批按药典规定进行热原或内毒素与无菌检查，应符合规定。

3. 含量、pH 值及渗透压检查

根据品种按药典中有关规定进行。

四、输液容易存在的问题及解决方法

输液剂大生产中主要存在以下三个问题：澄明度、染菌和热原问题。

（一）澄明度问题

注射液中常出现的微粒（可见异物和不溶性微粒）有碳酸钙、氧化锌、纤维素、纸屑、黏土、玻璃屑、细菌和结晶等，主要来源是：

1. 原料与附加剂

注射用葡萄糖有时可能含有少量蛋白质、水解不完全的糊精、钙盐等杂质；氯化钠、碳酸氢钠中常含有较高的钙盐、镁盐和硫酸盐；氯化钙中含有较多的碱性物质。这些杂质的存在，会使输液产生乳光、小白点、浑浊等现象。活性炭 X 射线散射证明石墨晶格内的少量杂质，能使活性炭带电，杂质含量较多时，不仅影响输液的澄明度，而且影响药液的稳定性。因此应严格控制原辅料的质量，国内已制定了输液用的原辅料质量标准。

2. 输液容器与附件

输液中发现的小白点主要是钙、镁、铁、硅酸盐等物质，这些物质主要来自橡胶塞和玻璃输液容器。

3. 生产工艺以及操作

车间洁净度不符合要求、容器及附件洗涤不净、滤器的选择不恰当、过滤与灌封操作不合要求、工序安排不合理等都会增加澄明度的不合格率，因此，应严格遵循标准操作规程（standard operation practice，SOP）。

4. 医院输液操作以及静脉滴注装置的问题

无菌操作不严、静脉滴注装置不净或不恰当的输液配伍都可引起输液的污染。

笔记

安置终端过滤器（0.8μm 孔径的薄膜）是解决使用过程中微粒污染的重要措施。

（二）染菌

输液染菌后出现霉团、云雾状、浑浊、产气等现象，也有一些外观并无变化。如果使用这些输液，将会造成脓毒症、败血症、内毒素中毒甚至死亡。染菌主要原因是生产过程污染严重、灭菌不彻底、瓶塞松动不严等，应特别注意防止。有些芽孢需 120℃、30～40min 才能杀死，有些放射线菌 140℃、15～20min 才能杀死。若输液为营养物质时，细菌易生长繁殖，即使经过灭菌，大量尸体的存在，也会引起致热反应。最根本的办法就是尽量减少制备生产过程中的污染，严格灭菌条件，严密包装。

（三）热原反应

临床上时有发生，关于热原的污染途径、性质及去除方法详见任务二 认识注射剂。但使用过程中的污染占 84% 左右，必须引起注意。尽量使用全套或一次性的输液器或严格在静脉配置中心完成输液的配置工作，能为使用过程中避免热原污染创造有利条件。

五、大容量注射剂处方实例

复方氨基酸输液

【处方】	L- 赖氨酸盐酸盐	19.2g	L- 缬氨酸	6.4g
	L- 精氨酸盐酸盐	10.9g	L- 苯丙氨酸	8.6g
	L- 组氨酸盐酸盐	4.7g	L- 苏氨酸	7.0g
	L- 半胱氨酸盐酸盐	1.0g	L- 色氨酸	3.0g
	L- 异亮氨酸	6.6g	L- 蛋氨酸	6.8g
	L- 亮氨酸	10.0g	甘氨酸	6.0g
	亚硫酸氢钠（抗氧剂）	0.5g	注射用水	加至 1000ml

【制法】 取约 800ml 热注射用水，按处方量投入各种氨基酸，搅拌使全溶，加抗氧剂，并用 10% 氢氧化钠调 pH 值至 6.0 左右，加注射用水适量，再加 0.15% 的活性炭脱色，过滤至澄明，灌封于 200ml 输液瓶内，充氮气，加塞，轧盖，于 100℃灭菌 30min 即可。

扫一扫 3.5.2 拓展知识 复方氨基酸输液制备过程中的注意事项

习题3.5

扫一扫 习题3.5答案

单项选择题

1. 输液的渗透压应为（ ）。

A. 等渗　　B. 偏高渗

C. 偏低渗　　D. 等渗或偏高渗

2. 关于输液灭菌的叙述，错误的是（ ）。

A. 一般采用 100℃流通蒸汽 15min 灭菌

B. 灭菌时间从药液到达所需温度开始时计算

C. 输液过滤一般采用加压三级过滤

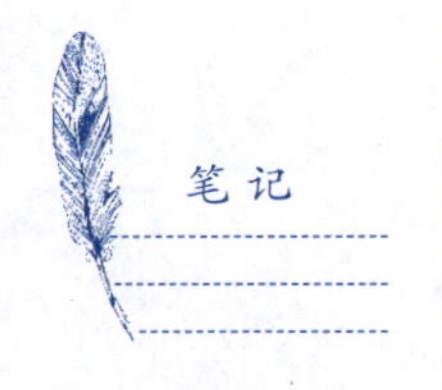

D. 塑料输液袋可以采用 109℃/45min 灭菌

3. 某试制的注射剂（输液）使用后造成溶血，应（　　）。

A. 适当增加水的用量　　B. 酌情加入抑菌剂

C. 适当增大一些酸性　　D. 适当增加氯化钠的量

多项选择题

4. 输液剂大生产中主要存在以下问题（　　）。

A. 澄明度　　B. 染菌　　C. 热原问题　　D. 含量不合格

5. 输液可分为（　　）。

A. 电解质输液　　B. 胶体输液　　C. 含药输液　　D. 营养输液

判断题

6. 丁基胶塞的清洗最后一遍用纯化水清洗。（　　）

7. 输液可以加入适当的抑菌剂，避免出现染菌问题。（　　）

8. 为避免使用过程中的热原污染，可在静脉配置中心完成输液的配置工作。（　　）

9. 输液进行了可见异物检查，不需进行不溶性微粒检查。（　　）

10. 输液常采用热压灭菌，灭菌时优先采用过度杀灭。（　　）

任务六　注射用无菌粉末

扫一扫　微课 7　粉针剂

扫一扫　3.6　案例导入　注射用无菌粉末

注射用无菌粉末又称粉针剂，系指原料药物或与适宜辅料制成的供临用前用无菌溶液制成注射液的无菌粉末或无菌块状物。可用适宜的灭菌注射用溶剂配制后注射，也可用静脉输液配制后静脉滴注。注射用无菌粉末适用于在水中不稳定的药物，尤其是对湿热敏感的抗生素及生物制品。

根据生产工艺不同，注射用无菌粉末可分为注射用冷冻干燥制品和注射用无菌分装制品。前者是将灌装了药液的安瓿或玻璃瓶进行冷冻干燥后封口而得，常见于生物制品，如辅酶类；后者是将已经用灭菌溶剂法或喷雾干燥法精制而得的无菌药物粉末在避菌条件下分装而得，常见于抗生素药品，如青霉素。

注射用无菌粉末的质量要求与注射液基本一致，可见异物、不溶性微粒、无菌和热原均是其重要的质量控制点。此外，注射用无菌粉末装量差异应符合要求，对注射用冻干制品还应控制水分含量。注射用无菌粉末注射剂的包装还应有良好的密封防潮性，防止水气渗入。

一、注射用无菌分装产品

将采用灭菌结晶法、喷雾干燥法制得的无菌原料药，在无菌操作条件下直接分装于洁净灭菌的小瓶或安瓿中，密封而成。在制定合理的生产工艺之前，首先应对药物的理化性质进行了解，主要测定内容为：①物料的热稳定性，以

笔记

确定产品最后能否进行灭菌处理；②物料的临界相对湿度，生产中分装室的相对湿度必须控制在临界相对湿度以下，以免吸潮变质；③物料的粉末晶型与松密度等，使之适于分装。

（一）无菌粉末分装制品的制备

1. 原材料的准备

无菌原料可用灭菌结晶法或喷雾干燥法制备，必要时需进行粉碎、过筛等操作，在无菌条件下制得晶型、粒度、密度等符合分装要求的注射用无菌粉末。

安瓿或玻瓶（西林瓶）以及胶塞的处理可按前述注射液的要求进行，并需进行灭菌处理。

2. 分装

分装必须在洁净环境中按无菌操作法进行，一般注射用无菌分装产品的环境要求是在B级背景下的A级。

分装一般采用容量法，分装好后小瓶应立即加塞并用铝盖密封。目前分装的机械设备有插管分装机、螺旋自动分装机、真空吸粉分装机等。若为安瓿，分装后立即用火焰熔封。此外，青霉素类药物的分装车间不得与其他抗生素分装车间轮换生产，以防止交叉污染。

3. 灭菌及异物检查

对于耐热的品种，如青霉素，一般可按照前述条件进行补充灭菌，以确保无菌水平。对于不耐热品种，必须严格无菌操作。异物检查一般在传送带上目检。

4. 印字包装

检验合格产品进入自动印字（贴签）和装盒等。

（二）无菌分装工艺中存在的问题及解决办法

1. 装量差异

物料流动性差是其主要原因。物料含水量和吸潮以及药物的晶态、粒度、比容以及机械设备性能等均会影响流动性，以致影响装量，应根据具体情况分别采取措施。

2. 澄明度问题

由于药物粉末经过一系列处理，污染机会增加，以至于澄明度不合要求。应严格控制原料质量及其处理方法和环境，防止污染。

3. 染菌问题

由于产品系无菌操作制备，稍有不慎就有可能受到污染，而且微生物在固体粉末中的繁殖慢，不易被肉眼所见，危险性大。为解决此问题，一般都采用层流净化装置。

4. 吸潮变质

一般认为是由于橡胶塞透气性和铝盖松动所致。要进行橡胶塞密封性能的测定，选择性能好的橡胶塞。

二、注射用冷冻干燥制品

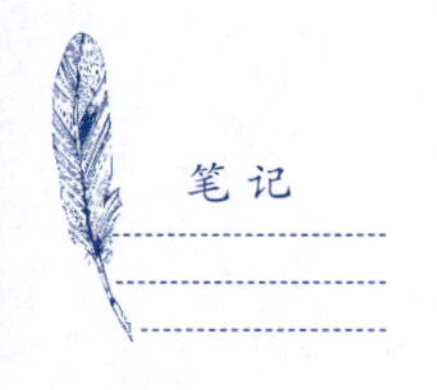

（一）注射用冷冻干燥制品的制备

冷冻干燥是把含有大量水分的物质，预先降温冻结成固体，然后在真空条件下适当升温使水分升华除去的方法。物质本身留在冻结的冰架中，因此物质干燥后的体积不变，疏松多孔。由于注射用冷冻干燥制品（又称注射用冻干制品）的制备是在低温下进行，可避免药品因高热而分解变质；冷冻干燥能排除95%～99% 及以上的水分，使干燥产品能长期保存；冻结状态进行的干燥，体积几乎不变，保持了原来的结构，一般呈海绵状，加水后迅速溶解恢复药液原有特性；但冷冻干燥对溶剂的选择范围窄，生产设备要求高，干燥时间长，生产能耗大。

制备冻干粉末前的药液的配制基本与注射液相同，工艺流程如图 3-5 所示。

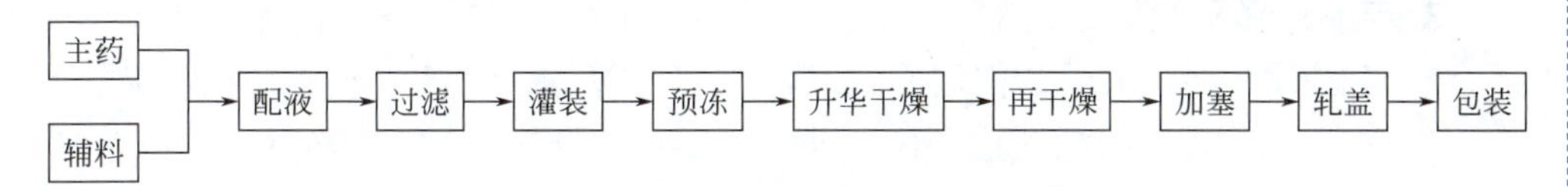

图 3-5　冻干粉末的制备工艺流程

1. 配制

药液在冻干前需经过滤、灌装等处理过程。

2. 冻干工艺

根据冷冻干燥原理，冻干粉末的制备工艺可以分为预冻、升华干燥、再干燥等几个过程。此外，在处方工艺开发阶段，应先进行共熔点的测定，为后续预冻和升华干燥的温度设定提供参考依据。

扫一扫　3.6.1　拓展知识　冷冻干燥原理

（1）预冻　预冻是恒压降温过程。药液随温度的下降冻结成固体，温度一般应降至产品共熔点以下 10～20℃以保证冷冻完全。若预冻不完全，在减压过程中可能产生沸腾冲瓶的现象，使制品表面不平整。

（2）升华干燥　升华干燥首先是恒温减压过程，然后是在抽气条件下，恒压升温，使固态水升华逸去。升华干燥法分为两种，一种是一次升华法，适用于共熔点为 -10～-20℃的制品，且溶液黏度不大。它首先将预冻后的制品减压，待真空度达一定数值后，启动加热系统缓缓加热，使制品中的冰升华，升华温度约为 -20℃，药液中的水分可基本除尽。

另一种是反复冷冻升华法，该法的减压和加热升华过程与一次升华法相同，只是预冻过程须在共熔点与共熔点以下 20℃之间反复升降预冻，而不是一次降温完成。通过反复升温降温处理，制品晶体的结构被改变。由致密变为疏松，有利于水分的升华。因此，本法常用于结构较复杂、稠度大及共熔点较低的制品，如蜂蜜、蜂王浆等。

（3）再干燥　升华完成后，温度继续升高至 0℃或室温，并保持一段时间，可使已升华的水蒸气或残留的水分被抽尽。再干燥可保证冻干制品含水量＜1%，并有防止回潮作用。

3. 密封

冻干结束应立即密封。生产中冻干制品的西林瓶采用分叉胶塞，灌装后，轻扣胶塞，漏出分叉口，这是冻干时水分升华逸去的通道。冻干完成后可直接在冻干机内完成压塞。

笔记

（二）冷冻干燥中存在的问题及处理方法

1. 含水量偏高

装入容器的药液过厚，升华干燥过程中供热不足，冷凝器温度偏高或真空度不够，均可能导致含水量偏高。

2. 喷瓶

供热太快，受热不均或预冻不完全，则易在升华过程中使制品部分液化，在真空减压条件下产生喷瓶。为防止喷瓶，必须控制预冻温度在共熔点以下10～20℃，同时加热升华温度不宜超过共熔点。

3. 产品外形不饱满或萎缩

一些黏稠的药液由于结构过于致密，在冻干过程中内部水蒸气逸出不完全，冻干结束后，制品会因潮解而萎缩，遇到这种情况通常可在处方中加入适量甘露醇、氯化钠等填充剂，并采取反复冷冻升华法，以改善制品的通气性，产品外观即可得到改善。

三、冻干无菌粉末处方实例

注射用辅酶A（coenzyme A）的无菌冻干制剂。

【处方】
辅酶A	56.1 单位
水解明胶（填充剂）	5mg
甘露醇（填充剂）	10mg
葡萄糖酸钙（填充剂）	1mg
半胱氨酸（稳定剂）	0.5mg

【制备】 将上述各成分用适量注射水溶解后，无菌过滤，分装于安瓿中，每支0.5ml，冷冻干燥后封口，漏气检查即得。

扫一扫 3.6.2 拓展知识 注射用辅酶A处方及工艺分析

习题3.6

扫一扫 习题3.6答案

单项选择题

1. 药物制成无菌粉末最主要目的是（ ）。
A. 方便应用　B. 方便运输贮存
C. 方便生产　D. 防止药物降解

2. 冷冻干燥正确的工艺流程为（ ）。
A. 测共熔点→预冻→升华→干燥　B. 测共熔点→预冻→干燥→升华
C. 预冻→测共熔点→升华→干燥　D. 预冻→测共熔点→干燥→升华

3. 关于冷冻干燥的叙述，错误的是（ ）。
A. 预冻温度应在低于共熔点以下10～20℃
B. 预冻温度过高或生化时供热过快易致“喷瓶”
C. 黏稠、熔点低的药物宜采用一次升华法
D. 药液浓度高时，为避免产品不饱满，处方中可加入甘露醇等填充剂

4. 可用于临用前配制注射用无菌粉末的是（ ）。

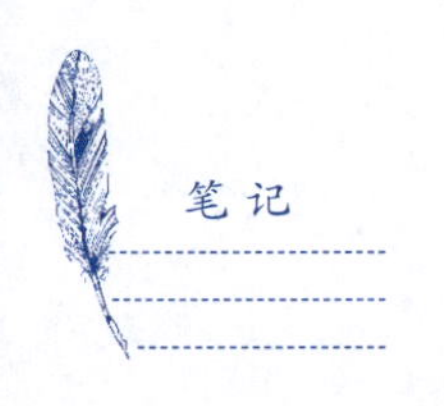

A. 注射用水　　　　　　B. 饮用水
C. 纯化水　　　　　　　D. 灭菌注射用水
5. 以下不属于注射用无菌粉末分装制品容易出现的问题是（　　）。
A. 装量差异　　B. 澄明度问题　　C. 染菌问题　　D. 喷瓶

多项选择题

6. 注射用冷冻干燥制品的特点是（　　）。
A. 可避免药品因高热而分解变质
B. 可随意选择溶剂以制备某种特殊药品
C. 含水量低
D. 所得产品质地疏松，加水后迅速溶解恢复药液原有特性
7. 注射用无菌粉末分装制品说法正确的有（　　）。
A. 可采用灭菌结晶法制得原料药
B. 可采用喷雾干燥法制得原料药
C. 分装必须在洁净环境中按无菌操作法进行
D. 一般在传送带上目检进行异物检查

判断题

8. 注射用无菌粉末根据生产工艺不同，可分为注射用冷冻干燥制品和注射用无菌分装制品。（　　）
9. 冷冻干燥是在常压下冻结固体并升华除去水的方法。（　　）
10. 注射用冻干制品可在处方中加入适量甘露醇、氯化钠等作为填充剂。（　　）

任务七　眼用液体制剂

扫一扫　微课 8　眼用液体制剂
扫一扫　3.7　案例导入　眼用液体制剂

一、概述

眼用制剂系指直接用于眼部发挥治疗作用的无菌制剂。

眼用制剂可分为眼用液体制剂（滴眼剂、洗眼剂、眼内注射溶液等）、眼用半固体制剂（眼膏剂、眼用乳膏剂、眼用凝胶剂等）、眼用固体制剂（眼膜剂、眼丸剂、眼内插入剂等）。眼用液体制剂也可以固态形式包装，另备溶剂，在临用前配成溶液或混悬液。

滴眼剂系指由原料药物与适宜辅料制成的供滴入眼内的无菌液体制剂。可分为溶液、混悬液或乳状液。

洗眼剂系指由原料药物制成的无菌澄明水溶液，供冲洗眼部异物或分泌液、中和外来化学物质的眼用液体制剂。

眼内注射溶液系指由原料药物与适宜辅料制成的无菌液体，供眼周围组织（包括球结膜下、筋膜下及球后）或眼内注射（包括前房注射、前房冲洗、玻璃

笔记

体内注射、玻璃体内灌注等）的无菌眼用液体制剂。

眼用液体制剂的质量要求类似注射剂，对 pH 值、渗透压、无菌、可见异物等都有一定要求。

扫一扫 3.7.1 拓展知识 眼用制剂的吸收途径及影响吸收的因素

二、眼用液体制剂的常用附加剂

（一）pH值调节剂

1. 沙氏磷酸盐

用 0.8% 无水磷酸二氢钠溶液和 0.947% 无水磷酸氢二钠溶液，按不同比例配合得到 pH 值 5.9～8.0 的缓冲液，其等量配合得到 pH 值为 6.8 的磷酸缓冲液最为常用。

2. 巴氏硼酸盐

用 1.24% 的硼酸溶液及 1.91% 硼砂溶液，按不同量配合可得 pH 值 6.7～9.1 的缓冲液。硼酸盐缓冲液能使磺胺类药物的钠盐溶液稳定而不析出结晶。

3. 硼酸液

以 1.9g 硼酸溶于 100ml 注射用水中制成 pH 值为 5.0 的硼酸液，可直接用作眼部的溶剂。

（二）抑菌剂

一般眼用液体制剂是多剂量制剂，一次使用后无法保持无菌，因此需要加入抑菌剂。常用的抑菌剂包含有机汞类（如硝酸苯汞、醋酸苯汞、硫柳汞等），季铵盐类（如苯扎氯铵、氯己定、苯扎溴铵等）、醇类（三氯叔丁醇、苯乙醇、苯氧乙醇）、羟苯酯类和山梨酸。

单一的抑菌剂，常因处方的 pH 值不适合，或与其他成分有配伍禁忌不能达到迅速杀菌的目的。采用复合的抑菌剂可发挥协同作用。故实践中多采用联合使用抑菌剂，如苯扎氯铵和三氯叔丁醇再加依地酸钠或羟苯酯类。依地酸钠本身是没有抑菌作用的，但少量的依地酸钠能使其他抑菌剂对铜绿假单胞菌的作用增强。

（三）渗透压调节剂

常用的有氯化钠、葡萄糖、硼酸、硼砂等。

（四）增稠剂

适当增加滴眼剂的黏度，可使药物在眼内停留时间延长，也可使刺激性减弱。常用甲基纤维素（MC）、聚乙烯醇（PVA）、聚乙烯吡咯烷酮（PVP）等。

（五）其他附加剂

对于不稳定的药物，可根据情况加入抗氧剂、金属离子络合剂等；溶解度不能满足药用浓度的可加入增溶剂、助溶剂等；大分子药物吸收不佳时可加入吸收促进剂。

三、眼用液体制剂的制备

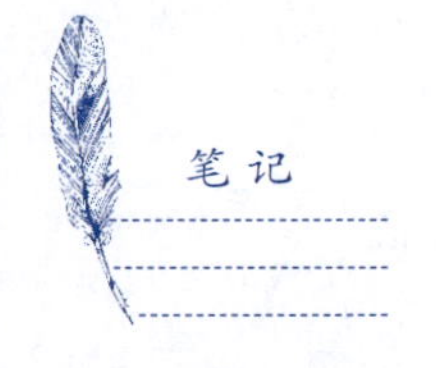

（一）工艺流程图

眼用液体制剂的生产工艺流程如图 3-6 所示。

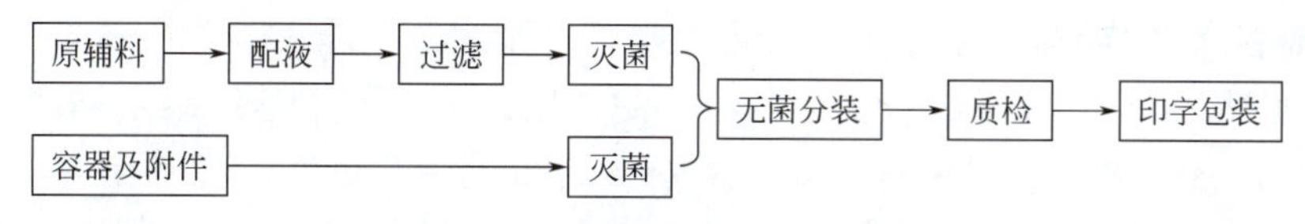

图3-6　眼用液体制剂生产工艺流程

此工艺适用于药物性质稳定者，对于不耐热的主药，需采用无菌操作法。而对用于眼部手术或眼外伤的制剂，应制成单剂量包装，并按注射液生产工艺进行，保证完全无菌。洗眼液用输液瓶包装，按输液工艺处理。

（二）眼用液体制剂的制备

1. 容器及附件的处理

滴眼液灌装容器有塑料瓶和玻璃瓶。玻璃瓶一般为中性玻璃瓶，配有滴管并封有铝盖。塑料瓶包装价廉，不碎，轻便，亦常用。但应注意与药液之间存在物质交换，因此塑料瓶应通过试验后方能确定是否选用。洗涤方法与注射剂容器同，玻璃瓶可用干热灭菌，塑料瓶可用气体灭菌。

2. 配滤

药物、附加剂用适量溶剂溶解，必要时加活性炭（0.05%～0.3%）处理，经钛滤棒、垂熔滤球或微孔滤膜过滤至澄明，加溶剂至足量，灭菌后做半成品检查。眼用混悬剂的配制，先将微粉化药物灭菌，另取表面活性剂、助悬剂加少量灭菌蒸馏水配成黏稠液，再与主药用乳匀机搅匀，添加无菌蒸馏水至全量。

3. 无菌灌装

目前生产上均采用减压灌装。

最后工序是质量检查和印字包装。

四、眼用液体制剂处方实例

例1　氯霉素滴眼液

【处方】

氯霉素	0.25g
氯化钠	0.9g
尼泊金甲酯	0.023g
尼泊金丙酯	0.011g
蒸馏水加至	100ml

【制备】取尼泊金甲酯、尼泊金丙酯，加沸蒸馏水溶解，于60℃时溶入氯霉素和氯化钠，过滤，加蒸馏水至足量，灌装，100℃、30min灭菌。

扫一扫　3.7.2　拓展知识　氯霉素滴眼液的处方及工艺分析

例2　醋酸可的松滴眼液（混悬液）

【处方】

醋酸可的松（微晶）	5.0g
吐温80	0.8g
硝酸苯汞	0.02g
硼酸	20.0g
羧甲基纤维素钠	2.0g
纯化水加至	1000 ml

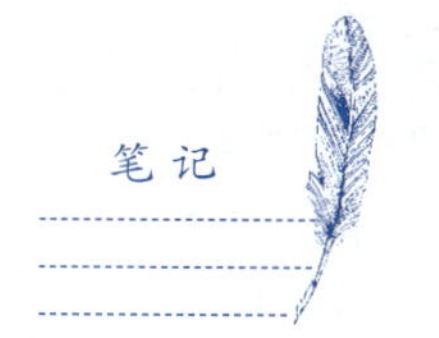

【制备】取硝酸苯汞溶于处方量50%的蒸馏水中，加热至40～50℃，加入硼酸、吐温80使溶解，3号垂熔漏斗过滤待用；另将羧甲基纤维素钠溶于处方量30%的蒸馏水中，用垫有200目尼龙布的布氏漏斗过滤，加热至80～90℃，加醋酸可的松微晶搅匀，保温30min，冷至40～50℃，再与硝酸苯汞等溶液合并，加蒸馏水至足量，200目尼龙筛过滤两次，分装，封口，100℃流通蒸气灭菌30min。

扫一扫 3.7.3 拓展知识 醋酸可的松滴眼液的处方及工艺分析

例3 人工泪液

【处方】

羟丙基甲基纤维素		3.0g
氯化钾		3.7g
氯化苯甲烃铵溶液		0.2mL
氯化钠		4.5g
硼酸		1.9g
硼砂		1.9g
注射用水	加至	1000 mL

【制备】称取HPMC溶于适量注射用水中，依次加入硼砂、硼酸、氯化钾、氯化钠、氯化苯甲烃铵溶液，再添加注射用水至全量，搅匀，过滤，滤液灌装于滴眼瓶中，密封，于100℃流通蒸气灭菌30min即得。

扫一扫 3.7.4 拓展知识 人工泪液的处方及工艺分析

例4 依地酸二钠洗眼液

【处方】

依地酸二钠		4g
注射用水	加至	1000mL

【用途】本品能络合多种金属离子，用于治疗石灰烧伤、角膜钙质沉着及角膜变性等。

【制备】取依地酸二钠溶于适量注射用水中，用氢氧化钠液（0.1mol/L）或0.1%碳酸氢钠溶液将pH值调节至7～8，加注射用水至1000mL，搅匀，过滤，灌封，115℃灭菌30min，即得无色澄明液体。

扫一扫 3.7.5 拓展知识 依地酸二钠洗眼剂处方及工艺分析

五、眼用液体制剂的质量评价

1. pH值

pH值对眼用液体制剂有重要影响，由pH值不当而引起的刺激性，可增加泪液的分泌，导致药物迅速流失，甚至损伤角膜。正常眼可耐受的pH值范围为5.0～9.0。pH值6～8时无不适感觉，小于5.0或大于11.4有明显的刺激性。眼用液体制剂的pH值调节应兼顾药物的溶解度、稳定性、刺激性的要求，同时亦应考虑pH值对药物吸收及药效的影响。用量较大的眼用液体制剂如洗眼剂应尽可能与泪液等渗并具有相近的pH值。

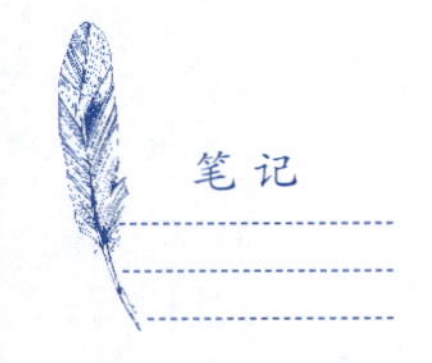

2. 渗透压

眼球能适应的渗透压范围相当于0.6%～1.5%的氯化钠溶液，超过2%就有明显的不适。低渗溶液需用合适的调节剂调成等渗，如氯化钠、硼酸、葡萄糖等。眼球对渗透压不如对 pH 值敏感。

3. 无菌

眼用制剂要求是无菌制剂。眼内注射溶液、眼内插入剂、供外科手术用和急救用的眼用制剂，均不得加抑菌剂或抗氧剂或不适当的附加剂，多采用单剂量包装。多剂量眼用制剂一般应加适当抑菌剂，尽量选用安全风险小的抑菌剂，且多剂量眼用制剂在启用后最多可使用 4 周。

4. 可见异物

眼用液体制剂的澄明度要求比注射液稍低。一般玻璃容器的滴眼剂按注射剂的可见异物检查方法检查，应符合规定。

5. 粒度

混悬型眼用制剂按药典规定进行测定，强力振摇后量取适量（相当于主药 10μg）置于载玻片上，共涂 3 片，按粒度和粒度分布测定法（通则 0982 第一法）进行测定，每个涂片大于 50μm 的粒子不得超过 2 个，且不得检出大于 90μm 的粒子。

6. 沉降体积比

混悬型滴眼剂需进行检查，沉降体积比应不低于 0.90。

眼用液体制剂还应符合装量要求及各具体品种项下规定。滴眼剂每瓶装量一般不超过 10ml，洗眼剂每瓶装量不超过 200ml。

习题3.7

扫一扫 习题3.7答案

单项选择题

1. 滴眼液中用到 MC，其作用是（　　）。

A. 调节等渗　B. 抑菌　C. 调节黏度　D. 医疗作用

2. 对滴眼剂的叙述，错误的是（　　）。

A. 正常眼可耐受的 pH 值为 5.0～9.0

B. 正常眼能适应相当于 0.6%～1.5% 氯化钠溶液的渗透压

C. 混悬型滴眼剂涂片检查，每个涂片中大于 50μm 的粒子不得超过 2 个，且不得检出大于 90μm 的粒子

D. 滴眼剂黏度越大，越有利于药物的吸收

3. 以下不属于滴眼剂的质量评价项目的是（　　）。

A. 无菌　B. 渗透压　C. pH 值　D. 热原

4. 氯霉素眼药水中加入硼酸的主要作用是（　　）。

A. 增溶　B. 调节 pH 值　C. 防腐　D. 增加疗效

多项选择题

5. 关于滴眼剂生产工艺的叙述，错误的是（　　）。

A. 药物性质稳定者灌封后进行灭菌、质检和包装

B. 主药不耐热的品种应采用无菌操作法制备

C. 用于眼部手术的滴眼剂必须加入抑菌剂，以保证无菌

D. 塑料滴眼瓶用气体灭菌

笔记

判断题

6. 眼用液体制剂的澄明度要求比注射液稍低。（　　）

7. 眼用制剂可分为眼用液体制剂、眼用半固体制剂。（　　）

8. 滴眼剂每瓶装量一般不超过 10ml，洗眼剂每瓶装量不超过 200ml。（　　）

9. 眼用液体制剂也可以固态形式包装，另备溶剂，在临用前配成溶液或混悬液。（　　）

10. 眼用制剂一般不加入抑菌剂，多剂量包装也不例外。（　　）

任务八　制水技术

扫一扫　3.8　案例导入　家用净水器的工作原理

一、制药用水概述

水是药物生产中用量大、使用广的一种辅料，用于生产过程和药物制剂的制备。

2020 版药典中所收载的制药用水，因其使用的范围不同而分为饮用水、纯化水、注射用水和灭菌注射用水。一般应根据各生产工序或使用目的与要求选用适宜的制药用水。药品生产企业应确保制药用水的质量符合预期用途的要求。

1. 饮用水

制药用水的原水通常为饮用水。饮用水为天然水经处理所得的水，其质量必须符合中华人民共和国《生活饮用水卫生标准》（GB5749—2006）。饮用水可作为药材净制时的漂洗、制药用具的粗洗用水，也可作为饮片的提取溶剂。

2. 纯化水（purified water，PW）

纯化水为饮用水经蒸馏法、离子交换法、反渗透法或其他适宜的方法制备的制药用水，不含任何添加剂。纯化水可作为配制普通药物制剂用的溶剂或试验用水；可作为中药注射剂、滴眼剂等灭菌制剂所用饮片的提取溶剂；口服、外用制剂配制用溶剂或稀释剂；非灭菌制剂用器具的精洗用水。也用作非灭菌制剂所用饮片的提取溶剂。纯化水不得用于注射剂的配制与稀释。

3. 注射用水（water for injection，WFI）

注射用水为纯化水经蒸馏所得的水，应符合细菌内毒素试验要求。注射用水必须在防止细菌内毒素产生的设计条件下生产、贮藏及分装。可作为配制注射剂、滴眼剂等的溶剂或稀释剂及容器的精洗用水。

4. 灭菌注射用水

灭菌注射用水为注射用水按照注射剂生产工艺制备所得，不含任何添加剂。主要用于注射用无菌粉末的溶剂或其他注射剂的稀释剂。灭菌注射用水灌装规格应与临床需要相适应，避免大规模、多次使用造成的污染。

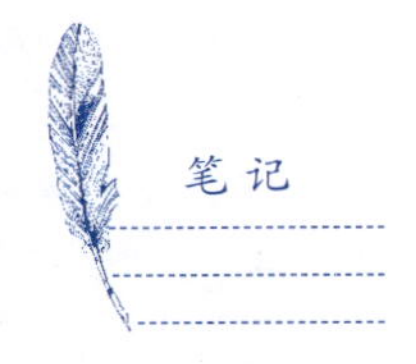

二、制药用水的制备

制药用水的制备从系统设计、材质选择、制备过程、贮存、分配和使用均应符合GMP的要求。

制水系统应经过验证，并建立日常监控、检测和报告制度，有完善的原始记录备查。

制药用水系统应定期进行清洗和消毒，消毒可以采用热处理或化学处理等方法。采用的消毒方法以及化学处理后消毒剂的去除应经过验证。

（一）纯化水的制备技术及设备

作为原水的城市自来水虽然已经达到饮用水标准，但仍残留少量的悬浮颗粒、有机物和残余氯、钙、镁离子。

1. 预处理

为了把这些杂质除去需要对原水进行预处理，常规由原水泵、多介质过滤器、活性炭过滤器和软化器组成。

原水泵即把原水输送到预处理系统中，是预处理装置流体移动的动力源。

多介质过滤器的过滤介质为颗粒直径不等的石英砂，装填一定厚度依靠过滤方式除去水中的悬浮状态的颗粒物质，当滤材孔径被堵塞后，可用反冲办法进行清洗再生。

活性炭过滤器是一组由多孔状的颗粒活性炭为滤材装填而成的过滤器，起吸附作用，能除去原水中的有机物、残氯等。

软化装置常用的为钠离子软化器，与水中的Ca^{2+}、Mg^{2+}进行交换取代使水质软化。这里采用的就是离子交换法，是利用离子交换树脂除去水中阴、阳离子制备纯化水的方法，也可除去部分细菌和热原。软化装置所用的为阳离子交换树脂床，若同时使用阴阳离子交换树脂可称为混床。本法的特点为设备简单，成本低，水的化学纯度高，但树脂的再生需要耗费大量的酸碱。

扫一扫 3.8.1 拓展知识 离子交换法

2. 反渗透（reverse osmosis，RO）系统

反渗透系统承担了主要的脱盐任务。反渗透系统一般包含两级除盐。一级RO除盐，它是由精密过滤器（保安过滤器）、高压泵、反渗透机壳、膜元件、操作控制箱组成。

精密过滤器是为了防止预处理单元的石英砂过滤器、活性炭过滤器中的微小粒子流入反渗透膜而采取的一种精密过滤装置，过滤介质的孔径为1～5μm。采用一级RO处理原水能有效地除去水中的病原微生物（各类细菌和病毒），100%除去低分子有机化合物，95%～99%除去水中1价离子。

该法的原理为（图3-7）：采用一个半透膜将U型管内的纯水与盐水隔开，则纯水透过半透膜扩散到盐水一侧，此过程为渗透。两侧液柱产生的高度差，即表示此盐溶液所具有的渗透压。如果在盐溶液一侧施加一个大于此盐溶液渗透压的力，则盐溶液中的水将透过半透膜向纯水一侧渗透，导致水从盐溶液中分离出来，此过程与渗透相反，称作反渗透。

经过初级除盐处理后（在一级RO之后）纯化水的电导率在30μs/cm，经二RO处理后水质可提高，电导率在1～5μs/cm。

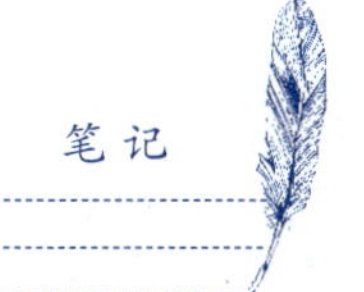

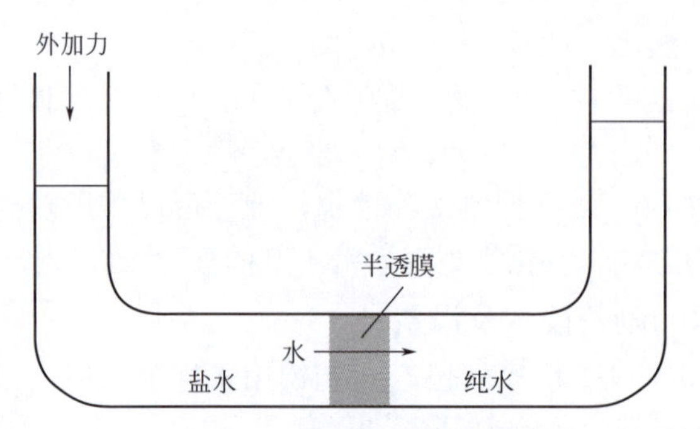

图 3-7　反渗透原理示意图

3. 深度除盐装置

为了进一步除去水中残余的微量离子，需进行深度除盐处理以获得电导率在 0.1～0.06μs/cm 标准范围的纯化水，目前采用的深度除盐的方法有以下几种：混床（离子交换树脂）的处理、抛光混床装置、电去离子（EDI）装置。

电去离子（electrodeionization，EDI）装置是一种电去离子技术，其基本原理是借助树脂的离子交换作用，以及阴、阳离子选择性透过膜对水中阴、阳离子选择性通过的功能来完成深度除盐。整个分离过程是在直流电场的直接作用下完成离子的定向迁移，从而除去水残余的离子，降低纯化水的电导率。原理见图 3-8。在 EDI 深度除盐过程中，微量阴、阳离子在直流电场的作用下，透过阴阳离子选择性透过膜而被除去，同时水分子在电场的作用下又被分解为 H^+、OH^-，这两种离子又对交换树脂进行就地再生，使离子交换树脂始终保持良好的交换状态，从而达到深度除盐的目的。

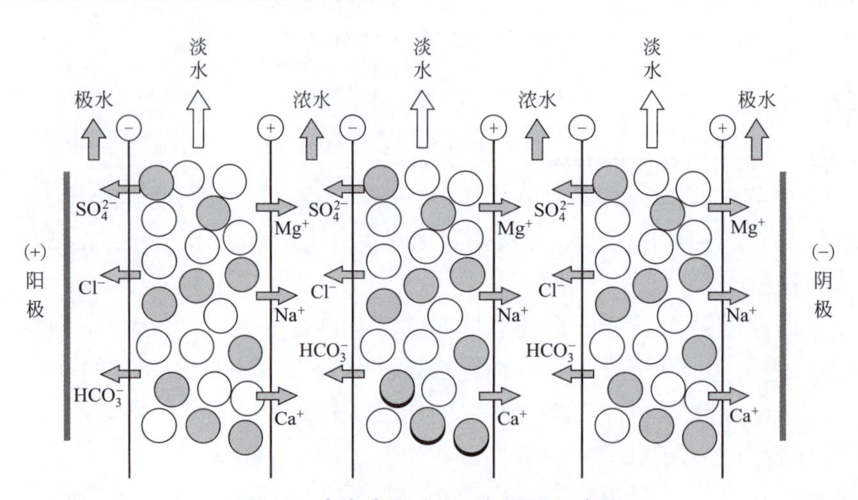

图 3-8　电去离子（EDI）原理示意图

EDI 技术把电渗析技术和离子交换技术有机地结合在一起，可以有效地除去水中微量的离子，使纯化水的电阻率达到 15MΩ·cm 以上，在整个深度除盐的过程中不需添加任何化学药品，不发生对环境的污染，水的利用率高，可以连续制备纯化水。

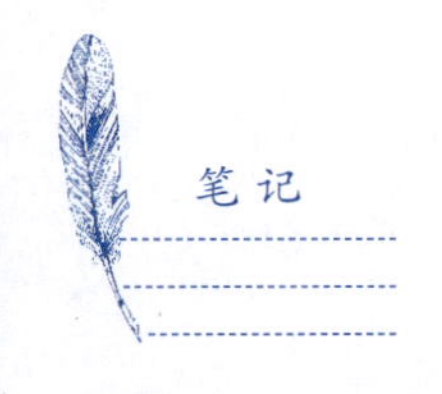

扫一扫　3.8.2　拓展知识　电渗析法

常用的纯化水制备方案有四种在制药工业中被广泛采用，分别是二级RO、一级RO+EDI、二级RO+EDI与二级RO+混床。

（二）注射用水的制备技术及设备

我国药典收载的注射用水制备方法为蒸馏法。常用设备有多效蒸馏水器和气压式蒸馏水器。

1. 多效蒸馏水器

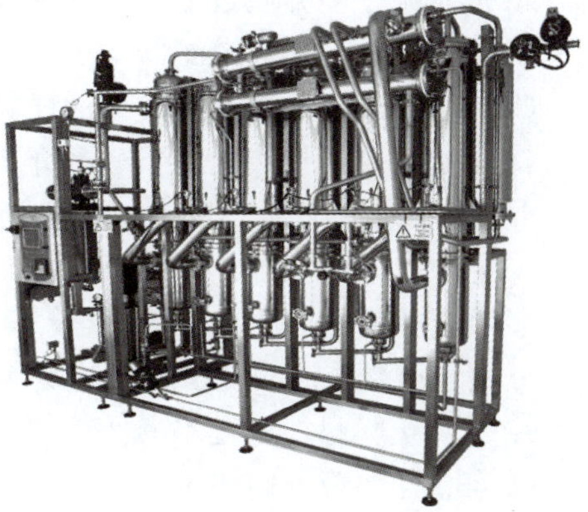

图3-9　多效蒸馏水器

多效蒸馏水器（图3-9）为制药企业制备注射用水的主要设备，其结构主要由蒸发器、分离装置、冷凝器、阀门、仪表及控制元件组成。

以三效蒸馏水器为例说明其工作原理：一效塔内的纯化水经高压蒸汽加热迅速蒸发，蒸发的蒸汽作为热源进入二效塔加热室，二效塔内纯化水被蒸发产生的蒸汽作为三效塔的热源。二效塔、三效塔的加热蒸汽（作为热源的蒸汽）被冷凝后生成的蒸馏水与三效塔内蒸汽冷凝后生成的蒸馏水汇集于收集器，即为制得的注射用水。

多效蒸馏水器制备注射用水具有耗能低、质量优、产量高等特点，实际生产中多选用四效以上的蒸馏水机。

2. 气压式蒸馏水器

气压式蒸馏水器主要由自动进水器、加热室、蒸发室、冷凝器及蒸汽压缩机等组成，通过蒸汽压缩机使热能得到充分利用，具有多效蒸馏水器的优点，但电能消耗较大。

为保证注射用水的质量，应减少原水中的细菌内毒素，监控蒸馏法制备注射用水的各生产环节，并防止微生物的污染。应定期清洗与消毒注射用水系统。注射用水的储存方式和静态储存期限应经过验证确保水质符合质量要求，采用70℃以上保温循环，储存时间不得超过12h。

习题3.8

扫一扫　习题3.8答案

单项选择题

1.（　　）为我国法定制备注射用水的方法。

A. 离子交换法　　B. 电渗析法

C. 蒸馏法　　D. 反渗透法

2. 具有除去原水中的有机物、残氯作用的是（　　）。

A. 保安过滤器　　B. 石英砂过滤器

C. 活性炭过滤器　　D. 软化器

3. 目前主流的制水流程是（　　）。

笔记

A. 原水泵→多介质过滤器→活性炭过滤器→软化器→二级反渗透→ EDI
B. 原水泵→活性炭过滤器→多介质过滤器→软化器→二级反渗透→ EDI
C. 原水泵→多介质过滤器→活性炭过滤器→软化器→ EDI →二级反渗透
D. 原水泵→活性炭过滤器→多介质过滤器→软化器→ EDI →二级反渗透

4. 注射用水生产监控的关键质量指标是（　　）。
A. 微生物　B. 细菌内毒素　C. 易氧化物　D. 硝酸盐

多项选择题

5. 关于反渗透法的说法正确的是（　　）。
A. 反渗透膜只能透过水　B. 反渗透膜只能透过盐
C. 在含盐溶液一侧加压　D. 在纯水一侧加压

6. 注射用水的储存条件（　　）。
A. 80℃保温　B. 70℃以上保温循环
C. 储存时间不超过 12h　D. 储存时间不超过 24h

7. 纯化水可用于（　　）。
A. 配制普通药物制剂用的溶剂或试验用水
B. 口服、外用制剂配制用溶剂或稀释剂
C. 口服制剂用器具的精洗用水
D. 中药注射剂、滴眼剂等灭菌制剂所用饮片的提取溶剂

8. 注射用水可用于（　　）。
A. 清洗安瓿　B. 配制注射液
C. 溶解粉针　D. 稀释注射液

9. 纯化水以饮用水为水源，可采用（　　）方法制备。
A. 蒸馏法　B. 反渗透法　C. 离子交换法　D. 凝胶过滤法

10. EDI 法是（　　）有机结合。
A. 离子交换法　B. 电渗析法　C. 蒸馏法　D. 反渗透法

任务九　过滤技术

扫一扫　3.9　案例导入　静脉滴注终端过滤器

一、过滤机制

过滤系指将悬浮液（或含固体颗粒的气体）中的流体强制通过多孔性介质，使固体沉积或截留在多孔介质上，从而使颗粒与流体得到分离的操作。通常，将过滤用多孔材料称过滤介质，或滤材。过滤是制备灭菌和无菌制剂、液体制剂以及空气净化等必不可少的单元操作。

注射液的滤过靠介质的拦截作用，其过滤方式有表面过滤和深层过滤。表面过滤是过滤介质的孔道小于滤浆中颗粒的大小，过滤时固体颗粒被截留在介质表面，如滤纸与微孔滤膜的过滤作用。深层过滤是介质的孔道大于滤浆中颗

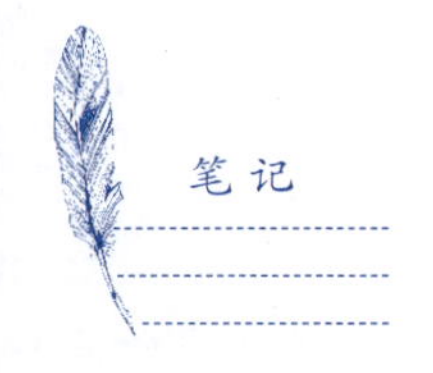

粒的大小，但当颗粒随液体流入介质孔道时，靠惯性碰撞、扩散沉积以及静电效应被沉积在孔道和孔壁上，使颗粒被截留在孔道内。

溶液剂、注射剂等常见的液体制剂通过过滤获得澄清的滤液。而药物的重结晶等操作，通过过滤，在过滤介质上截留的固体滤渣为所需要的物质。固液分离的操作除过滤外，还可以采取澄清、沉降、离心分离等方法。洁净室的空气过滤则是气固分离的典型操作。

二、过滤速度的影响因素及提高方法

假定过滤时液体流过致密滤渣层的间隙，且间隙为均匀的毛细管聚束，此时液体的流动遵循 Poiseuile 公式（3-3）：

$$V=\frac{P\pi r^4}{8\eta L} \tag{3-3}$$

式中，V 为过滤容量；P 为操作压力；r 为流过层中毛细管半径；L 为毛细管长度；η 为液体黏度。V/t 即为过滤速度，由此可知影响过滤速度的因素有：①操作压力越大，滤速越快；②孔隙越窄，阻力越大，滤速越慢；③过滤速度与滤器的表面积成正比（这是在过滤初期）；④黏度愈大，滤速愈慢；⑤滤速与毛细管长度成反比，因此沉积的滤饼量愈多，滤速愈慢。

根据以上因素，增加滤速的方法有：①加压或减压以提高压力差；②升高滤液温度以降低黏度；③先进行预滤，以减少滤饼厚度；④设法使颗粒变粗以减少滤饼阻力等。

三、过滤介质

过滤介质亦称滤材，为滤渣的支持物。过滤介质的种类很多，其性质不同，用途及效率也不同。过滤介质应由惰性材料制成，既不与滤液起反应，也不吸附或很少吸附滤浆中的有效成分；耐酸、耐碱、耐热，适用于过滤各种溶液；过滤阻力小、滤速快、反复应用、易清洗；应具有足够的机械强度；价廉、易得。常用的过滤介质有：多孔陶瓷、垂熔玻璃过滤介质、烧结金属过滤介质、微孔滤膜。

扫一扫　3.9.1　拓展知识　助滤剂

四、过滤器及过滤装置

（一）过滤器

过滤器按照其截留能力，在制剂生产中可以用作药液的粗滤或精滤。粗滤滤器包括钛滤棒、钛滤器、板框式压滤机等；精滤滤器包括垂熔玻璃滤器、微孔滤膜滤器和超滤器等。下面介绍制剂生产中常用的过滤器。

1. 钛滤棒

钛金属粉末烧结而成，用于注射剂生产中预滤，常用于脱炭过滤。其具有抗热性能好、强度大、重量轻、不易破碎，且过滤阻力小、滤速大的特点。

2. 垂熔玻璃滤器

硬质玻璃细粉烧结而成，用于注射剂的精滤和膜滤前的预滤。形状有漏斗、

笔记

滤球及滤棒三种。按过滤介质的孔径分为1～6号。G3号多用于常压过滤，G4号多用于减压或加压过滤，G6号作无菌过滤用。

垂熔玻璃滤器的优点是化学性质稳定（对强碱和氢氟酸除外）；吸附性低，一般不影响药液的pH值；易洗净，不易出现裂漏、碎屑脱落等现象。

3. 微孔滤膜滤器

以微孔滤膜作过滤介质的过滤装置，常用的有圆盘形和圆筒形两种，圆筒形见图3-10。用于注射剂精滤（0.65～0.8μm）和除菌过滤（0.22μm）。

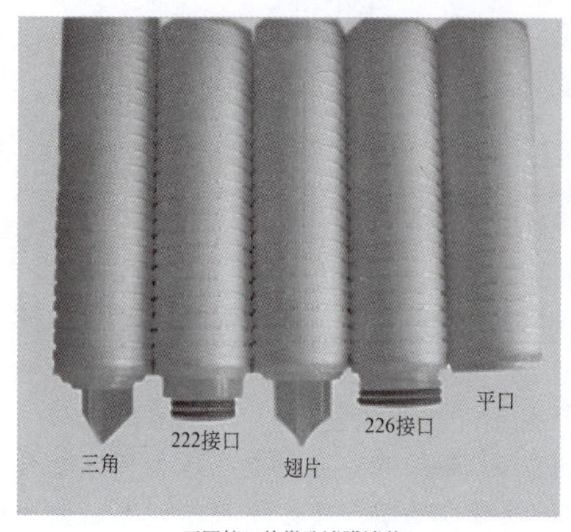

不同接口的微孔滤膜滤芯

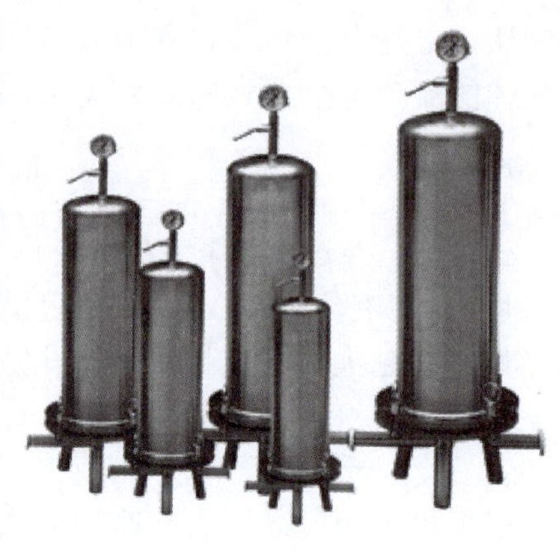

不同大小的微孔滤膜滤器

图3-10　微孔滤膜滤器

微孔滤膜滤器的优点：①微孔孔径小，截留能力强；②阻力小，滤速比其他滤器快；③无介质的迁移，不会影响药液的pH值，不滞留药液；④滤膜用后弃去，不会造成产品之间的交叉污染。缺点是易堵塞，温度变化大，膜易破。

滤膜材质有聚醚砜、醋酸纤维素、聚酰胺、聚四氟乙烯膜、聚丙烯膜等，根据滤液性质选择相应膜材。

4. 板框式压滤机

由多个中空滤框和实心滤板交替排列在支架上组成，是一种在加压下间歇操作的过滤设备。此种滤器的过滤面积大，截留的固体量多，且可在各种压力下过滤。可用于黏性大、滤饼可压缩的各种物料的过滤，特别适用于含少量微粒的滤浆。在注射剂生产中，多用于预滤用。缺点是装配和清洗麻烦，容易滴漏。

在注射剂生产中，一般采用二级过滤，先将药液用常规的滤器如钛滤棒、垂熔玻璃漏斗、板框式压滤机或加预滤膜等办法进行预滤后才能使用滤膜过滤，即可将膜滤器串联在常规滤器后作末端过滤之用。但还不能达到除菌的目的，过滤后还需灭菌。

（二）过滤装置

过滤装置为多种过滤器组合而成，可分为高位静压过滤装置、减压过滤装置和加压过滤装置。

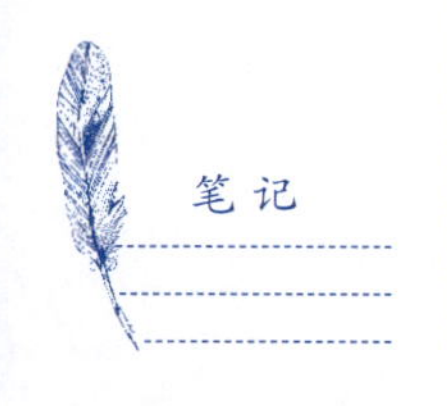

1. 高位静压过滤装置

高位静压过滤装置是利用液位差进行过滤的装置。适用于小批量生产、缺乏加压或减压设备的情况，如注射剂配液后通过管道送入高位槽，然后进行灌封。此法压力稳定，质量好，但滤速慢。

2. 减压过滤装置

减压过滤装置为利用真空泵对过滤系统抽真空形成负压，使待过滤溶液通过过滤介质的装置。此装置可以进行连续过滤操作，药液处于密闭状态，不易被污染。但缺点是压力不够稳定，操作不当易使滤层松动而影响滤液质量。此外，应注意对进入滤过系统的空气进行过滤，防止其对滤液的污染。

3. 加压过滤装置

加压过滤装置是利用离心泵对过滤系统加压，使待过滤溶液通过过滤介质的装置。适用于配液、过滤及灌封等工序在同一平面的情况，操作前应注意检查过滤系统的严密性。加压过滤装置具有压力稳定、滤速快、滤液澄明、产量高等特点。整个装置处于正压下，过滤停顿对滤层影响也较小，同时有利于防止外界空气的污染。

习题3.9

扫一扫　习题3.9答案

单项选择题

1. 适合于精滤的滤器有（　　）。

A. 漏斗　　B. 板框式压滤机

C. 微孔滤膜　　D. 钛滤棒

2. 用于除菌过滤的微孔滤膜（　　）μm。

A. 0.22　　B. 0.45　　C. 0.65　　D. 0.8

3. 可用于过滤除菌的垂熔玻璃滤器是（　　）。

A. G2　　B. G3　　C. G4　　D. G6

多项选择题

4. 用于预滤的设备有（　　）。

A. 漏斗　　B. 板框式压滤机

C. 微孔滤膜　　D. 钛滤棒

5. 增加滤速的方法有（　　）。

A. 加压或减压以提高压力差

B. 升高滤液温度以降低黏度

C. 先进行预滤，以减少滤饼厚度

D. 设法使颗粒变粗以减小滤饼阻力

判断题

6. 过滤就是通过多孔性的过滤介质进行固液分离。（　　）

7. 过滤介质应由惰性材料制成，既不与滤液起反应，也不吸附或很少吸附滤浆中的有效成分。（　　）

8. 微孔滤膜具有过滤阻力小，滤速大的特点。（　　）

9. 垂熔玻璃漏斗常用于脱炭过滤。（　　）

10. 钛滤棒多用于注射剂生产中的预滤。（　　）

笔记

任务十　空气净化技术

扫一扫　3.10　案例导入　洁净室的由来

空气净化是创造洁净的空气环境，以保证产品质量的空气调节措施。根据行业的要求和洁净标准，可分为工业净化和生物净化。工业净化指除去空气中悬浮的尘埃粒子以创造洁净的空气环境。生物净化不仅要除去尘埃粒子，还要除去微生物。制药工业需达到生物洁净。

一、GMP洁净室的净化标准

洁净室系指应用空气净化技术，使室内达到不同的洁净级别，供不同制剂生产要求使用的操作室。洁净室的净化标准主要涉及尘埃和微生物两方面，我国2010版《药品生产质量管理规范》将洁净区划分为以下4个级别A、B、C、D，各洁净度级别对尘埃和微生物的限度要求见表3-4，微生物监控的动态标准见表3-5。不同无菌制剂对生产环境的空气洁净度要求见表3-6。

表3-4　药品生产洁净室（区）空气洁净度级别

洁净度级别	悬浮粒子最大允许数/米^3			
	静态①		动态②	
	≥0.5μm④	≥5.0μm	≥0.5μm④	≥5.0μm
A级③	3520	20	3520	20①
B级④	3520	1	352000	2900
C级④	352000	2900	3520000	29000
D级④	3520000	29000	不做规定⑤	不做规定⑤

①生产操作全部结束，操作人员撤离生产现场并经15～20min自净后，洁净区的悬浮粒子应达到表中的“静态”标准。

②动态测试可在常规操作、培养基模拟灌装过程中进行，证明达到“动态”的洁净度级别。

③为确认A级洁净区的级别，每个采样点的采样量不得少于1米^3。

④为了达到B、C、D级区的要求，空气换气次数应根据房间的功能、室内的设备和操作人员数决定。空调净化系统应当配有适当的终端过滤器，如：A、B和C级区应采用不同过滤效率的高效过滤器（HEPA）。

⑤须根据生产操作的性质来决定洁净区的要求和限度。

表3-5　洁净区微生物监控的动态标准①

级别	浮游菌	沉降菌（ϕ90mm）	表面微生物	
	cfu/m^3	cfu/4h②	接触碟（ϕ55mm）cfu/碟	5指手套cfu/手套
A级	<1	<1	<1	<1
B级	10	5	5	5
C级	100	50	25	—
D级	200	100	50	—

①表中各数值均为平均值。

②可使用多个沉降碟连续进行监控并累计计数，但单个沉降碟的暴露时间可以少于4h。

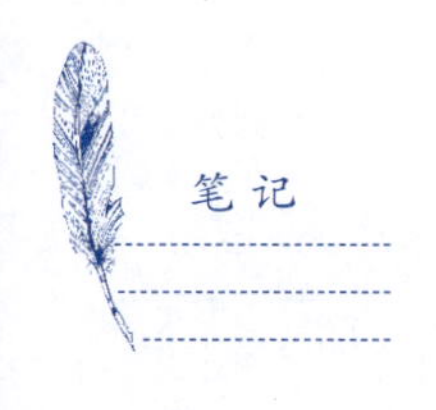

表3-6 无菌药品生产环境的空气洁净度要求

洁净度级别	最终灭菌产品生产操作示例
C级背景下的局部A级	高污染风险的产品灌装（或灌封）
C级	产品灌装（或灌封） 高污染风险产品的配制和过滤 眼用制剂、无菌软膏剂、无菌混悬剂等的配制、灌装（或灌封） 直接接触药品的包装材料和器具最终清洗后的处理
D级	轧盖 灌装前物料的准备 产品配制（指浓配或采用密闭系统的稀配）和过滤 直接接触药品的包装材料和器具的最终清洗
洁净度级别	非最终灭菌产品的无菌操作示例
B级背景下的A级	产品灌装（或灌封）、分装、压塞、轧盖 灌装前无法除菌过滤的药液或产品的配制 直接接触药品的包装材料、器具灭菌后的装配、存放以及处于未完全密封状态下的转运 无菌原料药的粉碎、过筛、混合、分装
B级	未完全密封产品置于完全密封容器内的转运 直接接触药品的包装材料、器具灭菌后处于完全密封容器内的转运
C级	灌装前可除菌过滤的药液或产品的配制 产品的过滤
D级	直接接触药品的包装材料、器具的最终清洗、装配或包装、灭菌

非无菌制剂如口服液体、固体、腔道用药（含直肠用药）、表皮外用药品、非无菌的眼用制剂暴露工序及其直接接触药品的包装材料最终处理的暴露工序区域，应参照“无菌药品”附录中D级洁净区的要求设置与管理。非无菌原料药精制、干燥、粉碎、包装等生产操作的暴露环境也应当按照D级洁净区的要求设置。

洁净室应保持正压，洁净室之间按洁净度的高低依次相连，并有相应的压差（压差≥10Pa）以防止低级洁净室的空气逆流到高级洁净室；除有特殊要求外，洁净室的温度一般应为18～26℃，相对湿度为45%～65%。

二、空气净化系统

空气净化技术主要通过利用多孔过滤介质截留或吸附粉尘以控制空气洁净度；再加上空气温湿度调节组件、鼓风、排风系统等，实现控制空气中微粒和微生物、进行温湿度调节、保持洁净室压差、控制换气次数等功能。

空气净化系统（Heating and Ventilation and Air Conditioning，HVAC），亦称净化空调系统，由空气净化处理、空气输送和分配等设备组成，对空气进行冷却（加热）、除湿（加湿）、净化处理后，由送风口向室内送入，室内滞留的灰尘和细菌被洁净空气稀释后由回风口排出室外，或由回风口经空气过滤除去灰尘和细菌，再进入系统的回风管路。图3-11为空气净化系统进行空气调节的流程。空气净化处理包括空气过滤、组织气流排污、控制室内静压等综合措施。

（一）空气过滤器

在室内环境中，悬浮于空气中的尘粒粒径绝大多数小于10μm，而且其粒度

笔记

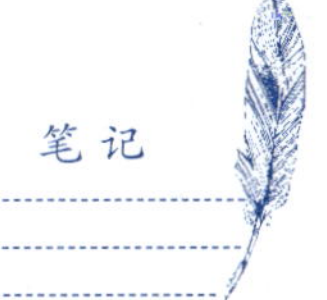

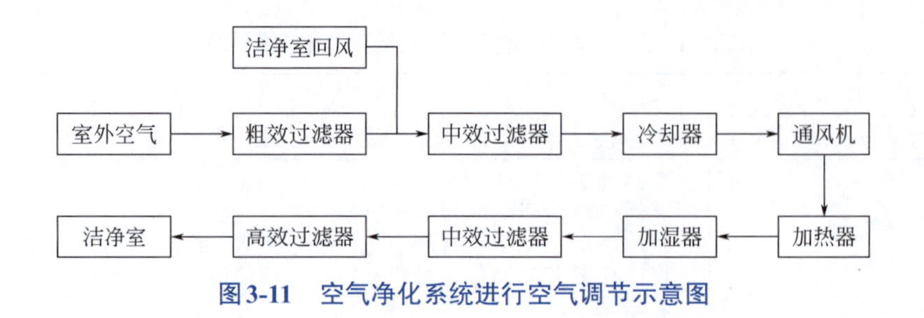

图3-11　空气净化系统进行空气调节示意图

分布在1μm以下的占98%以上，因此，空气过滤通常把粒径小于10μm的粒子作为主要处理对象，在空气净化技术中以5.0μm和0.5μm作为划分洁净度等级的标准粒径。空气过滤器，包括初效过滤器、中效过滤器和高效过滤器。初效可用于大于5μm的悬浮粉尘，中效滤除大于1μm的尘粒，高效滤除小于1μm的尘埃，一般装于通风系统末端。

（二）室内气流组织与换气

室内气流组织是指为了特定目的组织空气以某种流型在室内运行循环和进、出的形式，是保证空气洁净度的重要手段。

1. 气流组织形式

（1）单向流（层流）　单向流（层流）的特点是流线平行、单一方向、有一定的和均匀的断面流速、各流线间的尘粒不易从一个流线扩散到另一个流线上去。即使遇到人、物等附尘体，进入气流中的尘埃也很少会沉降，不易积尘。该气流方式类似于汽缸内的活塞动作，把室内发生的粉尘以整层气流形式推出室外，洁净室在净化空调系统启动后能在较短时间内达到并保持一定的洁净度。

层流方式分为垂直层流和水平层流两种。水平层流见图3-12，高效过滤器送风口满布洁净室一侧墙面，对面墙上满布回风格栅作为回风墙，洁净空气沿水平方向均匀地从送风墙流向回风墙。垂直层流见图3-13，则是高效过滤器送风口布满顶棚，格栅地板做成回风口，气流在过滤器的阻力下形成送风口处均匀分布的垂直向下的洁净空气流，将操作人员和工作台面的粉尘带走。

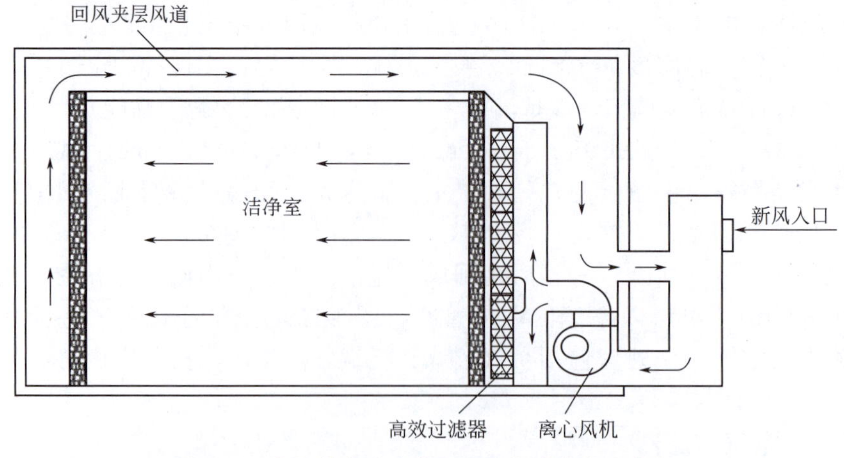

图3-12　水平单向流（水平层流）洁净室示意图

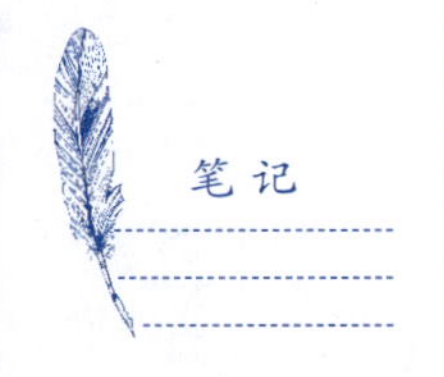

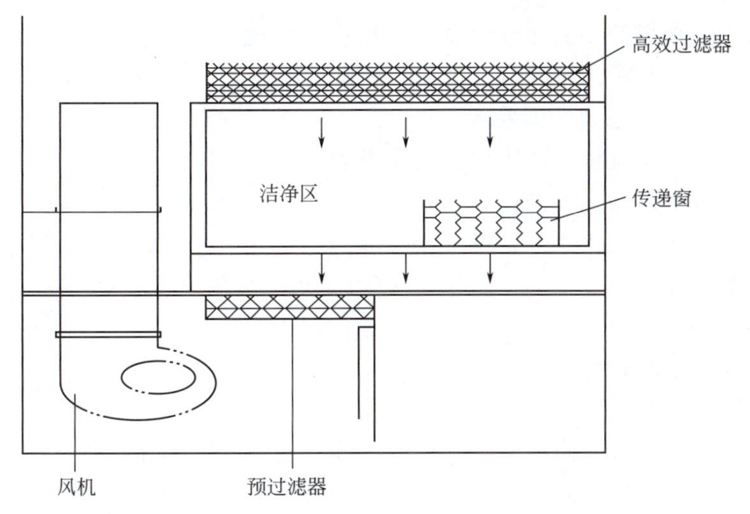

图3-13　垂直单向流（垂直层流）净化工作台示意图

单向流系统在其工作区域必须均匀送风，风速为0.36～0.54m/s（指导值）。应当有数据证明单向流的状态并经过验证。通常在A级、B级区布局层流。

（2）非单向流　非单向流形式包括乱流和辐流两种。

① 乱流是气流具有不规则的运动轨迹，也称紊流。乱流方式和单向流方式相比，由于受到送风口形式和布置的限制，不可能使室内获得很大的换气次数，而且不可避免地存在室内涡流。

② 辐流也称矢流，该流线不平行但不交叉，它的净化功能不同于乱流方式的稀释作用，也不同于单向流方式流线平行的活塞作用，而是靠流线不交叉气流的推动作用，将室内尘粒排出室外，缺点是气流在障碍物后会形成涡流。

非单向流能达到的室内洁净度与送风、回风的布置形式以及换气次数有关，一般可实现C级、D级。

2. 换气次数

换气次数是送风量与房间体积的比值，其单位是次/小时。洁净室的送风量应根据自净时间确定洁净室换气次数，并对各项风量进行比较，取其中的最大值：

（1）根据洁净要求所需之风量；

（2）根据室内热平衡和稀释有害气体所需之风量；

（3）根据室内空气平衡所需风量。

扫一扫　3.10.1　拓展知识　洁净室静压差控制

习题3.10

扫一扫　习题3.10答案

单项选择题

1. 无菌药品生产所需的洁净区为B级的是（　　）。

A. 无菌原料药的粉碎、过筛、混合、分装

B. 灌装前无法除菌过滤的药液或产品的配制

C. 灌装前可除菌过滤的药液或产品的配制

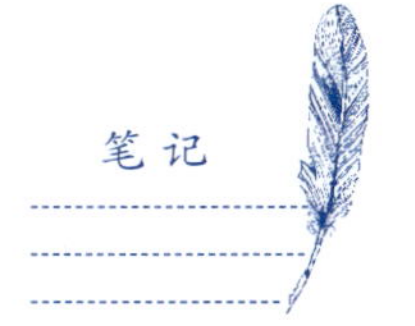

D. 未完全密封产品置于完全密封容器内的转运

2. 对层流净化特点的表述，错误的是（　　）。

A. 层流净化可达到无菌要求

B. 空气处于层流状态，室内空气不易积尘

C. 空调净化即为层流净化

D. 各流线间的尘埃不易扩散

多项选择题

3. 洁净室应（　　）。

A. 与外界相对正压

B. 与外界相对负压

C. 洁净室之间按洁净度的高低依次相连，且洁净室间无压差

D. 洁净室的温度一般应为 18～26℃，相对湿度为 45%～65%

4. 对洁净室的空气流动叙述正确的是（　　）。

A. 洁净室的空气的流动包括单向流和非单向流

B. 层流包括水平层流和垂直层流

C. 紊流空气流速较高，粒子在空气中浮动而不会积聚沉降下来

D. 洁净度为 A 级的气流组织为紊流

5. 空气净化技术主要是通过控制生产场所中的（　　）。

A. 适宜的温度　　B. 适宜的湿度

C. 空气细菌污染水平　　D. 空气中尘粒浓度

判断题

6. 制药工业环境达到工业洁净即可。（　　）

7. 空气净化洁净级别中洁净级别最高的是 A 级。（　　）

8. 固体制剂的洁净区的洁净级别是 A 级。（　　）

9. 最终灭菌产品中高污染风险的产品（如输液）灌装应在 C 级背景下局部 A。（　　）

10. 高效过滤器可以除去小于 1μm 的尘埃，一般装于通风系统末端。（　　）

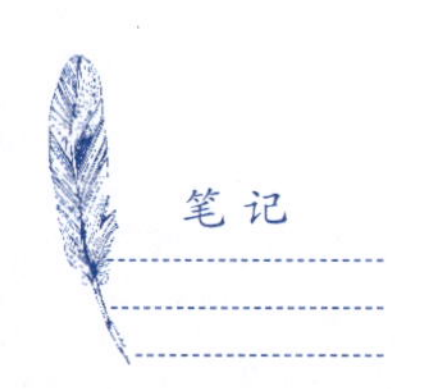

项目四

固体制剂

学习目标

知识要求

1. 掌握常见固体制剂的分类、特点、质量要求，处方组成、制备工艺；包衣的目的、种类和方法。
2. 熟悉固体制剂的常用辅料。
3. 了解固体制剂各工序常用设备。

技能要求

1. 会进行固体制剂的制备及质量检查。
2. 会分析固体制剂的处方。

数字资源

4.1.1　拓展知识　其他黏合剂
4.1.2　拓展知识　崩解剂的加入方法
习题4.1答案

微课9　散剂
4.2　案例导入　五石散
4.2.1　拓展知识　球磨机和流能磨
习题4.2答案

微课10　颗粒剂
4.3　案例导入
习题4.3答案

4.4　案例导入　毒胶囊事件
4.4.1　拓展知识　胶囊剂的历史
4.4.2　拓展知识　胶囊剂的囊壳组成
4.4.3　拓展知识　包合技术
4.4.4　拓展知识　新型胶囊剂
4.4.5　拓展知识　速效感冒胶囊的注意事项
4.4.6　拓展知识　利巴韦林软胶囊的注意事项
4.4.7　拓展知识　肠溶胶囊和结肠胶囊的崩解时限检查
习题4.4答案

4.5　案例导入　滴丸的历史
4.5.1　拓展知识　固体分散技术
4.5.2　拓展知识　其他类型的滴丸
4.5.3　拓展知识　灰黄霉素滴丸的注意事项
习题4.5答案

4.6　案例导入　微丸的发展历史
4.6.1　拓展知识　其他类型的微丸
习题4.6答案

微课11　片剂的概述
4.7.1　拓展知识　片剂的历史
4.7.2　拓展知识　3D打印制片技术
4.7.3　拓展知识　压片过程中可能出现的问题及解决办法
4.7.4　拓展知识　包衣过程中出现的问题及解决办法
4.7.5　拓展知识　复方阿司匹林片的注意事项
4.7.6　拓展知识　阿奇霉素分散片的注意事项
4.7.7　拓展知识　罗通定片的注意事项
习题4.7答案

任务一 固体制剂常用辅料

固体制剂系指以固体形态存在的各种制剂，包括散剂、颗粒剂、胶囊剂、丸剂、片剂等，是目前新药开发或临床使用中的首选剂型，在市场中的占有率高达 70% 以上。普通固体制剂所具有的共同特点是：①相比液体制剂而言，固体制剂的物理、化学稳定性好，固体制剂生产成本较低，工艺流程较为简单，服用与携带方便；②在生产过程中因有粉碎、筛分、混合操作，易造成粉尘飞扬，不利于劳动保护；③在质量控制方面，易存在含量不均匀的问题，与物料的混合均匀度密切相关；④固体制剂在体内需首先溶解后才能被吸收，故相比于液体制剂，生物利用度较低。

固体制剂由药物和辅料构成。辅料是指没有生理活性的物质，是指固体制剂中除药物以外的一切附加物料的总称。在固体制剂中，不同辅料可提供不同功能，如填充、黏合、崩解、润滑等，根据需要还可以加入着色剂、矫味剂等。辅料选择的一般原则是：惰性（无活性、不影响药效、不干扰含量测定、无相互作用）、功能性、经济性等。因此，应当根据主药的理化性质和具体剂型需求，结合具体的生产工艺，选用适宜的辅料。根据它们所起作用的不同，常将固体制剂辅料分成以下五大类。

一、填充剂（稀释剂与吸收剂）

在制备药物制剂时，由于主药剂量较少不利于成型和单剂的称量，需要加入某些辅料以增加重量与体积，如药物的剂量低于 50mg 时较难成片型，加入的这类辅料称为稀释剂。在制备片剂、胶囊剂、颗粒剂或者丸剂等固体制剂时，若药物含有油性组分，需加入某些辅料吸收油性成分，使保持“干燥”状态，以利于制剂成型，这类辅料称为吸收剂。稀释剂和吸收剂统称为填充剂。

（一）水溶性填充剂

常用的有糖粉、乳糖、甘露醇等。

1. 糖粉

糖粉是结晶性蔗糖经低温干燥粉碎后而成的白色粉末，黏合力强，可用来增加片剂的硬度，并使片剂的表面光滑美观。但吸湿性较强，长期贮存会使片剂的硬度过大，崩解或溶出困难。除口含片或可溶性片剂外，一般不单独使用，常与淀粉、糊精配合使用。

2. 乳糖

乳糖是一种优良的片剂填充剂，由牛乳清中提取制得，在国内外应用非常广泛。常用的乳糖是 α- 水乳糖，无吸湿性、可压性好、性质稳定，与大多数药物不起化学反应，压成的药片光洁美观。目前国内外辅料企业，开发出不同种类的乳糖。①晶体乳糖，包括筛分乳糖和经研磨的乳糖，粒径分布狭窄，具有良好的混合性、压缩成型性等，常被用于粉末混合、胶囊填充、片剂湿法制粒等。②改良乳糖，包括颗粒乳糖和喷雾干燥乳糖，具有良好的流动性和压缩成型性，可用于填充胶囊、散剂和粉末直接压片。在因价格高而未被广泛使用的

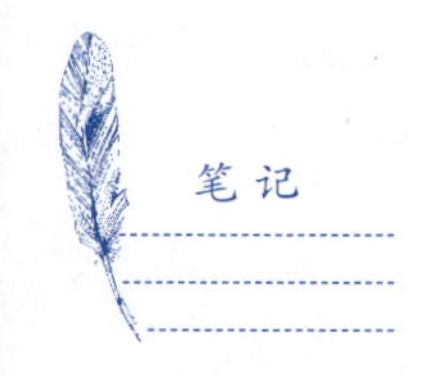

年代，国内一般用淀粉、糊精、糖粉以一定比例的混合物代替，称为代乳糖。由喷雾干燥法制得的乳糖为非结晶乳糖，其流动性、可压性良好，可供粉末直接压片使用。

3. 甘露醇

甘露醇是无臭的白色粉末或可自由流动的细颗粒，其甜度约为蔗糖的一半，与葡萄糖相当。甘露醇在口中溶解时吸热，因而有凉爽感，同时兼具一定的甜味，在口中无砂砾感，因此较适于制备咀嚼片，价格稍贵，常与蔗糖配合使用。许多药物如巴比妥、苯海拉明等溶于熔融的甘露醇中，可形成固体分散体，此种分散体可直接压片。此外，甘露醇也可作为冷冻干燥制剂的骨架剂使用。

（二）水不溶性填充剂

常用的有淀粉、糊精、微晶纤维素、硫酸钙、磷酸氢钙等。

1. 淀粉

淀粉是较常用的片剂辅料。常用玉米淀粉，它的性质稳定，与大多数药物不起作用，价格便宜，吸湿性小、外观色泽好。淀粉的压缩成型性不好，若单独使用，会使药片过于松散，故常与可压性较好的糖粉、糊精混合使用。某些酸性较强的药物不宜用淀粉作填充剂，因为颗粒剂在干燥的过程中会使淀粉部分水解。

2. 糊精

糊精是淀粉水解中间产物的总称，水溶物约为 80%，在冷水中溶解较慢，较易溶于热水，不溶于乙醇。糊精具有较强的黏性，使用不当会使片面出现麻点、水印或造成片剂崩解或溶出迟缓。

3. 微晶纤维素（MCC）

微晶纤维素是纤维素部分水解而制得的聚合度较小的结晶性纤维素，性状为白色或类白色粉末或颗粒状粉末；无臭，无味。在水、乙醇、乙醚、稀硫酸或 5% 氢氧化钠溶液中几乎不溶。糊精可用作黏合剂、稀释剂、崩解剂，使用量一般为 5%～20%，既可用于湿法制粒，又可用于直接压片，使用量一般为 10%～45%。根据粒度和含水量不同可以分为若干规格。同时本身具有良好的可压性，有较强的结合力，可作为粉末直接压片的干黏合剂使用。

（三）直接压片用填充剂

常用的有喷雾干燥乳糖、可压性淀粉等。可压性淀粉亦称预胶化淀粉，国产可压性淀粉是部分预胶化的产品（全预胶化淀粉又称为 α- 淀粉）。可压性淀粉是多功能辅料，可作填充剂，具有良好的流动性、可压性、自身润滑性和干黏合性，并有较好的崩解作用。

（四）吸收剂

吸收剂可分为无机和有机两类。通常使用无机类作为挥发油类药物的吸收剂，具有可容纳量大、吸收后不易浸出、吸湿性小的特点。常用的是无机钙盐，如硫酸钙、磷酸氢钙及药用碳酸钙（由沉降法制得，又称为沉降碳酸钙）等。硫酸钙性质稳定，无臭无味，微溶于水，与多种药物均可配伍使用，制成的片剂外观光洁，硬度、崩解均好，对药物也无吸附作用，但本品可干扰四环素的吸收。有机吸收剂品种有乳糖、淀粉、半乳糖、交联聚维酮等。

笔记

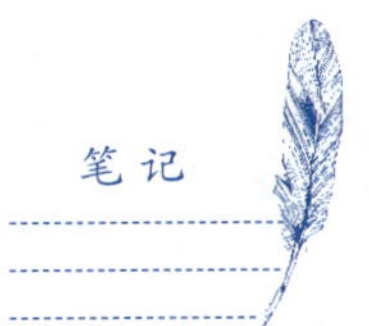

二、润湿剂和黏合剂

润湿剂本身无黏性，但可润湿原辅料并诱发其黏性，以利于制粒、压片而制成片剂、胶囊剂、颗粒剂等。当原料本身无黏性或黏性不足时，需加入黏性物质以便于物料粉末聚结成颗粒或压缩成型，这些黏性物质称为黏合剂。常用的润湿剂和黏合剂如下。

（一）常用的润湿剂

1. 水

当原辅料有一定黏性时，加入水诱发黏性，形成符合要求的颗粒。在制备时常采用低浓度的淀粉浆或乙醇代替，以应对物料对水的吸收较快，发生润湿不均匀的现象。

2. 乙醇

用水为润湿剂制成的软材太黏导致制粒困难或颗粒过硬，或药物遇水不稳定，可选用适宜浓度的乙醇为润湿剂。湿润后物料的黏性与乙醇的浓度成反比，因此浓度要视原辅料的性质而定，一般为30%～70%。用中药浸膏制粒压片时，应注意迅速操作，以免乙醇挥发而产生强黏性团块。

（二）常用的黏合剂

1. 淀粉浆

淀粉浆是将淀粉混悬于冷水中，加热使糊化（煮浆法），或用少量冷水混悬后，再加沸水使糊化（冲浆法）而制成。两种方法都是利用了淀粉能够糊化，同时黏度急剧增大的特点。常用的浓度是8%～15%，并以10%淀粉浆最为常用。若物料可压性较差，可适当提高淀粉浆的浓度到20%。淀粉浆价廉且黏合性能较好，常作为片剂的黏合剂使用。

2. 聚维酮（PVP）

聚维酮具有良好的水溶性，常用其适宜浓度水溶液作为黏合剂；也可溶于乙醇，其醇溶液也可为黏合剂，因此较适于对水敏感的药物。适用于疏水性药物，既有利于改善药物的润湿性而有利于药物溶出，又因润湿药物易于制粒。片剂制备时其用量占片剂总重的0.5%～2%。

扫一扫　4.1.1　拓展知识　其他黏合剂

三、崩解剂

崩解剂是指在固体制剂中能促使其在体液中迅速崩解成小粒子的辅料。崩解是药物溶出发挥疗效的第一步，为使固体制剂更好地发挥疗效，一般均需加入崩解剂。崩解剂的作用不仅要消除片剂内部的黏合力，同时还应该破除颗粒的黏合力，促进药物溶出。崩解剂的作用机制一般认为主要有膨胀作用、毛细管作用、产气作用及酶解等。

1. 干淀粉

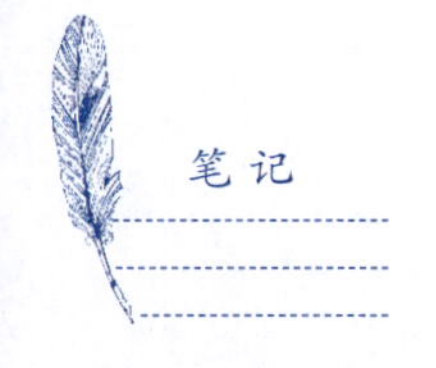

干淀粉为固体制剂中最常用的一种崩解剂，含水量在8%以下，用量一般为配方总量的5%～20%，其崩解作用较好。因其压缩成型性不好，故本品用量不宜太多。对不溶性药物或微溶性药物较适用。有些药物如水杨酸钠、对氨基水杨酸钠可使淀粉胶化，故可影响其崩解作用。在生产过程中一般采用内外加法来达到预期的效果。

扫一扫　4.1.2　拓展知识　崩解剂的加入方法

2. 羧甲基淀粉钠（CMS-Na）

本品为白色至类白色的粉末，流动性良好，有良好的吸水性，吸水后其体积大幅度增大，具有良好的崩解性能。具有较好的压缩成型性，既可用内加法加入，也可用外加法加入，既适用于不溶性药物，也适用于水溶性药物的片剂。

3. 低取代羟丙基纤维素（L-HPC）

具有很好的吸水速度和吸水量，其吸水溶胀性较淀粉强。崩解后颗粒也比较细小，在有利于药物溶出方面远优于淀粉。一般用量为2%～5%。

4. 交联羧甲基纤维素钠（CCNa）

不溶于水，但可吸水并有较强的膨胀作用，其崩解作用优良。当与羧甲基淀粉钠合用时，崩解效果更好，与干淀粉合用时崩解作用会降低。

5. 交联聚维酮（PVPP）

即交联聚乙烯吡咯烷酮，是乙烯基吡咯烷酮的高分子量交联物。为白色易流动的粉末，在水中不溶，但可以迅速溶胀，吸水速度快，为性能优良的崩解剂。用作崩解剂时，崩解时间受压力的影响较小。

6. 泡腾崩解剂

能遇水产生二氧化碳气体，使固体制剂在几分钟之内迅速崩解。含有该类崩解剂制剂，应妥善包装，避免受潮。此类崩解剂由碳酸氢钠或碳酸钠和有机酸组成，最常用的酸是枸橼酸和酒石酸。

7. 其他崩解剂

海藻酸盐类、黏土类及离子交换树脂等具有较强的吸水性，具有崩解作用。表面活性剂主要增加片剂的润湿性，使水分通过毛细管作用进入片剂产生崩解效果。常用的表面活性剂有泊洛沙姆、蔗糖脂肪酸酯、十二烷基硫酸钠以及吐温 80 等。

四、润滑剂

润滑剂是片剂中常用的辅料，在片剂制备中主要起到使压片时能顺利加料和出片的作用，减少黏冲及降低颗粒与颗粒、药片与模孔壁之间的摩擦力，使片面光滑美观。

润滑剂的主要作用有：①助流作用，降低颗粒间或粉末间或与模具间的摩擦力，增加颗粒或粉末的流动性，改善颗粒的填充，减少片重差异；②抗黏着作用，可防止压片时物料黏着于冲头和冲模表面引起“黏冲”，并使片剂表面光洁；③润滑作用，主要降低颗粒与模孔壁间的摩擦力，保证压片时压力分布均匀，防止裂片。常用的润滑剂如下。

1. 硬脂酸镁

最常用的疏水性润滑剂，用量为0.1%～1%，易与颗粒混匀，附着性好，压片后片面光洁美观，但助流性较差。用量大时，由于其具有疏水性，会造成片

笔记

剂的崩解或溶出迟缓。另外，本品因含有碱性杂质，不宜与乙酰水杨酸、某些抗生素药物及多数有机盐类药物合用。

2. 滑石粉

国内最常用的助流剂，它可将颗粒表面的凹陷处填满补平，减低颗粒表面的粗糙性，从而降低颗粒间的摩擦力、改善颗粒流动性。与多数药物不起作用，价格低廉，但其附着力差且比重大，易与颗粒分离，用量一般为0.1%～3%，最多不超过5%。

3. 微粉硅胶

该辅料可用作粉末直接压片的助流剂，为优良的片剂助流剂。流动性好，亲水性强，对药物有吸附作用，特别适宜于油类和浸膏类药物。其助流作用及用量与其比表面积有关，常用量为0.1%～0.3%。

4. 氢化植物油

本品在片剂和胶囊剂中作润滑剂。应用时，将其溶于轻质液体石蜡或己烷中，然后将此溶液喷于颗粒上，以利于均匀分布。凡不宜用碱性润滑剂的品种，都可用本品代替。

5. 聚乙二醇（PEG）和月桂醇硫酸钠（SLS）

二者皆为水溶性润滑剂的典型代表。前者主要使用聚乙二醇4000和聚乙二醇6000（皆可溶于水），制得的片剂崩解溶出不受影响。月桂醇硫酸钠，不仅增加片剂的强度，还促进片剂的崩解和药物的溶出。

五、其他辅料

1. 增塑剂

能够增加成膜材料的可塑性，使其形成膜柔软、韧性、不易破裂的物质称为增塑剂。凡在使用成膜材料的药物制剂中，一般都同时加入增塑剂，故增塑剂在薄膜包衣片、肠溶衣片、胶囊剂等制剂中广泛应用。常用的增塑剂有PEG 200、PEG 400、丙二醇、邻苯二甲酸酯类等。

2. 着色剂和矫味剂

加入着色剂和矫味剂以改善固体制剂的外观和口味。加入的色素类着色剂必须是药用级或食用级，加入量不超过0.05%。一般是将色素吸附在硫酸钙、淀粉等主要辅料中，可有效阻止颜色的迁移等。香精的加入一般是将其溶于乙醇中，均匀喷洒在干燥的颗粒上。

习题4.1

扫一扫　习题4.1答案

单项选择题

1. 润滑剂的作用不包括（　　）。

A. 增加颗粒的流动性　　B. 促进片剂在胃中湿润

C. 防止颗粒黏冲　　D. 减少对冲头、冲模的磨损

2. 常作为粉末直接压片中的助流剂的是（　　）。

A. 淀粉　　B. 糊精　　C. 糖粉　　D. 微粉硅胶

3. 羧甲基淀粉钠通常作片剂的（　　）。

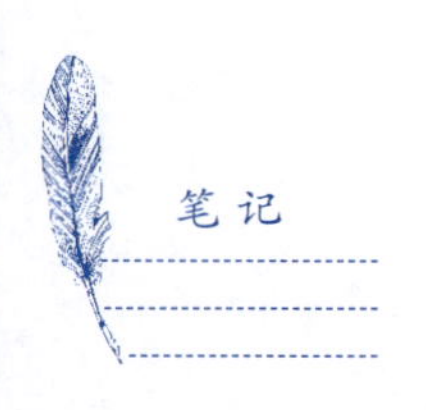

A. 稀释剂　　B. 崩解剂　　C. 黏合剂　　D. 抗黏着剂

4. 为启发或降低物料的黏性，宜用（　　）制软材。

A. 稀释剂　　B. 润湿剂　　C. 吸收剂　　D. 黏合剂

5. 乙酰水杨酸片不能用的润滑剂是（　　）。

A. 硬脂酸镁　　B. 微粉硅胶　　C. 滑石粉　　D. 均是

配伍选择题

A. 填充剂　　B. 崩解剂　　C. 二者均可　　D. 二者均不可

6. 羧甲基淀粉钠可作（　　）。

7. 微晶纤维素可作（　　）。

8. 微粉硅胶可作（　　）。

9. 糊精可作（　　）。

10. 淀粉可作（　　）。

任务二　散剂

扫一扫　微课 9　散剂

扫一扫　4.2　案例导入　五石散

一、概述

（一）定义和特点

散剂（powders）系指药物或与适宜的辅料经粉碎、均匀混合制成的干燥粉末状制剂。散剂可供内服或外用。中药散剂系指药材或药材提取物经粉碎、混合均匀制成的粉末状制剂。散剂作为我国医学应用最早的剂型之一，在临床上应用历史悠久，其中中药散剂的应用比西药散剂广泛，《中国药典》2020 年版收载中药散剂 60 种。散剂根据给药途径分为口服散剂和局部用散剂，也可按照组成分为单散剂和复方散剂。

散剂具有以下特点。

（1）粒径小，比表面积大，易分散，起效快。

（2）外用覆盖面积大，可同时发挥保护和收敛等作用。

（3）制备工艺简单，生产成本低。

（4）贮存、运输、携带方便。

（5）剂量容易控制，方便婴幼儿使用。

但需要注意由于比表面积大、分散度高而造成的吸潮、化学活性、气味等方面的不良影响。

（二）散剂的粒度要求

不同用途的散剂，对于其散剂的粒度要求也是有区别的。除另有规定，口服散剂为细粉，儿科用及局部用散剂为最细粉。

笔记

二、散剂的制备

散剂的制备工艺是制备其他固体剂型的基础，散剂的一般制备工艺流程见图 4-1。一般情况下，物料在粉碎前需要对其粒度和干燥程度进行前加工。

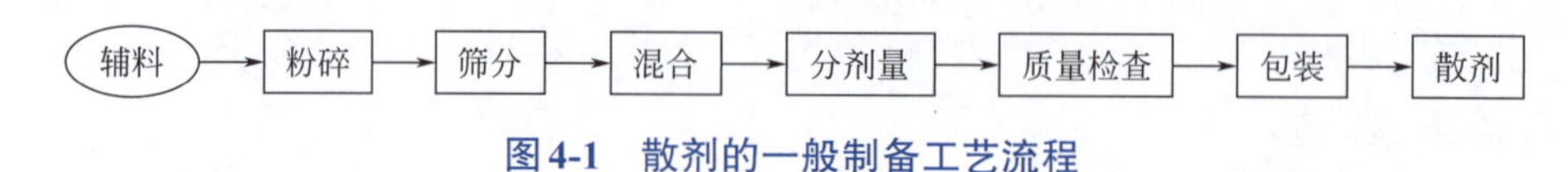

图 4-1　散剂的一般制备工艺流程

1. 粉碎

散剂制备过程中所用的原辅料，除粒度已达到要求外，均需进行粉碎。固体药物的粉碎是将大块物料借助机械力破碎成适宜大小的颗粒或细粉的操作。

（1）粉碎的主要目的有：①增加药物的表面积，促进药物溶解与吸收，提高难溶性药物的溶出度和生物利用度；②适当的粒度有利于制剂生产中各成分的均匀混合；③加速药材中有效成分的浸出；④为混悬液、散剂、片剂、胶囊剂等多种剂型制备的前处理工序。

（2）粉碎的器械　少量生产以研钵为主，大量生产时常用的为冲击式粉碎机，也有采用球磨机、气流粉碎机的。

扫一扫　4.2.1　拓展知识　球磨机和流能磨

① 研钵　一般用瓷、玻璃、玛瑙或金属制成，但以瓷研钵和玻璃研钵最为常用。

② 冲击式粉碎机（万能粉碎机）　对物料的作用力以冲击力为主，有冲击柱式和锤击式，冲击柱式粉碎机见图 4-2。万能粉碎机适用于脆性、韧性物料及需达到中碎、细碎、超细碎等物料的粉碎，应用十分广泛。

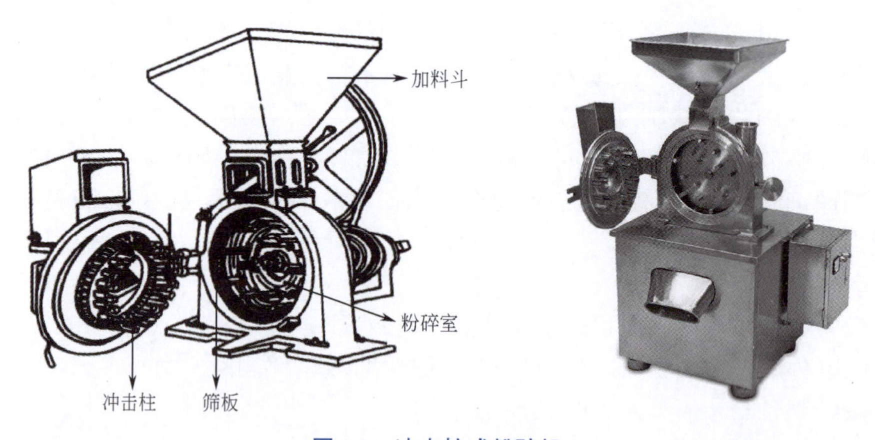

图 4-2　冲击柱式粉碎机

2. 筛分

散剂制备时，经粉碎得到的原辅料，粒子大小不一，需要通过筛分得到粒度均匀的原辅料。

筛分是借助筛网孔径大小将物料进行分离，除去不符合要求的粗粉或细粉，从而获得较均匀粒度的物料。筛分除可对粉碎后的物料进行粉末分等外，还有混合作用。筛分的操作对药品质量和制剂顺利生产有重要的意义，如会影响混

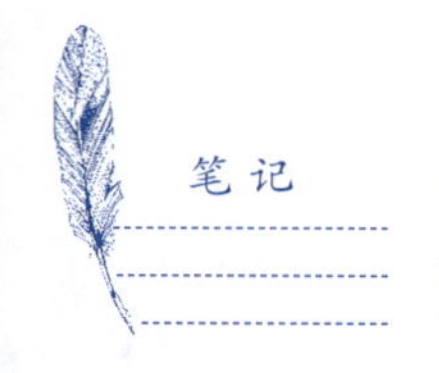

合度、粒子流动性、硬度、片重差异等。

（1）药筛种类和规格　药筛根据制作方法不同可分为编织筛和冲制筛。编织筛的筛网由铜丝、铁丝、不锈钢丝、尼龙丝等编织而成，在使用时筛线易移位使筛孔变形。尼龙丝对一般药物较稳定，在制剂生产中应用较多。冲制筛是在金属板上冲压出圆形筛孔，其筛孔牢固，孔径不易变动，常用于粉碎过筛联动的机械上。

《中国药典》所用药筛，选用国家标准的R40/3系列，共规定了九种筛号，一号筛的筛孔内径最大，九号筛的筛孔最小。目前制药工业上，常以目数来表示筛号及粉末的粗细，即以每英寸（2.54cm）长度有多少筛孔来表示。如每英寸长度有80个孔的药筛叫做80目筛，目数越大，筛孔越小。工业用筛的规格与药典规定的筛号对照见表4-1。

表4-1　工业用筛的规格与药典规定的筛号的对照表

筛号	筛孔内径（平均值）	工业筛目号（孔/英寸）
一号筛	2000μm±70μm	10目
二号筛	850μm±29μm	24目
三号筛	355μm±13μm	50目
四号筛	250.0μm±9.9μm	65目
五号筛	180.0μm±7.6μm	80目
六号筛	150.0μm±6.6μm	100目
七号筛	125.0μm±5.8μm	120目
八号筛	90.0μm±4.6μm	150目
九号筛	75.0μm±4.1μm	200目

（2）粉末的分等　粉末的分等是按通过相应规格的药筛而定的。《中国药典》把固体粉末分为六种规格。

① 最粗粉　指能全部通过一号筛，但混有能通过三号筛不超过20%的粉末。

② 粗粉　指能全部通过二号筛，但混有能通过四号筛不超过40%的粉末。

③ 中粉　指能全部通过四号筛，但混有能通过五号筛不超过60%的粉末。

④ 细粉　指能全部通过五号筛，并含能通过六号筛不少于95%的粉末。

⑤ 最细粉　指能全部通过六号筛，并含能通过七号筛不少于95%的粉末。

⑥ 极细粉　指能全部通过八号筛，并含能通过九号筛不少于95%的粉末。

（3）筛分的设备

① 手摇筛　筛网按照筛号大小依次叠成套，最粗号在顶上，其上面加盖，最细号在底下，套在接受器上。适用于少量药粉的分等级。

② 旋振筛　通过配置不平衡重锤或棱角形凸轮的旋转轴的转动，使筛产生振动的过筛装置。旋振筛可用于单层或多层分级使用，结构紧凑、分离效率高，单位筛面处理能力大，故在制剂生产中被广泛应用。

根据散剂的质量要求选择合适的筛网进行筛分，确保产品的细度和均匀度。

3. 混合

经筛分得到的物料，需要进行混合操作，混合是散剂制备的重要工艺过程之一，

笔记

其目的是使散剂中各组分分散均匀，色泽一致，以保证剂量准确，用药安全有效。

（1）混合的原则　在物料混合的过程中应注意以下几方面原则。

① 当各组分比例量相差悬殊时，应采取等量递加法。即将量大的组分先取出部分，与量小的组分约等量混合均匀，如此倍量增加量大的组分，直至全部混匀为止。

② 当组分密度相差较大时，应先将密度小的组分放入混合设备内，再加密度大的组分进行混匀。

③ 当组分色泽深浅不一时，应先加色深者垫底，再加色浅者。

④ 应注意混合设备的吸附性，操作中先将量大且不易吸附的药粉垫底，量少且易吸附者后加。

⑤ 含液体或易吸湿性组分时，可用处方中其他成分吸收至不显湿为止。吸湿性强的药物混合时应注意控制相对湿度，迅速操作。

（2）混合的设备　实验室少量制备时常采用搅拌混合、研磨混合和过筛混合，大批量生产时有容器固定和容器旋转两种混合设备，通过物料的整体和局部移动实现均匀混合。容器固定混合机是借助叶片、旋带或气流作用将物料进行混合。

容器旋转型混合机是依靠容器本身的旋转作用带动物料运动而产生混合。如图 4-3，方锥形混合筒、V 型混合筒，设备采用单一定轴方向转动，混合效率主要取决于转速。二维运动混合机工作时既可绕水平轴摆动，又可绕对称轴转动，物料可在短时间内完成混合。三维多向运动混合机多方向运动，物料不受离心力的影响，无比重偏析及分层、积聚现象。

目前企业较多采用的是柱式料斗混合机或对夹式料斗混合机，混合桶同时也是物料桶，减少转移步骤，降低物料损耗，避免污染，该类机型具有自动提升混合下降等功能，可配多种规格料斗进行混料作业。

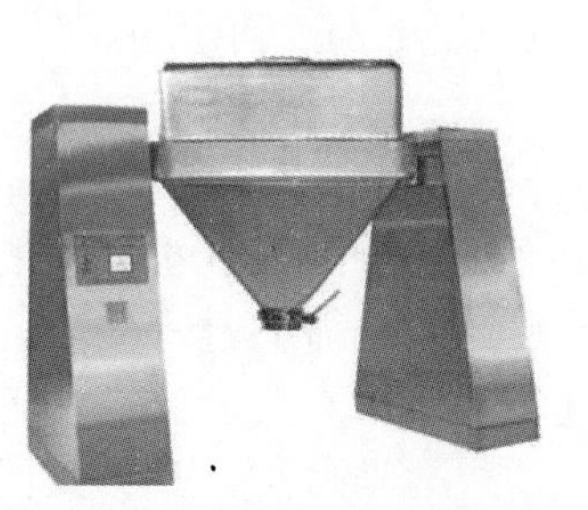
方锥形混合筒

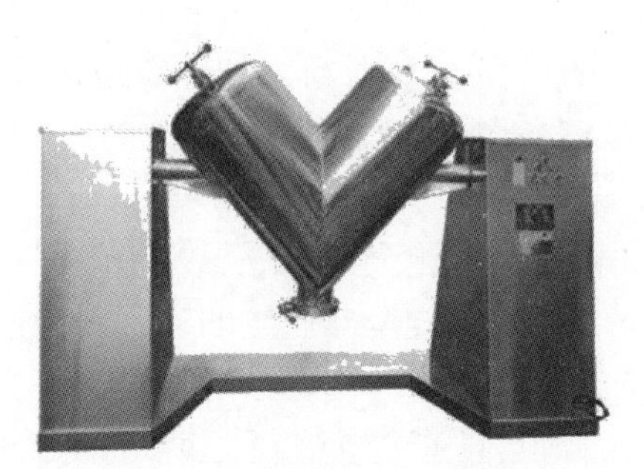
V型混合筒

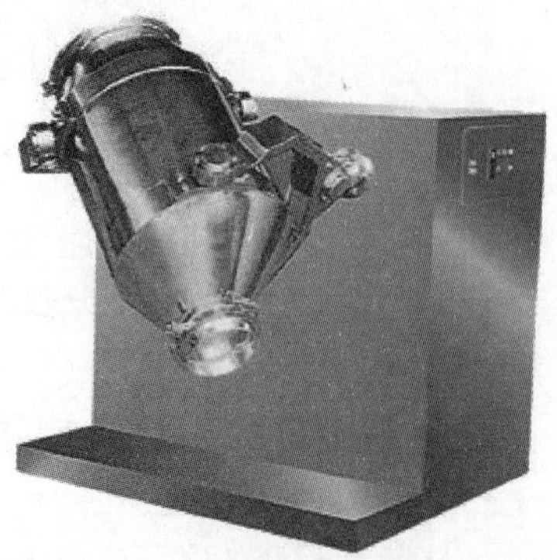
三维多向运动混合机

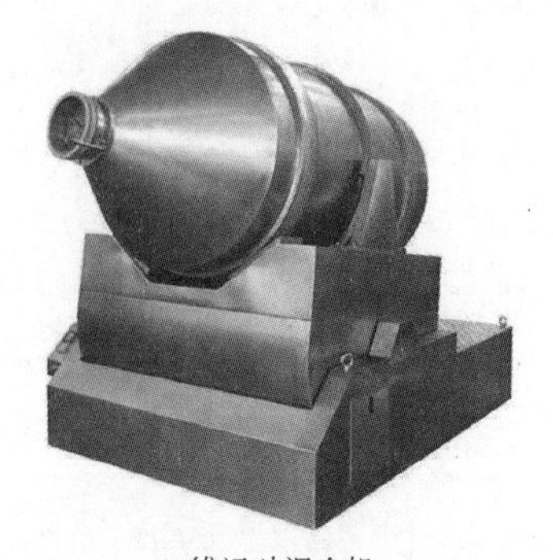
二维运动混合机

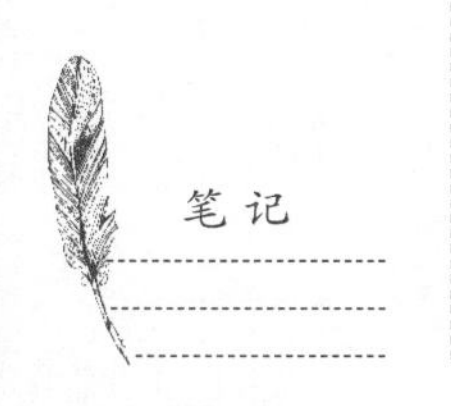
笔记

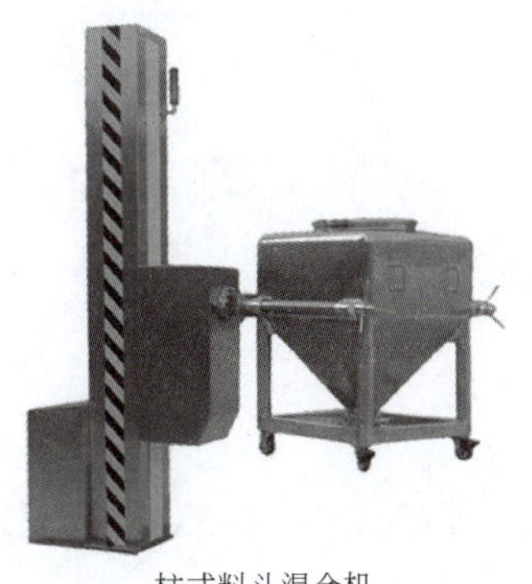

柱式料斗混合机　　对夹式料斗混合机

图4-3　混合设备

物料混合时要注意所选混合设备、加料顺序、混合时间等，保证混合效率。

中药制剂中有“倍散”之说，是在小剂量的剧毒药中添加一定量的填充剂制成的稀释散。稀释倍数由剂量而定：剂量0.1～0.01g可配成10倍散（即9份稀释剂与1份药物混合），0.01～0.001g配成100倍散，0.001g以下应配成1000倍散。一般选择使用等量递加法配制倍散。常用的稀释剂有乳糖、糖粉、淀粉、糊精、沉降碳酸钙、磷酸钙、白陶土等惰性物质，为便于观察混合是否均匀，可加入少量色素。

4. 分剂量

将均匀混合的散剂，按需要的剂量分装的过程称为分剂量。常用的方法有目测法、重量法和容量法。现在工业大生产中分剂量的方法主要选择容量法。

分剂量完成后进行质检和包装。

三、散剂处方实例

例1　小柴胡散

【处方】 柴胡　45g
黄芩　45g
姜半夏　30g
党参　45g
甘草　15g

【制法】 以上5味粉碎成细粉，过筛，混匀，即得。

例2　冰硼散

【处方】 冰片　50g
硼砂　500g
朱砂　60g
玄明粉　500g

【制法】 以上四味药，朱砂水飞或粉碎成极细粉，硼砂粉碎成细粉，将冰片研细，与上述粉末及玄明粉配研，过筛，混合，即得。

四、散剂的质量评价

1. 粒度

取供试品10g，精密称定，化学药散剂通过七号筛（中药散通过六号筛）的

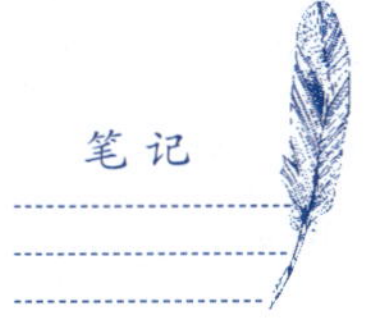

笔记

粉末重量应不低于 95%。

2. 外观均匀度

取供试品适量，置光滑纸上，平铺约 $5cm^2$，将其表面压平，在明亮处观察，应色泽均匀，无花纹与色斑。

3. 水分

中药散剂照水分测定法测定，不得超过 9.0%。

4. 干燥失重

化学药和生物制品散剂，照干燥失重测定法测定，在 105℃干燥至恒重，减失重量不得过 2.0%。

5. 装量差异

单剂量包装的散剂，照下述方法检查，应符合规定（表 4-2）。

取散剂 10 包（瓶），除去包装，分别精密称定每包（瓶）内容物的重量，求出内容物的装量与平均装量。每包（瓶）装量与平均装量（凡无含量测定的散剂，每包装量应与标示装量比较）相比应符合规定，超出装量差异限度的散剂不得多于 2 包（瓶），并不得有 1 包（瓶）超出装量差异限度 1 倍。

表4-2　散剂装量差异限度要求

标示装量	装量差异限度（中药和化药）	装量差异限度（生物制品）
0.1g 或 0.1g 以下	±15%	±15%
0.1g 以上至 0.5g	±10%	±10%
0.5g 以上至 1.5g	±8%	±7.5%
1.5g 以上至 6.0g	±7%	±5%
6.0g 以上	±5%	±3%

凡规定检查含量均匀度的散剂，一般不再进行装量差异的检查。

6. 无菌

除另有规定，用于烧伤、严重创伤的临床必需无菌的局部用散剂，照无菌检查法检查，应符合规定。

多剂量包装的散剂要进行最低装量检查法检查。散剂还需要进行微生物限度检查并符合各品种项下规定。

五、散剂的包装贮存

散剂的粒度小且比表面积大，容易出现潮解、结块、变色或霉变等不稳定现象。除另有规定外，散剂应密闭贮存，含挥发性原料药物或吸潮原料药物的散剂应密封贮存。生物制品应采用防潮材料包装。

习题4.2

扫一扫　习题4.2答案

单项选择题

1. 关于散剂的叙述，正确的是（　　）。

A. 剂量大的药物不宜制成散剂　　B. 含液体组分的处方不能制成散剂

C. 吸湿性的药物不能制成散剂　　D. 毒剧药物不能制成散剂

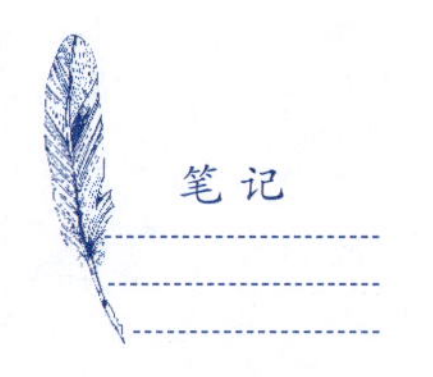

2. 关于散剂特点的叙述，错误的是（　　）。
A. 比表面积大，易分散、起效快
B. 制备简单，可容纳多种药物
C. 外用覆盖面大，但不具保护、收敛作用
D. 便于小儿服用
3. 散剂的制备过程为（　　）。
A. 粉碎→过筛→混合→分剂量→质量检查一包装
B. 粉碎→混合→过筛→分剂量→质量检查→包装
C. 粉碎→混合→分剂量→质量检查→包装
D. 粉碎→过筛→分剂量→质量检查→包装
4. 不符合散剂制备一般规律的是（　　）。
A. 组分重量差异大者，应采用等量递加混合法
B. 毒剧药需要预先添加乳糖、淀粉等稀释剂制成倍散，增加容量，便于称量
C. 组分堆密度差异大者，将堆密度大者先放入混合器中，再加堆密度小者
D. 吸湿性强的药物，宜在干燥环境中混合
5. 目数来表示筛号及粉末的粗细，即（　　）。
A. 每英寸（2.54cm）长度的筛孔数目　　B. 每厘米长度的筛孔数目
C. 每平方厘米长度的筛孔数目　　D. 每分米长度的筛孔数目

配伍选择题

A. 二号筛　　B. 四号筛　　C. 六号筛
D. 七号筛　　E. 九号筛
6. 化学药散剂过（　　）。
7. 中药散剂过（　　）。

判断题

8. 混合时组分比例悬殊时可采用等量递增法。（　　）
9. 混合时组分密度相差较大时，应先将密度大的组分放入混合设备内。（　　）
10. 组分色泽深浅不一时，应先加色浅者垫底。（　　）

任务三　颗粒剂

扫一扫　微课 10　颗粒剂
扫一扫　4.3　案例导入

一、概述

颗粒剂（granules）系指原料药物与适宜的辅料混合制成具有一定粒度的干燥颗粒状制剂。颗粒剂主要供内服，可直接吞服，也可分散或溶解在水中服用。

颗粒剂根据在水中溶解情况可分为可溶颗粒（通称为颗粒）、混悬颗粒、泡腾颗粒、肠溶颗粒，根据释放特性不同还有缓释颗粒和控释颗粒等。

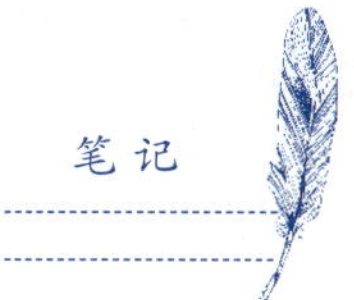

混悬颗粒是含有难溶性原料药物，临用前加水或其他适宜的液体振摇即可分散成混悬液。泡腾颗粒含有碳酸氢钠和有机酸，遇水可放出大量气体而呈泡腾状，含有的原料药物应是易溶性的，注意泡腾颗粒一般不得直接吞服。肠溶颗粒和缓控释颗粒一般用于填装胶囊，前者是采用肠溶材料包裹颗粒或其他适宜方法制成的颗粒剂，后者可在规定的释放介质中缓慢地恒速或非恒速释放药物。

颗粒剂与散剂相比，具有以下优点：

（1）性质稳定，运输、携带、贮存和使用方便；

（2）飞散性、附着性、聚集性、吸湿性等均较散剂小；

（3）流动性较散剂好，易于分剂量；

（4）可溶颗粒、混悬颗粒和泡腾颗粒保持了液体制剂起效快的特点；

（5）加入矫味剂，可掩盖成分的不良嗅味，便于服用；

（6）必要时对颗粒包衣，可根据需求制备成缓、控释颗粒或肠溶颗粒，也可使颗粒具防潮性、掩味等作用。

然而颗粒剂也存在一定的缺点，如因含糖较多，易引湿受潮，软化结块，影响质量；多种成分颗粒混合的颗粒剂可能因各种颗粒大小以及密度差异产生离析现象，使剂量不准确。

颗粒剂的处方中常用的辅料有稀释剂、黏合剂（润湿剂）、崩解剂，根据需要还可加入矫味剂、着色剂等，按照药物的性质及临床的需求，合理选择相应的辅料。

二、颗粒剂的制备

颗粒剂的制备工艺前面的工序与散剂相同，标志性的单元操作是制粒。制粒的方法大体上分为湿法制粒和干法制粒。传统的湿法制粒仍是目前常用的制备颗粒剂的方法。制备工艺流程如下图4-4。

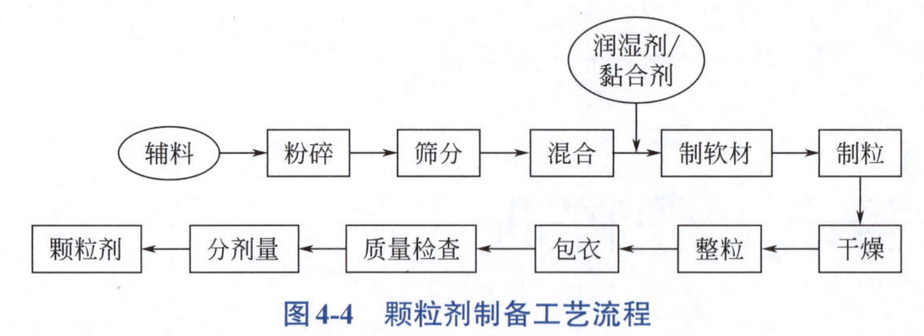

图4-4　颗粒剂制备工艺流程

1. 粉碎、筛分、混合

药物和辅料需要进行前处理，即进行粉碎、筛分和混合操作，这个过程与散剂的制备过程相似。

2. 制软材

将药物与辅料如稀释剂、崩解剂充分混合后，再加入适宜的润湿剂或黏合剂制软材。制软材是湿法制粒的关键技术，少量产品试制时可按照“手握成团、轻压即散”为原则确定加入的润湿剂或黏合剂的量。大量生产时宜采用相应的固 - 液混合设备，如槽型混合机，见图4-5。

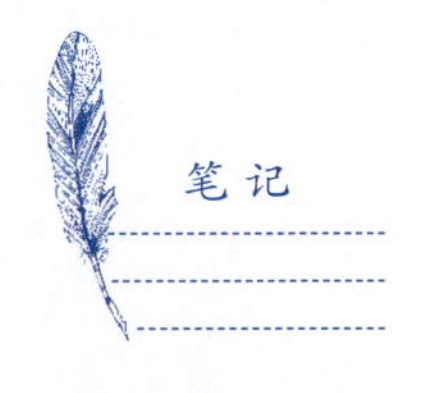

现在常用的高速搅拌制粒机则可将制软材、制粒于同一设备中完成。

3. 制湿粒

湿法制粒是在物料中加入润湿剂或液态黏合剂进行制粒的方法，目前在制剂生产中应用广泛。根据使用的制粒设备的不同，湿法制粒包括挤压制粒、高速搅拌制粒、流化（沸腾）制粒、喷雾制粒等方法，见图4-6。

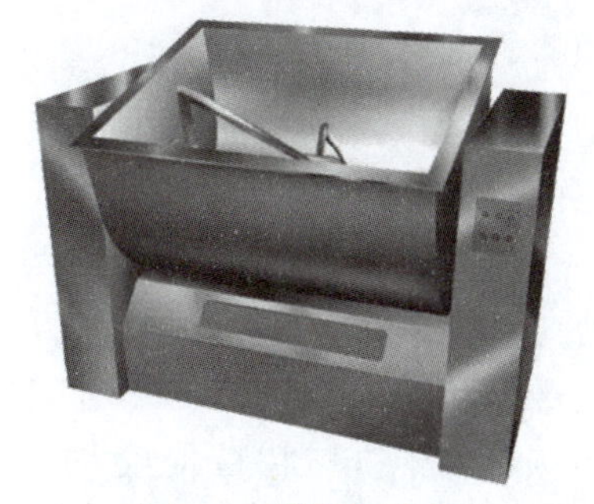

图4-5 槽型混合机

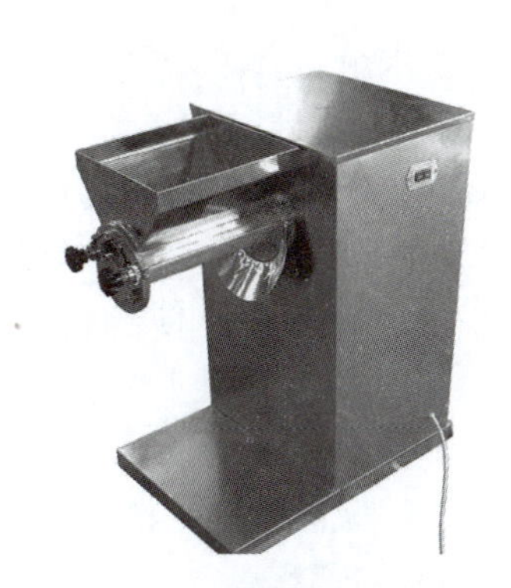

摇摆式制粒机

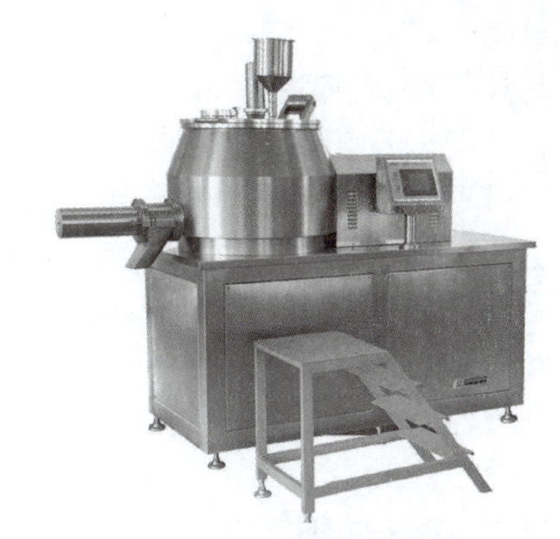

高速湿法制粒机

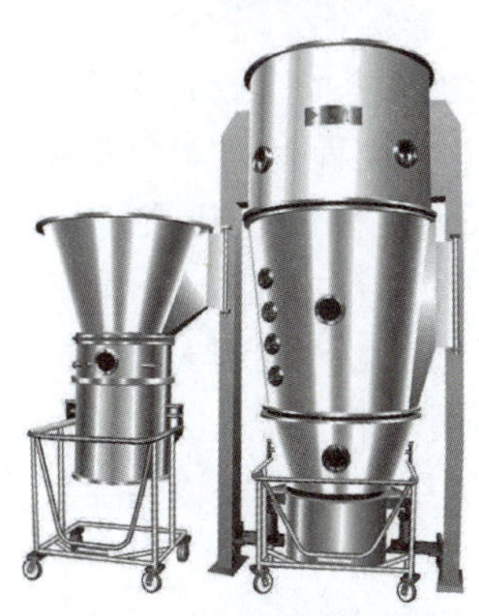

流化制粒（喷雾制粒）设备

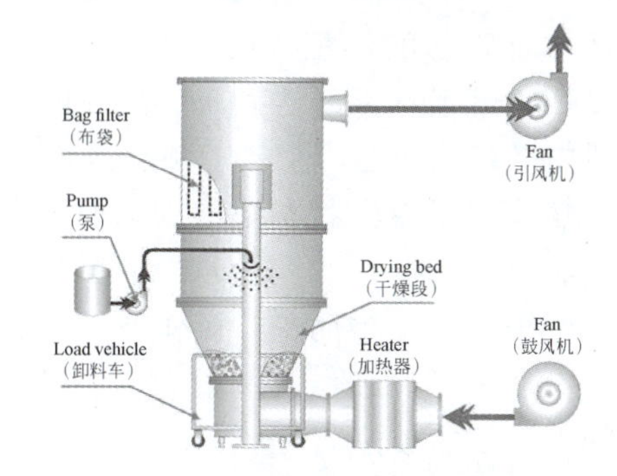

流化制粒（喷雾制粒）原理

图4-6 制粒设备

（1）挤压制粒 常见的挤压制粒设备是摇摆式制粒机，加料斗的底部与筛网相连，筛网内装有固定了若干个棱柱形刮粉轴的转子。在料斗中加入物料后，通过转子正、反方向旋转时刮粉轴对物料的挤压作用，物料通过筛网而形成颗粒。该设备结构紧凑、操作简单，目前使用仍很广泛；但生产能力较低，对筛网的损耗较大，使用前应检查筛网是否破损、规格是否符合工艺要求。

（2）高速混合制粒 将物料加入高速混合制粒机的容器内，搅拌混匀后加入黏合剂或润湿剂，利用切割刀和搅拌桨的双重作用使粉末快速结聚成粒。在一台设备中完成混合、捏合和制粒过程，工序少、操作简单、快速，但颗粒粒径大小不易控制。生产时常在出料口接上摇摆式制粒机，便于控制颗粒粒径。

（3）流化床制粒 利用气流使物料在容器内呈悬浮状态，喷入流化床的黏合剂使物料聚结成颗粒。常用的设备为流化床制粒机，在一台设备内进行混合、

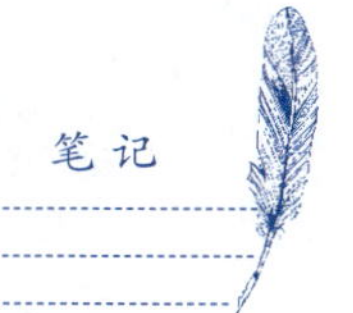

笔记

制粒、干燥，因此称之为“一步制粒”。该法简化工艺，节省时间、劳动强度低。制得的颗粒松散、密度小、强度小，且粒度均匀、流动性和可压性好。流化床还可对小丸、小片等包衣。

（4）喷雾制粒　物料溶液或混悬液雾化后喷入干燥室，在热气流的作用下使雾滴中的水分迅速蒸发以直接获得球状干燥颗粒。该法可由液体物料直接得到干燥颗粒，物料的受热时间短，干燥迅速，适合于热敏性物料的制粒；制得的颗粒为中空球状粒子较多，具有良好的溶解性、分散性和流动性。但设备能耗大、操作费用高，黏性较大的物料易粘壁。

4. 干燥

湿法制粒的湿颗粒都需要加以干燥，以除去水分、防止结节或受压变形。常用的方法有厢式干燥器、流化床干燥法等。

（1）厢式干燥器　厢式干燥器属于常压干燥设备，小型的称为烘箱，大型的称为烘房。干燥器内设置有多层支架，在支架上放置物料盘，空气经预热后进入干燥室内。热空气通过物料表面时，带走物料的水分，使物料得到干燥。为了使干燥均匀，物料盘中的物料不能过厚，必要时在物料盘上开孔。

厢式干燥器多用于散剂、颗粒、中药材、药材提取物等干燥，干燥后物料破损少、粉尘少。其设备简单，适应性强，适用于小批量生产物料的干燥，但干燥时间长、物料干燥不够均匀、劳动强度大、热能损耗大。

（2）流化床干燥器　流化床干燥器又叫沸腾干燥器，干燥过程中湿颗粒因从流化床底部吹入的热空气而悬浮，在干燥室内翻滚如“沸腾状”，在动态下进行热交换，带走水汽，达到干燥的目的。其工作过程是将湿物料由加料器送入干燥器内多孔筛板上，空气经预热器加热后吹入底部的多孔筛板与物料接触，物料在干燥室内呈悬浮状态上下翻动而干燥，干燥后的产品由卸料口排出，废气由干燥器的顶部排出，经袋滤器或旋风分离器回收粉尘后排空。

流化床干燥器结构简单、操作方便，操作时物料与气流接触面大，提高了干燥效率，但干燥后细粉比例较大，干燥室内不易清洗。该设备主要用于湿粒性物料的干燥（如颗粒剂的干燥、片剂生产中湿颗粒的干燥），适用于热敏性物料的干燥，但不适用于含水量高、易黏结成团的物料干燥。

一般颗粒的干燥失重控制在 2.0% 内。

5. 整粒和分级

在干燥过程中，颗粒会发生粘连甚至结块，需要通过整粒操作，让粘连或结块的颗粒散开，获得具有一定粒度的均匀颗粒。一般应按粒度规格的上限，过一号筛，把不能通过筛孔的部分进行解碎，然后按粒度的下限，过五号筛，进行分级，除去粉末部分。

6. 包衣

一般使用薄膜包衣，实现对颗粒进行矫味、稳定、缓释或肠溶等目的。

7. 质检和分剂量

将制得的颗粒进行含量检查与粒度检查等，按剂量装入适宜的袋中。

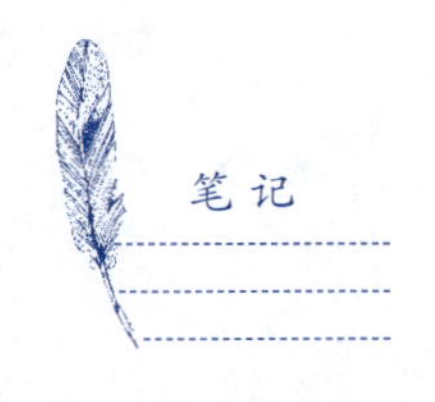

三、颗粒剂处方实例

例　维生素 C 颗粒剂

【处方】维生素 C　1.0g
糊精　10.0g
蔗糖　9.0g
酒石酸　0.1g
50% 乙醇　适量

【制法】①粉碎：维生素 C、蔗糖粉碎过 100 目筛。②混合：维生素 C 与糖粉、糊精等量递加，混合均匀，得混合粉。③制软材：取酒石酸溶于适量 50% 乙醇，加入上述混合粉中，混合制软材。④制湿颗粒：取软材挤压过 12 目筛，制湿颗粒。⑤干燥：将湿颗粒置烘箱内干燥。⑥整粒：取上述干颗粒通过 1 号筛和 5 号筛整粒。

四、颗粒剂的质量评价

1. 外观

颗粒剂应干燥、色泽均匀一致；无吸潮、软化、结块、潮解等现象。

2. 粒度

除另有规定外，照粒度和粒度分布测定法（双筛分法）检查，不能通过一号筛（2000μm）与能通过五号筛（180μm）的总和不得超过供试量的 15%。

3. 水分

中药颗粒剂照水分测定法测定，除另有规定外，水分不得超过 8.0%。

4. 干燥失重

除另有规定外，化学药品和生物制品颗粒剂照干燥失重测定法测定，于 105℃干燥至恒重（含糖颗粒应在 80℃减压干燥），减失重量不得超过 2.0%。

5. 溶化性

除另有规定外，可溶颗粒、泡腾颗粒分别按下法检查，应符合规定。含中药原粉的颗粒剂不进行溶化性检查。

可溶颗粒检查法：取供试品 10g（中药单剂量包装取 1 袋），加热水 200ml，搅拌 5min，立即观察，可溶颗粒应全部溶化或轻微浑浊。

泡腾颗粒检查法：取供试品 3 袋，将内容物分别转移至盛有 200ml 水的烧杯中，水温为 15～25℃，应迅速产生气体呈泡腾状，5min 内颗粒均应完全分散或溶解在水中。

颗粒剂按照上述方法检查，均不得有异物，中药颗粒还不得有焦屑。

混悬颗粒或已规定检查溶出度或释放度的颗粒剂，可不进行溶化性检查。

6. 装量差异

单剂量包装的颗粒剂的装量差异限度见表 4-3。

表 4-3　颗粒剂的装量差异限度

平均装量（或标示装量）	重量差异限度
1.0g 及 1.0g 以下	±10%
1.0g 以上至 1.5g	±8%
1.5g 以上至 6.0g	±7%
6.0g 以上	±5%

笔记

检查法：取供试品 10 袋（瓶），除去包装，分别精密称定每袋（瓶）内容物的重量，求出每袋（瓶）内容物的装量与平均装量。每袋（瓶）装量与平均装量相比较，超出装量差异限度的颗粒剂不得多于 2 袋（瓶），并不得有 1 袋（瓶）超出装量差异限度 1 倍。凡无含量测定的颗粒或有标示装量的颗粒剂，应将每袋（瓶）装量与标示装量进行比较。

凡规定检查含量均匀度的颗粒剂，一般不再进行装量差异检查。

7. 装量

多剂量包装的颗粒剂，照最低装量检查法检查，应符合规定。

规定检查杂菌的生物制品颗粒剂，可不进行微生物限度检查。

颗粒剂还应进行含量均匀度、微生物限度等检查，缓控释颗粒需测定释放度。必要时，薄膜包衣颗粒应检查残留溶剂。

五、颗粒剂的包装和贮存

颗粒剂的包装和贮存重点在于防潮，颗粒剂的比表面积较大，其吸湿性与风化性都比较显著，若由于包装与贮存不当而吸湿，则极易出现潮解、结块、变色、分解、霉变等一系列不稳定现象，严重影响制剂的质量以及用药的安全性。另外应注意保持其均匀性，宜密封包装，并保存于干燥处，防止受潮变质。在包装和贮存中应解决好防潮问题。包装时应注意选择包装材料和方法，贮存中应注意选择适宜的贮存条件，贮存于阴凉干燥处，避免高温和光照。

习题4.3

扫一扫　习题4.3答案

单项选择题

1. 关于颗粒剂的叙述，错误的是（　　）。

A. 专供内服的颗粒状制剂

B. 颗粒剂可包衣或制成缓释制剂

C. 可适当添加芳香剂、矫味剂等调节口感

D. 只能用水冲服，不能直接吞服

2. 颗粒剂的工艺流程为（　　）。

A. 粉碎→过筛→混合→制软材→制粒→分级→分剂量→包装

B. 粉碎→过筛→混合→制软材→制粒→干燥→整粒→分剂量→包装

C. 粉碎→过筛→混合→分剂量→包装

D. 粉碎→混合→制软材→制粒→干燥→整粒→分级→包装

3. 颗粒剂贮存的关键为（　　）。

A. 防潮　　B. 防热　　C. 防冻　　D. 防虫

4. 颗粒剂中，不能通过一号筛和能通过五号筛的粉末总和不得超过供试量的（　　）。

A. 5%　　B. 8%　　C. 10%　　D.15%

多项选择题

5. 颗粒剂与散剂比较，具有（　　）等特点。

A. 保持了液体药剂起效快的特点

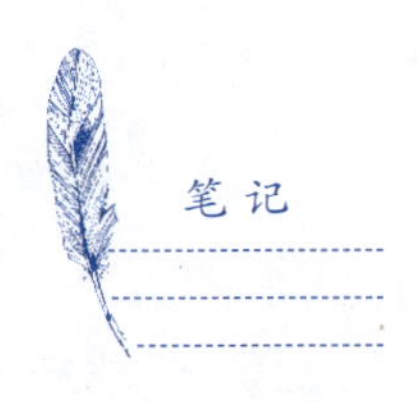

B. 分剂量比散剂容易
C. 可加入适宜矫味剂掩盖药物的不良嗅味
D. 复方制剂易分层
6. 颗粒剂按溶解性常分为（　　）。
A. 可溶颗粒剂　　B. 混悬颗粒剂
C. 乳浊性颗粒剂　　D. 泡腾颗粒剂
7. 颗粒剂的质量检查项目包括（　　）。
A. 溶化性　　B. 粒度　　C. 干燥失重　　D. 装量差异

判断题

8. 挤压制粒可在一台设备中完成混合、捏合和制粒过程。（　　）
9. 流化床制粒可在一台设备中完成混合、制粒、干燥。（　　）
10. 干燥可采用烘箱干燥或流化床干燥，后者适合含水量高、易黏结成团的物料干燥。（　　）

任务四　胶囊剂

扫一扫　4.4　案例导入　毒胶囊事件

一、概述

1. 胶囊剂概念和特点

胶囊剂（capsules）系指原料药物（药物或与适宜辅料）填充于空心硬质胶囊壳或密封于软质囊壳中制成的固体制剂，主要供口服用，也可用于其他部位，如直肠、阴道等。构成上述空心硬质胶囊壳或弹性软质胶囊壳的材料称为囊材，主要是明胶、甘油、水以及其他的药用材料，其填充内容物称为囊心物。

扫一扫　4.4.1　拓展知识　胶囊剂的历史

胶囊剂与其他口服固体制剂相比，具有如下特点：
（1）药物在体内起效快、生物利用度高；
（2）掩盖药物的不良嗅味、提高药物的稳定性；
（3）弥补其他固体剂型的不足，可液态药物的固体剂型化；
（4）可延缓药物的释放和定位释药；
（5）利于识别且外表美观。

以药用明胶为主要组成成分的胶囊剂囊材具有脆性和水溶性，故下列情况不适宜制成胶囊剂：①能使胶囊壁溶解的液体药剂，如药物的水溶液或稀乙醇溶液，以防囊壁溶化；②易溶性及小剂量的刺激性药物，因其在胃中溶解后局部浓度过高会刺激胃黏膜；③容易风化的药物，可使胶囊壁变软；④吸湿性强的药物，可使胶囊壁变脆，加入少量惰性油与吸湿性药物混合，可延缓或预防囊壁变脆；⑤液体药物 pH 值超过 2.5～7.5 范围的，因酸性液体会使明胶水

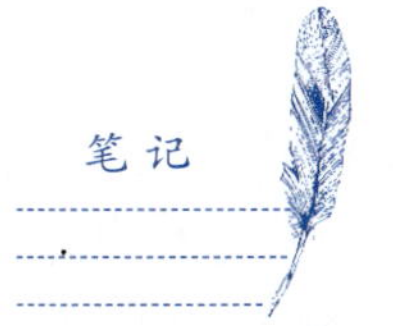

解，碱性液体会使明胶鞣质化，影响溶解；⑥ O/W 型乳剂与囊壁接触会使其软化。

2. 胶囊剂分类

根据胶囊剂的硬度与溶解和释放特性，胶囊剂通常分为硬胶囊、软胶囊（胶丸）、肠溶胶囊、缓释胶囊和控释胶囊等。

（1）硬胶囊系指采用适宜的制剂技术，将药物或加适宜辅料制成粉末、颗粒、小片、小丸、半固体或液体等，填充于空心胶囊中的胶囊剂。

（2）软胶囊系指将一定量的液体药物直接包封，或将药物溶解或分散在适宜的辅料中制备成溶液、混悬液、乳状液或半固体，密封于软质囊材中的胶囊剂。

（3）肠溶胶囊系指用肠溶材料包衣的颗粒或小丸填充于胶囊而制成的硬胶囊，或用适宜的肠溶材料制备而得的硬胶囊或软胶囊。肠溶胶囊适用于一些具辛臭味、对胃有刺激性、遇酸不稳定或需在肠中释药的药物制备。

扫一扫　4.4.2　拓展知识　胶囊剂的囊壳组成

二、胶囊剂的制备

根据胶囊剂的囊壳的材料和特性不同，其制备工艺亦有不同。

（一）硬胶囊剂的制备

硬胶囊剂的生产工艺流程一般包括空心胶囊的制备、内容物的制备、填充与套合囊胶帽等，如图 4-7 所示。

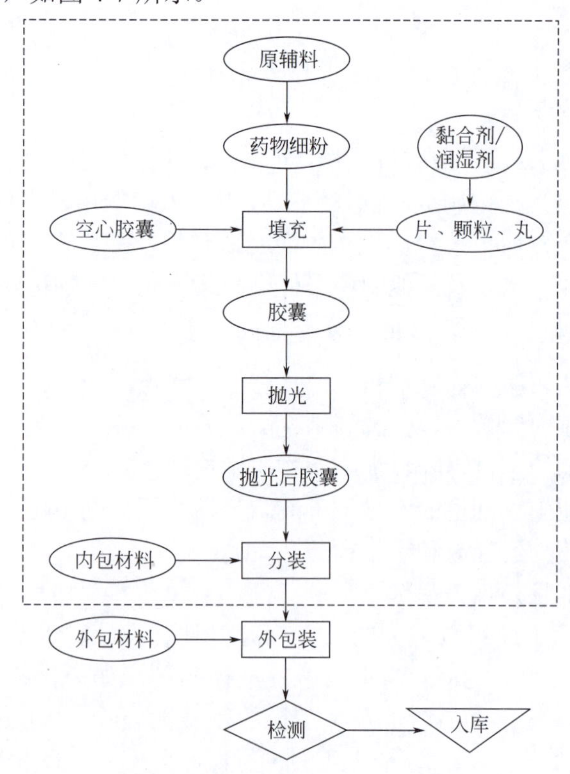

图 4-7　硬胶囊剂生产工艺流程图

○—物料；□—工序；◇—检验；▽—入库

虚线框内代表D级或以上洁净生产区域

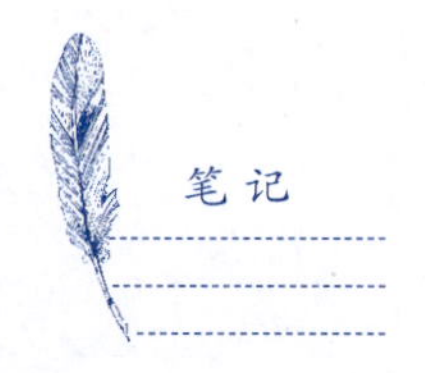
笔记

1. 空心胶囊的制备

常用明胶空心胶囊由明胶、增塑剂和水组成，根据需要还可加入其他成分，如色素、防腐剂、遮光剂等。

① 空心胶囊制备工艺　空心胶囊系由囊体和囊帽组成，其主要制备流程如下：溶胶→蘸胶→制坯→干燥→拔壳→切割→整理。一般由自动化生产线完成，生产环境洁净度至少应符合D级，生产环境温度10～25℃，相对湿度35%～45%。为便于识别，空心胶囊壳上还可用食用油墨印字。空心胶囊可用10%环氧乙烷与90%卤烃的混合气体进行灭菌处理。

② 空心胶囊壳规格　空心胶囊呈圆筒形，由囊体和囊帽两节套合而成（图4-8），有普通型和锁口型两类，锁口型又分单锁口和双锁口两种。目前生产中多使用锁口式胶囊，其密闭性好，不必封口。

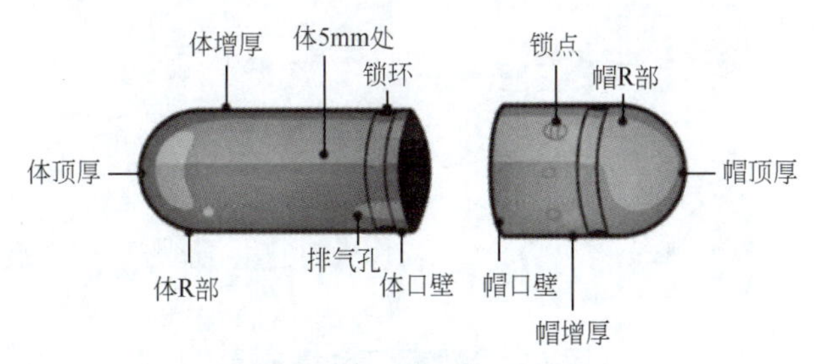

图4-8　空心胶囊壳结构示意图

空心胶囊按其容量大小分为000#、00#、0#、1#、2#、3#、4#、5#。其他特殊规格型号可由生产企业自行制定企业标准。随着号数由小到大，胶囊容积由大到小，常用型号容积见表4-4。小容积胶囊可用于儿童用药或填充贵重药品。一般按药物剂量所占容积来选用最小空心胶囊。

表4-4　空心胶囊号数和容积的关系

空心胶囊号数	00#	0#	1#	2#	3#	4#
胶囊容积/ml	0.95	0.75	0.55	0.40	0.30	0.25

明胶空心胶囊药典中规定应做性状、鉴别、松紧度、脆碎度、崩解时限、亚硫酸盐、对羟基苯甲酸酯类（或氯乙醇、环氧乙烷）、干燥失重、炽灼残渣、铬、重金属和微生物限度等项目的检查。空心胶囊套合后，宜置于密封容器中，在阴凉、干燥、避光处保存。

2. 内容物的制备

根据具体产品要求，囊心物采用不同的制剂技术制备成粉末、颗粒、小片、小丸等不同形式填充于空心胶囊中。若纯药物粉碎至适宜粒度就能满足硬胶囊剂的填充要求，即可直接填充；但多数药物由于用药量小、流动性差等原因需加适宜的辅料如稀释剂（淀粉、微晶纤维素、蔗糖、氧化镁等）、润滑剂（硬脂酸镁、硬脂酸、滑石粉、二氧化硅等）、助流剂（微粉硅胶）等制成均匀粉末、颗粒或小片再进行填充。

此外，可将普通小丸、速释小丸、缓释小丸、控释小丸或肠溶小丸单独或

笔记

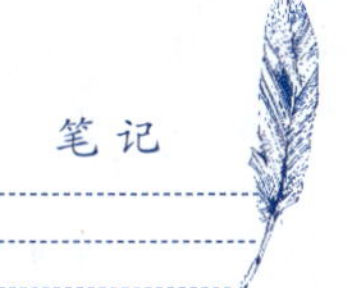

混合后填充；将药物制成包合物、固体分散体、微囊或微球进行填充；溶液、混悬液或乳状液也可采用特制灌囊机填充于空心胶囊中密封。

扫一扫　4.4.3　拓展知识　包合技术

3. 胶囊的填充与密封

胶囊剂填充方式可分为手工填充和机械填充两种。

手工填充物料时，可采用手工胶囊填充板（图4-9），由体板、帽板、排列盘、中间板、压粉板等组成。操作时应注意清洁卫生，操作前必须洗手并戴上手套，填充时也可使用胶囊分装器加快操作。手工填充生产效率低，只适合小剂量药品和贵重药物等的填充，不利于大规模生产。

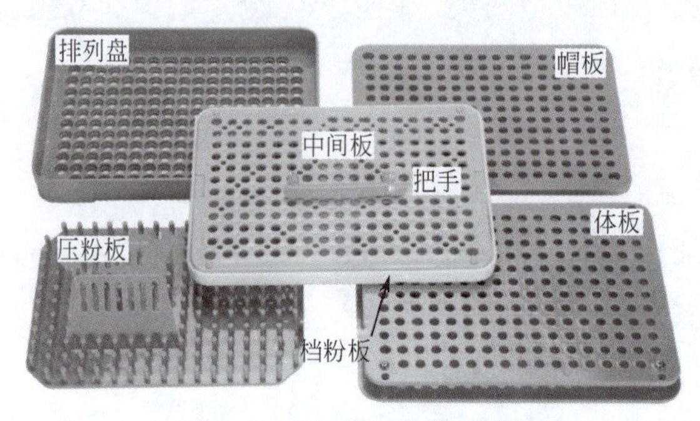

图4-9　硬胶囊手动填充器

目前，硬胶囊的机械填充主要使用全自动胶囊填充机，见图4-10。全自动胶囊填充机主要由机架、回转台、传动系统、胶囊送进机构、囊心物填充机构、胶囊分离机构、废胶囊剔除机构、胶囊封合机构、成品胶囊排出机构、清洁机构等组成。其特点是全自动密闭式操作，可防止污染；装量准确，机内有检测装置及自动剔废胶囊装置。

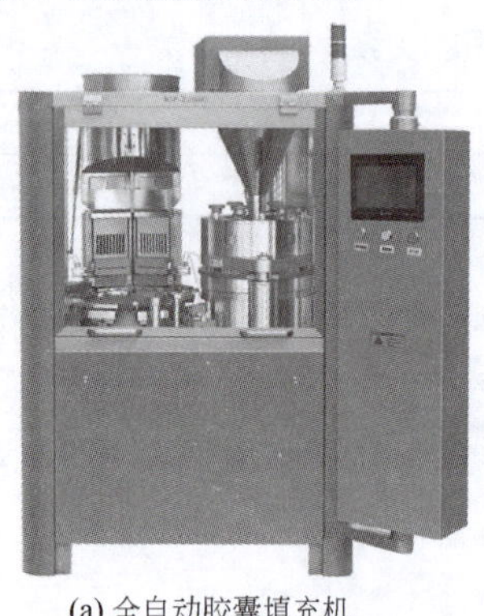

(a) 全自动胶囊填充机

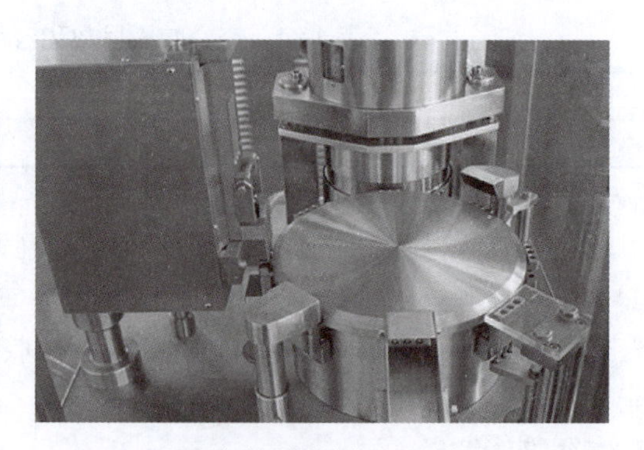

(b) 全自动胶囊填充机内部结构图

图4-10　全自动胶囊填充机

硬胶囊的囊心物为粉末及颗粒时，其填充方式有4种类型，见图4-11：①由螺旋钻压进物料；②由柱塞上下往复动作压进药物；③药物自由流入；④在填充管内的捣棒将药物压成块状单位量，再填充于胶囊中。从填充原理看，图4-11（a）型填充机对物料的要求不高，只要物料不易分层即可；（c）型填充机要求物料具有良好的流动性，常需要制粒才能达到；（d）型适用于流动性差但混合均匀的物料，如针状结晶药物、易吸湿药物等。

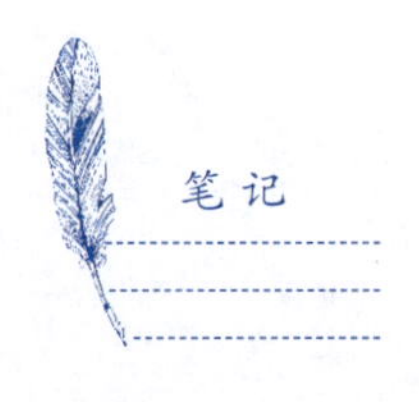

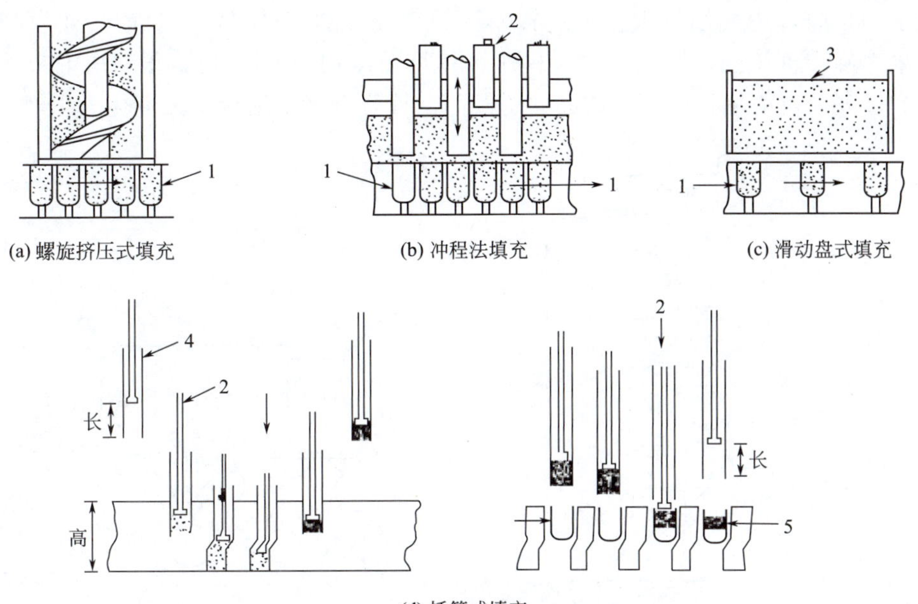

图4-11　硬胶囊剂药物填充原理图

1—胶囊；2—柱塞；3—粉末；4—填充管；5—单位量药粉量

应根据药物的填充量选择空心胶囊的规格。首先按药物的规定剂量所占容积来选择最小规格的空心胶囊，可根据经验试装后决定，但常用的方法是先测定待填充物料的堆密度，然后根据应装剂量计算该物料容积，以决定应选胶囊的号数。

4. 胶囊抛光

装填内容物的硬胶囊的表面常会有粉末存在，通过使用胶囊抛光机去除胶囊外壳上的细粉，使其表面光滑。

（二）软胶囊剂的制备

软胶囊剂（又称胶丸）的制备方法主要有滴制法与压制法两种，工艺流程大致相同（图4-12），但所用设备不同且制备的胶丸形状不同。其中，由滴制法生产出来的软胶囊剂呈球形，且无缝，称为无缝胶丸；压制法生产出来的软胶囊剂中间有压缝，可根据模具的形状来确定软胶囊的外形，如：椭圆形、橄榄形、鱼形等，称为有缝胶丸。

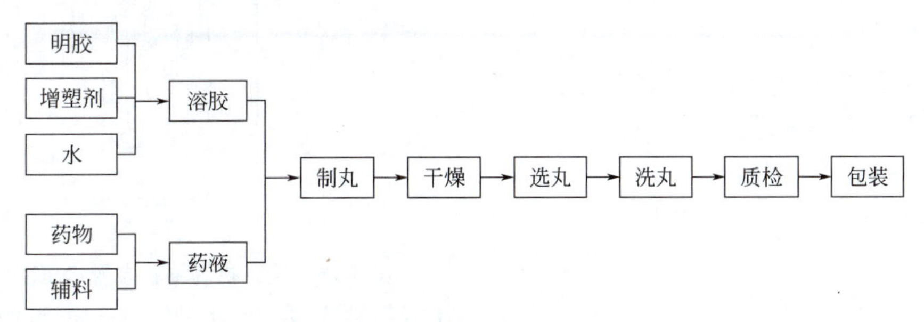

图4-12　软胶囊剂的制备工艺流程

1. 压制法

压制法是将明胶及其他囊材溶解后的胶液制成厚薄均匀的胶片，再将药液

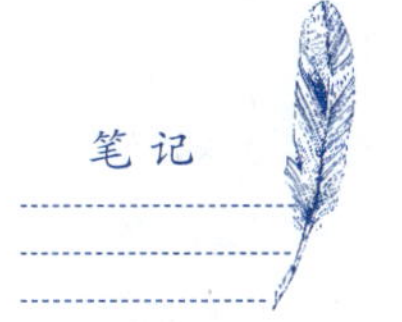

置于两个胶片之间用钢板模或旋转模压制软胶囊的一种方法。目前企业生产主要采用旋转模压法，其制囊机及模压过程见图 4-13 和图 4-14。压制法生产软胶囊产量大，自动化程度高，成品率也较高，计量准确，适合于工业化大生产。

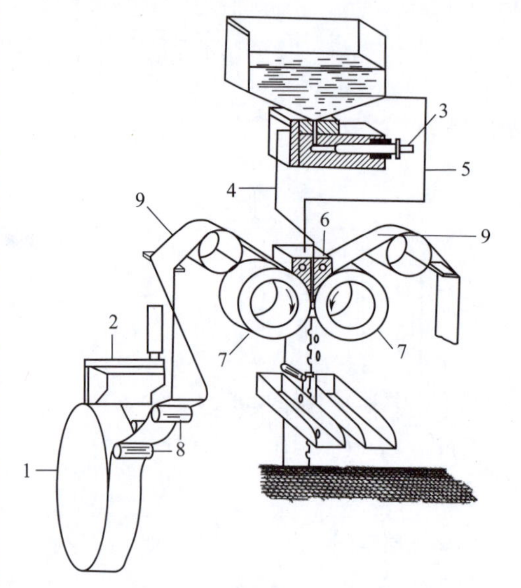

图 4-13　滚模式软胶囊压制机模压示意图

1—胶皮轮；2—明胶盒；3—注射泵；4—加料管；5—余液返回导管；6—楔形注液器；7—滚模；8—油滚轴；9—胶皮

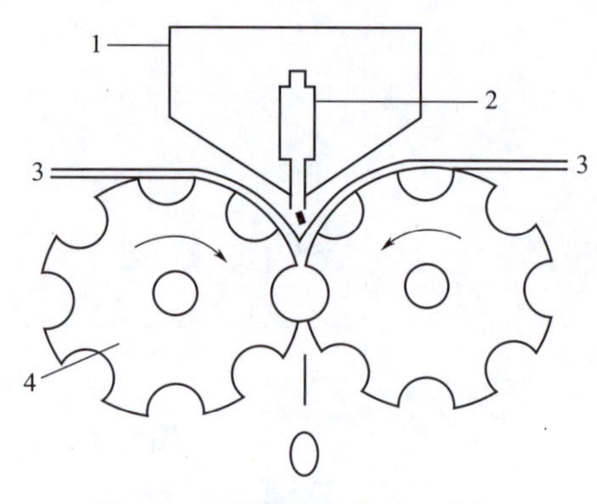

图 4-14　喷体喷出药液示意图

1—贮液槽；2—定量填充泵；3—明胶软片；4—轮状模

2. 滴制法

用滴制法制成的软胶囊称为无缝软胶囊。该法制备软胶囊由具有双层喷头的滴丸机完成，见图 4-15。将胶液加入胶液贮槽中，药液加入药液贮槽；冷却管中放入冷却液（常为液体石蜡），根据工艺要求，调节好出料口和出胶口。利用明胶液、药液先后以不同的速度从同心管出口滴出，其中，明胶液在外层、药液从中心管喷出，使一定量的明胶液将定量的药液包裹后，滴入与明胶液不相混溶的冷却液中，由于表面张力作用而使之形成球形，并逐渐冷却、凝固而形成无缝胶丸。

滴制中，胶液、药液的温度、滴头的大小、滴制速度、冷却液的温度等因素均会影响软胶囊的质量，应通过实验考查筛选适宜的工艺条件。滴制法制备软胶囊成品率高，装量差异小，产量大，成本低。

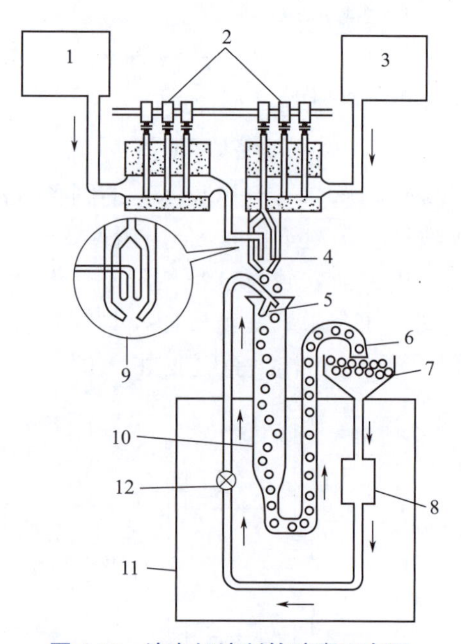

图 4-15　滴丸机滴制软胶囊示意图

1—药液贮槽；2—定量控制器；3—明胶液贮槽；4—喷头；5—冷却液液状石蜡出口；6—胶丸出口；7—胶丸收集箱；8—液状石蜡贮箱；9—喷头放大；10—冷却管；11—冷却箱；12—泵

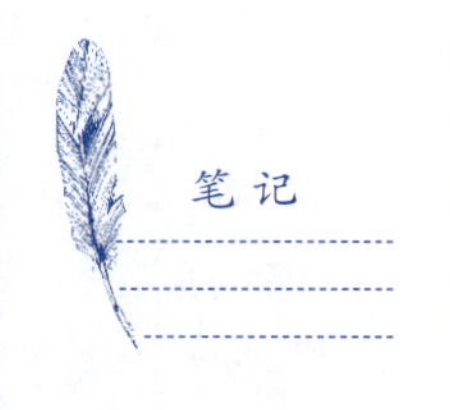

（三）肠溶胶囊剂的制备

肠溶胶囊剂制备方法可分为以下几种。

1. 以肠溶材料制成空心胶囊

肠溶性高分子材料溶液加到明胶液中后，加工成肠溶性空心胶囊，如醋酸纤维素酞酸酯（邻苯二甲酸醋酸纤维素，CAP）、虫胶等作为肠溶材料制备肠溶软胶丸，具有较好的肠溶性能。

2. 用肠溶材料作外层包衣

先用明胶制成空心胶囊，然后在胶囊壳表面包裹肠溶材料，如以PVP为底衣层，用CAP、蜂蜡等作外包衣层，可使包衣后的胶囊具有稳定的肠溶性。常用肠溶包衣材料有CAP、羟丙甲纤维素酞酸酯（HPMCP）、聚乙烯醇酞酸酯（PVAP）、丙烯酸树脂Ⅰ、Ⅱ、Ⅲ号等。

本法与片剂的薄膜包衣基本相同，但因硬胶囊剂粗细不一，囊帽直径大于囊体，在工艺上不容易掌握，且包衣后胶囊剂表面的光洁度变差，有待进一步工艺改进。

3. 甲醛浸流法

明胶经甲醛处理可发生缩醛反应，使其分子相互交联形成甲醛明胶只能在肠液中溶解。此种处理法受甲醛浓度、处理时间、贮存时间等因素影响较大，肠溶性极不稳定，目前应用较少。

4. 囊心物肠溶性

将颗粒、小丸进行肠溶包衣处理后装入普通硬胶囊中，也可制成肠溶胶囊。

扫一扫　4.4.4　拓展知识　新型胶囊剂

三、胶囊剂的处方实例

例1　速效感冒胶囊

【处方】

对乙酰氨基酚	300g
维生素C	100g
胆汁粉	100g
咖啡因	3g
扑尔敏	3g
10%淀粉浆	适量
食用色素	适量

共制成硬胶囊剂1000粒。

【制法】取上述各药物，分别粉碎，过80目筛；将10%淀粉浆分为A、B、C三份，A加入少量食用胭脂红制成红糊，B加入少量食用橘黄（最大用量为万分之一）制成黄糊，C不加色素为白糊；将对乙酰氨基酚分为三份，一份与扑尔敏混匀后加入红糊，一份与胆汁粉、维生素C混匀后加入黄糊，一份与咖啡因混匀后加入白糊，分别制成软材后，过14目尼龙筛制粒，于70℃干燥至水分在3%以下；将上述三种颜色的颗粒混合均匀后，填入空心胶囊中，即得。

扫一扫　4.4.5　拓展知识　速效感冒胶囊的注意事项

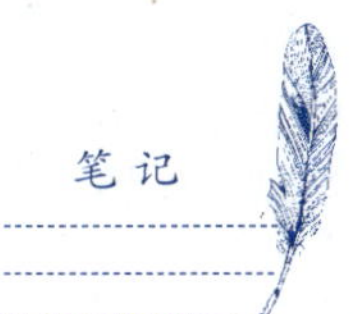

例2　复方丹参胶囊

【处方】丹参　　25g
冰片　　2.5g
三七　　22.5g

共100粒。

【制法】取丹参粉碎成粗粉，用95%乙醇回流1h，滤过；药渣再用50%乙醇回流1.5h，滤过，合并滤液，回收乙醇；药渣加水煎煮2h，滤过，煎液与浓缩液合并，浓缩至糖浆状。另取三七洗净，烘干，粉碎，过80～100目筛，倒入丹参浸膏中，混匀，烘干，粉碎成细粉。冰片研细，与上述粉末配研，过筛，混匀，装入胶囊，即得。

例3　利巴韦林软胶囊

【处方】利巴韦林　　100g
PVP（K90）　　10g
PEG 400　　7.2L
丙二醇　　0.8L

制成1000粒软胶囊。

【制法】将利巴韦林原料药与PVP（K90）过20目筛，置于容器中，然后按照处方量向其中加入PEG 400与丙二醇，不断搅拌研磨至形成均匀混悬液，然后将混悬液置于软胶囊机上进行压囊，干燥，包装，即得。

扫一扫　4.4.6　拓展知识　利巴韦林软胶囊的注意事项

四、胶囊剂的质量评价

1. 外观

胶囊剂应整洁，不得有黏结、变形、渗漏或囊壳破裂现象，并应无异臭。

2. 水分

中药硬胶囊剂应进行水分检查。取供试品内容物，照水分测定法（通则0832）测定，不得过9.0%。硬胶囊剂内容物为液体或半固体者不检查水分。

3. 装量差异

除另有规定外，取供试品20粒（中药取10粒），分别精密称定重量后，倾出内容物（不得损失囊壳），硬胶囊壳用小刷或其他适宜的用具拭净，软胶囊或内容物为半固体或液体的硬胶囊囊壳用乙醚等易挥发性溶剂洗净，置通风处使溶剂挥尽，再分别精密称定囊壳重量，求出每粒内容物的装量与平均装量。每粒装量与平均装量相比较（有标示装量的胶囊剂，每粒装量应与标示装量比较），超出装量差异限度的不得多于2粒，并不得有1粒超出限度的1倍，见表4-5。

表4-5　胶囊剂装量差异限度

平均装量	装量差异限度
0.30g以下	±10%
0.30g及0.30g以上	±7.5%（中药±10%）

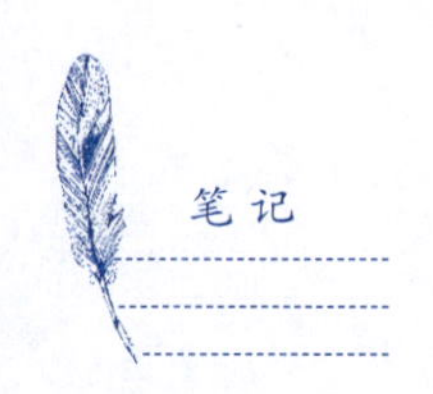
笔记

凡规定检查含量均匀度的胶囊剂，一般不再进行装量差异的检查。

4. 崩解时限

硬胶囊剂或软胶囊剂的崩解时限，除另有规定外，照崩解时限检查法（通则 0921）检查，均应符合规定：取供试品 6 粒，硬胶囊应在 30min 内全部崩解，软胶囊应在 1h 内全部崩解。如有 1 粒不能完全崩解，应另取 6 粒复试，均应符合规定。

扫一扫　4.4.7　拓展知识　肠溶胶囊和结肠胶囊的崩解时限检查

凡规定检查溶出度或释放度的胶囊剂，可不进行崩解时限的检查。

5. 含量均匀度

除另有规定外，硬胶囊剂每粒标示量不大于 25mg 或主药含量不大于每粒重量 25% 者；内容物非均一溶液的软胶囊，均应检查含量均匀度。

其他质量检查项目还有溶出度、释放度、微生物限度等。

五、胶囊剂的包装贮存

由胶囊剂的囊材性质所决定，包装材料与贮存环境（如湿度、温度和贮藏时间）对胶囊剂的质量都有明显的影响。有实验表明，氯霉素胶囊在相对湿度 49% 的环境中放置 32 周，溶出度变化不明显，而在相对湿度 80% 的环境中，放置 4 周，溶出度则变得很差。一般来说，高温、高湿（相对湿度＞60%）对胶囊剂可产生不良影响，不仅会使胶囊吸湿、软化、变黏、膨胀、内容物结团，而且会造成微生物滋生。因此，必须选择适当的包装容器与贮藏条件，一般应选用密闭性能良好的玻璃容器、透湿系数小的塑料容器和泡罩式包装，在小于 30℃、相对湿度不超过 60% 的干燥阴凉处，密闭贮藏。

习题4.4　　扫一扫　习题4.4答案

单项选择题

1. 空心胶囊的规格有（　　）种。

A. 5　　B. 6　　C.7　　D.8

2. 空心胶囊制备的流程为（　　）。

A. 溶胶→蘸胶→干燥→拔壳→切割→整理

B. 溶胶→蘸胶→干燥→拔壳→整理

C. 溶胶→蘸胶→拔壳→切割→干燥→整理

D. 溶胶→干燥→蘸胶→拔壳→切割→整理

3. 有关胶囊剂的叙述，错误的是（　　）。

A. 液体药物不能制成胶囊剂

B. 胶囊剂可以掩盖药物不良嗅味

C. 可改变药物的释放速率或部位

D. 可以提高药物稳定性

4. 胶囊剂按外形结构可分为（　　）。

A. 硬胶囊、软胶囊、肠溶胶囊　　B. 硬胶囊、软胶囊、直肠胶囊

C. 硬胶囊、软胶囊　　D. 硬胶囊、软胶囊、缓释胶囊

5. 硬胶囊剂制备工艺不包括（　　）。

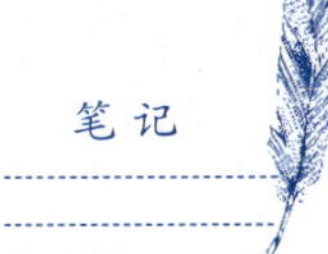

A. 空心胶囊制备　　B. 填充物料的制备
C. 胶皮制备　　D. 封口、抛光

6. 下列可作为软胶囊囊心物的是（　　）。
A. 药物的水溶液　　B. 药物的水混悬液
C. O/W 型乳剂　　D. 药物的油溶液

7. 制备无缝胶丸的方法是（　　）。
A. 压制法　　B. 滴制法　　C. 热熔法　　D. 搓捏法

8.《中国药典》规定，硬胶囊剂的崩解时限为（　　）min。
A. 15　　B. 30　　C. 45　　D. 60

9. 当胶囊剂囊心物的平均装量为 0.4g 时，其装量差异限度为（　　）。
A. ±10.0%　　B. ±7.5%　　C. ± 5.0%　　D. ±2.0%

10. 已检查溶出度的胶囊剂，不必再检查（　　）。
A. 硬度　　B. 脆碎度　　C. 崩解度　　D. 重量差异

任务五　滴丸

扫一扫　4.5　案例导入　滴丸的历史

一、概述

1. 定义和特点

滴丸剂（dripping pills）系指固体或液体药物与适宜的基质加热熔融后，再滴入不相混溶、互不作用的冷凝液中，制成的球形或类球形制剂。制备方法称为滴制法，可制成球形、椭圆形、橄榄形或圆片形等多种形状。滴丸主要供口服应用，亦可外用（如度米芬滴丸）和局部（如眼、耳、鼻、直肠、阴道等）使用。

滴丸剂是一个发展较快的剂型，滴丸剂具有以下特点。

（1）设备简单，操作容易，重量差异小，生产成本低，无粉尘，有利于劳动保护。

（2）工艺条件易于控制，质量稳定，剂量准确，受热时间短，易氧化及具挥发性的药物溶于基质后，可增加其稳定性。

（3）基质容纳液态药物的量大，故可使液态药物固化，如芸香油滴丸含油可达 83.5%。

（4）可发挥速释或缓释的效果。选用水溶性基质，用固体分散体的形式制备滴丸，易于溶出，故能提高难溶性药物的溶出速度及生物利用度，起到速效、高效的作用；选择脂溶性好的基质制备滴丸，由于药物在体内缓慢释放，则可起到缓释作用。

（5）滴丸可用于局部用药。滴丸剂型可克服西药滴剂的易流失、易被稀释，以及中药散剂的妨碍引流、不易清洗、易被脓液冲出等缺点，发展了耳、眼科用药的新剂型（五官科制剂多为液态或半固态剂型）。

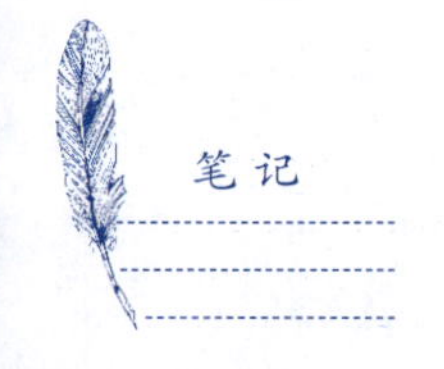

扫一扫　4.5.1　拓展知识　固体分散技术

2. 滴丸剂的分类

（1）速效滴丸　利用固体分散技术进行制备。当基质溶解时，药物以微细结晶无定形微粒或分子形式释出，所以溶解快、吸收快、作用快、生物利用度高，如速效心痛滴丸。

（2）缓释、控释滴丸　缓释是使滴丸中的药物在较长时间内缓慢溶出，而达长效；控释是使药物在滴丸中以恒定速度溶出，其作用可达数日以上，如氯霉素控释眼丸。

扫一扫　4.5.2　拓展知识　其他类型的滴丸

二、滴丸剂常用的基质和冷凝液

1. 基质

滴丸中主药以外的附加剂称为基质。滴丸剂的基质要求具备以下条件：①应尽可能选择与主药性质相似的物质作基质，但要求不与主药发生化学反应，不影响主药的疗效和检测，对人体无害。②基质在室温为固体状态，60～100℃条件下能熔化成液体，遇冷能立即凝成固体。基质一般分为两大类。

（1）水溶性基质　常用的有聚乙二醇类（如 PEG 6000、PEG 4000）、聚氧乙烯单硬脂酸酯（S-40）、硬脂酸钠、甘油明胶、尿素、泊洛沙姆（Poloxamer）等。

（2）非水溶性基质　常用硬脂酸、单硬脂酸甘油酯、氢化植物油、虫蜡、十六醇（鲸蜡醇）、十八醇（硬脂醇）等。

在实践中可将水溶性基质与非水溶性基质混合使用，起到调节滴丸的溶散时限、溶出速度或容纳更多药物的作用。如国内常用 PEG6000 与适量硬脂酸配合调整熔点，可制得较好的滴丸。

2. 冷凝液

根据基质的性质选择冷凝液，分为水溶性和非水溶性两大类。常用的水溶性冷凝液有水或不同浓度的乙醇等，适用于非水溶性基质的滴丸；非水溶性冷凝液有液状石蜡、植物油、二甲硅油和它们的混合物等，适用于水溶性基质的滴丸。

三、滴丸剂的制备

滴制法是指将药物均匀分散在熔融的基质中，再滴入不相混溶的冷凝介质中，冷凝固化成丸的方法。工艺流程见图 4-16，即将药物溶解或混悬在熔融的基质中，保持恒定的温度（80～100℃），经过滴头，匀速滴入冷凝介质中，在表面张力作用下，液滴成球状，冷却收缩成丸，在重力作用下下沉或上浮，取出，除去冷凝介质，干燥，即得滴丸。

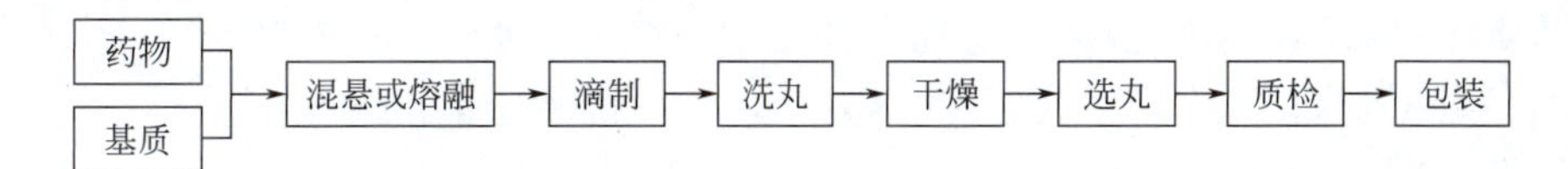

图 4-16　滴丸剂制备工艺流程

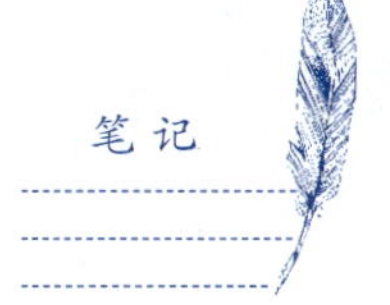

滴丸剂制备时选用的设备根据滴丸与冷凝介质相对密度差异，选用不同的滴制设备，如图 4-17 所示。

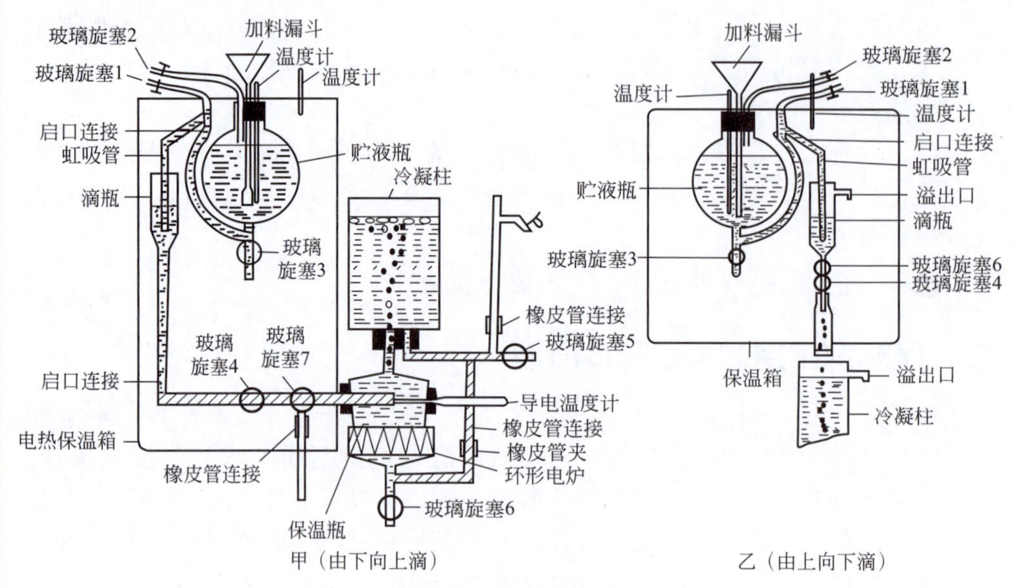

图4-17 滴制法制备滴丸设备示意图

在制备过程中保证滴丸圆整成型，丸重差异合格的关键是：选择适宜基质确定合适的滴管内外口径，控制适当的滴距与滴速，滴制过程中保持药液恒温，滴制液静液压恒定，及时冷凝等。

四、滴丸剂处方实例

例 1 灰黄霉素滴丸

【处方】 灰黄霉素 1 份

PEG 6000 9 份

【制法】取 PEG 6000 在油浴上加热至约 135℃，加入灰黄霉素细粉，不断搅拌使全部熔融，趁热过滤，置贮液瓶中，135℃下保温，用管口内、外径分别为 9.0mm、9.8mm 的滴管滴制，滴速 80 滴 /min，滴入含 43% 煤油的液体石蜡（外层为冰水浴）冷却液中，冷凝成丸，以液体石蜡洗丸，至无煤油味，用毛边纸吸去黏附的液体石蜡，即得。

扫一扫 4.5.3 拓展知识 灰黄霉素滴丸的注意事项

例 2 吲哚美辛滴丸的制备

【处方】 吲哚美辛 1g

PEG 6000 9g

【制法】① 吲哚美辛与 PEG 6000 熔融液的制备：按处方量称取吲哚美辛加入适量无水乙醇，微热溶解后，加入处方量的 PEG 6000 熔融液中（60℃水浴保温），搅拌混合均匀，直至乙醇挥尽为止，继续静置于 60℃水浴中保温 30min，待气泡除尽，备用。

② 滴丸的制备：将上述除尽气泡的吲哚美辛 -PEG 6000 混匀熔融液转入滴

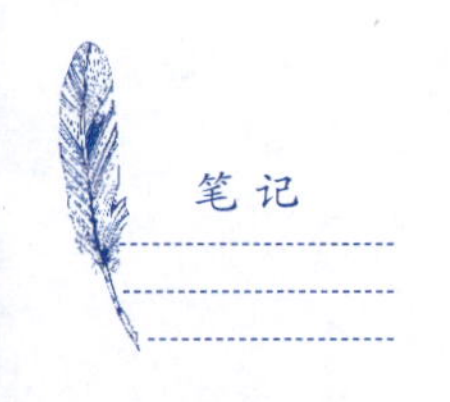

丸机的贮液筒内，在保温 70 ～ 80℃的条件下，控制滴速，一滴滴地滴入冷凝液中，待冷凝完全，倾去冷凝液，收集滴丸，沥净和用滤纸除去丸上的冷凝液，放置硅胶干燥器中（或自然干燥），24h 后，称重，计算收得率。

五、滴丸剂的质量评价

1. 外观

应大小均匀，色泽一致，无粘连现象，表面无残留冷凝液。

2. 重量差异

除另有规定外，取供试品 20 丸，精密称定总重量，求得平均丸重后，再分别精密称定每丸的重量。每丸重量与平均丸重相比较，超出重量差异限度的滴丸不得多于 2 丸，并不得有 1 丸超出限度 1 倍（表 4-6）。

表4-6 滴丸剂重量差异限度表

平均丸重	重量差异限度
0.03g 及 0.03g 以下	±15%
0.03g 以上至 0.10g	±12%
0.1g 以上至 0.3g	±10%
0.30g 以上	±7.5%

包糖衣滴丸应在包衣前检查丸芯的重量差异，符合规定后方可包衣。包糖衣后不再检查重量差异，薄膜衣滴丸应在包薄膜衣后检查重量差异并符合规定。

3. 溶散时限

按照 2020 年版《中国药典》四部（通则 0108）丸剂项下溶散时限检查法进行检查，普通滴丸应在 30min 内全部溶散，包衣滴丸应在 1h 内全部溶散。如有 1 粒不能完全溶散，应另取 6 粒复试，均应符合规定。以明胶为基质的滴丸，可改在人工胃液中进行检查。

滴丸剂还应符合微生物限度检查及各品种项下要求。

习题4.5

扫一扫 习题4.5答案

单项选择题

1. 下列有关滴丸的叙述，正确的是（ ）。

A. 用滴制法制成的球状制剂均称滴丸

B. 用双层滴头的滴丸机制成的球形制剂称滴丸

C. 滴丸可内服，也可外用

D. 滴丸属速效剂型，不能发挥长效作用

2. 下列关于滴丸的说法，错误的是（ ）。

A. 常用的基质有水溶性与脂溶性两大类

B. 使用水溶性基质时，应采用亲脂性的冷凝液

C. 为提高生物利用度，应选用亲脂性基质

D. 为控制滴丸的释药速率，可将其包衣

3. 滴丸基质应具备的条件，错误的是（ ）。

笔 记

A. 不与主药发生作用，不影响主药疗效
B. 在常温下保持固态
C. 基质在 60～100℃下能熔化，遇冷立即凝成固体
D. 基质与冷凝液互溶

4. 以水溶性强的基质制备滴丸时，应选用的冷凝液是（　　）。
A. 水与乙醇的混合物　　B. 乙醇与甘油的混合物
C. 液状石蜡与甘油的混合物　　D. 液状石蜡

5. 滴丸与胶丸的相同点是（　　）。
A. 均为药物与基质混合而成　　B. 均可用滴制法制备
C. 均以明胶为主要囊材　　D. 无相同之处

6. 滴丸的工艺流程为（　　）。
A. 药物和基质→混悬或熔融→滴制→冷却→洗丸→干燥→选丸→质检→分装
B. 药物→熔融→滴制→冷却→洗丸→干燥→选丸→质检→分装
C. 药物→混悬→滴制→冷却→洗丸→干燥→选丸→质检→分装
D. 药物和基质→混悬或熔融→滴制→洗丸→干燥→选丸→质检→分装

多项选择题

7. 滴丸剂的特点是（　　）。
A. 生物利用度高，但只适用于小剂量药物
B. 液体药物可制成固体滴丸剂
C. 固体药物不能制成滴丸剂
D. 生产车间无粉尘

8. 关于滴丸剂中冷凝液的选择原则是（　　）。
A. 不与主药相混溶　　B. 不与基质发生作用
C. 不影响主药疗效　　D. 有适当的密度和黏度

9. 以 PEG 6000 为基质制备滴丸时，冷凝液可选择（　　）。
A. 液体石蜡　　B. 植物油
C. 二甲硅油　　D. 不同浓度的乙醇

10. 为保证滴丸圆整、丸重差异小，正确的是（　　）。
A. 滴制时保持恒温　　B. 滴制液静液压恒定
C. 滴管口径合适　　D. 及时冷凝

任务六　微丸

扫一扫　4.6　案例导入　微丸的发展历史

一、概述

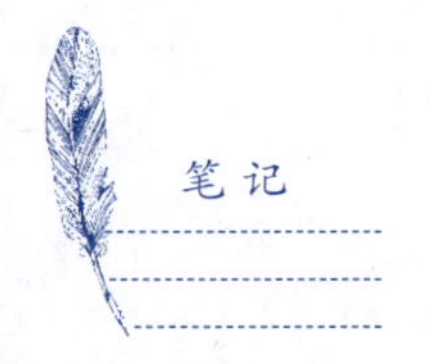

1. 微丸的概念和特点

微丸（pellets）系指由药物与辅料均匀混合，选用适宜的黏合剂或润湿剂以

适宜的方法制成的直径小于2.5mm的球状固体制剂。采用不同辅料及工艺，可将药物制成速释、缓释或控释的微丸。当前研究的重点是缓释微丸，一般可直接灌装于胶囊壳中制成胶囊剂，如布洛芬缓释胶囊；也有压制成片剂使用的，如埃索美拉唑镁缓释片。

微丸是一种剂量分散性剂型，与单剂量由一个单元组成的剂型（如片剂）相比，具有以下特点：

（1）服用后分布面积大，胃肠道局部刺激性小；

（2）胃肠道的吸收不受胃排空的影响，广泛分布，生物利用度高；

（3）将不同释药速度的微丸装填在同一胶囊中，可调节药物的释药速度；

（4）有较好的流动性，不易破碎，易于包衣、分剂量；

（5）不同药物分别制微丸，组合成复方制剂，增加药物的稳定性；

（6）多单元型给药系统，释药规律重现性、一致性方面优于缓释片剂。

2. 分类

微丸种类按其释放特性可分为速释微丸、普通微丸、缓释或控释微丸等。一般情况下，速释微丸要求30min内溶出度不得少于70%，处方中常加入一定量的崩解剂或表面活性剂，以保证微丸的快速崩解和药物溶出。

扫一扫　4.6.1　拓展知识　其他类型的微丸

二、微丸的制备

微丸的制备方法较多，主要的方法有旋转-滚动制丸法、离心造粒法、挤出滚圆法、流化床喷涂法。微丸的丸芯处方主要是由填充剂和黏合剂组成。填充剂可采用糖粉、糊精、淀粉及MCC等；黏合剂可采用HPMC、PVP溶液等，并加入适宜的增塑剂、致孔剂。

1. 旋转-滚动制丸法

又称泛丸法，常用包衣锅来制备。可采用传统包衣机或高效包衣机进行滚制而成。

将药物粉末和辅料粉末置包衣锅中，在旋转中喷入润湿剂（水、稀醇等），同时撒入糖粉或糖粉混合物。重复喷液、撒粉、抛光、干燥、分筛的步骤，直至获得所需粒径的微丸。也可在形成母核后药物采用粉末上药或溶液上药的方式载药。

本法所用成分均为常用辅料，价格低廉；由于撒粉及分筛操作，粉尘量大，成品率低；工艺烦琐，质量受操作者技能影响较大；成丸强度低。

2. 离心造粒法

将粉末投入离心床内，起动鼓风及旋转盘后，使物料在床内形成环形的螺旋状流化态。通过雾化器喷入润湿剂，同时定量撒入干粉，达到所需粒径即可。本法将喷液、撒粉、干燥同时进行，周期较短；制丸过程中物料相互挤压，成丸强度较包衣锅滚制法高。常用设备为离心包衣造粒机。

3. 挤出滚圆法

将含有黏合剂的丸芯辅料置制粒机中，加水制软材，挤压形成圆柱条状，在高速旋转的转盘沿壁做环状螺旋运动，形成球丸，控制进风温度进行干燥。

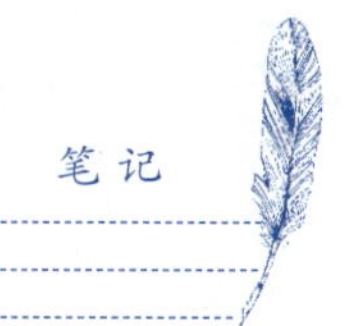

本法制得的颗粒粒径由网孔大小控制。

4. 流化床喷涂法

使粉粒在床体中央的圆形导向筒内由气流加速上升，形成喷泉式的流化态，同时同向喷入包衣液雾滴。本法的优点在于，物料在导向筒内处于气流输送状态，分散性好，伴随衣膜的喷涂，不易产生粘连；底喷的方式使雾粒与物料同向运行，到达物料的距离较短，水分不易快速蒸发，可与物料产生良好的附着；大风量对流使物料形成喷泉式流化态，并可产生自转，使其表面任一角度与雾粒接触机会均等，有利于涂膜层分布均匀；同时进行干燥，蒸发强度高，适合主药以溶液或混悬液方式喷涂在微丸表面。喷涂作业时增重比小，辅料耗用少，生产成本低。

三、微丸的处方实例

例 1　黄连素微丸

【处方】		
	黄连素	3g
	微晶纤维素	15g
	乳糖	12g
	5% 乙醇	适量

【制法】按处方量称取黄连素 3g、微晶纤维素 15g 和乳糖 12g 混合均匀后，加入 5% 乙醇适量，混匀。设备上设置挤出速度和滚圆速度。将混合物料投入于加样漏斗，启动挤出机制成圆柱形物料。将所制得的圆柱形物料加入于滚筒中，启动滚圆机，制得球形微丸，放料。

例 2　硝苯地平微丸

【处方】		
	硝苯地平	30g
	可压性淀粉	360g
	10%PVP 乙醇溶液	100g

【制法】取硝苯地平 100 目粉与可压性淀粉混合，过 60 目筛再混合，取出 60g 混合粉备用。加入黏合剂混匀，20 目制粒二次后上锅滚动，视湿粒情况撒粉成丸后即可出锅干燥、筛分，即得。

四、微丸的质量评价

1. 粒度

参照粒度和粒度分布测定法（通则 0982）检查。

2. 圆整度

测定微丸的最大直径和最小直径的比，比值越接近 1，圆整度越好。也可通过测定微丸的滑动角和休止角，或计算机辅助成像分析测定形状因子，来评价圆整度。

3. 堆密度

采用量筒法测定微丸的堆密度。

4. 脆碎度

参照片剂脆碎度检查法测定。

还需进行水分、溶出度或释放度等检查。

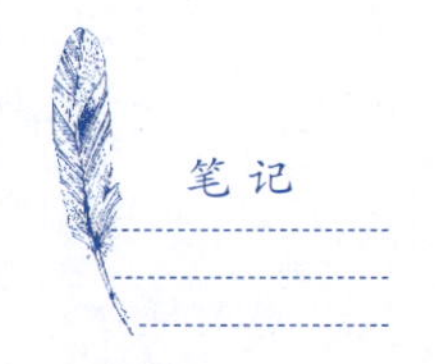

习题4.6

扫一扫　习题4.6答案

单项选择题

1. 关于微丸描述，错误的是（　　）。

A. 直径小于 2.5mm 的球形固体制剂

B. 可发挥速效和缓效作用

C. 微丸种类按其释放特性可分为速释微丸、缓释或控释微丸

D. 可直接灌装胶囊，也可压成片剂使用

2. 下列对微丸叙述错误的是（　　）。

A. 微丸可装入硬胶囊中服用

B. 微丸剂可以通过包衣的方法来掩盖药物的不良气味及提高稳定性

C. 微丸在胃肠道的分布面积大，刺激性大

D. 微丸可根据需要制成速效、缓释或控释制剂

多项选择题

3. 制备微丸的方法是（　　）。

A. 滚动制丸法　　B. 喷雾制粒法　　C. 挤出滚圆法　　D. 离心造粒法

4. 以下属于微丸的质量评价项目的有（　　）。

A. 粒度　　B. 圆整度　　C. 堆密度　　D. 脆碎度

判断题

5. 微丸的丸芯处方主要是由填充剂和黏合剂组成。（　　）

任务七　片剂

扫一扫　微课 11　片剂的概述

一、片剂的概述

1. 片剂的定义和特点

片剂系指原料药物或与适宜的辅料制成的圆形或异形的片状固体制剂。具有以下特点：①体积小，运输、携带方便；②产品的性状稳定，剂量准确，使用方便；③便于机械化生产，产量高、成本低；④可满足临床用药的多种要求：如速效、长效、口腔局部用药、阴道局部用药等。但片剂也有一定的缺点：如幼儿及昏迷患者不易吞服，处方和制备工艺较为复杂，质量控制要求高。

扫一扫　4.7.1　拓展知识　片剂的历史

2. 片剂的分类

根据给药途径、药物吸收部位，片剂可分为口服用片剂、口腔用片剂和外用片剂。

（1）口服用片剂　口服用片剂系指供口服的片剂，其中的药物主要是经胃肠道吸收而发挥作用，亦可在胃肠道局部发挥作用。

笔记

① 普通片剂　药物与辅料混合而压制成的片剂，又称为普通片或素片，其片重一般为 0.1～0.5g。一般应以水吞服，应用最为广泛。某些情况下，片重过大时可压制成异形片，以解决用药时的吞咽困难。

② 包衣片　在普通压制片外包上衣膜的片剂。根据包衣材料的不同可分为以下 3 种。a. 糖衣片：主要包衣材料为蔗糖，对药物起保护作用或掩盖不良气味，如小檗碱糖衣片。b. 薄膜衣片：包衣材料为高分子材料。c. 肠溶衣片：衣料为肠溶性高分子材料，该片剂在胃液中不溶，在肠道中溶解，如奥美拉唑肠溶片。

③ 多层片　由两层或多层组成的片剂。每层含有不同的药物或辅料，可以避免复方制剂中不同药物之间的配伍变化，或者达到不同药物释放特征（如缓释 / 速释组合的效果），如马来酸曲美布汀多层片。

④ 咀嚼片　于口腔中咀嚼后吞服的片剂，如维生素 C 咀嚼片。咀嚼片一般应选择甘露醇、山梨醇、蔗糖等水溶性辅料作填充剂和黏合剂。咀嚼片的硬度应适宜。

⑤ 可溶片　临用前能溶解于水的非包衣片或薄膜包衣片剂。可溶片应溶解于水中，溶液可呈轻微乳光。可供口服、外用、含漱等如阿司匹林溶液片、升汞片等。若口服有毒，应加以标明，注明不得入口。

⑥ 分散片　在水中能迅速崩解并均匀分散的片剂。分散片中的原料药物应是难溶性的。分散片可加水分散后口服，也可将分散片含于口中吮服或吞服。如头孢克肟分散片、阿奇霉素分散片等。分散片应进行溶出度和分散均匀性检查。

⑦ 泡腾片　含有碳酸氢钠和有机酸，遇水可产生气体而呈泡腾状的片剂。泡腾片中的原料药物应是易溶性的，加水产生气泡后应能溶解，如维生素 C 泡腾片。有机酸一般用枸橼酸、酒石酸、富马酸等。

⑧ 口崩片　系指在口腔内不需要用水即能迅速崩解或溶解的片剂。一般适合于小剂量原料药物，常用于吞咽困难或不配合服药的患者。可采用直接压片和冷冻干燥法制备。口崩片应在口腔内迅速崩解或溶解、口感良好、容易吞咽，对口腔黏膜无刺激性，如利培酮口崩片、奥氮平口崩片等。除冷冻干燥法制备的口崩片外，口崩片应进行崩解时限检查。对于难溶性原料药物制成的口崩片，还应进行溶出度检查。对于经肠溶材料包衣的颗粒制成的口崩片，还应进行释放度检查。

⑨ 缓释片　系指在规定的释放介质中缓慢地非恒速释放药物的片剂，如二甲双胍缓释片。具有能够减少服药次数、延长作用时间等特点。缓释片应符合缓释制剂的有关要求并应进行释放度检查。

⑩ 控释片　系指在规定的释放介质中缓慢地恒速释放药物的片剂，如硝苯地平控释片。与缓释制剂相比，血药浓度更加平稳。控释片应符合控释制剂的有关要求并应进行释放度检查。

（2）口腔用片剂

① 含片　系指含于口腔中缓慢溶化产生局部或全身作用的片剂。如西瓜霜含片。含片中的原料药物一般是易溶性的，主要起局部消炎、杀菌、收敛、止痛或局部麻醉等作用。因此要求 10min 内不应全部崩解或溶化。

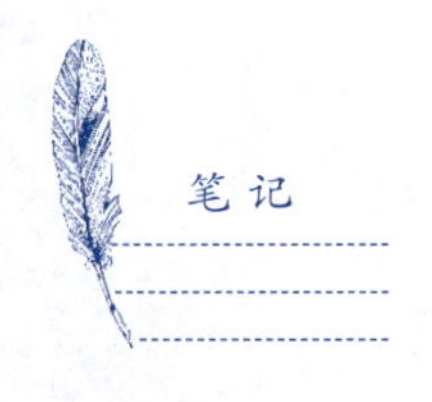

② 舌下片 系指置于舌下能迅速溶化，药物经舌下黏膜吸收发挥全身作用的片剂，避免了肝脏的首过效应。舌下片中的原料药物应易于直接吸收，主要适用于急症的治疗。目前舌下片的产品有硝酸甘油舌下片、盐酸纳洛酮舌下片、盐酸丁丙诺啡舌下片等。舌下片要求5min内应全部溶化。

③ 口腔贴片 系指粘贴于口腔，经黏膜吸收后起局部或全身作用的片剂。口腔贴片应进行溶出度或释放度检查。

（3）其他途径应用片剂

① 阴道片与阴道泡腾片 置于阴道内使用的片剂。阴道片和阴道泡腾片的形状应易置于阴道内，可借助器具将阴道片送入阴道。阴道片在阴道内应易溶化、溶散或融化、崩解并释放药物，主要起局部消炎杀菌作用，也可给予性激素类药物。具有局部刺激性的药物，不得制成阴道片。阴道片应进行融变时限检查，阴道泡腾片还应进行发泡量检查。

② 植入片 植入体内慢慢溶解并吸收，产生持久疗效的片剂。药片埋植到皮下后缓慢溶解吸收，需灭菌、持续时间长，维持疗效几周、几个月直至几年需长期且频繁使用的药物宜制备为此类制剂，如避孕植入片。一般采用缓释材料与药物制成相应缓释制剂植入人体内，从而达到长效目的。

3. 片剂的质量要求

片剂应符合如下要求。

① 原料药物与辅料应混合均匀。含药量小或含毒、剧药的片剂，应根据原料药物的性质采用适宜方法使其分散均匀。

② 凡属挥发性或对光、热不稳定的原料药物，在制片过程中应采取遮光、避热等适宜方法，以避免成分损失或失效。

③ 压片前的物料、颗粒或半成品应控制水分，以适应制片工艺的需要，防止片剂在贮存期间发霉、变质。

④ 根据依从性需要，片剂中可加入矫味剂、芳香剂和着色剂等，一般指含片、口腔贴片、咀嚼片、分散片、泡腾片、口崩片等。

⑤ 为增加稳定性、掩盖原料药物不良臭味、改善片剂外观等，可对制成的药片包糖衣或薄膜衣。对一些遇胃液易破坏、刺激胃黏膜或需要在肠道内释放的口服药片可包肠溶衣。必要时，薄膜包衣片剂应检查残留溶剂。

⑥ 片剂外观应完整光洁，色泽均匀，有适宜的硬度和耐磨性，以免包装、运输过程中发生磨损或破碎。非包衣片应符合片剂脆碎度检查法的要求。

微生物限度也应符合要求。根据原料药物和制剂的特性，除来源于动、植物多组分且难以建立测定方法的片剂外，溶出度、释放度含量均匀度等应符合要求。

二、片剂的制备

片剂的制备方法主要是压制法。压制法是片剂的一种非常成熟的产业化制备方法，压制片的物理特性已普遍被接受，有圆形、椭圆形或者其他独特的形状。

近十年来3D打印技术的出现及在制剂生产中的应用带来了DDS的变革。研究人员利用3D打印技术来解决当前药品生产的局限性和患者治疗的挑战。从

笔记

批量生产药物转向个性化药物和剂量定制的设计与生产，但需要优化不同的3D打印技术和合适的材料加工。Aprecia公司的左乙拉西坦速溶片是第一个使用3D打印技术制备的商品化药品，通过3D打印设备，将活性和非活性成分按照预设的形状打印装填，使片剂内部呈多孔状，能够快速分散。但目前3D打印仍具有诸多挑战，相关工程技术难题有待突破，传统的辅料在理化性质上也制约着3D打印在药物制剂中的发展，同时对3D打印片剂的质量控制和评估方法仍不完善，因此3D打印药物制剂技术的大规模产业化应用尚需时日。

扫一扫 4.7.2 拓展知识 3D打印制片技术

以下主要介绍传统的压制法。压制法是将药物与辅料混合后，将其填充于一定形状的模孔内，经加压而制成片的过程。用于压片的物料应具备良好的可压性、流动性和润滑性。可压性即压缩成型性，物料在受压过程中可塑性的大小，可塑性大即可压性好，易于成型。流动性是保证物料在冲模内均匀填充，可确保片重差异小。润滑性可有效避免黏冲，获得光洁的片剂。

制粒是改善物料流动性和可压性最有效的方法之一。因此制粒压片法是最传统、最基本的片剂制备方法。制粒压片法又分为湿法和干法制粒压片法。近年来，随着优良辅料和先进压片机的出现，粉末直接压片法得到了越来越多的关注。半干式颗粒压片法是将药物粉末与空白辅料颗粒混合后压片，也属于粉末直接压片的一种。片剂制备工艺流程见图4-18。

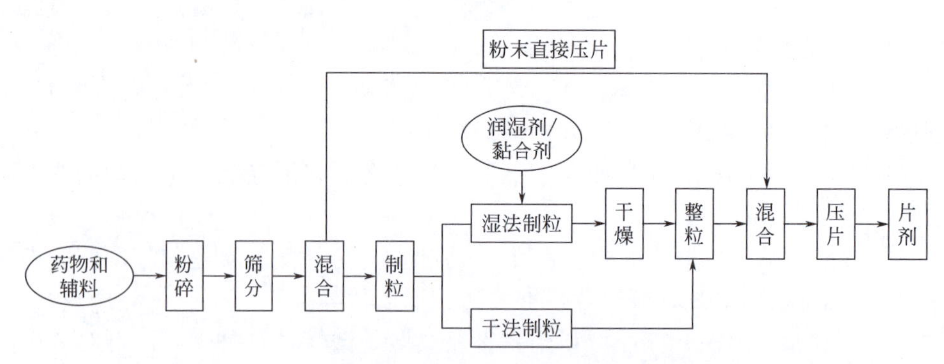

图4-18 片剂制备工艺流程

1. 湿法制粒压片

湿法制粒压片是在原辅料中加入润湿剂或黏合剂制粒，颗粒经干燥后再压片的工艺。湿法制粒加入黏合剂增加了物料的黏合性和可压性，压片时所需压力较低，设备损耗较低；小剂量药物可以通过制粒达到分散均匀，色泽均匀，而且该法可改善流动性、可压性，防止已混合均匀的物料在压片过程中分层，因而是应用最为广泛的一种制粒压片方法。但不适宜于热敏性、湿敏性、极易溶解的物料。

（1）原辅料的预处理　原、辅料均应符合药用标准，根据需要进行粉碎、过筛等处理。一般要求原辅料粉末细度为80～100目，以便于混合均匀。有些药物还需要关注其晶型和粒度，与疗效密切相关。辅料也应选择合适的型号和规格，例如纤维素衍生物的取代度、黏度等。

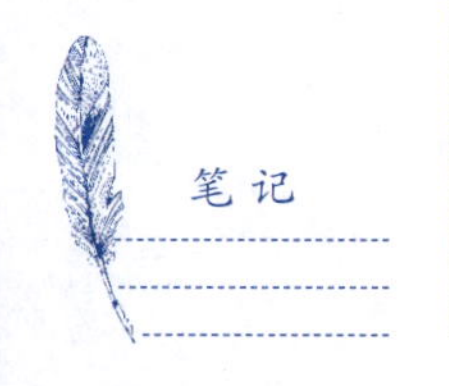

（2）称量与混合　根据处方量分别称取原辅料。根据原辅料的性质选择适宜的方法使之混合均匀。毒剧药或微量药物应取120～150目的细粉并采用等量递加法与辅料进行混合。若处方中含挥发性药物或挥发油应在颗粒干燥后加入。大量生产可采用混合机进行混合。粉碎、过筛、混合的操作见本项目任务二散剂。

（3）制粒　混合好的物料加入适宜的黏合剂和润湿剂以制成密度均一的湿颗粒。湿法制粒的方法有流化床制粒、挤压制粒、喷雾干燥制粒、高速混合制粒等，详见本项目任务三　颗粒剂。

湿颗粒的质量要求：湿颗粒的粗细和松紧须视具体品种而定。如维生素B_2片片型小，颗粒应细小；磺胺嘧啶片片型大，颗粒应粗大些；吸水性强的药物制成颗粒宜粗大而紧密。凡在干颗粒中需加细粉压片的品种，其湿颗粒宜紧密，如复方阿司匹林片。通常以湿颗粒置于手掌簸动应有沉重感，细粉少、湿颗粒大小整齐、色泽均匀，无长条者为宜。

（4）颗粒的干燥　湿颗粒制成后，应尽快干燥，放置过久湿颗粒易结块或变形。干燥温度一般以50～60℃为宜，如洋地黄片、含碘喉症片等因温度过高可引起颗粒变色和药物变质。对热稳定的药物如磺胺嘧啶等干燥温度可适当提高到80～100℃，以缩短干燥时间。一些含结晶水的药物，如硫酸奎宁等的干燥温度不宜过高，时间不宜长，以免失去过多结晶水，使颗粒松脆而造成压片困难。

干燥设备的类型较多，生产中常用的有烘箱、流化床干燥器（见图4-19所示）。流化床干燥（沸腾干燥）可用于一般湿颗粒的干燥，但不适用于坚实完整干颗粒。与烘箱干燥相比较，使用流化床干燥后的干颗粒中细颗粒比例高一些，但细粉比例并不高。

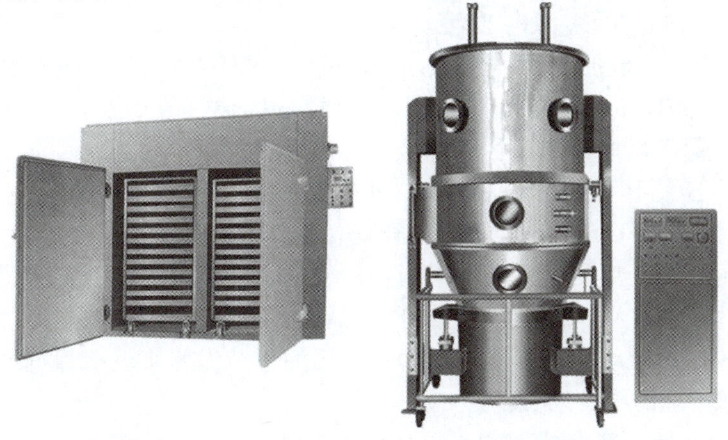

图4-19　热风循环烘箱和流化床干燥器实物图

片剂生产中对于烘干后的颗粒有一定的要求，具体如下。

① 含量应符合内控标准。

② 干颗粒的含水量对片剂成型及质量有较大影响，颗粒水分过少会引起松片或裂片，而过多会导致黏冲。其中药物性质不同对颗粒水分含水量也有差异，化学药干颗粒含水量一般为1%～3%，中药干颗粒含水量一般为3%～5%。对于一些特定药品有具体的要求，如四环素片的干颗粒含水量要求10%～14%，而

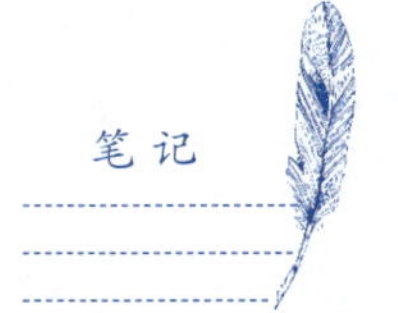

阿司匹林片干颗粒的含水量要求0.3%～0.6%。

③ 颗粒的大小应适当，颗粒大小应根据片重及药片直径选用，大片可用较大的颗粒或小颗粒进行压片；但对小片来说，必须用小颗粒，若小片用大颗粒，则片重差异较大。同时干颗粒还应含有一定比例的细粉，在压片时细粉填充于大颗粒间，使片重和含量准确。但细粉不宜过多，否则压片时易产生裂片、松片、边角毛缺及黏冲等现象，一般控制在20%～40%。

④ 干颗粒的松紧度与压片时片重差异和片剂物理外观也有关系。颗粒过硬，在压片时容易产生麻面，颗粒过松容易出现松片现象。一般经验认为，以颗粒用手捻能碾碎并有粗糙感为宜。

（5）整粒与总混　在干燥过程中，一部分湿颗粒彼此粘连结块，需过筛整粒，得到适合压片的粒度均匀的干颗粒。

总混是在整粒后的干颗粒中加入片剂处方中尚未加入的其他组分，并混合均匀。总混时可能需要加入的物料包括：

① 润滑剂与崩解剂　润滑剂常在过筛整粒后加入。外加的崩解剂应先干燥过筛，再加入干颗粒中充分混匀，也可将崩解剂及润滑剂等与干颗粒一起加入混合机内进行充分混合。

② 挥发油及挥发性药物　若在干颗粒中加挥发油，如冬绿油等，最好先将润滑剂与颗粒混匀后筛出的部分细粒混匀，再与全部干粒混匀，这样可避免润滑剂混合不匀和产生花斑。此外，可用80目筛从颗粒中筛出适量细粉，用以吸收挥发油，再加于干粒中混匀。若所加的挥发性药物为固体（薄荷脑）时可先用适量乙醇溶解，或与其他成分混合研磨共熔后喷入干颗粒中，混匀后，置桶内密闭，存放数小时，使挥发油在颗粒中渗透均匀，以防止挥发油吸附于颗粒表面导致压片时产生裂片。

③ 小剂量的药物和对湿热不稳定的药物　小剂量的药物主要问题是不容易与辅料混合均匀，应先将大部分辅料制备成空白颗粒，留取少部分辅料过80目筛，与小剂量药物按等量递加法混合均匀，之后再与空白颗粒总混。对湿热不稳定的药物若采用湿法制粒，也应先将其他药物和辅料制成颗粒，干燥、整粒后，再将对湿热不稳定的药物加入混合均匀，以避免药物的活性丧失。

（6）压片　压片的过程包括：饲料、压片、出片。压片机工作过程的控制要点包括片剂的片重、硬度以及片剂的形状。片剂重量的控制通过片重调节器来实现；片剂的硬度控制则通过压力调节器的调节作用实现；片剂形状的选择是通过选取不同的模具来实现。

① 片重计算　混合均匀的颗粒，经质量检查合格，计算片重即可压片。片重的计算方法主要有两种。

a. 按颗粒重量计算片重。

在药厂实际生产中，考虑到原料的损耗，因此增加了投药量，此时片剂的重量应该按照下式（4-1）计算：

$$片重=\frac{干颗粒重+压片前加的辅料量}{应压片数} \tag{4-1}$$

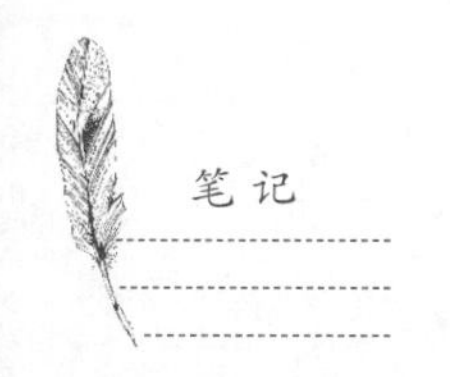

b. 测定主药含量以确定片剂的理论片重。

药物制成干颗粒时，原料药有所损耗，所以应对颗粒中主药的实际含量进行测定，下式（4-2）适用于投料时未考虑制粒过程中主药的损耗量。

$$片重=\frac{每片主药含量（标示量）}{颗粒混合物中主药的含量（\%）}\times 主药含量允许误差范围 \quad (4-2)$$

② 压片机 压片机常用的类型有单冲压片机和多冲旋转式压片机。

a. 单冲压片机 只有一副冲模的压片机，称为单冲压片机，见图4-20。具有适应性强，使用方便、易于维修、体积小、重量轻等特点，可广泛应用于制药厂、化工厂、医院、科研单位、实验室试制和小批量生产。

工作原理：单冲压片机下冲的冲头由中模孔下端进入中模孔，封住中模孔底，利用加料器向中模孔中填充药物，上冲的冲头从中模孔上端进入中模孔，并下行一定距离，将药粉压制成片；随后上冲上升出孔，下冲上升将药片顶出中模孔，完成一次压片过程；下冲下降到原位，准备再一次填充。

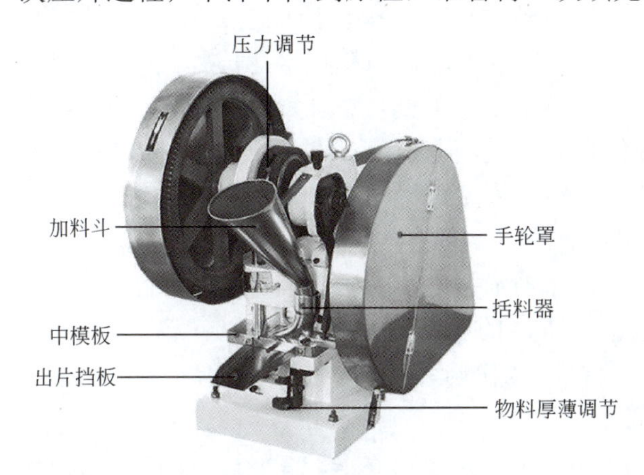

图4-20 单冲压片机示意图

b. 多冲旋转式压片机 在生产应用中有多种型号，按冲数分为16冲、19冲、27冲、33冲、55冲、77冲等。按流程分为单流程和双流程两种，单流程仅有一套上、下压轮，旋转一周每个模孔仅压出一个药片；双流程有两套上、下压轮，旋转一周每个模孔可压出两个药片。旋转式压片机的饲粉方式合理、片重差异小，由上下冲同时加压，片剂内部压力分布均匀，生产效率高。旋转式压片机主要工作部分有机台、压轮、片重调节器、压力调节器、加料斗、饲粉器等，如图4-21所示。

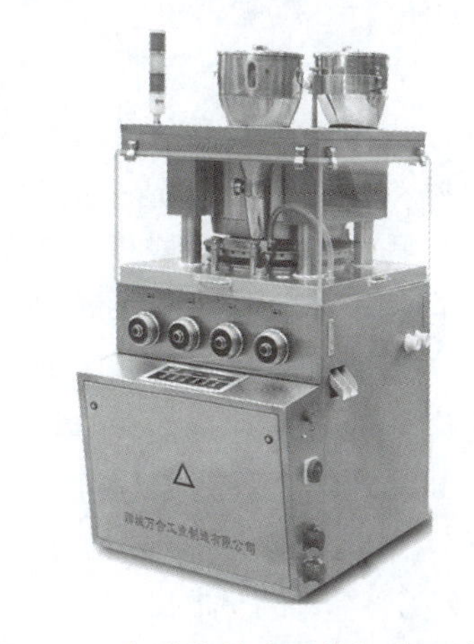

图4-21 多冲旋转式压片机（双流程）

随着制药设备的发展，越来越多的制剂生产企业使用全自动高速压片机，压片时采用双压，由微机控制，能将颗粒状物料连续进行压片，具有全封闭、压力大、噪声低、生产效率高、润滑系统完善、操作自动化等特点。另外，机器在传动、加压、填充、加料、冲头导轨、控制系统等方面都明显优于普通压片机。

笔记

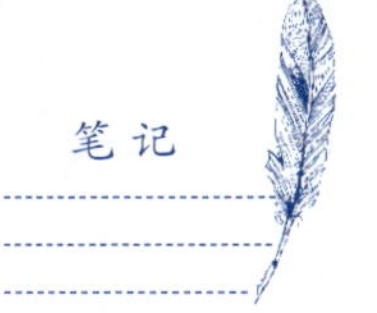

2. 干法制粒压片

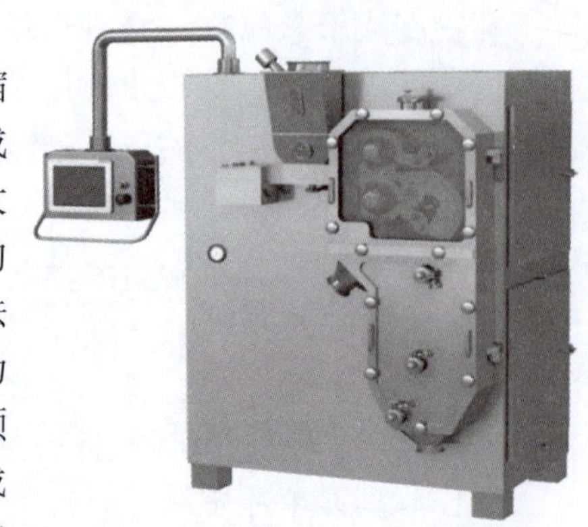

图4-22　滚压干法制粒机示意图

热敏性物料、遇水不稳定的药物及压缩易成形的药物可采用干法制粒，再压制成片。干法制粒是把药物粉末直接压缩成较大片剂或片状物后，再粉碎成所需大小颗粒的方法。干法制粒有重压法和滚压法。重压法系将固体粉末先在重型压片机上压成直径为20～25mm的胚片，再破碎成所需大小的颗粒。滚压法系利用滚压机将药物粉末滚压成薄片，再破碎成一定大小的颗粒，所用干法制粒机见图4-22。

3. 粉末直接压片

粉末直接压片是不经过制粒过程直接把药物和所有辅料混合均匀后进行压片的方法。该法避开制粒过程，将药粉直接压成片剂，可省时节能、工艺简便、工序减少，适用于湿热不稳定的药物。近二十年来，随着科学的发展，可用于粉末直接压片的优良药用辅料与高速旋转压片机的研制成功，促进了粉末直接压片的发展。目前直接压片品种不断上升，有些国家高达60%以上的片剂生产采用粉末直接压片法。

此方法的基本条件是辅料应有良好的流动性和可压性，对于辅料的要求较高。可用于粉末直接压片的辅料有微晶纤维素、可压性淀粉、喷雾干燥乳糖、碳酸氢钙二水复合物、微粉硅胶等，常用的崩解剂有L-HPC、PVPP、CCMC-Na等高效崩解剂。

扫一扫　4.7.3　拓展知识　压片过程中可能出现的问题及解决办法

三、片剂的包衣

（一）包衣的定义和目的

包衣是指在片剂（片芯或素片）的外表面均匀地包裹形成一层均匀厚度的衣膜，它是固体制剂工艺中常见的单元操作，多用于片剂包衣，也用于颗粒或微丸的包衣。

对制剂进行包衣的目的体现在以下几个方面。①增强片芯中药物的稳定性，对于一些易吸潮、易氧化变质和对光敏感的，选用适宜的隔湿、遮光和隔绝空气的材料包衣后，可显著增强其稳定性。②控制药物的释放部位和释放速度，例如在胃液中被胃酸或胃酶破坏的药物，对胃有刺激性并影响食欲，甚至引起呕吐的药物都可包肠溶衣，使药物安全的通过胃，在肠中溶解释放药物。③防止药物的配伍变化，可将两种有配伍禁忌的药物分别置于片芯和衣层，避免配伍变化。④改善片剂的外观和光洁度。包衣层中可着色，最后抛光，可显著改善片剂的外观。⑤掩盖片剂中药物的苦味或不良臭味。例如黄连素包成糖衣后，可掩盖苦味，方便服用。

（二）包衣类型

包衣的种类一般包括糖衣、薄膜衣。其中薄膜衣又分为胃溶性、肠溶性及

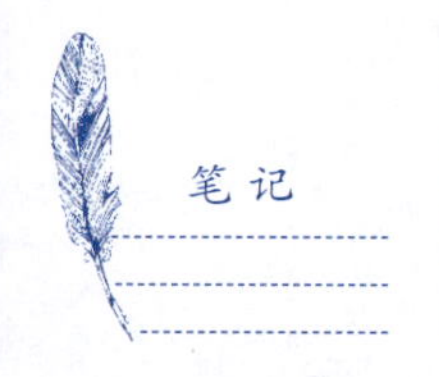

水不溶性三种。无论包制何种衣膜，都要求片芯具有适宜的硬度，以免在包衣过程中破碎或缺损。同时也要求片芯具有适宜的厚度、弧度，以免片剂互相粘连或衣层在边缘部断裂。

（三）包衣的设备和方法

常用的包衣方法有滚转包衣法、流化床包衣法和压制包衣法。前两者用于膜包衣，压制包衣属于干法包衣。

1. 滚转包衣法

滚转包衣法所用的设备根据发展历程可分为倾斜锅包衣机、埋管包衣机、高效包衣机。另有转动包衣装置可用于微丸的制备与包衣。

（1）倾斜锅包衣机　此包衣过程是在包衣锅内完成，是一种经典且常用的包衣方法。

包衣锅（如图 4-23 所示），包衣锅的轴与水平的夹角为 30°～45°，以使片剂在包衣过程中既能随锅的转动方向滚动，又能沿轴向运动，使混合作用更好。包衣锅的转动速度应适宜，以使片剂在锅中能随着锅的转动而上升到一定高度，随后作弧线运动而落下为度，使包衣材料能在片剂表面均匀地分布，片与片之间又有适宜的摩擦力。最后经反复喷洒和干燥获得包衣片。在生产实践中也常采用加挡板的方法来改善药片的运动状态，以达到最佳的包衣效果。

（2）埋管包衣机　在普通包衣锅的底部装有可通入包衣溶液、压缩空气和热空气的埋管（如图 4-23 所示）。包衣时，该管插入包衣锅中翻动着的片床内，包衣材料的浆液由泵打出，经气流式喷头连续地雾化，直接喷洒在片剂上，干热压缩空气也伴随雾化过程同时从埋管吹出，穿透整个片床进行干燥，湿空气从排出口引出，经集尘过滤器过滤后排出。此法既可包薄膜衣也可包糖衣，可用有机溶剂也可用水性混悬浆液溶解衣料。由于雾化过程是连续进行的，故加快了物料的干燥速度，包衣时间缩短，且可避免包衣时粉尘飞扬，提高劳动生产率，适用于大规模生产。

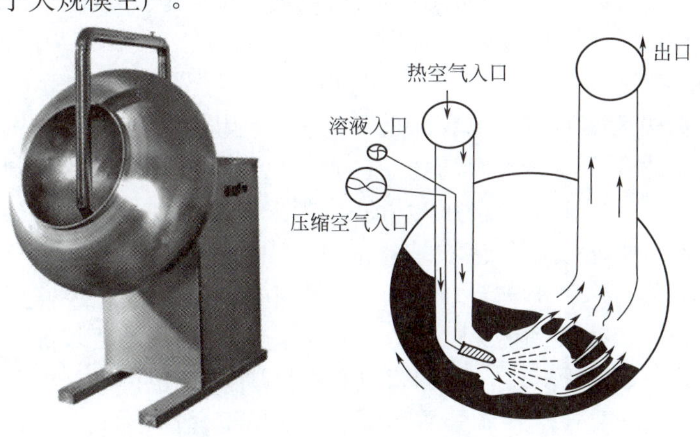

图 4-23　包衣锅及埋管包衣

（3）高效包衣机　高效包衣机为封闭式滚筒，自动喷浆包衣的设备，见图 4-24。从热交换形式上可分为有孔包衣机和无孔包衣机。有孔包衣机热交换效率高，主要用于片剂、较大丸剂等的有机薄膜衣、水溶薄膜衣和缓、控释包衣。

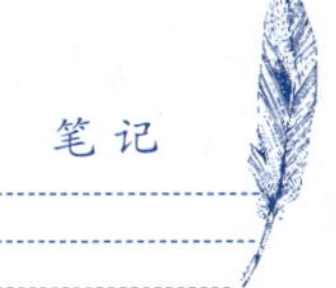
笔记

无孔包衣机热交换效率较低，常用于微丸、小丸、滴丸、颗粒等包制糖衣、有机薄膜衣、水溶薄膜衣和缓、控释包衣。高效包衣机高效、节能、安全、洁净，符合 GMP 要求。

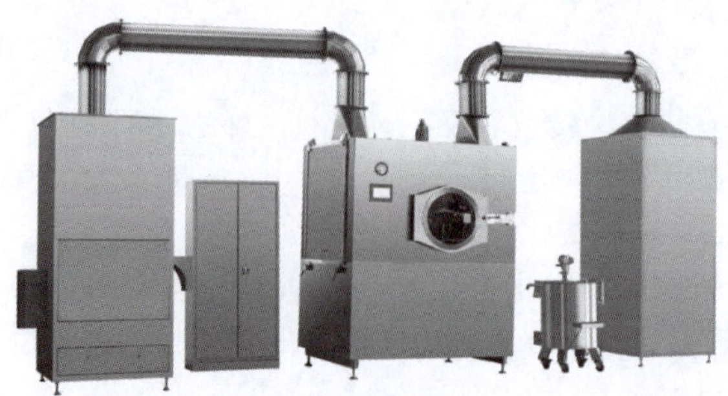

图 4-24　高效包衣机

2. 流化包衣法

常用的流化床包衣有三种形式：流化型、喷流型和流化转动型。

（1）流化型包衣装置　流化型是流化床包衣装置的基本型，其构造以及操作与流化制粒设备基本相同。其特点是：粒子的运动主要依靠气流运动，因此干燥能力强，包衣时间短；装置为密闭容器，包衣卫生安全可靠。但是由于粒子运动较缓慢，大颗粒运动较难，小颗粒包衣易产生粘连。此外包衣液的喷雾装置设在流化层的上部，喷雾位置较高，包衣效果较差。

（2）喷流型包衣装置　喷流型包衣装置的喷雾装置设在底部，并配有圆筒，可形成高强度的喷雾区。其特点是：喷雾区域的粒子浓度低，速度大，不易粘连，适合小粒子的包衣；可制成均匀、圆滑的包衣膜。缺点是容积效率低，大型机的放大制备有困难。

（3）流化转动型包衣装置　流化转动型包衣装置的底部设有转动盘，包衣液由底部以切线方向喷入。其特点是：粒子运动激烈，不易粘连；干燥能力强，包衣时间短，适合比表面积大的小颗粒的包衣。缺点是设备结构复杂，价格高；粒子运动过于激烈，易磨损脆弱粒子。

3. 压制包衣法

压制包衣法也称为干法包衣，是用包衣材料将片芯包裹后在压片机直接压制成型。该法适合于湿热敏感药物的包衣，也适于长效多层片的制备或配伍禁忌药物的包衣。一般采用两台压片机联合起来实施压制包衣，两台压片机以特制的传动器连接配套使用。包衣时，先用压片机压成片芯后，由一专门设计的传递机构将片芯传递到另一台压片机的模孔中，在传递过程中需用吸气泵将片外的细粉除去，在片芯到达第二台压片机之前，模孔中已填入部分包衣物料作为底层，然后片芯置于其上，再加入包衣物料填满模孔并第二次压制成包衣片。该设备还采用了一种自动控制装置，可以检查出不含片芯的空白片并自动弃去，如果片芯在传递过程中被粘住不能置于模孔中时，则装置也可将它剔除。另外，还附有一种分路装置，能将不符合要求的片子与大量合格的片子分开。

使用压制包衣法进行包衣可以避免水分、高温对药物的不良影响，生产流程短、自动化程度高、劳动条件好，但对压片机械的精度要求较高，目前国内尚未广泛使用。近年来，干法包衣工艺发展较为迅猛，除了压制包衣外，静电

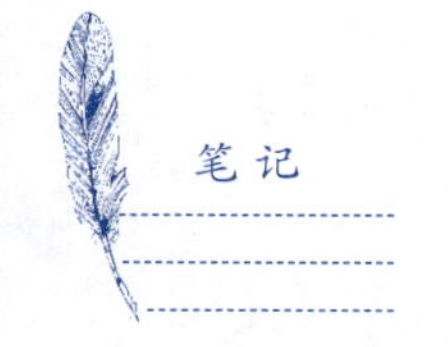

干粉包衣、增塑剂干法包衣、增塑剂静电干粉包衣、热熔包衣等技术也被研究应用于药学领域。

（四）包衣的材料和工艺

根据药物的性质和作用方式，选择合适的包衣材料，采取相对应的包衣工序完成包衣，常用包衣工艺及对应的包衣材料如下。

1. 糖包衣

糖包衣是指用蔗糖为主要包衣材料的传统包衣工艺。虽然具有操作时间长、所需辅料多等缺点，但其用料便宜、易得且设备简单。糖包衣工艺是目前中药片剂的较常用的包衣工艺。工艺流程如图 4-25 所示。

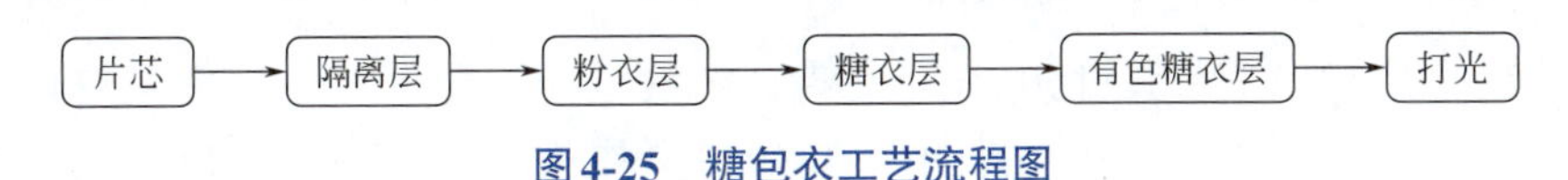

图 4-25　糖包衣工艺流程图

具体各步骤所用材料和操作如下所示。

（1）隔离层　指在片芯外包的一层起隔离作用的衣层。对于大多数片剂一般不需要包隔离层，但有些含有酸性、水溶性或吸潮性等成分的片剂必须包隔离层，隔离层的作用是防止包衣液中水分透入片芯或酸性药物对糖衣层的影响。常用的隔离层材料有玉米朊乙醇溶液、明胶浆、邻苯二甲酸醋酸纤维素（CAP）乙醇溶液或阿拉伯胶浆，但后两者的防潮效果不够理想。选用 CAP 时应控制好此层的厚度，否则会影响在胃中的崩解，因此最好采用玉米朊包制隔离层。因为包隔离层使用的是有机溶剂，所以应注意防爆防火，采用中等干燥温度（40～50℃），一般包 3～5 层，每层的干燥时间约为 30min。

（2）粉衣层　粉衣层主要是通过润湿黏合剂和撒粉将片芯边缘的棱角包圆的衣层。黏合剂常用明胶、阿拉伯胶或蔗糖的水溶液，撒粉则常用滑石粉。操作时一般采用高浓度的糖浆（65%～75%，g/g）和 100 目的滑石粉，洒一次浆、撒一次粉，然后热风干燥 20～30min（40～50℃），重复以上操作 15～18 次，直到片剂的棱角消失。

（3）糖衣层　包好粉衣层的片子表面比较粗糙、疏松，因此应该再包糖衣层使其表面光滑、细腻、坚实。糖衣层用料主要是适宜浓度的蔗糖水溶液。具体操作与包粉衣层基本相同，包衣物料只用稍稀的糖浆而不用滑石粉，逐次减少用量，糖浆在低温（40℃）下缓缓干燥，一般包 10～15 层。

（4）有色糖衣层　为使片剂有一定的颜色，增加美观，便于识别或起到遮光作用（在糖浆中加入食用色素和二氧化钛）。包有色糖衣层时，糖浆浓度应由浅到深，并注意层层干燥，以免产生花斑。为防止可溶性成分在干燥过程中的迁移，目前多用色淀。一般包制 10～15 层。

（5）打光　打光是包衣的最后工序，其目的是使糖衣片表面光亮美观，兼有防潮作用。操作时，将川蜡细粉加入包完色衣的片剂中，由于片剂间和片剂与锅壁间的摩擦作用，使糖衣表面产生光泽。如在川蜡中加入 2% 硅油（称保光剂）则可使片面更加光亮。

取出包衣片干燥 24h 后即可包装。

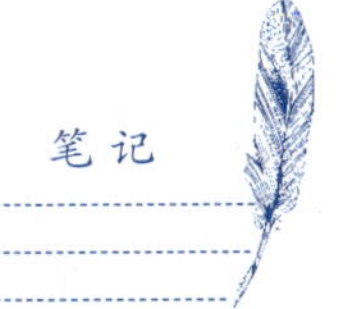

从上述包糖衣工艺可以看出，包糖衣过程是把以滑石粉、蔗糖、明胶为主的多种与药物治疗无关的辅料附加在药物片芯的表层，致使糖衣片有效药物片芯额外增重达到50%～100%，因此，长期服用对于糖尿病患者会造成危害。同时，糖浆包衣生产过程中也难以避免粉尘飞扬、污染环境，化糖、化胶、添加色素、晾片、物料存放均需占用车间较大空间。且生产工艺复杂，操作过程中大多依赖操作者的经验和手感控制包衣质量。由于糖浆包衣过程中的不可控因素较多，糖衣片在生产和存放过程中，也经常性地出现裂片、花斑、霉点、崩解超时、含量下降、吸湿性强、不易保存、生产时间和晾片时间长等诸多缺点。

2. 薄膜包衣

薄膜包衣是指在片剂、颗粒或其他粒子等固体剂型上包裹高分子聚合物薄膜，膜的厚度通常为20～100μm。与糖衣包衣工艺相比，薄膜包衣具有以下优势：包衣后片重增加小；包衣所用时间短；操作相对简便；包衣后对崩解及药物溶出影响小；片面上可以印字等。具体的工艺流程见图4-26所示。

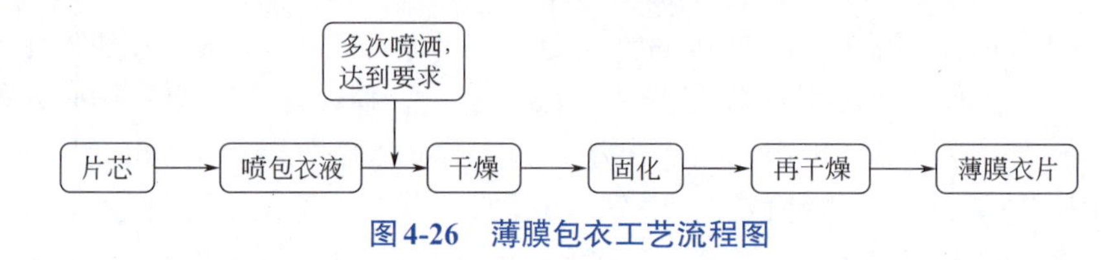

图4-26　薄膜包衣工艺流程图

具体操作过程如下：在包衣锅内装入适当形状的挡板，以利于片芯的转动与翻动；将片芯放入锅内，喷入一定量的薄膜包衣材料溶液，使片芯表面均匀润湿。吹入缓和的热风（温度40℃左右），使溶剂蒸发。干燥过程不能过快，以免衣膜产生“皱皮”或“起泡”现象；也不能干燥过慢，否则会出现“粘连”或“剥落”现象。包衣与干燥过程要重复若干次，直至达到一定的厚度为止。在室温或略高的温度下自然放置6～8h，使之固化完全。为完全除尽残余的有机溶剂，要在50℃条件下干燥12～24h。

按衣层的作用可将高分子成膜材料分为普通型、缓释型和肠溶型三大类。

（1）普通型　主要用于吸潮和防止粉尘污染等。主要包括一些纤维素衍生物，如羟丙基甲基纤维素（HPMC）、羟丙基纤维素（HPC）等。HPMC较为常用，其易在胃液中溶解，对药物崩解和溶出影响小，成膜性好，形成的薄膜强度适宜。

（2）缓释型　主要用于调节药物的释放度，这类材料常为在水中或在整个生理pH值范围内不溶的高分子材料。常用材料包括丙烯酸树脂（Eudragit RS，Eudragit RL系列）、乙基纤维素（EC）、醋酸纤维素（CA）等。其中乙基纤维素应用较为广泛，且显示出良好的缓释效果。乙基纤维素与醋酸纤维素常与HPMC或PEG混合用，以产生致孔作用，使药物溶液易于扩散。

（3）肠溶型　肠溶聚合物有耐酸性，只能在肠液中溶解，可实现药物的肠定位释放。常用的肠溶性材料有醋酸纤维素酞酸酯（CAP）、聚乙烯醇酞酸酯（PVAP）、羟丙基甲基纤维素酞酸酯（HPMCP）、丙烯酸树脂（Eudragit S100、Eudragit L100）及醋酸羟丙甲纤维素琥珀酸酯（HPMCAS）等。

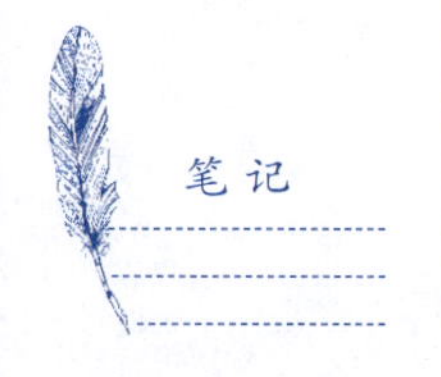

扫一扫　4.7.4　拓展知识　包衣过程中出现的问题及解决办法

四、片剂的处方实例

例 1　复方阿司匹林片

【处方】乙酰水杨酸（阿司匹林）　226.8g
对乙酰氨基酚（扑热息痛）　136.0g
咖啡因　35.0g
淀粉　66.3g
16% 淀粉浆　85.0g
酒石酸　2.3g
轻质液体石蜡　0.3g
滑石粉　15.0g
共制成　1000 片

【制法】将扑热息痛、咖啡因分别粉碎后过 100 目筛，再与三分之一处方量的淀粉混匀，然后加入 16% 的淀粉浆制成软材（10～15min），过 14 目尼龙筛制粒。湿颗粒在 60～70℃温度下干燥，干颗粒过 12 目筛整粒，整粒后加入阿司匹林、酒石酸、剩余的淀粉（先在 100～105℃烘干）、吸附了轻质液体石蜡的滑石粉总混，再过 12 目尼龙筛，颗粒含量检测合格后，用 12mm 冲压片，即得。

扫一扫　4.7.5　拓展知识　复方阿司匹林片的注意事项

例 2　阿奇霉素分散片

【处方】阿奇霉素　250g
羧甲基淀粉钠　50g
乳糖　100g
微晶纤维素　100g
甜蜜素　5g
2%HPMC 水溶液　适量
滑石粉　25g
硬脂酸镁　2.5g
制成 1000 片

【制备】取处方量阿奇霉素和 1/2 量的羧甲基淀粉钠混匀过筛，加入甜蜜素、乳糖和微晶纤维素，混匀过筛，以 2%HPMC 水溶液为黏合剂制软材，制粒，干燥，整粒，加剩余羧甲基淀粉钠、滑石粉和硬脂酸镁，混匀，压片，即得。

扫一扫　4.7.6　拓展知识　阿奇霉素分散片的注意事项

例 3　罗通定片

【处方】罗通定　30g
滑石粉　10g
微晶纤维素　25g
微粉硅胶　1g
淀粉　23g
硬脂酸镁　制成 1000 片

【制备】取处方量罗通定和辅料粉末，混匀过筛，全粉末直接压片，即得。

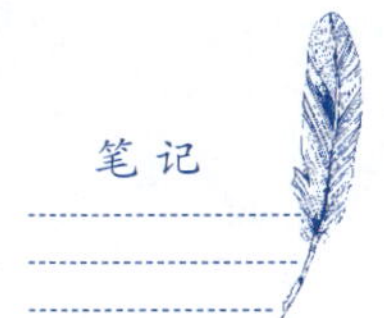

扫一扫　4.7.7　拓展知识　罗通定片的注意事项

五、片剂的质量评价

（一）外观

片剂外观应完整、色泽均匀、无色斑、无异物，并在规定的有效期内保持不变。良好的外观可增强患者对药物的信任，故应严格控制。

（二）片重差异

取供试品20片，精密称定总重量，求得平均片重后，再分别精密称定每片的重量，每片重量与平均片重比较（凡无含量测定的片剂或有标示片重的中药片剂，每片重量应与标示片重比较），按表4-7中的规定，超出重量差异限度的不得多于2片，并不得有1片超出限度1倍。

表4-7 《中国药典》对片剂重量差异的规定

平均片重或标示片重	重量差异限度
0.30g 以下	±7.5%
0.30g 及 0.30g 以上	±5%

糖衣片的片芯应检查重量差异并符合规定，包糖衣后不再检查重量差异。薄膜衣片应在包薄膜衣后检查重量差异并符合规定。

凡规定检查含量均匀度的片剂，一般不再进行重量差异检查。

（三）崩解时限

崩解系指口服固体制剂在规定条件下全部崩解溶散或成碎粒，除不溶性包衣材料或破碎的胶囊壳外，应全部通过筛网。如有少量不能通过筛网，但已软化或轻质上漂且无硬心者，可作符合规定论。具体方法按照崩解时限检查法（通则0921）进行检查。

普通片检查要求：取供试品6片，分别置上述吊篮的玻璃管中，启动崩解仪进行检查，各片均应在15min内全部崩解。如有1片不能完全崩解，应另取6片复试，均应符合规定。咀嚼片不进行崩解时限检查。其他片剂要求见表4-8。凡规定检查溶出度、释放度的片剂，一般不再进行崩解检查。

表4-8 《中国药典》对不同种类片剂崩解时限的规定

片剂种类	崩解时限 /min
普通片	15
化药薄膜衣片	30
中药薄膜衣片	60
糖衣片	（加挡板）均在60min内崩解
含片	在10min内不应崩解或溶化
舌下片	5
可溶片	水温（20±5)℃，3min内崩解
中药全粉片	30
中药浸膏（半浸膏）片	60

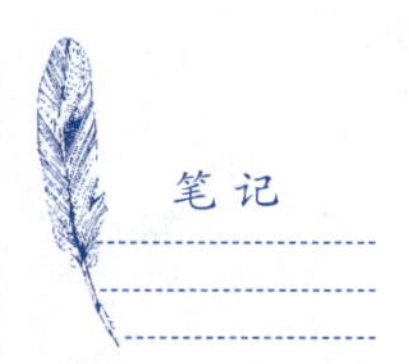

续表

片剂种类	崩解时限/min
肠溶衣片	人工胃液中2h不得有裂缝、崩解或软化现象，洗涤后换人工肠液，加挡板1h内全部崩解或溶散并通过筛网
结肠定位肠溶片	盐酸溶液（9→1000）及pH值6.8以下的磷酸盐缓冲液中均应不得有裂缝、崩解或软化现象，在pH值7.5～8.0的磷酸盐缓冲液中1h内应完全崩解
泡腾片	置250ml烧杯（内有200ml温度为20℃±5℃的水）中，即有许多气泡放出，当片剂或碎片周围的气体停止逸出时，片剂应溶解或分散在水中，无聚集的颗粒剩留。时限要求5min
口崩片	按照药典规定装置、方法检查，60s内崩解并通过筛网

（四）硬度和脆碎度

片剂应有适宜的硬度和脆碎度，以免在包装、运输等过程中破碎或磨损。

《中国药典》中虽然对片剂硬度没有做出统一的规定，但各生产企业一般都根据本厂的具体情况制订一套自己的内控标准。一般而言，普通片硬度在50N以上为好。

脆碎度在一定程度上能反映片剂的硬度，用于检查非包衣片的脆碎情况。片重0.65g或以下者取若干片，使其总重量约6.50g；片重大于0.65g者取10片；按脆碎度检查法（通则0923）规定进行检查，减失重量不得超过1%，并不得检出断裂、龟裂及粉碎片。本试验一般仅作1次，取三位有效数字进行结果判断。如减失重量超过1%时，应复测2次，3次的平均减失重量不得过1%，并不得检出断裂、龟裂及粉碎的片。如供试品的形状或大小使片剂在圆筒中形成不规则滚动时，可调节圆筒的底座，使与桌面成约10°的角，试验时片剂不再聚集，能顺利下落。对于形状或大小在圆筒中形成严重不规则滚动或特殊工艺生产的片剂，不适于本法检查，可不进行脆碎度检查。对易吸水的制剂，操作时应注意防止吸湿（通常控制相对湿度小于40%）。

（五）溶出度

溶出度系指活性药物从片剂、胶囊剂或颗粒剂等制剂在规定条件下溶出的速度和程度。在缓释制剂、控释制剂等制剂中称为释放度。

片剂中除规定有崩解时限外，对以下情况还要进行溶出度的测定以控制或评定其质量：①含有在消化液中难溶的药物；②与其他成分容易发生相互作用的药物；③久贮后变为难溶性物质；④剂量小、药效强、副作用大的药物片剂。测定溶出度的方法有篮法、桨法、小杯法、浆碟法、转筒法、流池法、往复筒法，即第一法至第七法。除浆碟法和转筒法外，第一、二、三、六、七法均可用于普通制剂的溶出测定。具体方法按溶出度和释放度测定法（通则0931）进行检查。

（六）含量均匀度

含量均匀度系指小剂量或单剂量的固体制剂、半固体制剂和非均相液体制剂的每片含量符合标示量的程度。除另有规定外，每片标示量不大于25mg或主药含量不大于每片重量的25%者，都应该进行含量均匀度检查。具体方法按含量均匀度检查法（通则0941）进行检查。

笔记

（七）其他项目

1. 发泡量

取阴道泡腾片照下述方法检查，应符合规定。取25ml具塞刻度试管（内径1.5cm）10支，按表4-9规定加水一定量，置（37±1）℃水浴中5min，各管中分别投入供试品1片，密塞。20min内观察最大发泡量的体积，平均发泡体积应不少于6ml，且少于4ml的不得超过2片。

表4-9　平均片重与加水量关系表

平均片重	加水量
1.5g及1.5g以下	2.0ml
1.5g以上	4.0ml

2. 分散片的分散均匀性

分散片照崩解时限检查法检查，不锈钢丝网的筛孔内径为710μm，水温为15～25℃。取供试品6片，应在3min内全部崩解并通过筛网。如有少量不能通过筛网，但已软化成轻质上漂且无硬心者，符合要求。

片剂还应符合微生物限度要求和各品种项下要求。

六、片剂的包装和贮存

（一）包装

1. 单剂量包装

包括泡罩式（亦称水泡眼）包装和窄条式包装两种形式，均将片剂单个包装，使每个药片均处于密封状态，提高了对产品的保护作用，也可杜绝交叉污染。

泡罩式包装的底层材料（背衬材料）为无毒铝箔与聚氯乙烯的复合薄膜，形成水泡眼的材料为硬质PVC；硬质PVC经红外加热器加热后在成型滚筒上形成水泡眼，片剂进入水泡眼后，即可热封成泡罩式的包装。窄条式包装是由两层膜片（铝塑复合膜、双纸塑料复合膜）经黏合或热压而形成的带状包装，与泡罩式包装比较，成本较低、工序简便。

2. 多剂量包装

几十片甚至几百片包装在一个容器中为多剂量包装，容器多为玻璃瓶和塑料瓶，也有用软性薄膜、纸塑复合膜、金属箔复合膜等制成的药袋。（1）玻璃瓶，其优点是密封性好，不透水汽和空气，化学惰性，不易变质，价格低廉，有色玻璃瓶有一定的避光作用。其缺点是重量较大、易于破损等。（2）塑料瓶，是广泛应用的一类包装容器，其优点是质地轻、不易破碎、容易制成各种形状、外观精美等，但其缺点也较明显，如密封隔离性能不如玻璃制品，在过高的温度及湿度下可能会发生变形等。

（二）贮存

片剂应密封贮存，防止受潮、发霉、变质。除另有规定外，一般应将包装好的片剂放在阴凉（20℃以下）、通风、干燥处贮存。对光敏感的片剂，应避光保存（宜采用棕色瓶包装）。受潮后易分解变质的片剂，应在包装容器内放干燥剂（如干燥硅胶）。

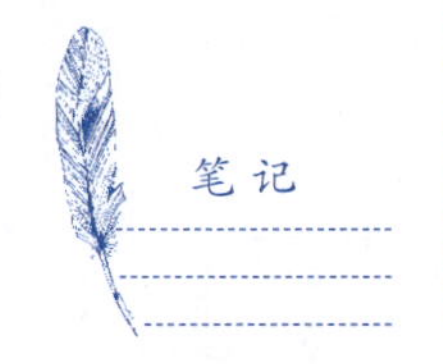

习题4.7

扫一扫　习题4.7答案

单项选择题

1. 普通片的崩解时限是（　　）。

A.15min　　B.30min　　C. 45min　　D.60min

2. 压片机中直接实施压片的部分，并决定片剂大小、形状的是（　　）。

A. 冲模　　B. 调节器　　C. 冲头　　D. 饲料器

3. 单冲压片机调节片重的方法是（　　）。

A. 调节上冲在模孔中下降的位置　　B. 调节上冲在模孔中上升的高度

C. 调节下冲在模孔中下降的位置　　D. 调节下冲在模孔中上升的高度

4. 旋转压片机调节片剂硬度的方法是（　　）。

A. 调节皮带轮旋转速度　　B. 调节下压轮的位置

C. 改变上压轮的直径　　D. 调节加料斗的口径

5. 压片的工作过程包括（　　）。

A. 混合→饲料→压片→出片　　B. 混合→压片→出片

C. 压片→出片　　D. 饲料→压片→出片

6. 不是片剂包衣目的的是（　　）。

A. 改善外观　　B. 控制药物的释放速率

C. 防止片剂碎裂　　D. 掩盖药物的不良臭味

7. 最能间接反映片剂中药物在体内吸收情况的指标是（　　）。

A. 含量均匀度　　B. 崩解度　　C. 硬度　　D. 溶出度

8. 以下不属于肠溶包衣材料的有（　　）。

A.CAP　　B.PVAP　　C.HPMCP　　D.PVP

9. 以下不属于片剂包衣方法的是（　　）。

A. 滚转包衣法　　B. 流化床包衣法

C. 压制包衣法　　D. 离心包衣法

10. 关于片剂中间品颗粒的基本要求，说法错误的是（　　）。

A. 干颗粒应有适宜的松紧度，以颗粒用手捻能碾碎并有粗糙感为宜

B. 干颗粒的含水量越低越好

C. 干颗粒中应有一定的细粉

D. 干颗粒中药物含量应符合要求

配伍选择题

A. 舌下片　　B. 泡腾片　　C. 肠溶衣片

D. 糖衣片　　E. 植入片

11. 激素类避孕药宜制成（　　）。

12. 硝酸甘油宜制成（　　）。

13. 甲硝唑宜制成（　　）。

14. 氯霉素宜制成（　　）

15. 红霉素宜制成（　　）。

笔记

项目五

膏剂、膜剂、凝胶剂与栓剂

学习目标

知识要求

1. 掌握膏剂、膜剂、凝胶剂、栓剂的定义、分类、质量要求、制法。
2. 熟悉软膏剂、乳膏剂、栓剂、凝胶剂等的常用基质。
3. 了解软膏剂、乳膏剂、栓剂各种剂型的生产设备。

技能要求

1. 会进行软膏剂、乳膏剂、栓剂的制备。
2. 会进行软膏剂、栓剂、凝胶剂等剂型的质量评价。

数字资源

5.1 案例导入 软膏剂 乳膏剂
5.1.1 拓展知识 理想的软膏基质
习题5.1答案

5.2 案例导入 凝胶剂
习题5.2答案

5.3 案例导入 贴膏剂
5.3.1 拓展知识 狗皮膏药的来历
习题5.3答案

5.4 案例导入
5.4.1 拓展知识 理想的成膜材料
5.4.2 拓展知识 各种成膜材料的特性
习题5.4答案

5.5 案例导入 眼用半固体
习题5.5答案

5.6 案例导入 栓剂图片
5.6.1 拓展知识 栓剂理想基质的要求
5.6.2 拓展知识 栓剂的附加剂
5.6.3 例1答案
5.6.4 例2答案
习题5.6答案

任务一 软膏剂、乳膏剂、糊剂

扫一扫 5.1 案例导入 软膏剂 乳膏剂

一、概念

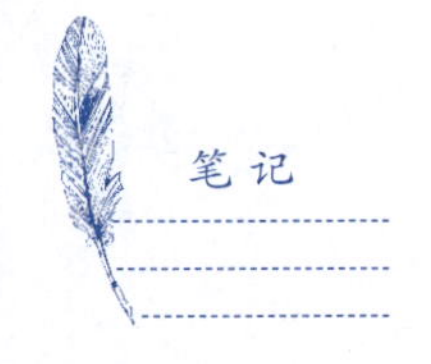

软膏剂（ointments）系指原料药物与油脂性或水溶性基质混合制成的均匀的半固体外用制剂。乳膏剂（creams）系指原料药物溶解或分散于乳状液型基

质中形成的均匀半固体制剂。软膏剂、乳膏剂对皮肤、黏膜及创面主要起保护、润滑和局部治疗作用，如杀菌、收敛、消炎等。其中某些药物透皮吸收后，能产生全身治疗作用。

糊剂系指大量的原料药物固体粉末（一般 25% 以上）均匀地分散在适宜的基质中所组成的半固体外用制剂。通常较软膏硬，有吸湿、干燥、止痒等作用。用于湿疹等皮肤病。如复方锌糊。糊剂因含有多量的粉末成分，故可吸收脓性分泌液，且大量粉末在基质中形成一些孔隙；一般不妨碍皮肤的正常排泄。

软膏剂根据不同的基质，可分为油脂性软膏剂、水溶性软膏剂。乳膏剂由于基质的不同，可分为水包油型乳膏剂和油包水型乳膏剂。糊剂根据基质的不同可分为单相含水凝胶性糊剂（如皮炎糊）和脂肪糊剂（如复方锌糊）。

因药物在基质中的分散状态不同，软膏剂可分为溶液型软膏剂和混悬型软膏剂。溶液型软膏剂是药物溶解或共熔于基质或基质组分中制成的软膏剂；混悬型软膏剂为药物细粉均匀分散于基质中制成的软膏剂。

二、软膏剂、乳膏剂、糊剂的质量要求

软膏剂、乳膏剂、糊剂应符合如下规定。

（1）应均匀、细腻，涂于皮肤或黏膜上应无刺激性。对于不溶性原料药物，应预先用适宜的方法制成细粉，确保粒度符合规定。

（2）应具有适当的黏稠度，应易涂布于皮肤或黏膜上，不融化，黏稠度随季节变化应很小。

（3）应无酸败、异臭、变色、变硬等变质现象，乳膏剂不得有油水分离及胀气现象。

（4）所用内包装材料，不应与原料药物或基质发生物理化学反应，无菌产品的内包装材料应无菌。

软膏剂、糊剂应遮光密闭贮存，乳膏剂应遮光密封，置于 25℃下贮存，不得冷冻。

可根据需要适当加入保湿剂、防腐剂、增稠剂、抗氧剂与透皮促进剂。

三、软膏剂基质

软膏剂、乳膏剂由药物和基质两部分组成，基质起着重要作用，不仅是软膏剂的赋形剂，还是药物的载体，直接影响软膏剂的质量以及药物的释放与吸收，是制备优良软膏剂的关键。常用的基质有油脂性基质、水溶性基质和乳剂型基质。

扫一扫　5.1.1　拓展知识　理想的软膏基质

（一）油脂性基质

软膏剂油脂性基质主要包括烃类、类脂和动植物油脂等强疏水性物质。此类基质的特点是润滑，涂于皮肤表面能形成封闭性油膜，减少皮肤水分蒸发和促进皮肤水合作用，对皮肤有保护和软化作用，不易长菌，较稳定。但油腻性大，吸水性和释药性差，不易洗除。主要用于遇水不稳定的药物制备软膏剂，一般不单独应用，为改善其疏水性常加入表面活性剂或制成乳膏剂基质来使用。

笔记

1. 烃类

（1）凡士林　又称软石蜡，是液体烃类与固体烃类的半固体混合物，有黄、白两种，由黄凡士林经漂白制得白凡士林，是最常用的软膏剂基质。本品无臭味，熔程38～60℃，性质稳定，无刺激性，能与多数药物配伍，特别适用于遇水不稳定的药物（如抗生素）等。

因凡士林油腻性大且吸水性差，形成封闭性油膜妨碍皮肤水性分泌物的排出，故不适用于有大量渗出液的患处。为改善凡士林吸水性较差的性质，常采用加入适量的羊毛脂的方法，如凡士林中加入15%的羊毛脂可吸收水分达其重量的50%。

（2）固体石蜡与液状石蜡　均为从石油中得到的烃类混合物。固体石蜡与液状石蜡常用于调节软膏剂的稠度，利于药物与基质均匀混合。固体石蜡为各种固体烃的混合物，呈无色或白色半透明块状，无臭无味；液状石蜡又称石蜡油或白油，是各种液体烃的混合物，为无色透明油状液体，还可用作药物粉末加液研磨的液体。

2. 类脂

（1）羊毛脂　为羊毛上的脂肪性物质的混合物，故又称无水羊毛脂，为淡棕黄色黏稠半固体，主要成分为胆固醇类的棕榈酸酯及游离的胆固醇类，熔程36～42℃，羊毛脂黏性较大，不单独用作软膏剂基质。因羊毛脂吸水性强，能吸收其自身重量2倍的水分形成W/O型软膏剂基质，故常与凡士林合用以改善凡士林的吸水性和通透性。

（2）蜂蜡与鲸蜡　蜂蜡有黄、白之分，由黄蜂蜡精制得到白蜂蜡，熔程为62～67℃，主要成分为棕榈酸蜂蜡醇酯。鲸蜡熔程为42～50℃，主要成分为棕榈酸鲸蜡醇酯。蜂蜡与鲸蜡均不易酸败，二者均为弱W/O型乳化剂，还可用于增加软膏剂基质的稠度。

3. 油脂类

来源于动物或植物中的高级脂肪酸甘油酯及其混合物称为油脂类。油脂类基质结构不稳定，易受温度、光线、氧气等影响而氧化酸败，需酌情加入抗氧剂、防腐剂，应用较少。

植物油常温下为液体如花生油、麻油、棉籽油，常与熔点较高的蜡类基质融合制成稠度适宜的基质。植物油在催化作用下加氢制得的饱和或部分饱和的脂肪酸甘油酯称为氢化植物油，根据氢化程度不同，形态各不同，完全氢化的植物油呈蜡状固体。氢化植物油熔程为34～41℃，较原植物油性质更加稳定，不易酸败，可与其他基质混合，作为软膏剂基质。

4. 硅酮

硅酮是由不同分子量的聚二甲基硅氧烷组成的总称，又称硅油或二甲基硅油，通式为 $CH_3[Si(CH_3)_2 \cdot O]nSi(CH_3)_3$。本品为无臭、无味，无色或淡黄色的透明油状液体，黏度随分子量的增加而增加，其化学性质稳定，疏水性强，不溶于水，溶于甲苯、汽油等非极性溶剂。硅酮无毒性、无刺激性，润滑且易于涂布，不影响皮肤的正常功能，为较理想的疏水性基质，将其与油脂性基质合用制成防护性软膏。但其对眼睛有刺激性，不宜作为眼膏剂基质。

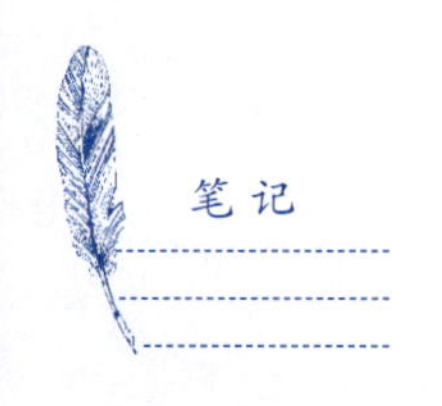

（二）水溶性基质

水溶性基质由天然或合成的水溶性高分子物质组成，也称为水凝胶。由于基质能与水溶液混合吸收组织渗出液，且释药快，无油腻感，具有易于涂布和洗除等特点，多用于湿润、糜烂创面，以利于分泌物的排除。本品缺点是容易霉变，基质中所含水分蒸发会导致软膏剂变硬，对皮肤的润滑和保护作用较差，故常加入保湿剂（如甘油）和防腐剂（如三氯叔丁醇、尼泊金乙酯等）。主要有甘油明胶、淀粉甘油、纤维素衍生物、聚乙烯醇（PVA）和聚乙二醇（PEG）类等。

甘油明胶由1%～3%的甘油、10%～30%明胶和水加热制成，因本身有弹性，能形成保护膜，使用舒适，适宜制备含维生素类药物的营养性软膏；淀粉甘油是由7%～10%的淀粉与70%甘油和水加热制成；纤维素衍生物类水溶性基质常用的有甲基纤维素（MC）和羧甲基纤维素钠（CMC-Na），常为合成的半成品，其较高浓度时呈凝胶状。

水溶性基质中最常用的为PEG类高分子物质，本品能溶于水，性质稳定。PEG类为高分子聚合物，其结构通式为：$HOCH_2(CH_2OCH_2)_nCH_2OH$，其分子量为300～6000，低分子量的为液体，高分子量的为半固体至蜡状固体。实际使用中常用适当比例不同分子量的聚乙二醇融合物，从而得到适宜稠度的基质。

四、乳膏剂基质

乳膏剂基质与液体制剂中乳浊液类似，由水相、油相和乳化剂三部分组成，为油、水两相借助乳化剂的作用在一定温度时乳化分散，冷却至室温时形成的半固体基质。一般而言乳膏剂基质适用于亚急性、慢性、无渗出液的皮损和皮肤瘙痒症，忌用于糜烂、溃疡、水疱及脓肿症。

乳膏剂基质可以分为油包水（W/O）型和水包油（O/W）型两类，不同的乳化剂类型对形成乳剂型的基质类型起主要作用。W/O型基质能吸收部分水分，因水分在皮肤表面缓慢蒸发带走热量，从而感到冷爽，故有“冷霜”之称；O/W型基质含水量较高，无油腻感，色白如雪，故有“雪花膏”之称。

乳膏剂基质对皮肤表面的分泌物和水分的蒸发无影响，对皮肤的正常功能影响较小。一般乳膏剂基质特别是O/W型基质中药物的释放和透皮吸收较快，润滑性好，易于涂布，适合皮肤深部给药。缺点是O/W型基质含水量高，易发霉，需要加入防腐剂；一般可加入甘油、丙二醇、山梨醇等作保湿剂，用量为5%～20%，适用于遇水稳定的药物。

乳膏剂基质常用的油相多数为半固体或固体，如硬脂酸、蜂蜡、石蜡、高级脂肪醇（如十八醇）等，可加入液状石蜡、凡士林或植物油等油脂性基质来调节稠度。常用的水相一般为纯化水。

常用的乳化剂有下列三类。

1. 肥皂类

一价皂类一般为钠、钾、铵的氢氧化物、硼酸盐、碳酸盐或三乙醇胺、三异丙醇胺等有机碱与硬脂酸或油酸等脂肪酸作用生成的皂类，为O/W型乳化剂，作为阴离子型乳化剂，与阳离子型药物（硫酸新霉素、硫酸庆大霉素、盐酸丁卡因、醋酸洗必泰）存在配伍禁忌。多价皂一般为多价金属钙、镁、锌、铝的

笔记

氧化物与脂肪酸发生皂化反应制得，为W/O型乳化剂，如硬脂酸钙、硬脂酸镁。

2. 高级脂肪醇、脂肪醇硫酸酯类

高级脂肪醇：十六醇（鲸蜡醇）、十八醇（硬脂酸醇），吸水后为弱W/O型乳化剂，用于O/W型乳膏剂基质，增加其稳定性和稠度。脂肪醇硫酸酯（如十二烷基硫酸钠，SDS），为阴离子型乳化剂，用于配制O/W型乳膏剂。

3. 多元醇酯类

单硬脂酸甘油酯为白色蜡状固体，乳化能力弱，为W/O型辅助乳化剂；吐温、司盘类、聚氧乙烯醇醚类、乳化剂OP等也是乳膏剂中常用的乳化剂。

五、糊剂基质

糊剂基质可分为脂肪糊剂基质和单相含水凝胶性糊剂基质。

1. 脂肪糊剂

其中所含的粉末有淀粉、氧化锌、白陶土、滑石粉、碳酸钙、碳酸镁等，含量一般在25%以上，甚至有高达70%者。此类糊剂的基质多用凡士林、羊毛脂或其混合物等，有的加入适量的药物增加其止痒、消炎等作用。

2. 水凝胶性糊剂

多以甘油明胶、淀粉、甘油或其他水溶性凝胶为基质制成，其中固体粉末的含量一般较脂肪糊剂为少。

六、软膏剂、乳膏剂的制备

（一）软膏剂、乳膏剂的制备工艺流程

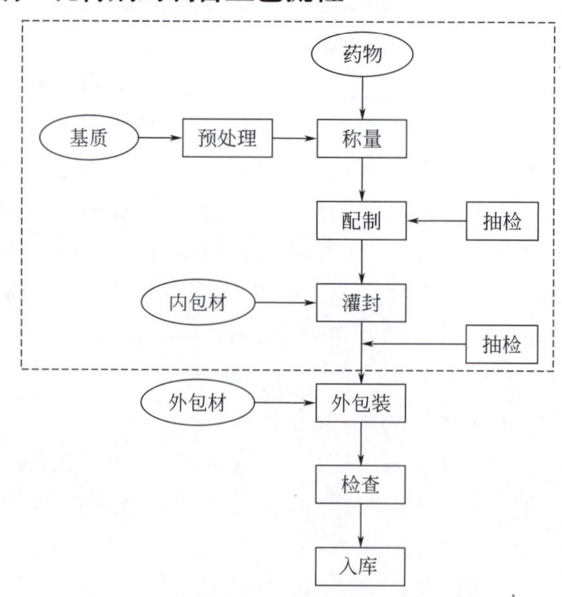

图5-1 软膏剂、乳膏剂制备工艺流程图

注：虚框内为D级洁净生产区

（二）基质的处理和基质中药物的加入方法

1. 基质的处理

质量符合要求的基质可以直接使用；如混有异物或有无菌要求的，应采用

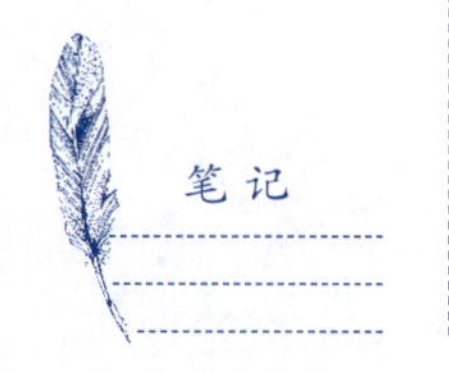

加热熔融后通过多层细布或120目筛过滤以除去杂质，150℃干热灭菌1h，同时可以除去基质中的水分。

2. 基质中药物的加入方法

（1）药物溶于基质　油溶性药物溶于液体油脂性基质中，再与余下的油脂性基质混匀；水溶性药物先用少量水溶解，然后与水溶性基质混匀；也可以溶解于少量水后，用吸水性较强的油脂性基质羊毛脂吸收，再加入油脂性基质混匀。

（2）药物不溶于基质　先将药物粉碎后过120目筛，再与少量基质研匀或与少量液状石蜡、植物油、甘油等液体组分研成糊状，最后与余下基质混合均匀。

（3）处方中含有薄荷脑、樟脑、冰片等挥发性共熔成分　先将其共熔后再与基质混匀；单独使用时，可用少量溶剂溶解后加入基质中混匀。

（4）药物在处方中含量极少　为避免药物损失，与少量基质混匀，为达到最终混合均匀采取等量递加法。

（5）加入对热敏感、挥发性药物和容易氧化、水解的药物时，基质的温度不宜过高，以减少对药物的破坏和损失。

（6）中药水煎液、流浸膏应适当浓缩后再与其他基质混匀。固体浸膏可加少量水或稀醇软化，研成糊状后与基质混匀。

（三）软膏剂、乳膏剂的制备方法

软膏剂的制备方法主要有研和法、熔和法，乳膏剂的制备采用乳化法，包括熔化和乳化过程。应根据基质的类型、药物的性质、制备量和设备条件选择适宜的方法。

1. 研和法

研和法（或研磨法）是指在常温下通过研磨和搅拌使药物和基质均匀混合的方法。此法适用于对热不稳定、不溶于基质的药物。制备时，在常温下将药物与适量基质研磨、混匀，然后按等量递加法加入余下基质混匀，至涂于手背无颗粒感为止。小量制备可以用软膏刀在软膏板上调制或在研钵中研制。

2. 熔和法

熔和法（或熔融法）是指基质在加热熔化的状态下将药物加入混合均匀的方法。此法适用于常温下不能与药物混匀的基质和熔点较高的基质。制备时，先将熔点较高的基质熔化，然后按熔点高低依次加入其余基质熔化，最后加入液体成分和药物，以免低熔点物质受热分解。制备过程中应不断搅拌，使制得的软膏均匀光滑。大量制备油脂性基质软膏时，常用熔和法，制备中的熔融操作常在蒸汽夹层锅或电加热锅中进行。

3. 乳化法

乳化法是专门用于制备乳膏剂的方法。将处方中油脂性和油溶性组分一并加热熔化，作为油相，保持油相温度在80℃左右；另将水溶性组分溶于水，并加热至与油相相同温度，或略高于油相温度，油、水两相混合，不断搅拌，直至乳化完成并冷凝。乳化法中油、水两相的混合方法有三种：

（1）两相同时掺和，适用于连续的或大批量的操作；

（2）分散相加到连续相中，适用于含小体积分散相的乳剂系统；

（3）连续相加到分散相中，适用于多数乳剂系统，在混合过程中可引起乳

笔记

剂的转型，从而产生更为细小的分散相粒子。如制备O/W型乳剂基质时，水相在搅拌下缓缓加到油相中，形成W/O型乳剂，当更多的水相加入时，发生转型生成O/W型乳剂，使油相得以更细地分散。

图5-2　三滚筒软膏机滚筒旋转方向示意图

（四）软膏剂、乳膏剂生产的主要设备

1. 软膏剂、乳膏剂的配膏设备

配膏工序是软膏剂、乳膏剂制备的关键操作，对成品的质量有很大的影响。简单的制膏设备采用装有锚式或框式搅拌器的不锈钢罐，并采用可移动的不锈钢盖以便于清洁，但制备的软膏不够细腻。现常采用的配制设备有胶体磨、三滚筒软膏机、真空乳化搅拌机。

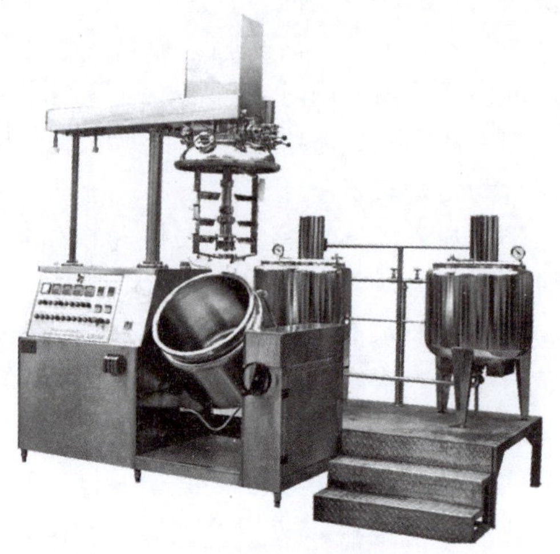

图5-3　TZGZ系列真空乳化搅拌机组

三滚筒软膏机（图5-2）可用于软膏的进一步研磨，使软膏剂更加均匀、细腻。真空乳化搅拌机（图5-3）由预处理锅、主锅、真空泵、液压、电器控制系统等组成，可完成软膏剂基质的加热、熔化和均质乳化等操作，整个工序在超低真空环境中进行，防止物料在高速搅拌后产生气泡。

2. 软膏剂、乳膏剂的灌封设备

灌封工序是将配制合格的软膏使用软膏灌封机灌装于不同规格的金属或塑料管中经密封制得合格的软膏剂的操作。现常用的灌封设备为自动软膏灌封机（图5-4）。

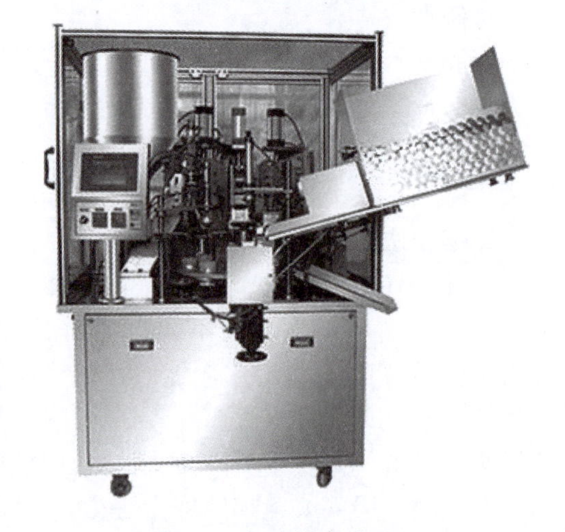

图5-4　自动软膏灌封机

自动软膏灌封机的工作过程包括自动上管、识标定位、软膏灌装、压合封尾、批号日期打印、切尾和成品排出，整个生产工序全部自动完成。

七、软膏剂、乳膏剂的包装与贮存

软膏剂、乳膏剂多采用锡管、铝管、塑料管等多种材料的软膏管作为内包装，也可包装于塑料盒、金属盒或广口玻璃瓶中。一般软膏剂应遮光密闭贮存，乳膏剂除遮光密封外，宜置25℃以下贮存且不得冷冻。

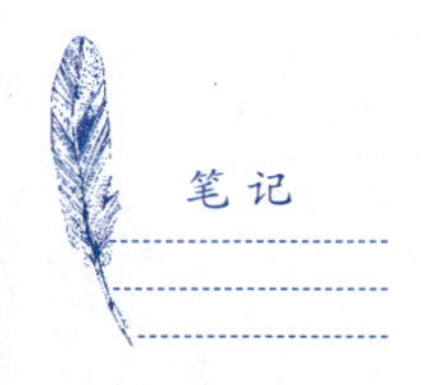

八、软膏剂、乳膏剂的质量评价

根据《中国药典》(2020 年版)，软膏剂、乳膏剂应作粒度、装量、微生物限度检查，用于烧伤、严重创伤或临床必须无菌的软膏剂应进行无菌检查。此外，质量评价还应包括外观、物理性质、刺激性、稳定性及软膏中药物的释放、穿透及吸收。

1. 外观

色泽均匀一致，质地细腻；无酸败、异臭、变色、变硬，乳膏剂不能油水分离及胀气。

2. 物理性质评价

油脂性基质可应用熔点（或滴点）检查控制质量。对于牛顿流体（如液体石蜡、二甲硅油）需测定黏度，大多数软膏和乳膏是非牛顿流体，除黏度外，还需测定屈服值、触变指数等流变性。

3. 刺激性

涂于皮肤不得引起疼痛、红肿或产生斑疹等不良反应。

4. 稳定性

软膏剂、乳膏剂的稳定性加速试验在温度（30±2）℃、相对湿度 65%±5% 条件下进行 6 个月，定时取样检查性状、均匀性、含量、粒度、有关物质，乳膏剂还需检查分层现象。

乳膏剂还应进行耐热、耐寒实验，55℃恒温 6h，-15℃放置 24h，应无油水分离。

5. 药物释放和穿透及吸收

软膏释放度检查法有表玻片法、渗析池法、圆盘法等。体外试验法包括离体皮肤法、半透膜扩散法、凝胶扩散法和微生物扩散法等。体内实验法时将制剂涂于人或动物皮肤上，一定时间后测定，可采用测定体液中药物含量、观察生理反应或放射性示踪原子法等。

习题5.1

扫一扫　习题5.1答案

单项选择题

1. 常用于 W/O 型乳剂基质的乳化剂是（　　）。

A. 聚山梨酯　　B. 司盘类
C. 十二烷基硫酸钠　　D. 卖泽类

2. 下列属于油脂性基质的是（　　）。

A. 凡士林　　B. 聚乙二醇　　C. 甘油　　D. 明胶

3. 下列关于软膏剂概念的正确叙述是（　　）。

A. 软膏剂系指药物与适宜基质混合制成的固体外用制剂
B. 软膏剂系指药物与适宜基质混合制成的半固体外用制剂
C. 软膏剂系指药物与适宜基质混合制成的半固体内服和外用制剂
D. 软膏剂系指药物制成的半固体外用制剂

4. 乳膏剂的制法是（　　）。

笔记

A. 研磨法　　B. 熔合法　　C. 乳化法　　D. 分散法

5. 加入下列哪种物料可改善凡士林吸水性（　　）。

A. 植物油　　B. 液体石蜡　　C. 鲸蜡　　D. 羊毛脂

多项选择题

6. 下列不属于水溶性基质的是（　　）。

A. 凡士林　　B. 聚乙二醇　　C. 羊毛脂　　D. 卡波姆

7. 下列是软膏油脂类基质的是（　　）。

A. 甲基纤维素　　B. 卡波普　　C. 硅酮　　D. 蜂蜡与鲸蜡

8. 软膏剂的制备方法有（　　）。

A. 乳化法　　B. 溶解法　　C. 研和法　　D. 熔和法

9. 软膏剂、乳膏剂的质量检查有（　　）。

A. 粒度　　B. 无菌　　C. 装量　　D. 微生物限度

10. 软膏剂、乳膏剂的基质要求有（　　）。

A. 无生理活性、刺激性、过敏性

B. 不妨碍皮肤的正常功能和伤口的愈合

C. 应均匀、细腻，性质稳定，不与主药或附加剂发生配伍变化

D. 具有一定的稠度，黏稠度随季节的变化小

任务二　凝胶剂

扫一扫　5.2　案例导入　凝胶剂

一、凝胶剂的概念

凝胶剂系指原料药物与能形成凝胶的辅料制成的具凝胶特性的稠厚液体或半固体制剂。凝胶剂限局部用于皮肤及体腔，如鼻腔、阴道和直肠等。适于制备成外用凝胶剂的药物主要有抗菌药、非甾体抗炎药、抗过敏药、抗病毒药、抗真菌药、局部用药及皮肤科常用药等。

乳状液型凝胶剂又称为乳胶剂。由高分子基质如西黄芪胶制成的凝胶剂也可称为胶浆剂。小分子无机原料药物如氢氧化铝凝胶剂是由分散的药物小粒子以网状结构存在于液体中，属于两相分散系统，也称为混悬型凝胶剂。混悬型凝胶剂可有触变性，静止时形成半固体而搅拌或振摇时成为液体。

二、凝胶剂的质量要求

凝胶剂在生产与贮藏期间应符合下列有关规定。

（1）混悬型凝胶剂中胶粒应分散均匀，不应下沉、结块。

（2）凝胶剂应均匀、细腻，在常温时保持胶状，不干涸或液化。

（3）凝胶剂根据需要可加入保湿剂、抑菌剂、抗氧剂、乳化剂、增稠剂和透皮促进剂等。

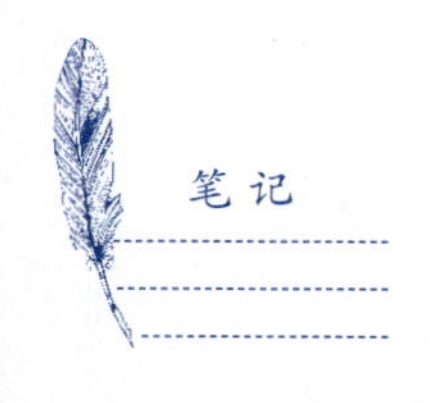

（4）除另有规定外，凝胶剂应避光、密闭贮存，并应防冻。

（5）凝胶剂用于烧伤治疗如为非无菌制剂的，应在标签上标明“非无菌制剂”；产品说明书中应注明“本品为非无菌制剂”，同时在适应证下应明确“用于程度较轻的烧伤”；注意事项下规定“应遵医嘱使用”。

三、凝胶基质

凝胶基质属单相分散系统，有水性和油性之分。水性凝胶基质一般由水、甘油或丙二醇与纤维素衍生物、卡波姆和海藻酸盐、西黄芪胶、明胶、淀粉等构成。油性凝胶基质由液状石蜡与聚乙烯或脂肪油与胶体硅或铝皂、锌皂等构成。

常用的水性凝胶基质可分为天然高分子材料、半合成高分子材料和合成高分子材料。天然高分子材料常用淀粉、海藻酸钠、阿拉伯胶、西黄芪胶、明胶等。半合成高分子材料常用纤维素衍生物，如甲基纤维素（MC）和羧甲基纤维素钠（CMC-Na）、壳聚糖等。合成高分子材料常用卡波姆、聚丙烯酸钠、聚乙烯醇等。水性凝胶基质的优点是易涂布，易洗除，不油腻，能吸收组织渗出液，不妨碍皮肤正常功能；因黏滞度小而使药物（特别是水溶性药物）释放快。缺点是润滑作用较差，易失水，易霉变，故常需加入保湿剂和防腐剂。

1. 卡波姆（carbomer）

商品名为卡波普（carbopol），为白色引湿性强的松散粉末，是以非苯溶剂为聚合溶剂，由丙烯酸键合烯丙基蔗糖或季戊四醇烯丙醚的高分子聚合物，按黏度不同分为934、940、941等规格。本品分子中存在大量的羧酸基团，因而与聚丙烯酸有非常相似的理化性质，能迅速溶胀于水中，但不溶解，是一种应用广泛的药用辅料。

分子结构中的羧酸基团使卡波姆水分散液呈酸性，1%的水分散液pH值约为3.11，黏度较低；当用碱中和时，随大分子的逐渐溶解，黏度会逐渐上升；低浓度时形成澄明溶液，而浓度较大时则呈半透明状的凝胶；在pH值为6～11时具有最大黏度和稠度。

卡波姆具有良好的生物相容性和流变学特性，增稠效率高，受温度影响小，能耐受低温贮存和高压湿热灭菌等，其在制剂中具有多种用途，可作为凝胶基质、增稠剂、助悬剂、生物黏附材料、缓控释制剂的骨架材料等。特别适用于脂溢性皮肤病。与聚丙烯酸相似，卡波姆须避免与盐类电解质、碱土金属离子、阳离子聚合物、强酸等配伍，否则会使其黏度下降或消失。

例　以卡波姆为基质水凝胶举例

【处方】
卡波姆940		10g
甘油		50g
吐温80		2g
氢氧化钠		4g
乙醇		50g
羟苯乙酯		0.5g
纯化水	加至	1000g

【制法】取卡波姆940、甘油、吐温80与300ml纯化水混合，将氢氧化钠溶

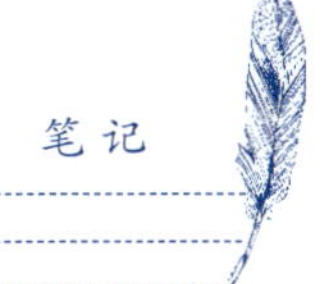

于100ml纯化水中后加入上述液体中搅拌，再将羟苯乙酯溶于乙醇后逐渐加入搅匀，即得透明凝胶。

2. 纤维素衍生物

一些纤维素衍生物在水中溶胀或溶解为胶性物质，调节至适宜的稠度可形成水性凝胶基质。此类基质随着分子量取代度和介质不同而具有不同的黏稠度。常用品种是MC和CMC-Na，常用浓度为2%～6%。MC能缓慢溶于冷水，不溶于热水；CMC-Na在任何温度的水中均可溶解。pH值可影响此类基质的黏度，MC在pH值为2～12时稳定；CMC-Na在pH值7时较稳定，当低于pH值5或高于pH值10时黏度则显著降低。本类基质涂布于皮肤时有较强黏附性，易失水干燥而有不适感，需加入10%～15%的甘油作为保湿剂；易霉败，需加防腐剂，常用0.2%～0.5%羟苯乙酯。需注意，制备CMC-Na基质时不宜加硝（醋）酸苯汞、阳离子型聚合物、其他重金属盐类作防腐剂，以免影响黏稠度、防腐效果和药效。

例　以纤维素衍生物为基质的水凝胶

【处方】

羧甲基纤维素钠		50g
甘油		150g
三氯叔丁醇		5g
纯化水	加至	1000g

【制法】取羧甲基纤维素钠与甘油研匀，加入热纯化水中，放置使溶胀形成凝胶，然后加三氯叔丁醇溶液，并加水至全量，搅匀，即得。

3. 甘油明胶

由明胶、甘油、水加热制得。比例：明胶1%～3%，甘油10%～30%。

4. 海藻酸钠

为黄白色粉末，缓慢溶于水形成黏稠凝胶，常用浓度1%～10%。

四、凝胶剂的制备

凝胶剂的一般制法是将由基质材料经溶胀制成的凝胶基质，加入药物溶液及其他附加剂，加水至全量即得。制备工艺流程见图5-5。

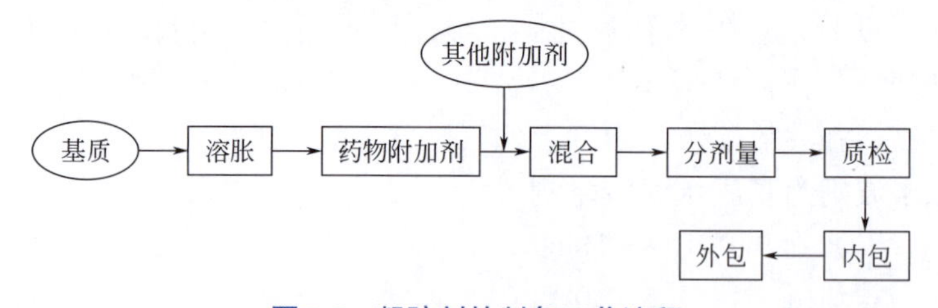

图5-5　凝胶剂的制备工艺流程

水溶性药物可先溶于部分水或甘油中，必要时加热助溶；水不溶性药物可先用少量水或甘油研细，分散，再混匀于基质即可。对有无菌度要求的凝胶剂，应注意采取适宜灭菌处理。制备凝胶剂时应注意基质溶胀的条件、加入的药物和附加剂对基质的影响、pH值对稠度的影响（如卡波姆）、各成分间的配伍禁忌等因素。

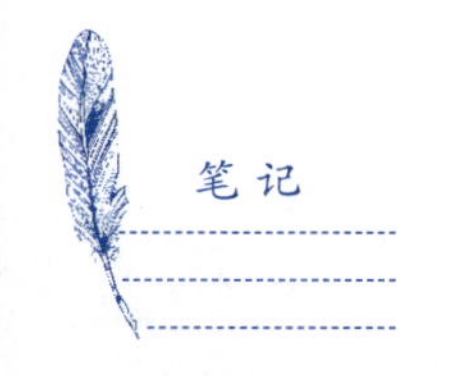

五、凝胶剂的质量评价

（1）粒度　混悬型凝胶剂需进行的检查项目。取供试品适量，置于载玻片上，涂成薄层，薄层面积相当于盖玻片面积，共涂3片，照粒度和粒度分布测定法（通则0982第一法）测定，均不得检出大于180μm的粒子。

（2）装量　照最低装量检查法（通则0942）检查，应符合规定。

（3）无菌　除另有规定外，用于烧伤、严重创伤或临床必须无菌的照无菌检查法（通则1101）检查，应符合规定。

非无菌凝胶剂还应符合微生物限度要求和各品种项下要求。

习题5.2　　扫一扫　习题5.2答案

单项选择题

1. 水性凝胶剂不用检查（　　）。

A. 粒度　　B. 装量　　C. 无菌　　D. 卫生学检查

2. 下列关于水性凝胶剂基质叙述中错误的是（　　）。

A. 水性凝胶剂基质易于涂展、易清除，无油腻感

B. 水性凝胶剂基质能吸收组织液，不妨碍皮肤正常生理功能

C. 水性凝胶剂基质释药速度快

D. 水性凝胶剂基质润滑性好

3. 下列关于凝胶剂叙述不正确的是（　　）。

A. 凝胶剂是指药物与适宜辅料制成的均一、混悬或乳状液型的乳胶稠厚液体或半固体制剂

B. 凝胶剂有单相分散系统和双相分散系统

C. 氢氧化铝凝胶为单相凝胶系统

D. 卡波姆在水中分散形成浑浊的酸性溶液

4. 凝胶剂常用的保湿剂是（　　）。

A. 卡波姆　　B. 乙醇　　C. 丙二醇　　D. 羟苯乙酯

5. 以下属于合成高分子材料凝胶剂基质的是（　　）。

A. 海藻酸钠　　B. 西黄芪胶　　C. 甲基纤维素　　D. 卡波姆

多项选择题

6. 关于凝胶剂的叙述中正确的是（　　）。

A. 凝胶剂有单相凝胶剂与双相凝胶剂之分

B. 水性凝胶基质的高分子材料可分为天然、半合成、合成三大类

C. 临床上多用水性凝胶剂

D. 卡波姆属于纤维素衍生物

7. 凝胶剂常用的基质是（　　）。

A. 卡波姆　　B. 乙醇　　C. 丙二醇　　D. 海藻酸钠

8. 关于凝胶剂质量要求正确的是（　　）。

A. 混悬型凝胶剂中胶粒应分散均匀，不应下沉、结块

B. 凝胶剂应均匀、细腻，在常温时保持胶状，不干涸或液化

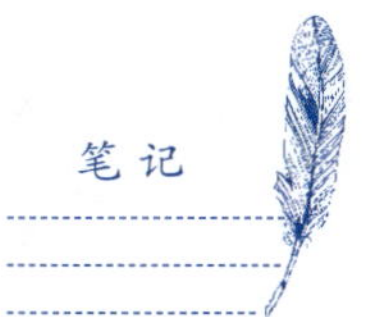

C. 凝胶剂应避光、密闭贮存，并应防冻

D. 凝胶剂根据需要可加入保湿剂、抑菌剂、抗氧剂等

9. 以下属于水性凝胶基质的是（　　）。

A. 卡波姆　　B. 纤维素衍生物　　C. 甘油明胶　　D. 海藻酸钠

10. 下列属于凝胶剂质量检查项目的是（　　）。

A. 粒度　　B. 装量　　C. 崩解时限　　D. 微生物限度

任务三　贴膏剂

扫一扫　5.3　案例导入　贴膏剂

一、贴膏剂的概念与特点

贴膏剂（adhesive plasters）系指将原料药物与适宜的基质制成膏状物、涂布于背衬材料上供皮肤贴敷、可产生局部或全身作用的一种薄片状柔性制剂。

贴膏剂包括凝胶贴膏（原巴布膏剂或凝胶膏剂）和橡胶贴膏（原橡胶膏剂）。

凝胶贴膏系指原料药物与适宜的亲水性基质混匀后涂布于背衬材料上制成的贴膏剂。常用基质有聚丙烯酸钠、羧甲基纤维素钠、明胶、甘油和微粉硅胶等。

橡胶贴膏系指原料药物与橡胶等基质混匀后涂布于背衬材料上制成的贴膏剂。橡胶膏剂的常用制备方法有溶剂法和热压法。常用溶剂为汽油和正己烷，常用基质有橡胶、热塑性橡胶、松香、松香衍生物、凡士林、羊毛脂和氧化锌等。也可用其他适宜溶剂和基质。

贴膏剂是一种现代透皮给药制剂，近年来发展较快，具有透皮给药系统的所有特点，即无肝脏的首过效应、避免胃肠道破坏、不良反应小、药效持久、使用方便等，但缺点是需克服皮肤的屏障作用，要求具有一定的黏附力和透皮率。

二、贴膏剂的质量要求

贴膏剂的在生产和贮藏期间应符合如下要求。

（1）所用的材料及辅料应符合国家标准有关规定，并应考虑到对贴膏剂局部刺激性和药物性质的影响。

（2）根据需要可加入表面活性剂、乳化剂、保湿剂、抑菌剂或抗氧剂等。

（3）膏料应涂布均匀，膏面应光洁、色泽一致，贴膏剂应无脱膏、失黏现象；背衬面应平整、洁净、无漏膏现象。

（4）涂布中若使用有机溶剂的，必要时应检查残留溶剂。

（5）采用乙醇等溶剂应在标签中注明过敏者慎用。

（6）根据原料药物与制剂的特性，除来源于动、植物多组分且难以建立测定方法的贴膏剂外，贴膏剂的含量均匀度、释放度、黏附力等应符合要求。

贴膏剂应密封贮存。

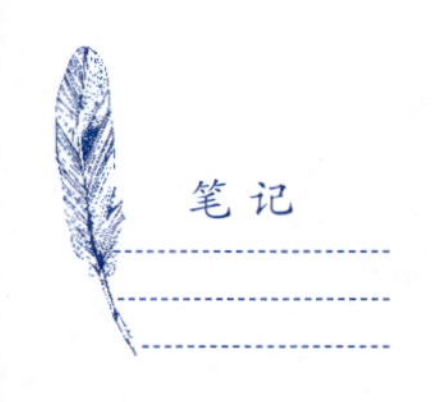

三、贴膏剂的种类和组成

1. 凝胶贴膏

凝胶贴膏的结构包括以下三部分：①背衬层，主要作为膏体的载体，常用无纺布、人造棉布等；②膏体层，即基质和主药部分，在贴敷中产生一定的黏附性使之与皮肤紧密接触，以达到治疗目的；③防黏层，起保护膏体的作用，常用防黏纸、塑料薄膜、硬质纱布等。

基质的配方是凝胶贴膏剂研究的核心内容。基质原料的选择是凝胶贴膏剂基质配方的重要环节，对基质的成型有很大影响。基质的选择应具备以下条件：①对主药的稳定性无影响，无不良反应；②有适当的弹性和黏性；③对皮肤无刺激和过敏性；④不在皮肤上残存，能保持巴布膏剂的形状；⑤不因汗水作用而软化，在一定时间内具有稳定性和保湿性。

凝胶贴膏的基质主要由黏着剂、保湿剂、填充剂和透皮吸收促进剂组成，还可加入软化剂、表面活性剂、防腐剂、抗氧剂等其他成分。

2. 橡胶贴膏

橡胶贴膏的结构包括以下三部分：①背衬层，一般采用漂白细布，也可用无纺布等；②膏料层，由基质和药物组成，为橡胶膏剂的主要成分；③膏面覆盖层，常用硬质纱布、塑料薄膜、防黏纸等。

橡胶膏剂的基质主要由生橡胶、增黏剂、软化剂、填充剂组成。

四、贴膏剂的制备

不同种类的贴膏剂制备方法不同，采用的设备和制备工艺也有较大差异。

（一）凝胶贴膏

凝胶贴膏的制备工艺流程见图 5-6。

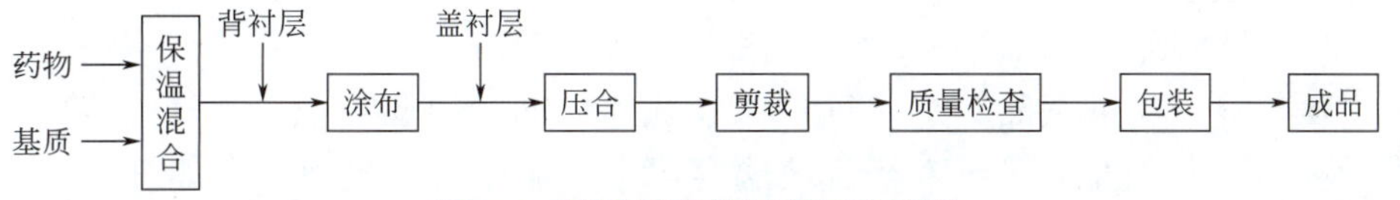

图 5-6 凝胶贴膏的制备工艺流程

凝胶贴膏的制备工艺主要包括基质原料和药物的前处理、基质成型和制剂成型三部分。基质原料类型及其配比、基质与药物的比例、配制程序等均影响凝胶膏剂的成型。基质的性能是决定凝胶膏剂质量优劣的重要因素，黏附性与赋形性是基质处方筛选的重要评价指标。

（二）橡胶贴膏

橡胶贴膏的制备方法常用的有溶剂法和热压法。

1. 溶剂法

常用的溶剂为汽油、正己烷，制备工艺流程如图 5-7 所示。

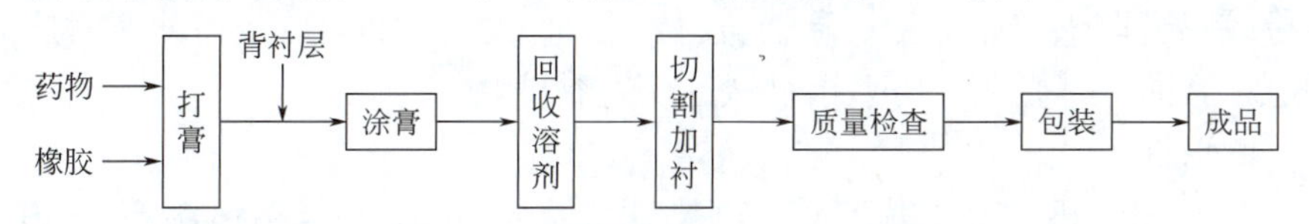

图 5-7 橡胶贴膏的制备工艺流程

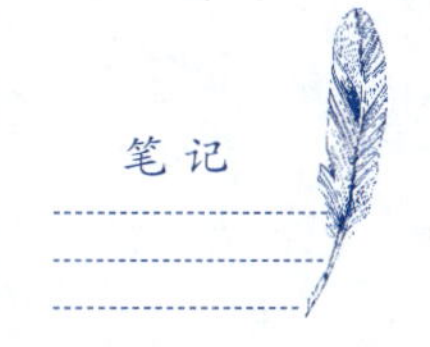

（1）药料处理　药材用适当的有机溶剂和方法提取、滤过、浓缩后备用，化学药物则粉碎成细粉或溶于溶剂中。

（2）制膏料　取生橡胶洗净，在50～60℃干燥或晾干后，切成大小适宜的条块，在炼胶机中塑炼成网状薄片，摊开放冷，消除静电后，浸于适量汽油中浸泡18～24h，待完全溶胀成凝胶状后移入打膏机中，搅拌3～4h后，分次加入凡士林、羊毛脂、氧化锌和松香等制成基质，再加入药物浸膏或细粉，继续搅拌成均匀胶浆，经滤胶机过滤后的膏浆即为膏料。

（3）涂膏　将膏料置于装好布裱褙的涂膏机上涂膏。

（4）回收溶剂　涂布了膏料的胶布，以一定的速度经过封闭的加热干燥和溶剂回收装置，进行干燥后卷于滚筒上。

（5）加衬、切割及包装　先将膏布在切割机上切成一定宽度，再移至纱布卷筒装置上，使膏面上覆盖一层硬质纱布或塑料薄膜，再切割成小块后包装。

2. 热压法

取橡胶洗净，在50～60℃干燥或晾干后，切成大小适宜的条块，在炼胶机中塑炼成网状薄片，加入处方中油脂性药物使溶胀，再加入其他药物和锌钡白、松香等，炼压均匀，放入烘箱60℃以上20～30min，即可保温涂膏、切割、加衬、包装。该法在制膏工艺中省去了汽油，且制成的膏药黏性小而持久，剥离时不伤皮肤，成品的香味也较好。

五、贴膏剂的质量评价

1. 外观

膏体应涂布均匀，膏面应光洁，色泽一致，无脱膏、失黏现象；背衬面应平整、洁净、无漏膏现象。

2. 含膏量

橡胶贴膏照第一法检查，凝胶贴膏照第二法检查。

第一法　取供试品2片（每片面积大于35cm^{2}的应切取35cm^2），除去盖衬，精密称定，置于同一个有盖玻璃容器中，加适量有机溶剂（如三氯甲烷、乙醚等）浸渍，并时时振摇，待背衬与膏料分离后，将背衬取出，用上述溶剂洗涤至背衬无残附膏料，挥去溶剂，在105℃干燥30min，移至干燥器中，冷却30min，精密称定，减失重量即为膏重，按标示面积换算成100cm^{2}的含膏量，应符合各品种项下的规定。

第二法　取供试品1片，除去盖衬，精密称定，置烧杯中，加适量水，加热煮沸至背衬与膏体分离后，将背衬取出，用水洗涤至背衬无残留膏体，晾干，在105℃干燥30min，移至干燥器中，冷却30min，精密称定，减失重量即为膏重，按标示面积换算成100cm^{2}的含膏量，应符合各品种项下的规定。

3. 耐热性

橡胶贴膏取供试品2片，除去盖衬，在60℃加热2h，放冷后，背衬应无渗油现象；膏面应有光泽，用手指触试应仍有黏性。

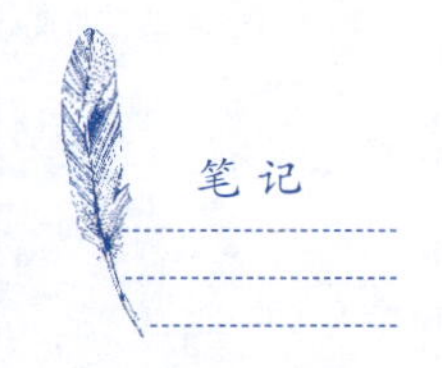

4. 赋形性

取凝胶贴膏供试品1片，置37℃、相对湿度64%的恒温恒湿箱中30min，取出，用夹子将供试品固定在一平整钢板上，钢板与水平面的倾斜角为60°，放置24h，膏面应无流淌现象。

5. 黏附力

除另有规定外，凝胶贴膏照黏附力测定法（通则0952 第一法）测定、橡胶贴膏照黏附力测定法（通则0952 第二法）测定，均应符合各品种项下的规定。

还应符合含量均匀度、微生物限度检查和各品种项下规定。

扫一扫 5.3.1 拓展知识 狗皮膏药的来历

习题5.3

扫一扫 习题5.3答案

单项选择题

1. 用水溶性高分子材料作基质的贴膏剂又称（ ）。
A. 软膏剂 B. 膏药 C. 巴布剂 D. 涂膜剂

2. 由药物贮库层、背衬层、黏胶层和防黏层组成的薄片状贴膏剂是（ ）。
A. 软膏剂 B. 贴膏剂 C. 橡胶贴膏 D. 凝胶贴膏

3. 以下可作为橡胶贴膏剂常用溶剂的是（ ）。
A. 水 B. 乙醇 C. 汽油 D. 丙二醇

4. 以下哪一种是凝胶贴膏常用的基质（ ）。
A. 聚丙烯酸钠 B. 凡士林 C. 羊毛脂 D. 氧化锌

5. 贴膏剂涂布中若使用有机溶剂的，必要时应检查（ ）。
A. 微生物限度 B. 残留溶剂 C. 含膏量 D. 含量均匀度

多项选择题

6. 贴膏剂包括（ ）。
A. 凝胶贴膏 B. 橡胶贴膏 C. 软膏剂 D. 乳膏剂

7. 以下哪些基质可作为橡胶贴膏的基质（ ）。
A. 凡士林 B. 羊毛脂 C. 氧化锌 D. 松香

8. 贴膏在贮存过程中应符合（ ）。
A. 贴膏剂的膏料应涂布均匀，膏面应光洁、色泽一致
B. 贴膏剂应无脱膏、失黏现象；背衬面应平整、洁净、无漏膏现象
C. 采用乙醇等溶剂应在标签中注明过敏者慎用
D. 贴膏剂的含量均匀度、释放度、黏附力等应符合要求

9. 橡胶贴膏的制备方法有（ ）。
A. 凝聚法 B. 分散法 C. 溶剂法 D. 热压法

10. 贴膏剂的检查项目包括（ ）。
A. 含膏量 B. 耐热性 C. 赋形性 D. 黏附力

任务四 膜剂

扫一扫 5.4 案例导入

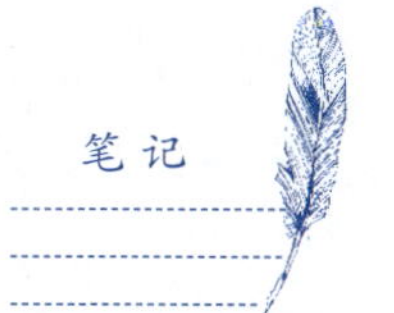

一、膜剂的概述

1. 膜剂的定义和分类

膜剂（films）是指药物与适宜的成膜材料经加工制成的膜状制剂，主要供口服或黏膜用。

膜剂按给药途径可分为口服、口腔用（包括口含、舌下给药及口腔内局部贴敷）、眼用、鼻用、阴道用、皮肤及创伤面用及植入膜剂等。

按结构特点分为以下几种。

（1）单层膜剂　药物直接溶解或分散在成膜材料中所制成的膜剂，有可溶性膜剂和不溶性膜剂两类。通常厚度为0.1～0.2mm，口服面积为$1cm^2$，眼用为$0.5cm^2$，阴道用为$5cm^2$。

（2）多层复方膜剂　系将有配伍禁忌或互相有干扰的药物分别制成薄膜，然后再将各层叠合黏结在一起制得的膜剂。也可制成缓释和控释膜剂。

（3）夹心膜剂　即在两层不溶性的高分子膜中间，夹着含有药物的药膜，属于缓控释制剂。

2. 膜剂的特点

膜剂是近年来国内外研究和应用进展很快的剂型，在生产、使用、贮藏等方面与其他剂型相比较，具有以下一些优点。

（1）药物含量准确，稳定性好，吸收快，疗效迅速。

（2）体积小，重量轻，携带、运输及贮存方便，可密封在塑料薄膜或涂塑铝箔包装中，再用纸盒作外包装，质量稳定，不易发霉变质，不怕碰撞。

（3）使用方便，适用于多种给药途径。

（4）制备工艺简单，生产过程中无粉尘飞扬。

（5）成膜材料较其他剂型用量少，可节约辅料和包装材料。

（6）采用不同的成膜材料及辅料可制成不同释药速度的膜剂，因此可制成缓释、控释剂型。

膜剂的主要缺点是：载药量少，只适合于小剂量的药物，重量差异不易控制，收率不高。

二、膜剂处方组成

膜剂一般由主药、成膜材料和附加剂三部分组成，成膜材料及附加剂应无毒、无刺激性、性质稳定、与原料药物兼容性良好。原料药物如为可溶性的，应与成膜材料制成具有一定黏度的溶液；如为不溶性原料药物，应粉碎成极细粉，并与成膜材料等混合均匀。

（一）常用附加剂

附加剂主要有增塑剂、遮光剂和着色剂，必要时还可加入填充剂、脱膜剂及表面活性剂等，口含膜剂还可加适量矫味剂如蔗糖、甜叶菊等。各组分常用品种和所占比例（质量分数）如下。

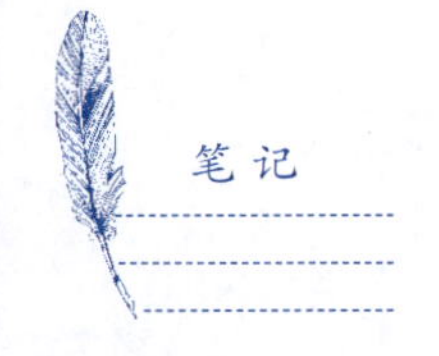

主药	0～70%
成膜材料（PVA、PVP、EVA等）	30%～100%

增塑剂（甘油、山梨醇等）	0～20%
表面活性剂（聚山梨酯 80、十二烷基硫酸钠、豆磷脂等）	1%～2%
填充剂（$CaCO_3$、SiO_2、淀粉、糊精等）	0～20%
遮光剂（TiO_2）和着色剂（色素）	0～2%
脱膜剂（液体石蜡、甘油、硬脂酸、聚山梨酯 80 等）	适量

（二）成膜材料

成膜材料是膜剂的重要组成部分，其性能和质量对膜剂的成型工艺、成品的质量及药效的发挥有重要影响。

扫一扫 5.4.1 拓展知识 理想的成膜材料

常用的成膜材料是一些高分子物质，按来源不同可分为两类，一类是天然高分子物质，如明胶、阿拉伯胶、淀粉等，其中多数可降解或溶解，但成膜、脱膜性能较差，故常与其他成膜材料合用。另一类是合成高分子物质，如聚乙烯醇类化合物、丙烯酸类共聚物、纤维素衍生物等。常用的有聚乙烯醇（PVA）、乙烯 - 醋酸乙烯共聚物（EVA）、羟丙基纤维素、羟丙甲纤维素等。在成膜性能及膜的抗拉强度、柔韧性、吸湿性等方面，以 PVA、EVA 较好。水溶性的 PVA 常用于制备溶蚀型膜剂，水不溶性的 EVA 常用于制备非溶蚀型膜剂。

扫一扫 5.4.2 拓展知识 各种成膜材料的特性

三、膜剂的制备

（一）匀浆制膜法

匀浆制膜法为目前国内制备膜剂最常用的方法。此法系将成膜材料溶于适当溶剂中形成浆液，再将药物及附加剂溶解或分散在上述成膜材料溶液中制成均匀的药浆，静置除去气泡，经涂膜、干燥、脱膜后，依主药含量计算单剂量膜面积，剪切成单剂量小格，包装，最后制得所需膜剂。匀浆制膜法工艺流程见图 5-8。

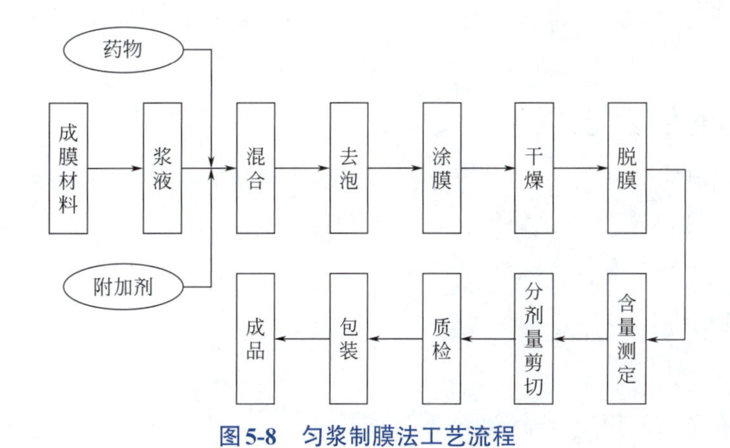

图 5-8 匀浆制膜法工艺流程

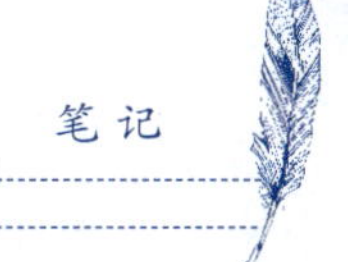

大量生产时用涂膜机涂膜，如图 5-9。将已配好的含药成膜材料浆液置于涂膜机的料斗中，匀浆经流液嘴流出，涂布在预先抹有液体石蜡或聚山梨酯 80 的

不锈钢循环带上，涂成宽度和厚度一定的涂层，经热风（80～100℃）干燥成药膜带，外面用聚乙烯膜或涂塑纸、涂塑铝箔、金属箔等包装材料烫封，按剂量热压或冷压划痕成单剂量的分格，再进行外包装即得。小量制备时，可将配制好的药浆倾倒于平板玻璃或不锈钢薄板上，然后用推杆推涂成厚度均匀的薄层，烘干后，根据剂量切割，包装即得。

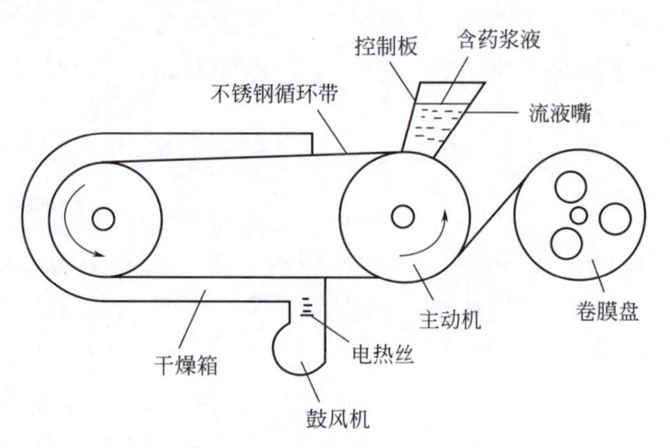

图 5-9　匀浆涂膜机示意图

（二）热塑制膜法

将药物细粉和成膜材料如 EVA 颗粒相混合，用橡皮滚筒混碾，热压成膜，随即冷却，脱膜即得；或将热融的成膜材料如聚乳酸等，在热熔状态下加入药物细粉，使其溶解或均匀混合，在冷却过程中成膜。本法的特点是可以不用或少用溶剂，机械生产效率高。

（三）复合制膜法

此法是以不溶性的热塑性成膜材料（如 EVA）为外膜，分别制成具有凹穴的下外膜带和上外膜带，另用水溶性成膜材料（如 PVA 或海藻酸钠）用匀浆制膜法制成含药的内膜带，剪切后置于底外膜带凹穴中，热封即得；也可用易挥发性溶剂制成含药匀浆，以间隙定量注入的方法注入下外膜带凹穴中，经吹风干燥后，盖上上外膜带，热封即得。此法适用于缓释膜剂的制备，一般采用机械设备生产。

四、膜剂的包装与贮存

膜剂所用的包装材料应无毒性、能够防止污染、方便使用，并不能与原料药物或成膜材料发生理化作用。除另有规定外，膜剂应密封贮存，防止受潮、发霉和变质。

五、膜剂质量评价

1. 外观

应完整光洁、厚度一致、色泽均匀、无明显气泡。多剂量的膜剂，分格压痕应均匀清晰，并能按压痕撕开。

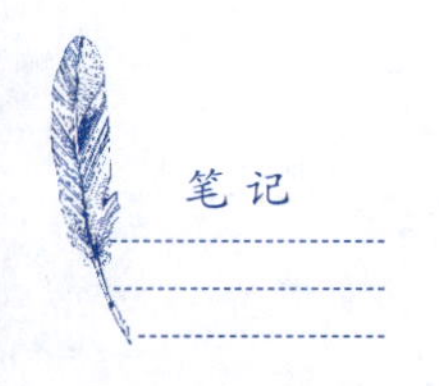

2. 重量差异

取供试品 20 片，精密称定总重量，求得平均重量，再分别精密称定各片的重量。每片重量与平均重量相比较，按表 5-1 中的规定，超出重量差异限度的膜片不得多于 2 片，并不得有 1 片超出限度 1 倍。

表 5-1 膜剂的重量差异限度

平均重量	重量差异限度
0.02g 及 0.02g 以下	±15%
0.02g 以上至 0.20g	±10%
0.20g 以上	±7.5%

凡进行含量均匀度检查的膜剂，一般不再进行重量差异检查。

还应符合微生物限度检查和各品种项下规定。

习题5.4

扫一扫 习题5.4答案

单项选择题

1. 甘油在膜剂中主要作用是（ ）。

A. 黏合剂　　B. 增加胶液的凝结力
C. 增塑剂　　D. 脱膜剂

2. 二氧化钛在膜剂中起的作用为（ ）。

A. 增塑剂　　B. 着色剂　　C. 遮光剂　　D. 填充剂

3. 下列有关成膜材料 PVA 的叙述中，错误的是（ ）。

A. 具有良好的成膜性及脱膜性
B. 其性质主要取决于分子量和醇解度
C. 醇解度 88% 的水溶性较醇解度 99% 的差
D. PVA 是来源于天然高分子化合物

4. 膜剂制备中常用的填充剂是（ ）。

A. 甘油　　B. 山梨醇　　C. 淀粉　　D. 聚山梨酯 80

多项选择题

5. 膜剂的种类主要包括（ ）。

A. 单层膜剂　　B. 多层复方膜剂　　C. 夹心膜剂　　D. 涂膜剂

任务五 眼用半固体制剂

扫一扫 5.5 案例导入 眼用半固体

一、眼用半固体制剂的概述

1. 定义

眼用半固体制剂系指直接用于眼部发挥治疗作用的无菌半固体制剂。眼用半固体制剂包括眼膏剂、眼用乳膏剂、眼用凝胶剂等。眼用半固体制剂与滴眼

笔记

剂相比，在用药部位保留时间长、疗效持久，能减轻眼睑对眼球的摩擦，有助于角膜损伤的愈合。

（1）眼膏剂　系指由原料药物与适宜基质均匀混合，制成溶液型或混悬型膏状的无菌眼用半固体制剂。

（2）眼用乳膏剂　系指由原料药物与适宜基质均匀混合，制成乳膏状的无菌眼用半固体制剂。

（3）眼用凝胶剂　系指原料药物与适宜辅料制成的凝胶状无菌眼用半固体制剂。

2. 特点

基质具有无水和化学惰性的特点，宜于配制遇水不稳定的眼用制剂，如某些抗生素；与滴眼剂相比眼膏剂在结膜囊内的保留时间长，可起到长效作用；能减轻眼睑对眼球的摩擦，有助于角膜损伤的愈合，常用于眼科术后用药；夜晚使用减少给药次数，延长眼内滞留时间。眼膏剂的缺点是有油腻感并使视物模糊。

3. 质量要求

（1）多剂量眼用制剂一般应加适当抑菌剂，尽量选用安全风险小的抑菌剂，产品标签应标明抑菌剂种类和标示量。除另有规定外，在制剂确定处方时，该处方的抑菌效力应符合抑菌效力检查法（通则 1121）的规定。

（2）眼膏剂、眼用乳膏剂、眼用凝胶剂应均匀、细腻、无刺激性，并易涂布于眼部，便于原料药物分散和吸收。除另有规定外，每个容器的装量应不超过 5g。

（3）包装容器应无菌、不易破裂，其透明度应不影响可见异物检查。

眼用半固体制剂还应符合相应剂型通则项下有关规定，如眼用凝胶剂还应符合凝胶剂的规定。应遮光密闭贮存，启用后最多可使用 4 周。

二、眼用半固体制剂的制备

一般先制备基质，再采用适宜方法加入药物，制成眼用半固体制剂。眼用半固体制剂的基质应过滤并灭菌，不溶性原料药物应预先制成极细粉。

以眼膏剂为例，眼膏剂的基质为黄凡士林：灭菌液体石蜡：无水羊毛脂（8：1：1）。取各组分置于适宜容器内，加热熔化后，趁热过滤，滤液于 150℃干热灭菌 1h，即得。于密闭、阴凉处保存。凡士林有黄白两种，但由于白凡士林是黄凡士林漂白而成，对眼黏膜有刺激，不宜选用。

眼用凝胶剂、眼用乳膏剂基质的制备可参考本项目中的任务一、任务二。

主药溶于水且性质稳定，可用适量的注射用水溶解，加灭菌眼膏基质，研和至水吸尽，再以倍量稀释加入其余基质，研匀。

如药物不溶于水或不宜用水溶解，须在无菌条件下将药物研细并通过九号筛，再与基质研匀，无菌分装，质量检查合格后包装。

三、眼用半固体制剂的质量评价

1. 粒度

取 3 个容器的半固体型供试品，将内容物全部挤于适宜的容器中，搅拌均匀，取适量（或相当于主药 10μg）置于载玻片上，涂成薄层，薄层面积相当于

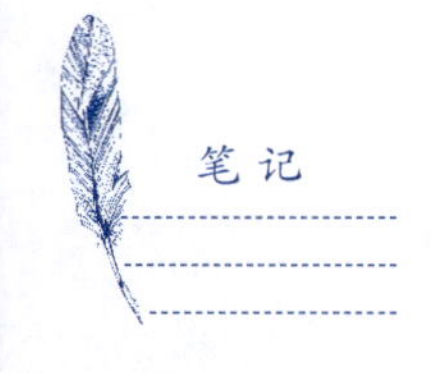

盖玻片面积，共涂3片；照粒度和粒度分布测定法（通则0982 第一法）测定，每个涂片中大于50μm的粒子不得超过2个（含饮片原粉的除外），且不得检出大于90μm的粒子。

2. 金属性异物

取供试品10个，分别将全部内容物置于底部平整光滑、无可见异物和气泡、直径为6cm的平底培养皿中，加盖，除另有规定外，在85℃保温2h，使供试品摊布均匀，室温放冷至凝固后，倒置于适宜的显微镜台上，用聚光灯以45°角的入射光从上方向培养皿底照明，放大30倍，检视不小于50μm且具有光泽的金属性异物数，应符合规定。

还应符合装量、装量差异、无菌、局部刺激性及各品种项下规定。

习题5.5

扫一扫 习题5.5答案

1. 眼膏剂常用的基质是（ ）。

A. 液状石蜡、羊毛脂、蜂蜡　　B. 液状石蜡、硬脂酸、蜂蜡

C. 液状石蜡、硬脂酸、羊毛脂　　D. 黄凡士林、液状石蜡、羊毛脂

2. 关于眼膏剂的表述，错误的是（ ）。

A. 眼膏剂具有疗效持久、能减轻眼睑对眼球摩擦的特点

B. 多剂量眼用制剂一般应加适当抑菌剂

C. 眼膏剂应进行局部刺激性检查

D. 不溶性药物应先研成细粉并通过六号筛，再制成混悬型眼膏剂

判断题

3. 可采用白凡士林作为眼膏剂基质。（ ）

4. 眼用半固体制剂包括眼膏剂、眼用乳膏剂、眼用凝胶剂。（ ）

5. 眼膏剂应进行金属性异物检查。（ ）

任务六 栓剂

扫一扫 5.6 案例导入 栓剂图片

一、栓剂的概述

栓剂（suppository）系指药物与适宜基质制成的有一定形状供人体腔道给药的固体制剂。栓剂在常温下为固体，放入腔道后，在体温下能融化、软化或溶化，并与分泌液混合，逐渐释放出药物，产生局部或全身作用。

栓剂根据使用腔道的不同，分为直肠栓、阴道栓和尿道栓。适用于人体不同部位的栓剂，形状和重量各不相同。如图5-10，直肠栓为鱼雷形、圆锥形或圆柱形等，以鱼雷形较为常用，塞入肛门后，由于括约肌的收缩易于压入直肠内，直肠栓重量约2g；阴道栓为鸭嘴形、球形或卵形等，重2～5g，鸭嘴形栓在相同重量的栓剂中表面积较大而利于使用；尿道栓一般为棒状。

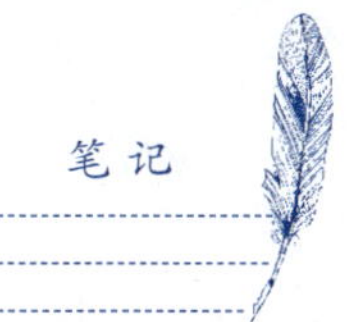

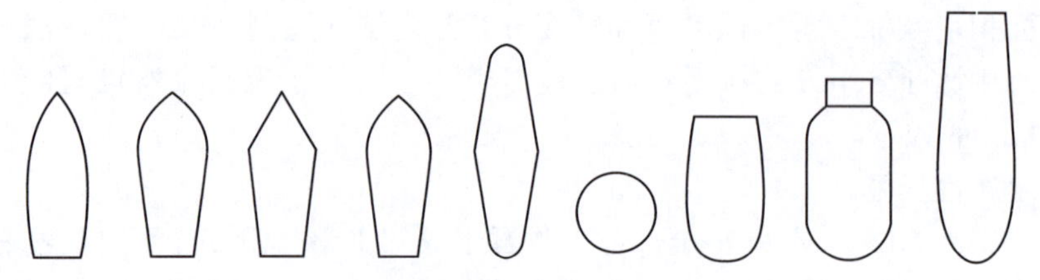

图 5-10　各种栓剂的外形图

栓剂按作用范围分为局部作用栓和全身作用栓。局部作用的栓剂可使其中的药物分散于黏膜表面，在组织或器官局部发挥润滑、收敛、抗菌、杀虫、局麻等治疗作用，因此可以减少口服或注射用药产生的全身不良反应。全身作用的栓剂，药物经由腔道黏膜吸收至血液或淋巴系统发挥全身治疗作用。全身作用栓剂给药后的吸收途径主要有三条：①距肛门 6cm 处塞入，药物通过直肠上静脉进入肝脏，进行代谢后再由肝脏进入大循环；②距肛门 2cm 处塞入，药物通过直肠中、下静脉和肛门静脉，经髂内静脉绕过肝脏进入下腔大静脉，再进入大循环；③经直肠淋巴系统吸收，特别是对大分子药物可能是重要的吸收途径。因此栓剂发挥全身作用时塞入距肛门口约 2cm 处为宜，这样可以有给药总量的 50%～75% 的药物不会经过肝脏。

栓剂作全身治疗用时与口服制剂相比，有如下优点。

（1）药物不受胃肠道 pH 值或酶的破坏而失去活性。

（2）对胃黏膜有刺激性的药物可直肠给药，避免对胃肠道的刺激。

（3）药物直肠吸收，可避免因肝脏首过作用，并减少药物的肝毒性。

（4）直肠吸收比口服干扰因素少，药物吸收更迅速。

（5）对不能口服（如伴有呕吐的患者）或者不愿吞服片、丸及胶囊的患者（如小儿患者）给药更方便。

栓剂给药也有一定缺点。

（1）栓剂使用不如口服给药方便。

（2）栓剂生产成本比片剂、胶囊剂高，生产效率较低。

二、栓剂处方组成

栓剂主要由药物和基质组成，此外还需添加适当的添加剂。栓剂基质分油脂性基质和水溶性及亲水性基质两大类。

扫一扫　5.6.1　拓展知识　栓剂理想基质的要求

1. 油脂性基质

油脂性基质的栓剂中，水溶性药物在体液中释放快，发挥作用较快。而脂溶性药物必须先由油相转入水相体液中，才能发挥作用。因此宜采用油 / 水分配系数较小的药物，既易转移入分泌液中又易透过脂性膜。

（1）可可豆脂　可可豆脂是从梧桐科植物可可树的种仁中提炼的一种固体脂肪，主要含硬脂酸、棕榈酸、油酸、亚油酸和月桂酸的甘油酯。常温下为白色或淡黄色的脆性蜡状固体，其略带可可豆的香味，可塑性好，无刺激性，25℃时开始软化，在体温下能迅速融化，有 α、β、β′、γ 四种晶型，其中以 β

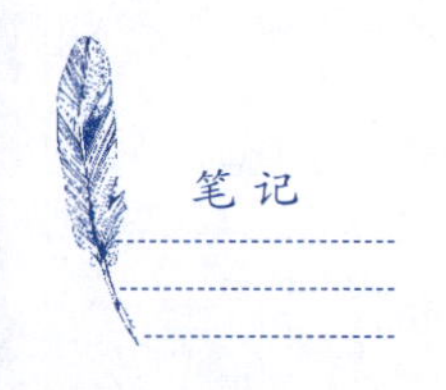

型最稳定，熔点为34℃。可可豆脂是较适宜的栓剂基质，但由于其同质多晶性及含油酸具有不稳定性，已渐渐被半合成或合成油脂性基质取代。

（2）半合成或全合成脂肪酸甘油酯　是由椰子或者棕榈种子油等天然植物油水解、分馏所得 C_{12}～C_{18} 游离脂肪酸，经部分氢化再与甘油酯化而得的一酯、二酯、三酯的混合物，称半合成脂肪酸酯。这类基质不易酸败，化学性质稳定，成形性能良好，具有保湿性和适宜的熔点，目前认为是取代天然油脂的较理想的栓剂基质。除半合成脂肪酸酯外，也有直接合成的符合栓剂基质要求的全合成栓剂基质。

① 半合成椰油酯　系椰子油加硬脂酸与甘油经酯化而成。本品为乳白色块状物，有油脂臭，熔点为35.7～37.9℃，抗热能力较强，刺激性小。

② 半合成棕榈油酯　系由棕榈仁油加硬脂酸与甘油经酯化而成。本品为乳白色固体，抗热能力强，酸价和碘价低，对直肠和阴道黏膜均无不良影响。

③ 混合脂肪酸甘油酯　系由月桂酸及硬脂酸与甘油经酯化而成的脂肪酸甘油酯混合物。本品为白色或类白色蜡状固体，规格有34型（33～35℃）、36型（35～37℃）、38型（37～39℃）、40型（39～41℃）。

④ 硬脂酸丙二醇酯　系由硬脂酸和丙二醇酯化而成的单酯与双酯的混合物。本品为乳白色或微黄色蜡状固体，具有油脂臭，水中不溶，遇热水可膨胀，熔点36～38℃，无明显的刺激性、安全、无毒。

2. 水溶性和亲水性基质

（1）甘油明胶　系由明胶、甘油、水三者按一定比例在水浴上加热融和，蒸去大部分水，放冷后凝固而制得。本品具有很好的弹性，不易折断，且在体温下不融化，但塞入腔道后能软化并缓缓地溶于分泌液中，药物持久、缓慢地释放。药物溶出速率与明胶、甘油及水三者用量有关，甘油与水的含量越高越易溶解，且甘油能防止栓剂干燥变硬。该基质多用于阴道栓剂，明胶是胶原的水解产物，凡与蛋白质能产生配伍变化的药物，如鞣酸、重金属盐等均不能用甘油明胶作基质。

（2）聚乙二醇（PEG）　系由环氧乙烷聚合成的聚合物，体温下不融化，易溶于水，能溶于体液中而释放药物，多用熔融法制备成型。通常将两种或两种以上的不同分子量的聚乙二醇加热熔融，混匀，制得符合要求的栓剂基质。本品吸湿性较强，对黏膜有一定刺激性，加入约20%的水，则可减轻刺激性，为避免刺激还可在纳入腔道前先用水湿润，亦可在栓剂表面涂一层鲸蜡醇或硬脂醇薄膜。PEG基质不宜与银盐、鞣酸、乙酰水杨酸、苯佐卡因、磺胺类等药物配伍。

（3）非离子型表面活性剂类　包括吐温61、聚氧乙烯（40）单硬脂酸酯（商品名Myri52，商品代号为S-40）、泊洛沙姆等均可作为水溶性基质使用。吐温61可与多数药物配伍，且无毒性、无刺激性，贮藏时亦不易变质。Myrj52与PEG混合使用，可制得崩解、释放性能较好的稳定的栓剂。泊洛沙姆是聚氧乙烯、聚氧丙烯的聚合物，随聚合度增大，物态从液体、半固体至蜡状固体，易溶于水，较常用的型号为188型，能促进药物的吸收。

扫一扫　5.6.2　拓展知识　栓剂的附加剂

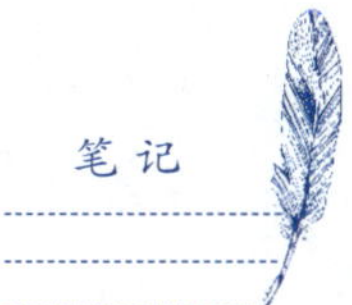

三、栓剂的制备

栓剂的制法有三种，即冷压法和热熔法，脂肪性基质可采用任何一种，而水溶性基质多采用热熔法。

（一）冷压法

冷压法主要用于脂肪性基质制备栓剂，工艺流程如下。

基质磨碎＋主药→混合均匀→压栓机挤压成型

先将基质磨碎或锉末，再与主药混合均匀装入制栓机中，如图5-11，在配有栓剂模型的圆筒内，通过水压机或手动螺旋活塞挤压成一定形状的栓剂。冷压法避免了加热对主药或基质稳定性的影响，不溶性药物也不会在基质中沉降，但生产效率不高，成品往往夹带空气，对基质或主药起氧化作用。

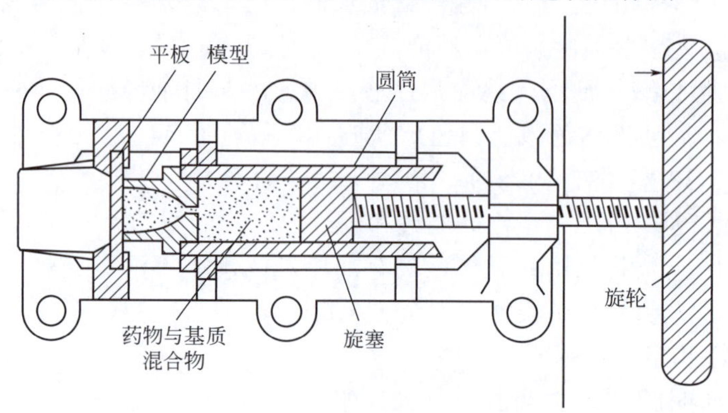

图5-11 卧式制栓机构造图

搓捏法，也属于冷压法，是将药物与基质的锉末置于冷却的容器内混合均匀，然后搓捏成形或装入制栓机模内压成一定形状的栓剂。

（二）热熔法

此法应用广泛，将计算量的基质经水浴或蒸气浴加热熔化，温度不能过高，然后按药物性质以不同方法加入，混合均匀，倾入涂有润滑剂的栓模中至稍有溢出模口为度，冷却，待完全凝固后，削去溢出部分，开启模具，将栓剂脱模，包装即得。热熔法工艺流程见图5-12。

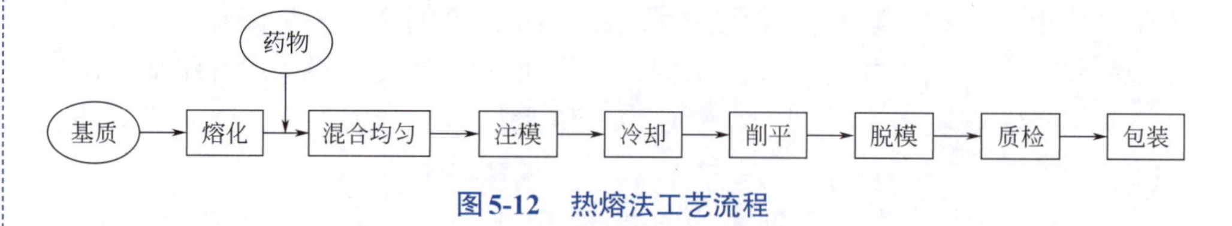

图5-12 热熔法工艺流程

栓剂中药物和基质可按下法混合：①油溶性药物可直接混入基质使之溶解；②水溶性药物可加入少量的水制成浓溶液，用适量羊毛脂吸收后再与基质混合均匀；③不溶于油脂、水或甘油的药物可先制成细粉，再与基质混合均匀。

制备栓剂时，其栓孔内所用的润滑剂通常有：①脂肪性基质的栓剂常采用软肥皂、甘油各一份与95%乙醇五份混合所得；②水溶性或亲水性基质的栓剂则采用油性液体润滑剂，如液状石蜡、植物油等。有的基质如可可豆脂或聚乙

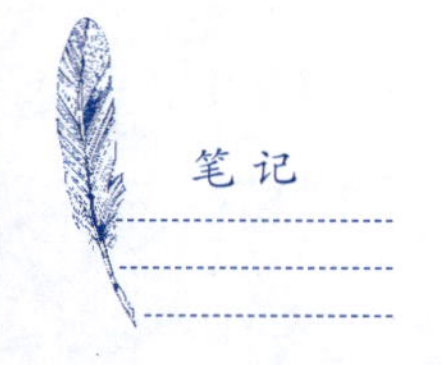

二醇类不沾模，可不用润滑剂。

栓剂模具一般由不锈钢、铝、铜或塑料制成，可拆开清洗。如图 5-13 为实验室或小剂量制备栓剂时的模具和栓剂。目前生产上常以塑料或复合材料制成一定形状空囊，即栓壳，如图 5-14，既作为栓剂成型的模具，密封后又可作为包装栓剂的容器，即使存放时遇升温而融化，也会在冷藏后恢复应有形状与硬度。栓剂大量生产采用自动化、机械化设备，从灌注、冷却、取出均由机器连续自动化操作来完成。

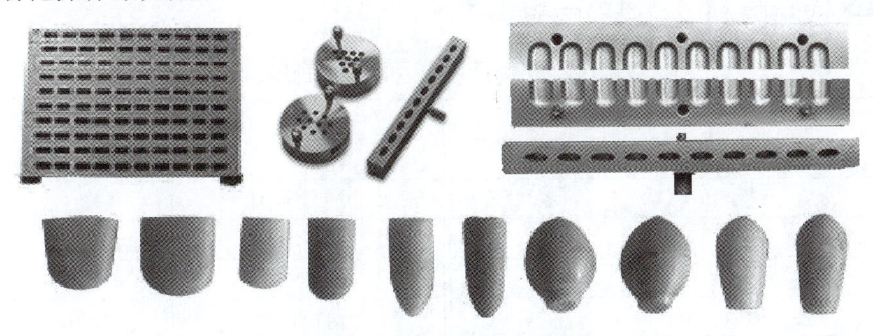

图 5-13　实验室热熔法制备栓剂的模具和栓剂

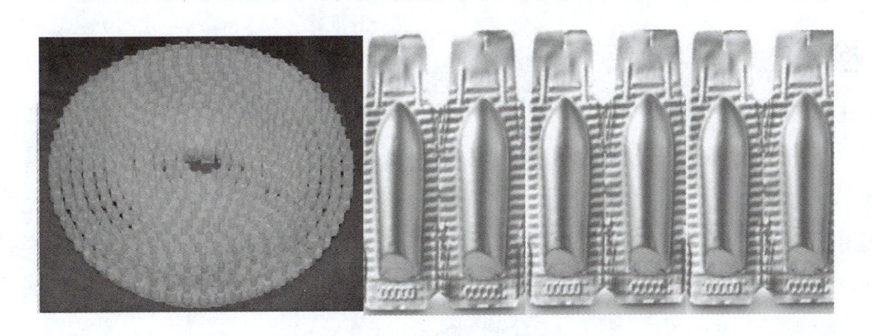

图 5-14　全自动栓剂灌封机制备用栓壳和栓剂

（三）栓剂制备中基质用量的确定

通常情况下栓剂模实际容纳重量（如 1g 或 2g）是指以可可豆脂为代表的基质重量。当加入不溶于基质的药物而占有一定体积时，为了保持栓剂原有体积，需要引入置换价（displacement value，*DV*）的概念。药物的重量与同体积基质重量的比值称为该药物对基质的置换价。可以用如下方法和公式求得某药物对基质的置换价：

$$DV = \frac{w}{G-(M-w)} \tag{5-1}$$

式中，G 为纯基质平均栓重；M 为含药栓的平均重量；w 为每个栓剂的平均含药重量。

测定方法：取基质作空白栓，称得平均重量为 G，另取基质与药物定量混合做成含药栓，称得平均重量为 M，每粒栓剂中药物的平均重量为 w，将这些数据代入式（5-1），即可求得某药物对某一新基质的置换价。

用测定的置换价可以方便地计算出制备这种含药栓需要基质的重量 x：

$$x = (G - \frac{y}{DV})n \tag{5-2}$$

笔记

式中，y 为处方中药物的含量；n 为拟制备的栓剂枚数。

例 1 某含药量为 20% 栓剂 10 枚，重 20g，空白栓 5 枚重 9g，计算该药物对此基质的置换价。

扫一扫 5.6.3 例 1 答案

例 2 欲制备鞣酸栓 100 粒，每粒含鞣酸 0.2g，空白栓重量为 2.0g，鞣酸对可可豆脂的置换价为 1.5（表 5-2），所需可可豆脂基质的量为多少？

扫一扫 5.6.4 例 2 答案

表5-2 常用药物的可可豆脂置换价

药物	置换价	药物	置换价
硼酸	1.5	蓖麻油	1
没食子酸	2	盐酸可卡因	1.3
鞣酸	1.6	次碳酸铋	4.5
氨茶碱	1.1	盐酸吗啡	1.6
次没食子酸铋	2.7	薄荷油	0.7
樟脑	2	苯巴比妥	1.2

四、栓剂的包装与贮存

1. 栓剂的包装

栓剂通常是内外两层包装。原则上要求每个栓剂都要包裹，不外露，栓剂之间有间隔，不接触，防止在运输和贮存过程中因撞击而碎破，或因受热而黏着、熔化造成变形等。使用较多的包装材料是用无毒的塑料壳（类似胶囊上下两节），将栓剂装好并封入小塑料袋中即得。自动制栓包装的生产线使制栓与包装联动在一起。

2. 栓剂的贮存

一般栓剂应于 30℃以下密闭贮存和运输，防止因受热、受潮而变形、发霉、变质。脂肪性基质的栓剂最好在冰箱中（−2～+2℃）保存。甘油明胶类水溶性基质的栓剂，既要防止受潮软化、变形或发霉、变质，又要避免干燥失水、变硬或收缩，所以应密闭，室温阴凉处贮存。

五、栓剂的质量评价

栓剂中的原料药物与基质应混合均匀，其外形应完整光滑，放入腔道后应无刺激性，应能融化、软化或溶化，并与分泌液混合，逐渐释放出药物，产生局部或全身作用；并应有适宜的硬度，以免在包装或贮存时变形。

1. 重量差异

取供试品 10 粒，精密称定总重量，求得平均粒重后，再分别精密称定每粒的重量。每粒重量与平均粒重相比较（有标示粒重的中药栓剂，每粒重量应与标示粒重比较），按表 5-3 中的规定，超出重量差异限度的不得多于 1 粒，并不得超出限度 1 倍。凡规定检查含量均匀度的栓剂，一般不再进行重量差异检查。

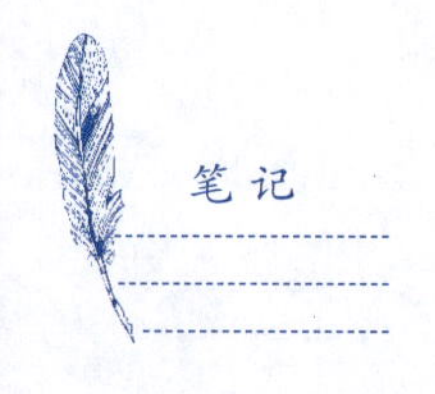

表5-3　栓剂的重量差异限度

平均粒重或标示粒重	重量差异限度
1.0g 及 1.0g 以下	±10%
1.0g 以上至 3.0g	±7.5%
3.0 g 以上	±5%

2. 融变时限

除另有规定外，照融变时限检查法（通则 0922）检查，脂肪性基质栓剂 3 粒均应在 30min 内全部融化、软化或触压无硬心；水溶性基质的栓剂 3 粒均应在 60min 内全部溶解。

3. 膨胀值

除另有规定外，阴道膨胀栓应检查膨胀值，并符合规定。取本品 3 粒，用游标卡尺测其尾部棉条直径，滚动约 90° 再测一次，每粒测两次，求出每粒测定的 2 次平均值（R_i）；将上述 3 粒栓用于融变时限测定结束后，立即取出剩余棉条，待水断滴，均轻置于玻璃板上，用游标卡尺测定每个棉条的两端以及中间三个部位，滚动约 90° 后再测定三个部位，每个棉条共获得六个数据，求出测定的 6 次平均值（r_i），计算每粒的膨胀值（P_i），3 粒栓的膨胀值均应大于 1.5。

$$P_i=\frac{R_i}{r_i}$$

栓剂还应符合微生物限度检查和各品种项下规定。

习题5.6

扫一扫　习题5.6答案

单项选择题

1. 下列关于全身作用栓剂的特点叙述错误的是（　　）。

A. 可部分避免药物的首过效应，降低副作用

B. 一般要求缓慢释放药物

C. 可避免药物对胃肠黏膜的刺激

D. 对不能吞服药物的患者可使用此类栓剂

2. 水溶性基质和油脂性基质栓剂均适用的制备方法是（　　）。

A. 搓捏法　　B. 冷压法　　C. 热熔法　　D. 乳化法

3. 以聚乙二醇为基质的栓剂选用的润滑剂是（　　）。

A. 液状石蜡　　B. 甘油　　C. 水　　D. 肥皂

4. 油脂性基质栓全部融化、软化，或无硬心的时间应在（　　）min。

A.20　　B.30　　C.40　　D.60

5. 通常情况下栓剂模实际容纳重量（如 1g 或 2g）是指以（　　）为代表的基质重量。

A. 甘油　　B. 聚乙二醇　　C. 可可豆脂　　D. 棕榈油酯

多项选择题

6. 关于直肠栓作用特点表述中正确的是（　　）。

A. 可在局部直接发挥作用

B. 可通过吸收发挥全身作用

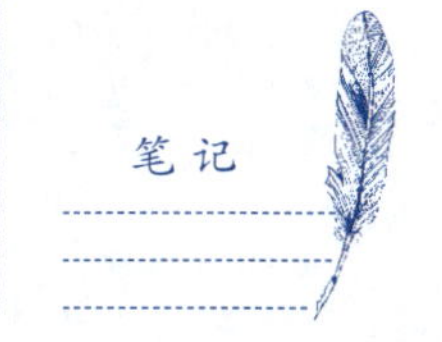

C. 吸收主要靠直肠中、下静脉

D. 通过直肠上静脉吸收可避免首过作用

7. 栓剂的一般质量要求（　　）。

A. 药物与基质应混合均匀，栓剂外形应完整光滑

B. 栓剂应无菌

C. 脂溶性栓剂的熔点最好是 70℃

D. 应有适宜硬度，以免在包装、贮藏时变形

8. 对栓剂基质要求有（　　）。

A. 应有适宜的硬度　　B. 与主药无配伍禁忌

C. 对黏膜无刺激　　D. 在体温下易软化、熔化或溶解

9. 栓剂的质量检查项目包括（　　）。

A. 重量差异　　B. 融变时限　　C. 无菌　　D. 微生物限度

10. 栓剂的常用基质有（　　）。

A. 甘油明胶　　B. 可可豆脂　　C. 聚乙二醇　　D. 硬脂酸

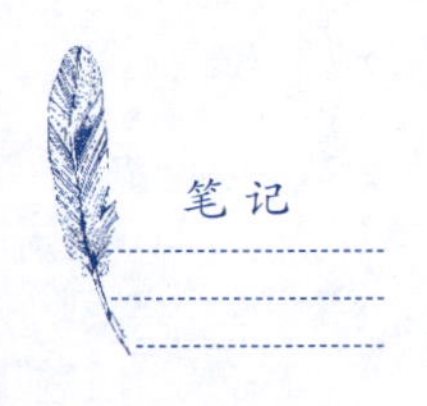

项目六

气雾剂、喷雾剂与粉雾剂

学习目标

知识要求

1.掌握气雾剂、喷雾剂与粉雾剂的概念、特点。

2.熟悉气雾剂、喷雾剂、粉雾剂的组成和制法。

3.了解气雾剂、喷雾剂与粉雾剂的生产设备。

技能要求

1.能说出气雾剂、喷雾剂、粉雾剂的定义、特点。

2.会正确使用气雾剂、喷雾剂与粉雾剂。

3.会对气雾剂、喷雾剂与粉雾剂进行质量评价。

数字资源

6.1　案例导入　气雾剂的使用

6.1.1　拓展知识　气雾剂的起源

6.1.2　拓展知识　理想的抛射剂

6.1.3　拓展知识　淘汰的抛射剂——氟利昂

6.1.4　拓展知识　其他抛射剂

6.1.5　拓展知识　沙丁胺醇气雾剂处方分析

6.1.6　拓展知识　利多卡因氯己定气雾剂处方分析

习题6.1答案

6.2　案例导入　喷雾剂

6.2.1　拓展知识　莫米松喷雾剂处方分析

习题6.2答案

6.3　案例导入　吸入粉雾剂使用方法

6.3.1　拓展知识　色甘酸钠粉雾剂处方分析

6.3.2　拓展知识　正确使用吸入制剂的重要性

习题6.3答案

扫一扫

任务一　气雾剂

扫一扫　6.1　案例导入　气雾剂的使用

一、概述

（一）定义和特点

气雾剂（aerosol）系指原料药物或原料药物和附加剂与适宜的抛射剂共同装封于具有特制阀门系统的耐压容器中，使用时借助抛射剂的压力将内容物呈

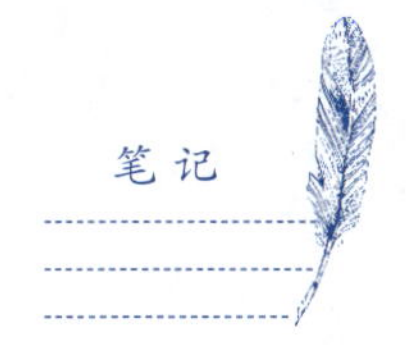

雾状物喷出，用于肺部吸入或直接喷至腔道黏膜、皮肤的制剂。

气雾剂的优点如下

(1) 具有速效与定位作用，气雾剂可使药物直接到达作用部位或吸收部位。如治疗哮喘的气雾剂，使用时药液呈雾滴喷出，通过口腔直接进入呼吸道和肺部，一般1～2min起效。

(2) 提高药物的稳定性，药物封装于密闭容器内，药物不与外界接触可避免氧化和水解，容器不透明可避光。

(3) 通过非胃肠道给药，减少了药物对胃肠道的刺激性，同时避免了肝脏首过效应。

(4) 可以用定量阀门准确控制剂量。

气雾剂也存在一定的缺点。

(1) 生产成本高，气雾剂需要耐压容器、阀门系统和特殊的生产设备。

(2) 抛射剂的刺激性，气雾剂处方中的抛射剂为高度挥发性物质，具有较强的制冷效应，多次使用于受伤皮肤，可引起不适与刺激。

(3) 气雾剂遇热或受撞击后易发生爆炸。

(4) 氟氯烷烃类抛射剂在动物或人体内到达一定程度可致敏心脏，造成心律失常，故心脏病患者不宜使用。

(二) 分类

1. 按分散系统分类

气雾剂可以分为溶液型气雾剂、混悬型气雾剂、乳剂型气雾剂。

(1) 溶液型气雾剂　固体或液体药物溶解在抛射剂中，形成均匀溶液，喷出后抛射剂挥发，药物以固体或液体微粒状态达到作用部位。为配制澄明溶液，常在抛射剂中加入适量乙醇或丙二醇作潜溶剂。

(2) 混悬型气雾剂　固体药物以微粒状态分散在抛射剂中，形成混悬液，喷出后抛射剂挥发，药物以固体微粒状态达到作用部位。此类气雾剂又称为粉末气雾剂。常需加入表面活性剂作为润湿剂、分散剂和助悬剂，以便分散均匀并稳定。

(3) 乳剂型气雾剂　液体药物或药物溶液与抛射剂（不溶于水的液体）形成W/O型或O/W型乳剂。O/W型在喷射时随着内相抛射剂的汽化而以泡沫形式喷出，因此又称为泡沫气雾剂。W/O型在喷射时随着外相抛射剂的汽化而形成液流。

2. 按组成分类

按容器中存在的相数可以分为两类。

(1) 二相气雾剂　一般指溶液型气雾剂，由药物与抛射剂形成的均匀液相与抛射剂部分挥发的抛射剂形成的气相所组成。

(2) 三相气雾剂　一般指混悬型气雾剂与乳剂型气雾剂，由气-液-固或气-液-液三相组成，其中两相均是抛射剂，即抛射剂的溶液和部分挥发的抛射剂形成的液体，根据药物的情况，又有三种：①药物的水性溶液与液化抛射剂形成W/O乳剂，另一相为部分汽化的抛射剂；②药物的水性溶液与液化抛射剂形成O/W乳剂，另一相为部分汽化的抛射剂；③固体药物微粒混悬在抛射剂中，形

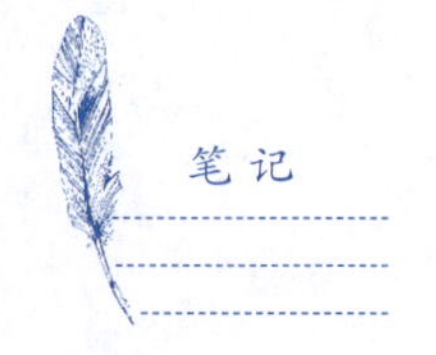

成固 - 液 - 气三相。

3. 按用药途径分类

（1）吸入气雾剂　使用时揿压阀门，借助抛射剂的压力，将内容物呈雾状物喷出，药物分散成微粒或雾滴经口吸入沉积于肺部，发挥局部或全身治疗作用。

（2）非吸入气雾剂　皮肤和黏膜用气雾剂。皮肤用气雾剂主要起保护创面、清洁消毒、局部麻醉及止血等作用。鼻用气雾剂系指经鼻吸入沉积于鼻腔的制剂。鼻黏膜用气雾剂是用于一些蛋白多肽类药物的给药方式，可发挥全身作用。阴道黏膜用气雾剂常用 O/W 型泡沫气雾剂，主要用于治疗微生物、寄生虫等引起的阴道炎，也可用于节制生育。

（3）消毒用气雾剂　用于皮肤和空间消毒的气雾剂。

扫一扫　6.1.1　拓展知识　气雾剂的起源

二、气雾剂的组成

气雾剂由药物、附加剂、抛射剂、耐压容器和阀门系统组成。

（一）抛射剂

抛射剂（propellents）提供了气雾剂的动力，有时可兼作药物的溶剂或稀释剂。抛射剂大多为液化气体，蒸气压较高，在常压下沸点低于大气压。因此，必须用到阀门系统控制抛射剂的喷射过程，给药时揿开阀门，借助抛射剂的压力，将耐压容器中的药物以雾状喷出，达到吸收部位。

扫一扫　6.1.2　拓展知识　理想的抛射剂

按照气雾剂中常用抛射剂的性质，一般可以分为液化气体类抛射剂（氢氟烷烃类、碳氢化合物类等）和压缩气体类抛射剂（二氧化碳、一氧化氮、氮气等）两大类。

氟氯烷烃类（氟利昂）曾经作为优良抛射剂被广泛使用，但其破坏臭氧层的性质，目前已经被禁止使用。

扫一扫　6.1.3　拓展知识　淘汰的抛射剂——氟利昂

氢氟烷烃类（HFA）抛射剂是目前最受关注的新型抛射剂，可以用于不同类型的气雾剂，尤其是药物定量吸入气雾剂（MDI）。它的优点是：①不含氯，对大气臭氧层没有破坏作用；②化学性质稳定，一般条件下不与任何物质发生反应，不易燃、不易爆；③在人体内残留少，毒性较小。缺点是：① HFA 的饱和蒸气压较高，要求耐压容器具有较高耐压性，同时喷射出的雾滴会更细；② HFA 极性较大，脂溶性较低，沙丁胺醇等药物难以溶解。目前最受青睐的氢氟烷烃类抛射剂主要有四氟乙烷（HFA-134a）和七氟丙烷（HFA-227）两种（表 6-1）。

表6-1　HFA抛射剂的理化性质比较

化学名	分子式	沸点 /℃	蒸气压 /psi（25℃）	水溶解度 /×10^{-6}（25℃）	液态介电常数	偶极距
四氟乙烷	$C_2H_2F_4$	−26.2	96.6	2200	9.5	2.06
七氟丙烷	C_3HF_7	−17.3	65.7	610	4.1	0.93

笔记

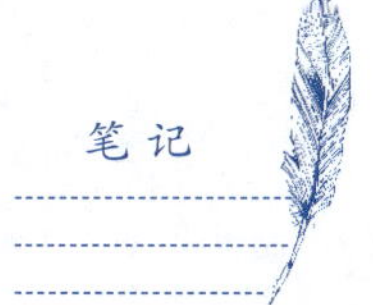

其他碳氢化合物类（如丁烷、戊烷）和压缩气体（如二氧化碳、氮、氧化亚氮）等可用作非药用气雾剂的抛射剂使用。

扫一扫 6.1.4 拓展知识 其他抛射剂

（二）药物和附加剂

1. 药物

液体、半固体及固体药物均可以开发成气雾剂。目前应用较多的是呼吸道系统药物（如沙丁胺醇、沙美特罗等）、心血管系统药物（如利多卡因、硝酸甘油等）、解痉药和烧伤用药。

2. 附加剂

除抛射剂外，气雾剂处方中往往需要添加其他辅料以达到增加药物溶解度，提高制剂稳定性等目的，如潜溶剂、润湿剂、乳化剂、助悬剂等，必要时还可以添加矫味剂、防腐剂等。

（三）耐药及耐压容器

耐药容器有金属容器和玻璃容器两种，要求不能与药物和抛射剂起作用，能耐受一定程度的高压。金属容器主要包括铝、不锈钢等，耐压性强，但对药液不稳定，需在内层涂布聚乙烯或环氧树脂。玻璃容器化学性质稳定，但是耐压和耐撞击性较差，需在外层包裹一层塑料防护层。

（四）阀门系统

气雾剂阀门系统是控制药物和抛射剂从密闭容器中喷出的主要部件，包括一般阀门系统、供腔道或皮肤等外用的泡沫阀门系统、供吸入用的定量阀门系统等，其中定量阀门可精确控制给药剂量。下面主要介绍使用最多的定量型吸入气雾剂阀门系统的结构与组成部件。

1. 封帽

通常为铝制品，将阀门固封在容器上，必要时涂环氧树脂等薄膜。

2. 阀杆（轴芯）

常由尼龙或不锈钢制成。顶端与推动钮相接，上端有内孔（出药孔）和膨胀室。内孔是阀门沟通容器内外的极细小孔，位于阀杆旁，平常被弹性封圈封在定量室之外，使容器内外不沟通。当揿下推动钮时，内孔进入定量室与药液相通，药液即进入膨胀室，然后从喷嘴喷出。下端还有一段细槽或缺口以供药液进入定量室。内孔大小关系到气雾剂喷射雾滴的粗细。膨胀室在阀杆内，位于内孔之上，药液进入此室时，部分抛射剂因气化而骤然膨胀，使药液雾化、喷出，进一步形成细雾滴。阀杆下端还有一段细槽或缺口以供药液进入定量室。见图 6-1。

3. 橡胶封圈

通常由丁腈橡胶制成，分为进液封圈和出液封圈两种。进液封圈紧套于阀杆下端，在弹簧之下，它的作用是托住弹簧，同时随着阀杆的上下移动而使进液槽打开或关闭，且封闭定量室下端，使杯室药液不致倒流。出液弹性封圈紧套于阀杆上端，位于内孔之下，弹簧之上，它的作用是随着阀杆的上下移动而使内孔打开或关闭，同时封闭定量室的上端，使杯内药液不致逸出。

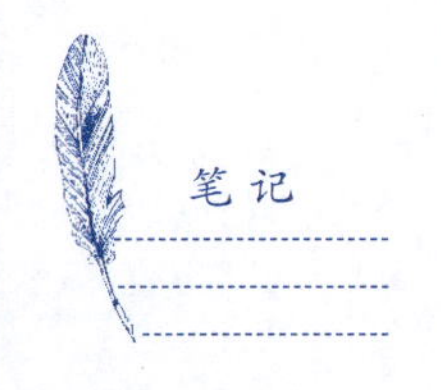

4. 弹簧

由不锈钢制成。弹簧套于阀杆，位于定量杯内，提供推动钮上升的弹力。

5. 定量杯（室）

由塑料或金属制成，其容量一般为0.05～0.2ml，它决定剂量的大小。由上下封圈控制药液不外逸，使喷出准确的剂量。

6. 浸入管

由塑料制成，是容器内药液向上输送到阀门系统的通道。药液通过阀杆上的引液槽进入阀门系统的定量室。使用时按下揿钮，阀杆在揿钮的压力下顶入，弹簧受压，内孔进入出液橡胶封圈以内，定量室内的药液由内孔进入膨胀室，部分气化后自喷嘴喷出。同时引流槽全部进入瓶内，封圈封闭药液进入定量室的通道。揿钮压力除去后，在弹簧的作用下，又使阀杆恢复原位，药液再进入定量室。

7. 推动扭

常用塑料制成，装在阀杆的顶端，推动阀杆以开启和关闭气雾剂阀门，上有喷嘴，控制药液喷出的方向。不同类型的气雾剂，应选用不同类型喷嘴的推动钮。

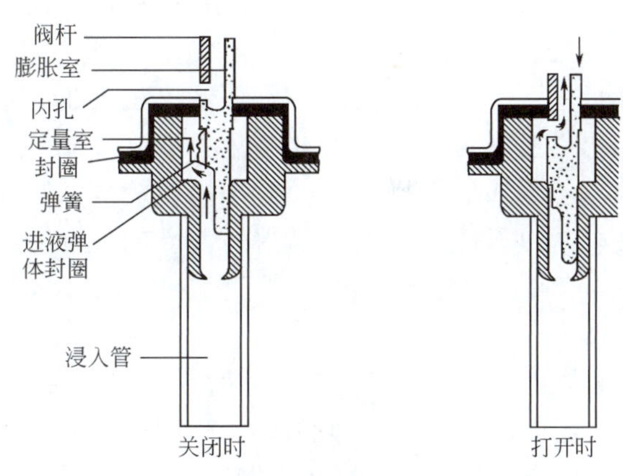

图6-1　定量阀门

三、气雾剂的制备

气雾剂制备过程可分为：玻璃容器与阀门系统的处理与装配、药物的配制与分装、填充抛射剂三个部分，最后经过质量检查合格，进行外包装得到成品。生产环境、生产用具、生产过程及原辅料应注意避免微生物污染。

（一）玻璃容器与阀门系统的处理与装配

1. 玻瓶搪塑

先将玻璃瓶洗净烘干，预热至120～130℃，趁热浸入塑料黏浆中，使瓶颈以下黏附一层塑料浆液，倒置，在150～170℃烘干15min，备用。对塑料涂层的要求是：能均匀地紧密包裹玻璃瓶，避免爆瓶时玻璃片飞溅，外表平整、美观。

2. 阀门系统的处理与装配

将阀门的各种零件分别处理：①橡胶制品可在75%乙醇中浸泡24h，干燥备用，目的是除去色泽并消毒；②塑料、尼龙零件洗净再浸泡在95%乙醇中备

笔记

用；③不锈钢弹簧在1%～3%氢氧化钠中煮沸10～30min，用水洗涤数次，然后用纯化水洗2～3次至无油腻，浸泡在95%乙醇中备用。最后将上述已处理好的零件，按照阀门结构装配，定量室与橡胶垫圈套合，阀杆装上弹簧、橡胶垫圈与封帽等。

（二）药物的配制与分装

按处方组成及所要求的气雾剂类型进行配制。溶液型气雾剂应按处方制得澄清的溶液；混悬型气雾剂应将药物微粉化并保持干燥状态；乳剂型气雾剂应制备成稳定的乳剂。

将上述配制好的质量合格的澄清药液（混悬液或乳液），定量分装在已准备好的耐压容器内，最后安装阀门，轧紧封帽。

（三）抛射剂的填充

抛射剂的填充有压灌法和冷灌法两种。

1. 压灌法

先将配好的药液在室温下灌入容器内，再将阀门装上并轧紧封帽，抽去容器内空气，然后通过压装机压入定量的抛射剂。液化抛射剂经钛棒过滤后进入压装机。压灌法的关键是要控制操作压力，通常为68.65～105.98kPa。压力低于41.19kPa时，填充无法进行；压力越高，安全性越低。压力偏低时，可用热水或红外线等加热抛射剂钢瓶，使达到工作压力。当容器上顶时，灌装针头伸入阀杆内，压装机与容器的阀门同时打开，液化的抛射剂即以自身膨胀压入容器内。

压灌法设备简单，无需低温操作，抛射剂损耗较少，但生产速度较慢，且使用过程中压力变化幅度较大。目前，国内外气雾剂工业生产多采用高速旋转压装抛射剂的工艺，产品质量稳定，生产效率大为提高。

2. 冷灌法

药液借助冷却装置冷却至-20℃左右，抛射剂冷却至沸点以下至少5℃。先将冷却的药液灌入容器中，再加入冷却的抛射剂（也可两者同时加入），立即装上阀门并轧紧封帽。操作必须迅速，以减少抛射剂损失。

冷灌法速度快，对阀门无影响，成品压力较稳定。但需制冷设备和低温操作，且操作过程中抛射剂损失较多。因在抛射剂沸点以下进行，含水处方不宜用此法。

四、气雾剂处方实例

1. 沙丁胺醇气雾剂

【处方】沙丁胺醇　26.4g
油酸　适量
丙二醇　适量
四氟乙烷　适量
共制1000支

【制法】用气流粉碎机将沙丁胺醇微粉化，然后与油酸、丙二醇混合均匀，装入耐压容器中，插阀、封阀，在低温下灌装四氟乙烷。

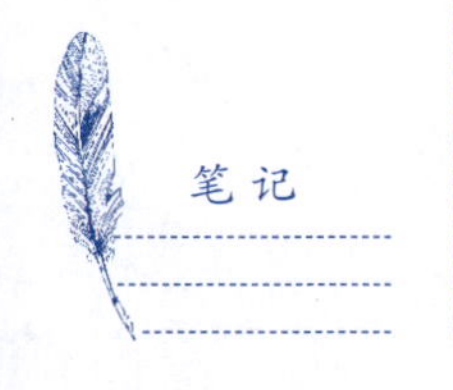

扫一扫　6.1.5　拓展知识　沙丁胺醇气雾剂处方分析

2. 利多卡因氯己定气雾剂

【处方】利多卡因 20g
醋酸氯己定 5g
苯扎溴铵 1g
异丙醇 4g
乙醇 70g
纯化水 500g
二甲醚 400g

【制法】 将利多卡因加入乙醇中溶解，然后加入醋酸氯己定和苯扎溴铵，再加入异丙醇，搅拌溶解，将上述溶液装入耐压铝罐，加入纯化水，用充气机将二甲醚压入即得。

扫一扫 6.1.6 拓展知识 利多卡因氯己定气雾剂处方分析

五、气雾剂的质量评价

气雾剂的质量评价，首先是对气雾剂的内在质量进行检测评定以确定其是否符合规定要求。然后对气雾剂的包装容器和喷射情况等，在半成品时进行逐项检查，根据《中国药典》规定，主要的检查项目如下。

1. 安全、漏气检查

制成的气雾剂应进行泄漏检查，确保使用安全。

2. 每瓶总揿次、每揿主药含量和每揿喷量

定量气雾剂，取供试品 1 瓶，依法操作，总揿次应不少于标示总揿次；每揿主药含量应为每揿主药含量标示量的 80%～120%；每揿喷量应为标示喷量的 80%～120%。

凡进行每揿递送剂量均一性检查的气雾剂，一般不再进行每揿主药含量的测定。

3. 递送剂量均一性

（1）罐内递送均一性 取供试品 1 罐，依法操作，分别测定标示揿次前（初始 3 个剂量）、中（$\frac{n}{2}$ 揿起 4 个剂量，n 为标示总揿次）、后（最后 3 个剂量），共 10 个递送剂量。

结果判定符合下述条件之一者，可判为符合规定。

① 10 个测定结果中，若至少 9 个测定值在平均值的 75%～125%，且全部在平均值的 65%～135%。

② 10 个测定结果中，若 2～3 个测定值超出 75%～125%，另取 2 罐供试品测定。若 30 个测定结果中，超出 75%～125% 的测定值不多于 3 个，且全部在平均值的 65%～135%。

除另有规定外，平均值应在递送剂量标示量的 80%～120%。

（2）罐间递送均一性 取供试品 1 罐，依法操作，测定产品说明书中的临床最小推荐剂量，重复测定 10 罐供试品。其中 3 罐测定说明书规定的首揿，4 罐测定中间（$\frac{n}{2}$）揿次，3 罐测定末揿。

结果判定符合下述条件之一者，可判为符合规定。

笔记

①10个测定结果中，若至少9个测定值在平均值的75%～125%，且全部在平均值的65%～135%。

②10个测定结果中，若2～3个测定值超出75%～125%，但全部在平均值的65%～135%，另取20罐供试品测定。若30个剂量中，超出75%～125%的测定值不多于3个，且全部在平均值的65%～135%。

除另有规定外，平均值应在递送剂量标示量的80%～120%。

（3）递送剂量　递送剂量为罐内和罐间平均递送剂量。

4. 喷射速度、喷出总量（非定量气雾剂）

（1）喷射速率　取供试品4瓶，依法操作，重复操作3次，计算每瓶的平均喷射速率（g/s），均应符合各品种项下的规定。

（2）喷出总量　取供试品4瓶，依法操作，每瓶喷出量均不得少于标示装量的85%。

5. 粒度

除另有规定外，混悬型气雾剂应作粒度检查。取供试品1罐，依法操作，检查25个视野，计数，应符合各品种项下规定。

6. 装量

非定量气雾剂照最低装量检查法检查（通则0942），应符合规定。

用于烧伤、严重创伤或临床必须无菌的气雾剂应进行无菌检查。其他气雾剂应进行微生物限度检查。

习题6.1

扫一扫　习题6.1答案

单项选择题

1. 关于气雾剂的叙述错误的是（　　）。

A. 气雾剂喷射的药物均为气态

B. 吸入气雾剂吸收速度快，但肺部吸收干扰因素多

C. 气雾剂具有速效和定位作用

D. 药物溶于抛射剂中的气雾剂为二相气雾剂

2. 下列对三相气雾剂的描述，错误的是（　　）。

A. 一般指混悬型气雾剂与乳剂型气雾剂

B. 三相均有抛射剂

C. 固体药物微粒混悬在抛射剂中固 - 液 - 气三相

D. 药物的水性溶液与液化抛射剂形成W/O乳剂，另一相为部分汽化的抛射剂

3. 气雾剂抛射药物的动力为（　　）。

A. 推动钮　　B. 内孔　　C. 抛射剂　　D. 定量阀门

4. 目前国内最常用的抛射剂是（　　）。

A. 压缩气体　　B. 氢氟烷烃类　　C. 烷烃　　D. 惰性气体

5. 沙丁胺醇气雾剂的处方包括以下成分：沙丁胺醇，油酸，丙二醇，四氟乙烷，其中四氟乙烷的作用是（　　）。

A. 增溶剂　　B. 助溶剂　　C. 抛射剂　　D. 溶剂

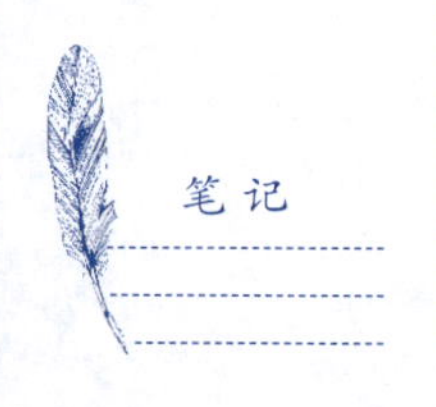

多项选择题

6. 气雾剂的优点主要包括（　　）。

A. 具有速效与定位作用

B. 可避免药物与外界接触而发生氧化和水解

C. 可减少药物对胃肠道的刺激性，同时可避免肝脏首过效应

D. 可用定量阀门准确控制剂量

7. 气雾剂按分散系统，可以分为哪几类（　　）。

A. 溶液型气雾剂　　B. 混悬型气雾剂

C. 乳剂型气雾剂　　D. 二相气雾剂

8. 关于气雾剂的质量评价项目说法正确的有（　　）。

A. 气雾剂应进行泄漏检查

B. 定量气雾剂需进行每瓶总揿次检查

C. 定量气雾剂照最低装量检查法检查

D. 混悬型气雾剂应进行粒度检查

9. 气雾剂的基本组成是（　　）。

A. 耐压容器　　B. 阀门系统　　C. 抛射剂　　D. 药物

10. 气雾剂填充抛射剂的方法有（　　）。

A. 热灌法　　B. 冷灌法　　C. 水灌法　　D. 压灌法

任务二　喷雾剂

扫一扫　6.2　案例导入　喷雾剂

一、喷雾剂的概述

1. 定义和特点

喷雾剂（sprays）系指原料药物或与适宜辅料填充于特制的装置中，使用时借助手动泵的压力、高压气体、超声振动或其他方法将内容物呈雾状释出，用于肺部吸入，或直接喷至腔道黏膜、皮肤等的制剂。

喷雾剂喷射的雾滴粒径较大，一般以局部应用为主，其中以舌下、鼻腔黏膜和体表的喷雾给药比较多（如盐酸左卡巴斯汀鼻喷雾剂等）；喷雾剂也可通过肺部、鼻黏膜等给药方式起到全身治疗作用。

吸入喷雾剂的雾滴大小应控制在10μm以下，其中大多数应在5μm以下。喷雾剂应置于凉暗处贮存，防止吸潮。配制喷雾剂时，可按药物的性质添加适宜的附加剂，如溶剂、抗氧剂、表面活性剂等。所加入的附加剂应对呼吸道、皮肤或黏膜无刺激性、无毒性。烧伤用喷雾剂应采用无菌工艺生产或进行灭菌操作。

2. 喷雾剂的分类

喷雾剂按使用方法分为单剂量喷雾剂和多剂量喷雾剂；按雾化原理不同分为喷射喷雾剂和超声喷雾剂；按分散系统分为溶液型喷雾剂、乳状液型喷雾剂

笔记

和混悬型喷雾剂；按用药途径可分为吸入喷雾剂、鼻用喷雾剂及外用喷雾剂；按给药是否定量，喷雾剂还可分为定量喷雾剂和非定量喷雾剂。定量吸入喷雾剂系指通过定量雾化器产生供吸入用气溶胶的溶液、混悬液或乳液。

3. 喷雾剂的质量要求

喷雾剂的生产和质量要求与气雾剂相近：①应在相关品种要求的环境配制，如一定的洁净度、灭菌条件和低温环境等，喷雾剂制备施加压力较液化气体高，容器牢固性的要求较高；②根据需要可加入溶剂、助溶剂、抗氧剂、抑菌剂、表面活性剂等附加剂，所加附加剂对皮肤或黏膜应无刺激性；③溶液型喷雾剂的药液应澄清；乳状液型喷雾剂的液滴在液体介质中应分散均匀；混悬型喷雾剂应将药物细粉和附加剂充分混匀、研细，制成稳定的混悬液；吸入喷雾剂的雾滴（粒）大小应控制在 10μm 以下，其中大多数应为 5μm 以下；④喷雾剂应避光密封贮存。

二、喷雾装置

喷雾给药装置通常由两部分构成——容器和雾化器。常用容器有塑料瓶和玻璃瓶两种。前者一般由不透明的白色塑料制成，质轻但强度较高，便于携带。后者一般为透明的棕色玻璃制成。雾化器使用氧气、加压空气、超声振动或其他方法将药物溶液、乳状液或混悬液分散为小雾滴喷出，患者可以通过该装置的入口端直接吸入药物。

较为简单的雾化装置其主要结构为喷射用阀门系统（手动泵），该系统是采用手压触动器产生压力，使喷雾器内所含药液以所需形式释放，使用方便，仅需很小的触动力即可达到全喷量。该装置中各组成部件均应采用无毒、无刺激性、性质稳定、与药物不起作用的材料制造。目前采用的材料多为聚丙烯、聚乙烯、不锈钢弹簧及钢珠。喷雾剂无需抛射剂作动力，无大气污染，生产处方与工艺简单，产品成本较低，可作为非吸入用气雾剂的替代形式。由于处方设计及制备过程相对简单，喷雾剂在制剂研发过程中能较快进入临床阶段。

三、喷雾剂举例

莫米松喷雾剂

【处方】 莫米松糠酸酯 3g

纤维素、甘油、柠檬酸钠二水合物、聚山梨酯 80、苯扎氯铵、纯化水适量

共制成 1000 瓶

【制法】 将莫米松糠酸酯用适当方法制成细粉，加入表面活性剂混合均匀，再加入含有防腐剂和增稠剂的纯化水中分散均匀，分装于规定的喷雾剂装置中即可。

扫一扫 6.2.1 拓展知识 莫米松喷雾剂处方分析

四、喷雾剂的质量评价

喷雾剂的检查内容与气雾剂类似，应检查每瓶总揿次、每揿喷量、每揿主药含量、递送剂量均一性、微细粒子剂量、装量、微生物限度、无菌等，应符合规定。吸入喷雾剂应符合吸入制剂（通则 0111）的要求。

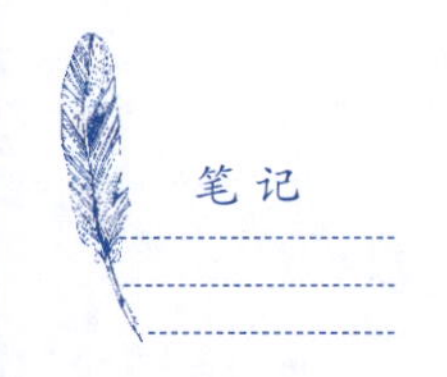

习题6.2

扫一扫　习题6.2答案

单项选择题

1. 下列对喷雾剂的描述，错误的是（　　）。

A. 喷雾装置的主要结构为喷射用阀门系统（手动泵）

B. 常用加压空气将药液分散成小雾滴

C. 按用药途径可分为吸入喷雾剂、鼻用喷雾剂及外用喷雾剂

D. 需要加入抛射剂作动力

2. 下列喷雾剂按照分散系统进行分类的是（　　）。

A. 单剂量喷雾剂　　B. 溶液型喷雾剂

C. 定量喷雾剂　　D. 吸入喷雾剂

3. 莫米松喷雾剂的处方组成包括：莫米松糠酸酯、纤维素、甘油、柠檬酸钠二水合物、聚山梨酯80、苯扎氯铵、纯化水，请问该喷雾剂属于下列哪一种？（　　）

A. 溶液型　　B. 混悬型

C. O/W 型乳剂型　　D. W/O 型乳剂型

多项选择题

4. 喷雾剂的特点主要包括（　　）。

A. 喷雾剂喷射的雾滴粒径较大，一般以局部应用为主

B. 吸入喷雾剂的雾滴大小应控制在10μm以下，其中大多数应在5μm以下

C. 烧伤用喷雾剂应采用无菌工艺生产或进行灭菌操作

D. 喷雾剂无法起到全身治疗作用

5. 喷雾剂的质量要求说法正确的有（　　）。

A. 混悬型喷雾剂应将药物细粉和附加剂充分混匀、研细，制成稳定的混悬液

B. 乳状液型喷雾剂的液滴在液体介质中应分散均匀

C. 溶液型喷雾剂的药液应澄清

D. 应避光密封贮存

任务三　粉雾剂

扫一扫　6.3　案例导入　吸入粉雾剂使用方法

一、概述

粉雾剂可分为吸入粉雾剂、非吸入粉雾剂和外用粉雾剂。

吸入粉雾剂（powder aerosol for inhalation）系指固体微粉化原料药物单独或与合适的载体混合后，以胶囊、囊泡或多剂量贮库形式，采用特别的干粉吸入装置，由患者吸入雾化药物至肺部的制剂。

吸入粉雾剂不受定量阀门的限制，最大剂量一般高于气雾剂，同时可避免气雾剂处方中的抛射剂对人体造成的副作用，也可以避免气雾剂使用时揿压阀

笔记

门和吸入必须同步的问题。吸入粉雾剂中药物粒度大小应控制在10μm以下，其中大多数应在5μm左右。为改善吸入粉雾剂的流动性，可加入适宜的载体，比如乳糖、木糖醇等，药物吸附在载体上，可以避免微粉化后的药物颗粒发生聚集。当药物剂量较小时，载体还可以充当稀释剂。处方中有时也可加入少量润滑剂，如硬脂酸镁、胶体二氧化硅等，也可以增加粉末的流动性，有利于粉末的“雾化”。吸入粉雾剂易吸潮，应置于阴凉处保存。

二、吸入粉雾剂的装置

粉雾剂由干粉吸入装置（dry powder inhalers，DPIs）和供吸入用的干粉组成。干粉吸入器种类众多，按剂量可分为单剂量、多重单元剂量、贮库型多剂量；按药物的贮存方式可分为胶囊型、囊泡型、贮库型；按装置的动力来源可分为被动型和主动型。

第一代DPIs多采用被动、单剂量方式，每个剂量的药物与载体粉末封装于胶囊中，吸入时采用特殊装置，通过挤压、滑动、旋转或穿刺的方式将药物与载体从胶囊中释放到装置里，再利用患者吸气时产生的气流将药物吸出。一般药物在被吸出时需要先通过一个筛网使颗粒分散后再传递至肺部。第二代DPIs普遍采用了多剂量设计，在分剂量的方式上分为贮库型多剂量给药装置和单元型多剂量给药装置，前者每次从药物贮库中分散出一定剂量的药粉给予患者，但存在着分剂量的准确性、均一性以及贮库中的药物稳定性问题。单元多剂量给药装置则通过将多个单剂量分装在独立的泡罩、碟、凹槽或条带上并整合至吸入装置中，这样可保证每次给药剂量的均一性，同时也可避免药物粉末在贮库中吸潮。第三代DPIs在设计时采用了主动吸入技术，并不借助呼吸气流，而是利用外加能量，如压缩空气或马达驱动的涡轮，或利用电压来分散和传递药物。由于借助了外力，这类主动吸入装置可达到与呼吸气流和频率无关的、准确的、定量的药物传递，且重现性良好。

三、吸入粉雾剂处方实例

例　色甘酸钠粉雾剂

【处方】 色甘酸钠　　20g

乳糖　　20g

制成1000粒。

【制法】 将色甘酸钠用适当方法制成极细的粉末，与处方量的乳糖充分混合均匀，分别装到硬明胶胶囊中，使每粒含色甘酸钠20mg，即得。

扫一扫　6.3.1　拓展知识　色甘酸钠粉雾剂处方分析

四、吸入粉雾剂的质量评价

（1）递送剂量均一性　取供试品，采用吸入粉雾剂递送剂量均一性测定装置进行依法测量，每吸主药含量应为每吸主药含量标示量的65%～135%。

（2）微细粒子剂量　按照吸入制剂微细粒子空气动力学特性测定法（通则0951）检查，取供试品，依法测定，计算微细粒子剂量，微细粒子百分比应不

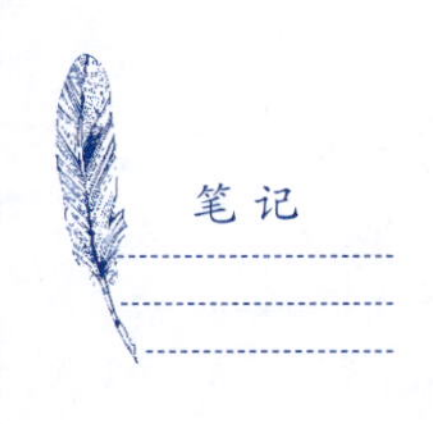

少于标示剂量的15%。

（3）多剂量吸入粉雾剂总吸次　在设定的气流下，将吸入剂揿空，记录吸次，不得低于标示的总吸次。

（4）微生物限度　应符合规定。

五、吸入制剂的吸收

（一）吸入制剂的肺部吸收特点

吸入制剂通过特殊的处方组成和给药装置将药物直接递送到肺部，吸收速度快，不亚于静脉注射，并且可以避免肝脏首过效应。此外，肺部吸收面积大、肺泡壁薄、酶降解反应少，因此肺部吸入制剂具有起效快、给药剂量小、不良反应少等优点。

如异丙肾上腺素气雾剂吸入后1～2min即可起到平喘作用。硫酸沙丁胺醇气雾剂的最小起效剂量是100μg，而硫酸沙丁胺醇片剂的最小起效剂量为2mg，其气雾剂剂量明显小于口服片剂。

扫一扫　6.3.2　拓展知识　正确使用吸入制剂的重要性

（二）影响药物在肺部吸收的因素

1. 呼吸的气流

正常成年人每分钟的呼吸次数为16～20次，每次呼气或吸气的量大约是500ml，其中约200ml存在于咽、气管及支气管之间，气流常呈湍流状态，呼气时可被呼出。当吸入的空气进去支气管以下部位时，气流速度逐渐减慢，多呈层流状态，易使气体中所含药物颗粒沉积。药物进入呼吸系统的分布还与呼吸量及呼吸频率有关，通常粒子的沉积率与呼吸量成正比，与呼吸频率成反比。进入呼吸道的微粒沉积还受到重力沉降、惯性嵌入和布朗运动三种作用的影响。

2. 微粒的大小

粒子大小是影响药物能否深入肺泡囊的主要因素。通常吸入的微粒粒径在0.5～5μm范围内最适宜。粒径较大的微粒大部分落在呼吸道黏膜上，吸收较慢，微粒粒度太细，则进入肺泡囊后大部分由呼气排出，而在肺部沉积率也很低。

3. 药物的性质

吸入的药物最好能溶解于呼吸道的分泌液中，否则成为异物，对呼吸道产生刺激。药物从肺部吸收是被动扩散，吸收速率与药物的分子量及脂溶性有关。小分子化合物易于通过肺泡囊上皮细胞，吸收较快，而分子量大的化合物，如糖类、酶等，难以由肺泡囊吸收；脂溶性药物可由脂质双分子膜扩散吸收，因此脂溶性大的药物，吸收较快；吸湿性大的药物，容易在呼吸道内聚集，妨碍药物吸收。

习题6.3

扫一扫　习题6.3答案

单项选择题

1. 吸入制剂的肺部吸收特点不包括（　　）。

A. 吸收速度快　　B. 可以避免肝脏首过效应

C. 肺部吸收面积大　　D. 起效较慢

笔记

2. 下列描述药物在肺部吸收的因素错误的是（　　）。

A. 当吸入的空气进去支气管以下部位时，易使气体中所含药物颗粒沉积

B. 药物进入呼吸系统的分布与呼吸量及呼吸频率有关

C. 进入呼吸道的微粒沉积还受到重力沉降、惯性嵌入和布朗运动三种作用的影响

D. 通常粒子的沉积率与呼吸量成反比，与呼吸频率成正比

多项选择题

3. 影响药物在肺部吸收的因素主要包括（　　）。

A. 呼吸的气流　　B. 微粒的大小　　C. 药物的性质　　D. 给药剂量

4. 按药物的贮存方式，吸入粉雾剂可分为（　　）

A. 胶囊型　　B. 囊泡型　　C. 贮库型　　D. 主动型

5. 吸入粉雾剂的特点主要包括（　　）。

A. 不受定量阀门的限制，最大剂量一般高于气雾剂

B. 药物粒度大小应控制在 10μm 以下，其中大多数应在 5μm 左右

C. 处方中有时也可加入少量润滑剂，如硬脂酸镁、胶体二氧化硅等，也可以增加粉末的流动性

D. 吸入粉雾剂易吸潮，应置于阴凉处保存

笔记

项目七

新型递药系统

知识要求

1.掌握新型递药系统的基本概念及特点。

2.熟悉新型递药系统的主要类型，常用辅料及作用。

3.了解新型递药系统的制备工艺与体内外评价方法。

技能要求

1.会结合新型递药系统的临床应用及注意事项，指导患者合理用药。

2.会分析典型新型递药系统的处方。

3.会缓释、控释制剂及脂质体的制备方法并能完成简单制备。

数字资源

7.1 案例导入 注射用紫杉醇白蛋白纳米制剂
7.1.1 拓展知识 单凝聚法和复凝聚法
7.1.2 拓展知识 纳米混悬剂（药物纳米晶）制备
7.1.3 拓展知识 白蛋白纳米粒的制备
习题7.1答案

7.2.1 拓展知识 不适宜制成缓控释制剂的情况
7.2.2 拓展知识 缓释、控释颗粒（微囊）压制片的制备方法
7.2.3 拓展知识 胃滞留片案例
7.2.4 拓展知识 茶碱骨架型小丸
7.2.5 拓展知识 缓控释制剂处方案例
习题7.2答案

7.3 案例导入 黏膜给药制剂
7.3.1 拓展知识 鼻黏膜给药的特点
习题7.3答案

7.4 案例导入 经皮给药微针贴
7.4.1 拓展知识 药物在皮肤的转运
习题7.4答案

7.5 案例导入
习题7.5答案

任务一 注射用递药系统

药物传递系统（drug delivery system，DDS）是指以适宜的剂型和给药方式，以最小的剂量达到最佳的治疗效果的给药体系。注射用递药系统的主要研究内容为：提高药物在病灶的靶向性，减少药物在非靶向部位的蓄积，进而提高药物的治疗作用，降低药物的不良反应。基于微粒技术的靶向传递系统由于其天

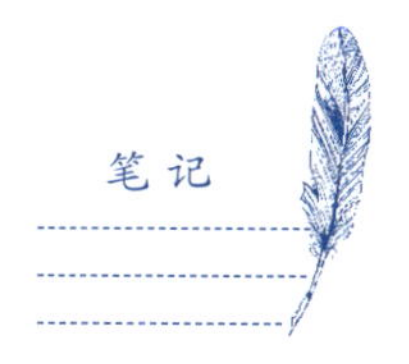

然的靶向性，可有效增加药物在病灶的蓄积，实现靶向治疗，是DDS研究的热点领域之一。这些微粒载体主要包括微囊、微球、脂质体、纳米粒等。

扫一扫　7.1　案例导入　注射用紫杉醇白蛋白纳米制剂

一、微囊和微球

（一）概述

微囊（microcapsules）是将固体或液体药物（囊心物）包封于天然的或合成的高分子材料（囊材）而成的粒径为1～250μm的微型胶囊；微球（microspheres）是药物溶解或分散在高分子聚合物基质中形成的微小球状实体，其粒径一般在1～250μm。微囊和微球可通称为微粒（micropaticles），但其在结构上有所不同。微囊是包囊结构，而微球是骨架结构高分子材料和药物均匀混合而成的。两者在制备过程中均是一种中间体，在制成微球和微囊后，根据需求制成各种剂型。

微粒制剂用于注射递送有如下特点。①靶向性，药物微粒在体内通过被动分布、主动靶向，使药物在体内所需部位释药，提高药物的有效浓度，同时使其他部位药物浓度降低，减小药物全身毒性和不良反应。②缓释和长效性，微粒制剂具有缓释制剂类似的优势，如减少给药次数，降低血药浓度峰谷波动等，生物可降解微球还具有长效性。③栓塞性，微粒直接经动脉管导入，阻塞在肿瘤血管，微粒可阻断肿瘤给养并释放药物抑制肿瘤细胞，起到双重抗肿瘤作用。微粒给药系统（MDDS）用于其他途径给药，还具有掩味、液态药物固体化、减少配伍问题、增加稳定性、提高生物利用度等作用。

（二）微囊的制备

1. 囊心物

囊心物即被包裹的物质，除主药外也可包含附加剂。如稳定剂、稀释剂、控制释放速率的阻滞剂或促进剂以及改善囊膜可塑性的增塑剂等。囊心物可以是固体，也可以是液体。通常根据药物和囊材的性质和工艺条件，可将主药与附加剂混匀后再微囊化，也可先将主药单独微囊化，再加入附加剂。

2. 囊材

用于包裹药物所需外膜材料称为囊材。常用的囊材可分为下述三大类。

（1）天然高分子囊材　天然高分子材料是最常用的囊材，包括明胶、阿拉伯胶、海藻酸盐、蛋白类、壳聚糖和淀粉等，因其稳定、无毒、成膜性好而得到广泛应用。

① 明胶　明胶是氨基酸交联形成的直链聚合物，其平均分子质量在15000～25000。因制备时水解方法的不同，明胶分酸法明胶（A型）和碱法明胶（B型）。A型明胶的等电点为7～9，B型明胶的等电点为4.7～5.0。两者的成囊性无明显差别，均可生物降解，几乎无抗原性。通常可根据药物对酸碱性的要求选用A型或B型，用作囊材的用量为20～100g/L。

② 阿拉伯胶　阿拉伯胶由多糖和蛋白质组成，一般常与明胶等量配合使用，用作囊材的用量为20～100g/L，亦可与白蛋白配合做复合材料。

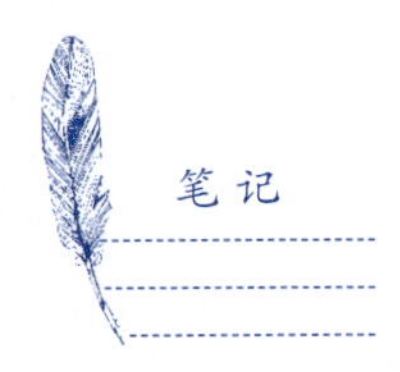

③ 海藻酸盐　系多糖类化合物，常用稀碱从褐藻中提取而得。海藻酸钠可溶于不同温度的水中，不溶于有机溶剂；但海藻酸钙不溶于水，故海藻酸钠可

用氯化钙固化成囊。

④ 壳聚糖　是由甲壳素去乙酰化制得的一种天然聚阳离子多糖，可溶于酸或酸性水溶液，无毒、无抗原性，在体内能被溶菌酶等酶解，具有优良的生物降解性、低毒性和生物相容性，易于成球成囊，在体内可溶胀成水凝胶。

（2）半合成高分子囊材　作囊材的半合成高分子材料多为纤维素衍生物，其特点是毒性小、黏度大、成盐后溶解度增大。由于其易于水解，不宜高温处理。

① 羧甲基纤维素盐　羧甲基纤维素盐属阴离子型的高分子电解质，如羧甲基纤维素钠（CMC-Na）常与明胶配合做复合囊材。CMC-Na 在酸性液中不溶，水溶液不会发酵。

② 醋酸纤维素酞酸酯（CAP）　在强酸中不溶解，分子中的游离羧基多少决定其水溶液的 pH 值及能溶解 CAP 的溶液最低 pH 值。用作囊材时可单独使用，也可与明胶配合使用。

③ 乙基纤维素（EC）　化学稳定性高，适用于多种药物的微囊化，不溶于水、甘油和丙二醇，可溶于乙醇，遇强酸易水解，故对强酸性药物不适宜。

④ 甲基纤维素（MC）　用作微囊囊材，可与明胶、CMC-NA、聚维酮（PVP）等配合做复合囊材。

⑤ 羟丙甲纤维素（HPMC）　能溶于冷水成为黏性溶液，有一定的表面活性，不溶于热水，长期储存稳定性较好。

（3）合成高分子囊材　作囊材用的合成高分子材料有生物可降解型和不可生物降解型两类。近年来可生物降解型材料受到普遍重视，如聚碳酯、聚氨基酸、聚乳酸（PLA）、聚乳酸 - 羟基乙酸共聚物（PLGA）、聚乳酸 - 聚乙二醇嵌段共聚物（PLA-PEG）等，其特点是无毒、成膜性好、化学稳定性高，可用于注射。其中尤以 PLA 和 PLGA 应用最为广泛。

3. 微囊化技术

目前微囊化方法可归纳为物理化学法、物理机械法和化学法三大类。

（1）物理化学法　该法成囊过程在液相中进行，通过改变条件使溶解的囊材的溶解度降低，从溶液中析出，产生一个新相（凝聚相），并将囊心物包裹形成微囊，故又称相分离法。相分离法微囊化步骤大体可分为囊心物的分散、囊材的加入、囊材的沉积和囊材的固化四步（图 7-1）。

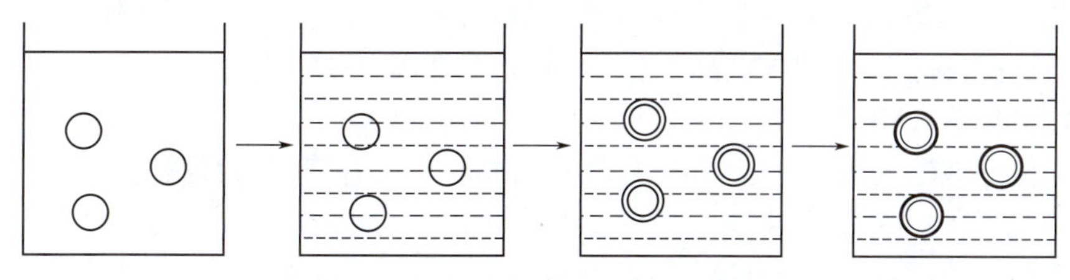

图 7-1　相分离法微囊化四步骤

相分离法分为单凝聚法、复凝聚法、溶剂 - 非溶剂法、改变温度法和液中干燥法，该法所用设备简单，高分子材料来源广泛，可将多种类别的药物微囊化，现已成为药物微囊化的主要工艺之一。

① 单凝聚法　单凝聚法是相分离法中较常用的一种，制备微囊时是以一种

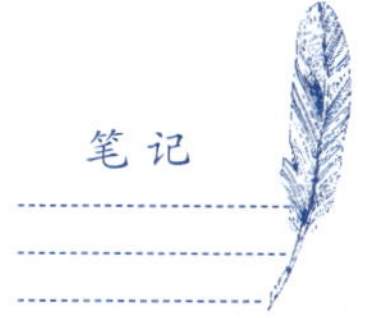

高分子材料为囊材，将囊心物分散到囊材的水溶液中，然后加入凝聚剂（如乙醇、丙酮、无机盐等强亲水性物质），以降低高分子材料的溶解度而凝聚成囊的方法。这种凝聚是可逆的，一旦解除促进凝聚的条件（如加水稀释），就可发生解凝聚，使微囊很快消失。在制备过程中可以反复利用这种可逆性，调节凝聚微囊形状。最后再采取适当的方法将囊膜交联固化，使之成为不粘连、不可逆的球形微囊。

② 复凝聚法　复凝聚法是指利用两种聚合物在不同 pH 值时，相反电荷的高分子材料互相吸引后，溶解度降低，从而产生了相分离，这种凝聚方法称为复凝聚法。该法是经典的微囊化方法，适用于难溶性药物的微囊化。

常在一起做复合囊材的带相反电荷的高分子材料组合有：明胶 - 阿拉伯胶（或 CMC 或 CAP 等多糖）、海藻酸盐 - 聚赖氨酸、海藻酸盐 - 壳聚糖、海藻酸 - 白蛋白、白蛋白 - 阿拉伯胶等，其中明胶 - 阿拉伯胶组合最常用。

（2）物理机械法　本法是借助流化技术将固态或液态药物在气相中进行微囊化，需要一定设备条件。本法中常用的方法是喷雾干燥法、喷雾冷凝法和空气悬浮包衣法。物理机械法制备的微囊一般不适用注射给药，主要是原料和产品灭菌较困难。为保证微囊制备方法知识连续性，在此一并介绍。

① 喷雾干燥法　喷雾干燥法是将囊心物分散在囊材的溶液中，再在惰性热气流中喷雾，溶剂迅速蒸发，囊材收缩成膜包裹药物而成微囊。

② 喷雾冻凝法　又称为喷雾凝结法，是将囊心物分散于熔融的蜡质囊材中，然后将此混合物喷雾于冷气流中，囊材凝固而成微囊。如蜡类、脂肪酸和脂肪醇等囊材均可采用此法。

③ 空气悬浮法　又称流化床包衣法，使囊心物悬浮在包衣室中，囊材溶液通过喷嘴喷洒于囊心物表面而得到的微囊。

（3）化学法　化学法是利用在溶液中单体或高分子通过聚合反应或缩合反应生成高分子囊膜，从而将囊心物包裹成微囊，主要分为界面缩聚法和辐射化学法两种。本法的特点是不加凝聚剂。

（三）微球的制备

微球的制备方法与微囊的制备方法大体相似，制备微囊的大多数囊材可用作微球的载体。根据药物、载体以及制备条件不同形成微囊或微球。目前，制备微球的常用方法主要有乳化分散法、凝聚法及聚合法三种。根据所需微球的粒径和释药性能及临床给药途径不同，可选用不同的制备方法。

1. 乳化分散法

乳化分散法（dispersion and emulsification）系指药物与载体材料混合后，将其分散在不相溶的介质中形成类似油包水（W/O）或水包油（O/W）型乳剂，然后使乳剂内相固化、分离制备微球的方法。

（1）加热固化法　利用蛋白质受热凝固的性质在 100～180℃的条件下加热使乳剂的内向固化、分离制备微球的方法。常用的载体材料为血清白蛋白，药物必须是水溶性的。常将药物与 25% 白蛋白水溶液混合，加到含适量乳化剂的油相（如棉籽油）中，制成油包水的初乳，另取适量油加热至 100～180℃，控制搅拌速度将初乳加入热油中，约维持 20min，使白蛋白乳滴固化成球，用适宜

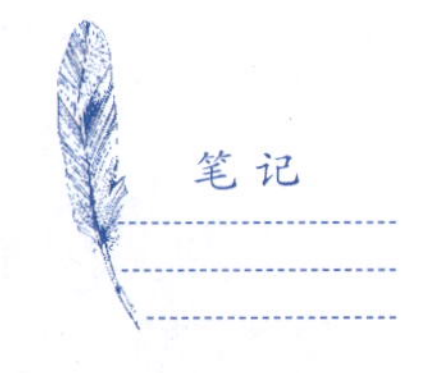

溶剂洗涤除去附着的油，过滤，干燥即得。

（2）交联剂固化法　对于一些遇热易变质的药物可采用化学交联剂，如甲醛、戊二醛、丁二酮等使乳剂的内相固化、分离而制备微球的方法。要求载体材料具有水溶性并可达到一定浓度，且分散后相对稳定，在稳定剂和匀化设备配合下，使分散相达到所需大小。常用的载体材料有白蛋白、明胶等。

（3）溶剂蒸发法　将水不溶性载体材料和药物溶解在油相中，再分散于水相中形成 O/W 型乳液，蒸发内相中的有机溶剂，从而制得微球的方法。

2. 凝聚法

凝聚法是指药物与载体材料的混合液中，通过外界物理化学因素的影响，如用带相反电荷、脱水、溶剂置换等措施使载体材料溶解度发生改变，凝聚载体材料包裹药物而自溶液中析出。凝聚法制备微球的原理与微囊制备中相分离 - 凝聚法基本一致。常用载体材料有明胶、阿拉伯胶等。

3. 聚合法

聚合法（polymerization）是以载体材料单体通过聚合反应，在聚合过程中将药物包裹，形成微球。此种方法制备微球具有粒径小、易于控制等优点。

（1）乳化 / 增溶聚合法　将聚合物的单体用乳化或增溶的方法高度分散，然后在引发剂作用下，使单体聚合，同时将药物包裹制成微球的方法。该法要求载体材料具有良好的乳化性和增溶性、且聚合反应易于进行。

（2）盐析固化法　又称交联聚合法，与单凝聚法制备微囊原理类似，向含有药物的高分子单体溶液中加入适量的盐类沉淀剂（如硫酸钠）使溶液浑浊而不产生沉淀，制得的颗粒粒径为 1～5μm，然后再加入交联剂固化，可得到稳定的微球。

（四）微囊、微球制剂的评价

由于微囊、微球本身的质量控制可直接影响制剂的质量，因此其质量评价不仅要求其相应制剂符合药典规定，还需要评价本身的质量，包括形态与大小、包载药物的含量和包封率、包载药物的释放度等。

1. 形态、粒径及其分布

微囊、微球的外形一般为圆球形或近圆球形，有时候也可以是不规则形。可采用光学显微镜、电子显微镜等观察形态，用自动粒度测定仪、库尔特计数仪测定粒径大小和粒度分布。

2. 药物含量和包封率测定

一般采用溶剂提取法测定载药含量。选择的溶剂应使药物最大限度溶出而最少溶解囊材，溶剂本身也不应当干扰测定。微粒制备过程中投入药物一般会有一些没有包载入微粒内，呈现为“游离状态”或被吸附在颗粒表面，应当通过适当方法如凝胶色谱柱法、离心法或透析法分离测定。微粒制剂的包封率一般不得低于 80%。

3. 药物的释放度测定

根据微粒的特点与用途，可采用释放度测定方法（通则 0931）进行测定。

4. 有机溶剂的限度检查

在生产过程中引入有害溶剂时，应当按残留溶剂测定法（通则 0861）测定，

笔记

凡未规定限度的，可依据毒理实验结果或参考有关标准，制定有害溶剂残留量测定方法和限度。

5. 微粒制剂应当符合药典注射剂通则的规定

微囊或微球制剂，除应当符合微粒制剂指导原则（通则 9014）要求外，还应符合注射剂通则的规定。若制成缓释、控释、迟释制剂，则还应符合相应指导原则的规定。

扫一扫　7.1.1　拓展知识　单凝聚法和复凝聚法

二、纳米粒

（一）概述

纳米粒（nanoparticles）是指药物或与载体辅料经纳米化技术分散形成粒径＜500nm 的固体粒子。药物纳米粒主要包括药物纳米晶和载药纳米粒两类。药物纳米晶（drug nanocrystals）是将药物直接制备成纳米尺度的药物晶体并制备成适宜制剂，供临床使用。载药纳米粒（drug carrier nanoparticles）是将药物以溶解、分散、吸附或包裹于适宜的载体或高分子材料中形成的纳米粒。已研究的载体纳米粒包括聚合物纳米囊与纳米球、脂质纳米粒、纳米乳和聚合物胶束等，载药纳米粒随后制备成适宜的剂型，口服制剂（如混悬剂）、静脉注射剂或输液剂给药。

药物纳米粒的特点如下。

① 改善难溶性药物的口服吸收　在表面活性剂和水等存在下直接将药物粉碎成纳米混悬剂，适合于口服、注射等途径给药以提高生物利用度。

② 延长药物体内循环时间　亲水性高分子材料如聚乙二醇衍生物对纳米载体表面修饰后，具有在体内有循环时间长、逃避体内网状内皮系统快速捕获等特点，这些特点均有利于药物在体中的循环时间，是抗肿瘤药物、抗寄生虫药物的良好载体。

③增加药物跨越血脑屏障或生物膜的能力。

④ 增强药物靶向性　药物纳米粒通过被动或主动靶向性增加药物递送到达病变部位的剂量。

⑤ 可用作生物大分子的特殊载体　纳米粒载体有利于生物大分子药物的吸收、体内稳定性和靶向性。

扫一扫　7.1.2　拓展知识　纳米混悬剂（药物纳米晶）制备

（二）载药纳米粒制备方法

纳米粒的制备方法与微囊、微球的制备方法类似，主要有乳化聚合法、高分子材料凝聚法和聚合物材料分散法等。

1. 乳化聚合法

以水为连续相的乳化聚合法是目前制备载药纳米粒最常用的方法。将单体分散于含乳化剂的水相中形成胶束或乳滴，单体遇引发剂或经高能辐射可发生聚合，快速扩散使聚合物的链进一步增长，胶束及乳滴作为提供单体的仓库，而乳化剂起到防止聚合物纳米粒聚集的作用。聚合反应终止后形成固体纳米粒，单个固体纳米粒通常由 10^3～10^5 个聚合物组成。通常聚合物平均相对分子质量

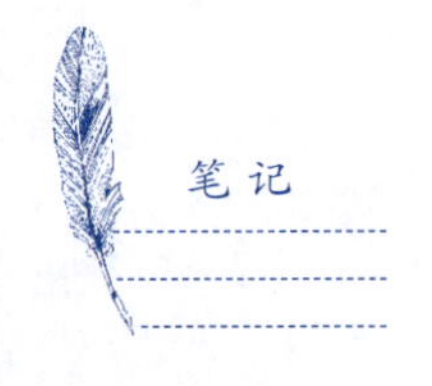

低，得到的纳米粒较软且易于粘连，故稳定剂的应用特别重要。溶液的 pH 值、单体浓度及搅拌速度是影响粒径的重要因素。采用本法制备的纳米粒药物包封率在 15%～90% 范围内，一般情况下亲脂性药物包封率较高。

2. 高分子材料凝聚法

高分子材料凝聚法是指采用加热变性、化学交联以及盐析脱水而使高分子材料凝聚的方法。白蛋白、明胶等材料常使用该方法制备纳米粒子。

3. 分散法

（1）乳化溶剂蒸发法　将药物溶解或分散于含载体材料的有机溶液中，然后加入水相中乳化形成 O/W 型乳状液，减压挥发除去有机溶剂而得到纳米球。这个方法和微囊、微球的制备方法完全相同，关键是控制 O/W 型乳滴的大小，其影响因素包括表面活性剂的种类、加入量以及乳化方法（超声乳化、高压乳化）等。

（2）乳化溶剂扩散法　药物和高分子材料溶解于与水互溶的有机溶剂（如乙醇、丙酮等），在搅拌下将药物和高分子溶液分散于含 2% 聚乙烯醇（polyvinyl alcohol，PVA）的水溶液中。由于有机溶剂在水中的快速扩散，明显降低了油水界面的表面张力，在搅拌作用下，迅速形成极细小的有机相纳米乳，这种乳滴随着有机溶剂的进一步扩散使乳滴中的高分子材料和药物共沉而形成纳米粒。由于在水相中的 PVA 吸附于纳米粒表面，可阻止纳米粒的粘连与合并。

（3）超临界流体快速膨胀法　将聚合物溶于一种超临界流体中，该溶液经导管引入并由一喷嘴快速喷出，由于超临界流体迅速膨胀气化，使聚合物以纳米粒的形式迅速沉降。这种技术适合于小分子聚合物（＜10000）纳米粒的制备，药物可以均匀分散于聚合物基质中，而且不存在残留溶剂的问题，在聚乳酸纳米粒的制备已得到应用。对于大分子聚合物来说，因其在超临界流体中的溶解度小，甚至不溶而不宜使用这项技术。

（4）超临界反溶剂法　将聚合物溶解在一种适宜的溶剂中，然后通过导管快速引入一种超临界流体中，由于超临界流体可以完全提取溶解聚合物的溶剂而使聚合物沉降，形成极细微粒，该技术也称作气体反溶剂技术（gas anti-solvent，GAS），已成功用于微球及纳米粒的制备。

纳米粒的制备都是在液相中进行，而纳米粒在水中一般不稳定，如纳米粒聚集沉淀、聚合物材料的降解、纳米粒形态的变化、药物的泄漏和变质等。因此，通常将纳米粒冷冻干燥或喷雾干燥，以提高其稳定性。

（三）质量评价

纳米粒制剂的质量要求基本与微囊、微球、脂质体制剂一致，按通则 9014 的指导原则，其中说明了控制质量应检查项目。主要评价项目如下。

（1）形态和粒度分布　通常采用扫描电镜和透射电镜观察形态，并提供照片。应为球形或类球形，无粘连。粒度分布采用动态光散射粒度分析或电镜分析。平均粒径和粒度分布应符合使用要求。

（2）再分散性　纳米粒制剂一般为冻干品，其外观为细腻疏松的块状物；加入一定溶液振摇，应迅速分散为澄明或半透明胶体或混悬液。再分散性可用纳米粒介质的浊度变化表示。浊度与介质中纳米粒的量基本上呈线性关系，说明能再分散，直线回归的相关系数越接近 1，表明再分散性越好。

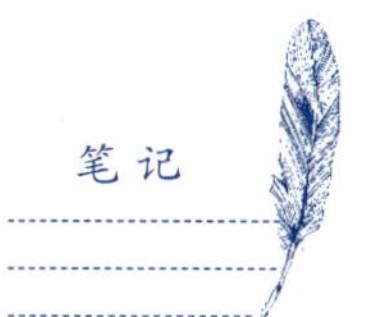

（3）包封率和泄漏率　分别测定系统中总药量和纳米粒中所含药量，然后计算出纳米粒中包载的药量占比，即包封率。储存一定时间后再同法测定包封率，即可计算储存后的泄漏率，即最初药物包封率和储存一段时间后包封率的差值。

（4）突释效应　纳米粒在最初0.5h内释放量，应低于包封药物总量的40%。

（5）有机溶剂残留　在生产过程中引入有害溶剂时，应当符合残留溶剂测定法（通则0861）测定要求。

（6）其他　纳米粒制剂除应符合以上要求外，还应符合注射剂相关要求。

扫一扫　7.1.3　拓展知识　白蛋白纳米粒的制备

三、脂质体

（一）概述

脂质体（liposome）是指将药物包封于类脂双分子层内的一种微型囊泡。脂质双分子层的厚度约4nm。含有单层脂质双分子层的囊泡称为单室脂质体，其粒径一般在200nm以下，不过大的单室脂质体粒径可达到200～1000nm；含有多层脂质双分子层的囊泡称为多室脂质体，其粒径一般在1～5μm。空白脂质体的结构示意图见图7-2，载药脂质体的结构示意图见图7-3。亲水性药物、基因药物和药物纳米晶被包裹于脂质分子形成的亲水性空腔内，疏水性药物被包裹于疏水性空腔内，同时脂质体表面亦可修饰聚乙二醇、靶向配体和药物。

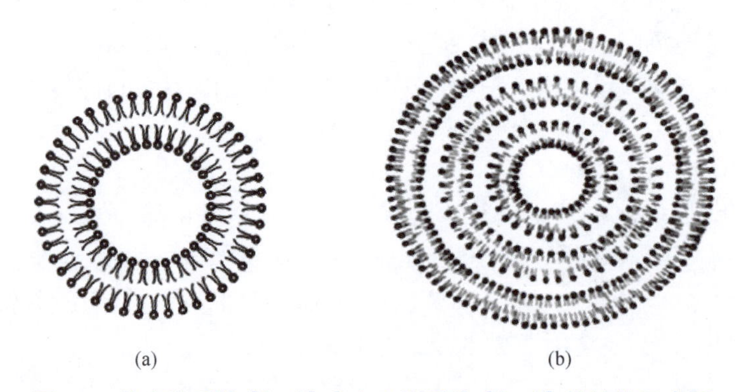

图7-2　单室脂质体［（a）］和多室脂质体［（b）］的结构示意图

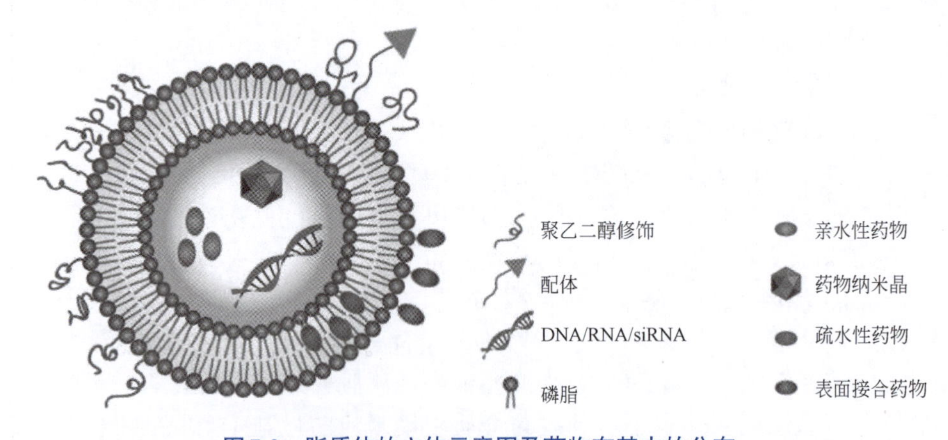

图7-3　脂质体的立体示意图及药物在其中的分布

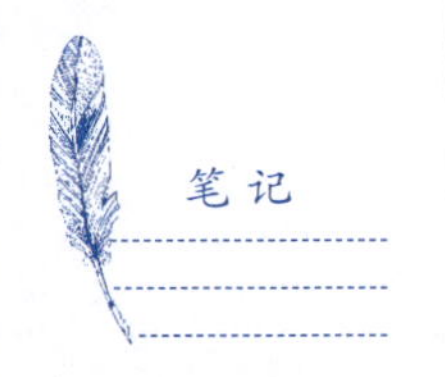

近年来，随着脂质体制备工艺逐步完善，脂质体作为一种能体内降解、无毒性和免疫原性的药物载体，其降低药物毒性、提高药物疗效的优点逐步凸显，因此脂质体作为药物载体的研究越来越备受青睐。

（二）脂质体的膜材料

脂质体是以磷脂和胆固醇为膜材。磷脂为两亲性物质，其结构上有亲水基团及亲油基团（分别对应于图 7-2 中的圆点和“尾巴”）。常用的磷脂材料包括卵磷脂、大豆磷脂和脑磷脂。胆固醇也属于两亲性分子，但是亲油性大于亲水性，趋向于减弱膜中类脂与蛋白复合物的连接，调节膜结构的“流动性”。

（三）脂质体的制备方法

1. 薄膜分散法

这是最早且至今仍然常用的方法。本法系将磷脂、胆固醇等膜材和脂溶性药物溶于适量三氯甲烷或其他有机溶剂中，然后通过旋转蒸发除去溶剂，在容器内壁上形成一层薄膜，加入含有水溶性药物的缓冲液，不断振摇或搅拌，即可生成脂质体，之后可通过薄膜挤压、高压均质等方式制备成大小均匀、粒径较小的脂质体。

2. 逆相蒸发法

将磷脂等膜材溶于氯仿、乙醚等有机溶剂中，加入亲水性药物的水溶液［水相：有机相 =（1：3）～（1：6）］通过超声处理形成 W/O 型乳剂，减压蒸发除去有机溶剂，形成脂质体。所得脂质体一般为大单层脂质体，可与之前所述薄膜挤压法联用，制备 100nm 左右的单层均匀脂质体。

3. 注入法

将类脂和脂溶性药物溶于乙醚、乙醇等有机溶剂中，然后匀速注入高于有机相沸点的恒温磷酸盐缓冲液中，搅拌下挥去有机溶剂，再超声处理或高压均质处理即得。

脂质体制备还开发了化学梯度法、钙融合法、French 挤压法等其他方法。

（四）脂质体的质量评价

脂质体制剂的质量要求基本与微囊、微球、纳米粒制剂一致，按通则 9014 进行检查，主要包括包封率和载药量、形态和粒径、表面电性等。同时磷脂材料容易氧化，需对脂质体中磷脂的氧化程度进行评价。

四、植入剂

（一）概述

植入剂（implants）系指将原料药与适宜辅料制成的供植入人体内的小块状或条状的无菌固体制剂。植入剂一般通过注射器植入或通过外科手术埋植于皮下，在体内持续缓慢释药，药效可长达数月甚至数年，同时避免口服给药由于胃肠道吸收和肝脏首过效应造成的生物利用度差异。随着递药系统理论和技术的发展，植入剂也从最初的避孕治疗领域拓展到眼科疾病、心脑血管疾病、胰岛素给药、抗肿瘤等多个领域。

此类制剂具有以下优点：①皮下植入方式给药，生物利用度高；②血药浓度较平稳且持续时间长；③植入后的刺激性、疼痛感较小；④一旦将植入剂取

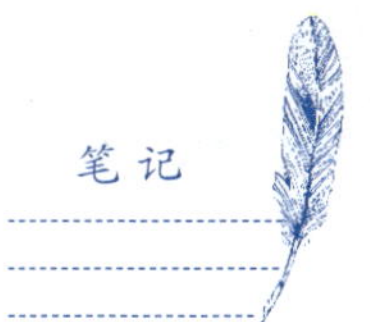

出，机体可以恢复，非常适于计划生育用药。其缺点是植入时需手术植入给药，患者无法自主用药。若用生物不降解的材料，还需适时手术取出植入物，降低了患者的顺应性。采用新型给药系统如微球或纳米粒并选择生物降解型材料制备的植入剂，使用时可用普通注射器注入体内，使用后无需再手术取出，提高了患者的顺应性。

（二）植入剂的分类

按药物在植入剂中的存在方式可分为固体载体型药物植入剂、植入泵型药物植入剂和原位凝胶型药物植入剂。

1. 固体载体型药物植入剂

系指药物分散或包裹于载体材料中，以柱、棒、丸、片或膜剂等形式经手术植入给药的植入剂。该种植入剂根据材料不同可分为生物不降解型和生物降解型两种，其中生物不降解型又可分为管型植入剂和骨架型植入剂。

2. 植入泵型药物植入剂

系指将携载药物的微型泵植入体内发挥疗效的制剂。该微型泵能按设计好的速率自动缓慢输注药物，控制药物释放速率。理想的植入泵应该满足以下条件：能长期慢输注药物且能调节释放速率；动力源可长期使用和埋植；可通过简单的皮下注射等方式向泵中补充药液；药液储库室大小适宜；可长期与组织相容。

3. 原位凝胶型药物植入剂

系指将药物和聚合物溶于适宜的溶剂中以原位凝胶的形式植入的一类制剂。该原位凝胶经局部皮下注射，给药后聚合物在生理条件下迅速发生相转变，在给药部位形成固体或半固体状态的凝胶植入物，药物由凝胶中扩散出发挥疗效。原位凝胶由水溶性高分子材料制备而成，具有高度亲水性的三维网格结构及良好的组织相容性、生物黏附性和独特的溶液 - 半固体凝胶相转变性质。相对于预先成型的植入剂，原位凝胶的优势在于使用前为低黏度液体，因此可以通过无创伤或微创方式介入到目标组织、器官以及体腔，同时无需二次手术将其取出。

（三）植入剂的制备

固体植入剂的制备方法主要有溶剂浇铸法、熔融挤出法、压膜成型法。

1. 溶剂浇铸法

溶剂浇铸法系利用有机溶剂及水作为溶剂，使药物及辅料溶解，待有机溶剂和水分部分挥发后得到半固体混合物，再置于浇铸装置中，浇铸成适宜的形状，干燥后制得一定规格的植入剂，经灭菌即得。

2. 熔融挤出法

将药物与辅料按比例混合，于加热环境下熔融混合，将熔融物固化得到的固体分散体粉碎成小颗粒，并填充于挤出装置中，在一定温度条件下将熔融的固体分散体挤入模具中，室温冷却固化脱模，经灭菌即得。

3. 压膜成型法

将药物和辅料共溶于有机溶剂后形成溶液，经喷雾干燥，形成粒度极小的固体粉末，用液压机在极高的压力下于活塞形模具内压成片状，经灭菌即得。

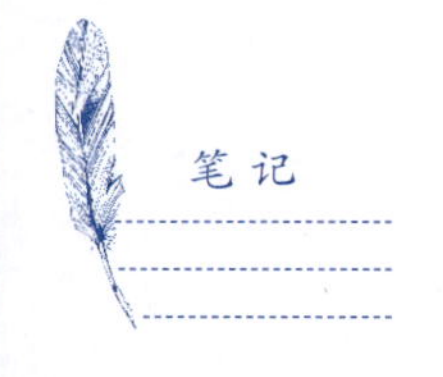

（四）植入剂的质量评价

植入剂的质量评价方法因品种不同，检测方法有所差异。通用检查项目包括装量差异和无菌检查。

习题7.1　　扫一扫　习题7.1答案

单项选择题

1. 以明胶为囊材用单凝聚法制备微囊时，常用的固化剂是（　　）。

A. 甲醛　　B. 硫酸钠　　C. 乙醇　　D. 丙酮

2. 微囊的制备方法不包括（　　）。

A. 薄膜分散法　　B. 改变温度法　　C. 凝聚法　　D. 液中干燥法

3. 微囊剂与胶囊剂比较，特殊之处在于（　　）。

A. 药物释放延缓　　B. 增加药物稳定性

C. 提高生物利用度　　D. 可使液体药物粉末化

4. 以下不能用于制备脂质体的方法是（　　）。

A. 复凝聚法　　B. 逆相蒸发法

C. 冷冻干燥法　　D. 薄膜分散法

5. 以下不用于制备纳米粒的有（　　）。

A. 乳化聚合法　　B. 天然高分子凝聚法

C. 液中干燥法　　D. 干膜超声法

多项选择题

6. 微囊化的优点是（　　）。

A. 延长药效　　B. 增加药物稳定性

C. 掩盖不良嗅味　　D. 增加药物的吸水性

7. 制备脂质体的材料包括（　　）。

A. 卵磷脂　　B. 脑磷脂　　C. 大豆磷脂　　D. 胆固醇

8. 脂质体制备中的逆相蒸发法特别适合于包裹什么药物？（　　）

A. 水溶性　　B. 脂溶性

C. 大分子生物活性物质　　D. 小分子生物活性物质

配伍选择题

A. pH 值敏感脂质体　　B. 磷脂和胆固醇

C. 纳米粒　　D. 微球　　E. 前体药物

以下各项中对应的是

9. 高分子物质组成的基质骨架型固体胶体粒子（　　）。

10. 药物溶解或分散在辅料中形成的微小球状实体（　　）。

任务二　口服缓释和控释制剂

一、概述

（一）缓释、控释制剂的概念

普通制剂需频繁给药，血药浓度峰谷波动大，因此使用不方便，不良反应

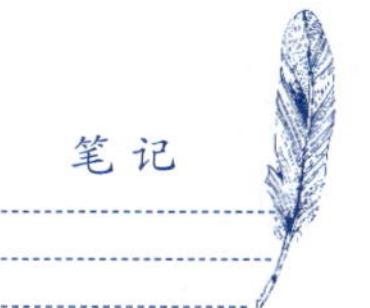

大。缓控释制剂最初的研究目标正是为了克服这些弊端。缓释制剂系指在规定的释放介质中，按要求缓慢非恒速地释放药物，与相应的普通制剂比较，其给药频率比普通制剂减少一半或有所减少，其药物释放主要是一级速率过程，且能显著提高患者的依从性的制剂。缓释制剂可通过口服、注射及黏膜等多种途径给药，如硝苯地平缓释片、罗红霉素缓释胶囊、注射用长效胰岛素、醋酸地塞米松眼部植入剂等。口服剂型的持续时间根据其在消化道的滞留时间，一般以小时计。

控释制剂系指在规定释放介质中，按要求缓慢地恒速释药，与相应的普通制剂比较，其给药频率比普通制剂减少一半或有所减少，血药浓度比缓释制剂更平稳，且能显著提高患者的依从性的制剂。从广义上讲，控释制剂包括控制释药的速度、时间和方向，故靶向制剂、透皮吸收制剂等都应属于广义的控释制剂范畴。而狭义的控释制剂则通常是指在设定时间内以零级或接近零级速度释药的制剂，如吲哚美辛控释胶囊、硝苯地平控释片等。

（二）缓释、控释制剂的特点

缓释、控释制剂与普通制剂相比，具有以下优点。

（1）对半衰期短的或需要频繁使用的药物，可以减少用药次数，降低给药频率，如普通制剂每天用药 3～4 次，制成缓释或控释制剂可改为每天 1～2 次，从而显著提高患者用药的顺应性，方便用药，尤其适用于需要长期用药的慢性疾病患者。

（2）血药浓度平稳，如图 7-4 所示，药物可缓慢释放进入体内，可减少“峰谷”现象，既有效避免超过治疗血药浓度范围的不良反应，又能维持在有效浓度范围（治疗窗）之内以发挥疗效，尤其对于治疗指数较窄的药物，提高了用药的安全性。

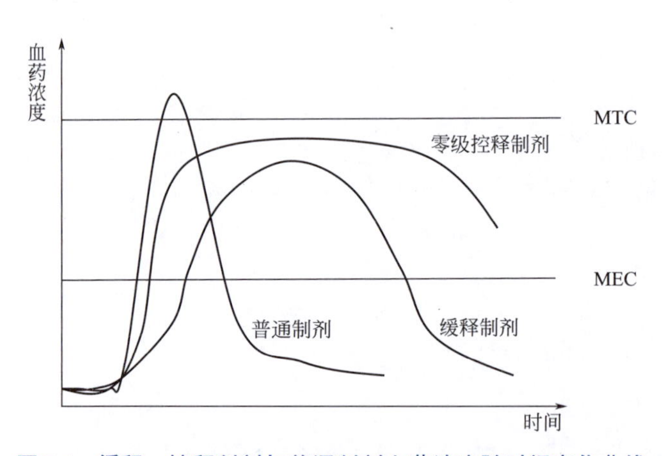

图 7-4　缓释、控释制剂与普通制剂血药浓度随时间变化曲线

（3）可减少用药的总剂量，因此可用最小剂量发挥最佳的治疗效果。

（4）增强药物化学稳定性。某些药物的常规制剂在储存期间容易变质失效或口服后经胃酸作用破坏，制成缓控释制剂后，可按要求定时、定位释放，提高稳定性。

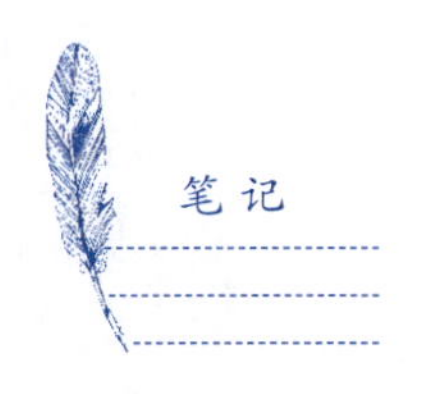

扫一扫　7.2.1　拓展知识　不适宜制成缓控释制剂的情况

缓释、控释制剂的不足之处：

（1）在临床使用中对剂量调节的灵活性降低，如果遇到某些特殊情况（如出现较大副作用），往往不能立即停止治疗。有些国家增加缓释制剂品种的规格，可缓解这种缺点。

（2）缓释、控释制剂通常是根据健康人群的平均动力学参数而设计，当药物在疾病状态的体内动力学特性发生改变时，不能灵活调节用药方案。

（3）剂量是常规制剂的2～3倍，制备工艺稍有不慎，药物的释放速度就难以符合设计要求，甚至出现药物的突释现象，产生毒性反应。

（4）缓控释制剂的释药速率相对较慢，因此药物起效也相对较慢。

（5）工艺较普通制剂复杂，成本较高。

二、缓释、控释制剂的常用辅料

辅料在调节缓释、控释制剂的释药速率方面起到非常重要的作用，其中，主要起阻滞作用的辅料多为高分子化合物，可分为骨架型、包衣膜型缓释材料和增稠剂等。

（一）骨架型材料

1. 亲水凝胶骨架材料

系指遇水或消化液后骨架材料水化膨胀形成凝胶层以控制药物释放的物质，可分为以下四类：①天然高分子材料，如海藻酸钠、西黄蓍胶、明胶、琼脂等；②纤维素衍生物，如甲基纤维素（MC）、羟丙甲纤维素（HPMC）、羧甲基纤维素钠（CMC-Na）等；③乙烯聚合物和丙烯酸树脂，如聚乙烯醇（PVA）、卡波姆、聚维酮（PVP）、聚甲基丙烯酸酯等；④非纤维素多糖，如壳聚糖等。其中，最常用的亲水凝胶骨架材料是HPMC。HPMC有不同的型号，常用的型号为K4M和K15M（黏度分别为4000mPa•s和15000mPa•s）。

2. 不溶性骨架材料

多为不溶于水或水溶性极小的高分子聚合物或无毒塑料等。常用的材料包括无毒聚氯乙烯、聚乙烯、乙基纤维素（EC）、硅橡胶、乙烯-醋酸乙烯共聚物（EVA）和聚甲基丙烯酸酯类（如Eudragit RS、Eudragit RL）等。

3. 生物溶蚀性骨架材料

主要为脂肪酸、蜡质或酯类。药物随着骨架材料的逐渐溶蚀而从骨架中释放，可阻滞水溶性药物的溶解与释放。常用的材料包括硬脂酸、硬脂醇、蜂蜡、巴西棕榈蜡、氢化植物油和单硬脂酸甘油酯等。

（二）包衣膜型缓释材料

膜控型缓释、控释制剂是通过包衣材料所形成的包衣膜来控制和调节剂型中药物在体内释放速率、释放时间以及释放部位的制剂。常用的包衣材料主要包括不溶性高分子材料和肠溶性高分子材料两类。

1. 不溶性高分子材料

通常是一些胃肠液中不溶解的高分子聚合物，不受胃肠道内液体的干扰，具有良好的成膜性能及机械性能，常用的材料有EC、醋酸纤维素等。为调节控释膜的通透性，可在包衣液中加入少量水溶性分子聚合物作为致孔剂，常用的

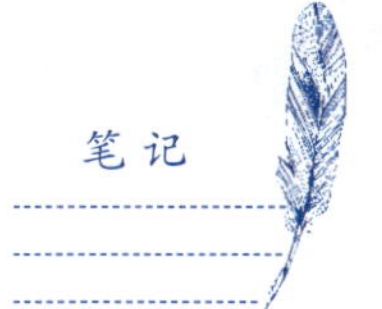

有 PEG、PVP、PVA、HPMC、SDS 等。

2. 肠溶性高分子材料

系指在胃液中不溶，而在肠液偏碱性条件下溶解的高分子薄膜包衣材料，可利用其溶解特性控制药物在特定部位释放。常用的材料包括丙烯酸树脂 L 型（Eudragit L100）和 S 型（Eudragit S100）、醋酸纤维素酞酸酯（CAP）、羟丙甲纤维素酞酸酯（HPMCP）、醋酸羟丙甲纤维素琥珀酸酯（HPMCAS）等。

（三）增稠剂

增稠剂是一类亲水性的高分子材料，主要用于液体制剂中，遇水后通过增加液体制剂的黏度来延缓药物的扩散和吸收，常用的材料包括明胶、PVP、CMC-Na、PVA、右旋糖酐等。

三、缓释、控释制剂的制备

（一）骨架型缓释、控释制剂

骨架型制剂是通过压制或融合技术将药物均匀分散在一种或多种适宜的惰性固体骨架材料中制成片状、小粒状或其他形式的制剂，遇水或生理体液后能保持或形成整体式骨架结构，起到贮库和控制释药的作用。由于制备工艺相对较为简便，多数的骨架型制剂可用常规的生产设备、工艺制备，骨架型制剂应用较为广泛。

根据制剂类型不同，可分为骨架片、胃内滞留片、生物黏附片、骨架型小丸（胶囊）、颗粒（微囊）压制片等。

1. 骨架片

根据药物的性质及临床需要，选用不同性质的骨架材料经处方筛选及工艺优化，可制成亲水性凝胶骨架片、不溶性骨架片和生物溶蚀性骨架片等。

（1）亲水性凝胶骨架片　主要用 HPMC 作为骨架材料，其遇水后可水化形成凝胶层。亲水性凝胶骨架片的制备方法较为简单，制备工艺主要有粉末直接压片与湿法制粒压片。

（2）生物溶蚀性骨架片（亦称蜡质类骨架片）　生物溶蚀性骨架片的制备方法具有独特性，主要有三种。①溶剂蒸发技术：将药物与辅料的溶液或分散体加入熔化的蜡质材料中混匀，蒸发除去溶剂，混合制成团块，再制成颗粒，最后压成片剂。②熔融技术：将药物与辅料直接加入熔化的蜡质骨架材料中，温度控制在略高于蜡质熔点，熔化的物料摊开冷凝、固化、粉碎，或倒入一旋转的盘中形成薄片，再粉碎过筛使成颗粒后压片。③热混合技术：将药物与十六醇在高温条件下混合，团块冷却、粉碎，用玉米朊乙醇溶液制粒，最后压片。

（3）不溶性骨架片　常用不溶性骨架材料如 EC、EVA 等与药物混合均匀制成的骨架型片剂。不溶性骨架片的制备方法包括以下几种。①粉末直接压片。②湿法制粒压片：将药物粉末与骨架材料混匀，加入适宜的溶剂作润湿剂或将部分骨架材料先用乙醇溶解后作为黏合剂，制软材，再制粒压片。③将药物溶于含骨架材料聚合物的溶剂中，待溶剂蒸发后转变为药物在聚合物中的固体分散体或药物颗粒外层留一层聚合物骨架层，再压片。例如，呋喃妥因赖氨酸片采用粉末直接压片法制备，选择聚甲基丙烯酸甲酯作为不溶性骨架材料，延缓药物的释放，能显著提高药物生物利用度，并可减轻胃肠道反应。

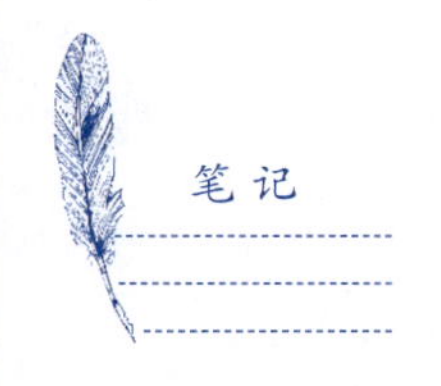

2. 颗粒（微囊）压制片

将骨架材料与药物制成缓释、控释颗粒，或以骨架材料为载体对药物进行微囊化处理，然后再压片。此类压制片同时具有胶囊剂与片剂的特点，在胃中崩解后释放缓释、控释颗粒或微囊。

扫一扫 7.2.2 拓展知识 缓释、控释颗粒（微囊）压制片的制备方法

3. 胃内滞留片

胃内滞留片，又称胃内漂浮片，系指一类由药物和一种或多种亲水性聚合物及其他辅料制成，通过漂浮等作用使片剂滞留（定位）于胃液中，从而可以延长药物在胃肠道内释放时间的给药系统。胃内滞留片可通过延长制剂在胃肠道内的滞留时间以达到增加药物吸收、提高药物生物利用度的目的。此类缓释片实际上是一种不崩解的亲水凝胶骨架片。为提高滞留能力，常加入疏水性而密度相对较小的材料，主要包括酯类（如单硬脂酸甘油酯）、脂肪醇类（如硬脂醇）、脂肪酸类（如硬脂酸）或蜡类（如蜂蜡）等。还可加入一些调节释药速度的材料，如乳糖等（可加快释放）、丙烯酸树脂等（可延缓释药），有时还加入十二烷基硫酸钠等表面活性剂以增加片剂的润湿性。

扫一扫 7.2.3 拓展知识 胃滞留片案例

4. 生物黏附片

生物黏附片系指利用生物黏附性聚合物作为辅料，借助其对生物黏膜产生的特殊黏力，通过口腔、鼻腔、眼眶、阴道及胃肠道特定区段的上皮细胞黏膜输送药物，发挥局部或全身治疗作用的片状制剂。其特点是加强了药物与黏膜上皮部位接触的紧密性及持续性，延长药物在靶部位的滞留及释放时间，促进药物吸收，而且容易控制药物吸收的速率及吸收量。口腔、鼻腔等局部给药方式可使药物直接通过黏膜吸收进入体循环而避免肝脏首过效应。

制备生物黏附片所用的生物黏附性高分子材料通常包括天然黏附材料类（如明胶）、半合成黏附材料类（如羟丙基纤维素、羧甲基纤维素钠等）、合成生物黏附材料类（如卡波普）等。制备工艺通常是先将生物黏附性聚合物与药物混匀制成片芯，然后再用此黏附性聚合物围成外周，再加覆盖层而成。例如，普萘洛尔生物黏附片采用羟丙基纤维素（HPC）与卡波普 940 作为生物黏附性材料制成含主药 10mg、15mg、20mg 三种规格的黏附片。

5. 骨架型小丸

骨架型小丸系指采用适宜的骨架材料与药物混匀，或再加入一些其他赋形剂（如乳糖等）、调节释药速度的辅料（如 PEG 类、表面活性剂等），通过适当方法制成圆整光滑、硬度适当、大小均一的小丸。骨架型小丸与骨架片所使用的骨架材料相同，根据骨架材料的差异可将骨架型小丸分为亲水凝胶、蜡质类及不溶性骨架小丸。以亲水凝胶骨架材料制成的骨架型小丸，常可通过包衣的方式从更多角度控制药物的释放。

骨架型小丸与包衣小丸相比，制备工艺较为简单。根据处方性质，可采用挤出 - 滚圆制丸法、旋转滚动制丸法（泛丸法）和离心 - 流化制丸法，此外还有喷雾冻凝法、喷雾干燥法、热熔挤压法、液中制丸法等。

扫一扫 7.2.4 拓展知识 茶碱骨架型小丸

笔 记

（二）膜控型缓释、控释制剂

膜控型缓、控释制剂是指采用适宜的包衣材料通过一定的工艺对颗粒、小丸、片剂等进行包衣处理以获得缓释、控释效果的制剂，主要适用于水溶性药物。包衣液由包衣成膜材料、增塑剂和溶剂（或分散介质）组成，根据衣膜的性质和需要可加入适宜的致孔剂、着色剂、抗黏剂和遮光剂等。

1. 微孔膜包衣片

微孔膜控释制剂通常采用胃肠道中不溶的聚合物，如醋酸纤维素、EC、聚丙烯酸树脂、EVA 等作为包衣成膜材料。为使衣膜具有一定的通透性，包衣液中常加入少量致孔剂，如 PEG 类、PVP、PVA、HPMC、十二烷基硫酸钠、糖和盐类等水溶性物质，亦有加入一些水不溶性的固体粉末的如滑石粉、二氧化硅等，甚至将部分药物加在包衣液中既作致孔剂，同时又起速释作用。用这样的包衣液对普通片剂进行包衣即可制成微孔膜包衣片。例如，磷酸丙吡胺缓释片的制备过程是先按常规方法制成含药片芯，然后采用低黏度 EC、醋酸纤维素及聚甲基丙烯酸酯作为包衣材料，PEG 类作为致孔剂，邻苯二甲酸二乙酯、蓖麻油作为增塑剂，采用丙酮作为分散溶剂配制包衣液进行包衣，通过控制衣膜的厚度（膜增重）调节药物的释放速率。

此类包衣片遇水或消化液时，衣膜上的致孔剂部分溶解或脱落，导致衣膜上形成无数微孔或弯曲孔道，提高药物的通透性（图 7-5）。水溶性药物的片芯需要具有一定硬度和较快的溶出速率，以使包衣片的释药速率完全由微孔包衣膜控制，此微孔膜在胃肠道内不被破坏，最后排出体外。

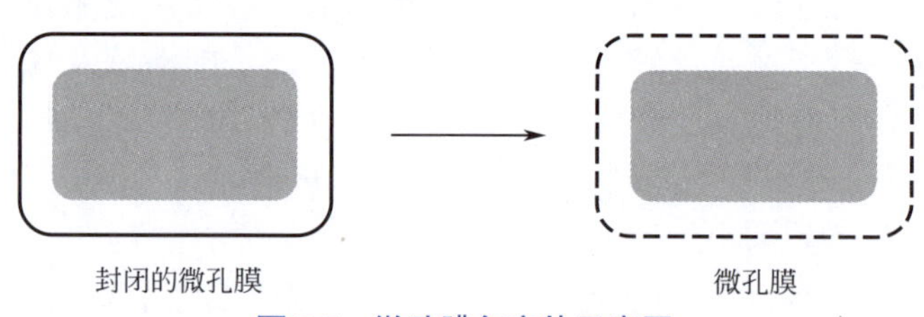

图 7-5　微孔膜包衣片示意图

2. 膜控释小片

将药物与辅料按常规工艺制粒，再压成直径约为 3mm 小片，最后用缓释包衣材料包衣后装入硬胶囊。每粒硬胶囊可装数片或十几片不等，同一胶囊内的小片可通过采用具有不同缓释作用的包衣材料或不同厚度的包衣膜来控制药物的释放速度。此类制剂释药恒定可控，克服了颗粒剂由于包衣不均匀而影响药物释放的缺点，是一种较理想的口服控释剂型。其生产工艺也较控释小丸简便，质量更易于控制。

3. 肠溶膜控释片

肠溶膜控释片系指将药物压成片芯，外包肠溶衣膜制得的包衣片，还可根据需要再包上含药的糖衣层，此糖衣层中的药物在胃液中释放，起速效作用。当肠溶衣片芯进入肠道后，肠溶衣膜溶解，片芯中的药物释放，因而延长了释药时间。例如，普萘洛尔控释片处方中 60% 的药物与 HPMC 混合压成骨架型片芯，外包肠溶衣膜，其余 40% 的药物均匀分散在外层糖衣层中，包在肠溶衣膜的外面。此控释片在肠道内基本以零级速率缓慢释药，可维持药效 12h 以上。

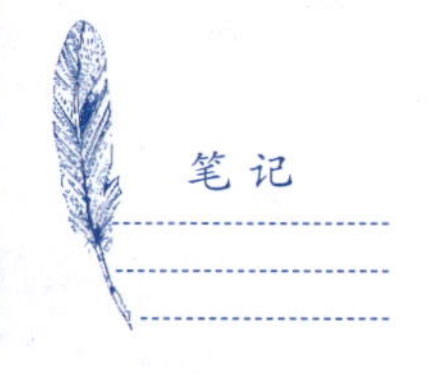

4. 膜控释小丸

主要由含药丸芯与控释薄膜衣两部分组成。丸芯含有药物以及稀释剂、黏合剂等辅料，包衣膜与片剂大致相同，也有亲水包衣膜、不溶性包衣膜、微孔包衣膜和肠溶衣等。例如，酮洛芬控释小丸的含药丸芯由药物细粉与 MCC 组成，以 1.5%CMC-Na 胶浆为黏合剂，通过挤出 - 滚圆法制成。包衣材料为等量的 Eudragit RL 和 RS，以异丙醇与丙酮的混合溶剂为分散溶剂，增塑剂用量为包衣材料的 10%，制得的包衣液浓度为 11%，采用流化床包衣技术对丸芯进行包衣，得平均膜厚度 50μm 的控释小丸。

（三）渗透泵型控释制剂

渗透泵片主要是由药物、半透膜材料、渗透压活性物质以及推动剂等构成。常用的半透膜材料包括水不溶性的纤维素类（如醋酸纤维素、EC）、聚丙烯酸树脂类等。渗透压活性物质（亦称渗透压促进剂）主要起调控室内渗透压的作用，常用的包括乳糖、果糖、葡萄糖、甘露醇的不同混合物以及氯化钠等。推动剂亦称助渗剂或促渗透聚合物，具有吸水膨胀性，膨胀后产生推动力，将药物层的药物从释药小孔推出，常用的包括聚羟甲基丙烯酸烷基酯、PVP 等。渗透泵片中除上述组成外，还可加入助悬剂、黏合剂、润湿剂、润滑剂等。

渗透泵片的制备过程是先在含药片芯外包一层半透性的聚合物衣膜，然后通过激光打孔等方式在半透膜上开一个或一个以上适宜孔径的释药小孔，胃肠液中的水分可通过半透膜进入片芯并溶解药物和渗透压活性物质，使半透膜内形成很高渗透压的饱和溶液，膜内外的渗透压差维持水分继续进入膜内，引起药物溶液从释药小孔中释出。

口服渗透泵控释片在渗透泵控释制剂中应用最广，根据结构特点可分为单室、多室渗透泵片，此外，还包括一种拟渗透泵的液体口服渗透泵系统（图 7-6）。其中，单室渗透泵片适于大多数水溶性药物，而双室渗透泵片适于水溶性过大或难溶性的药物。

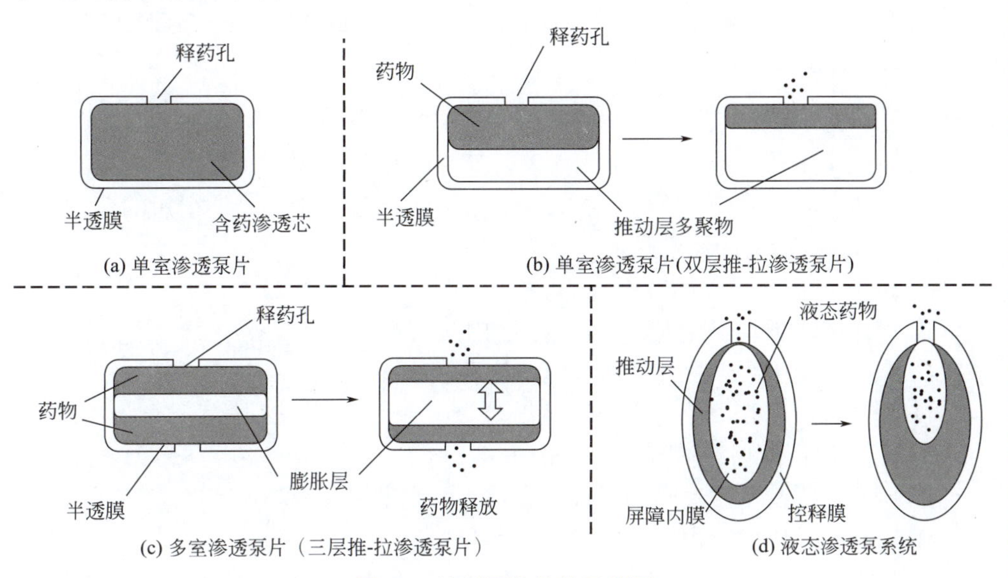

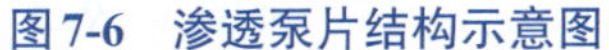
图 7-6　渗透泵片结构示意图

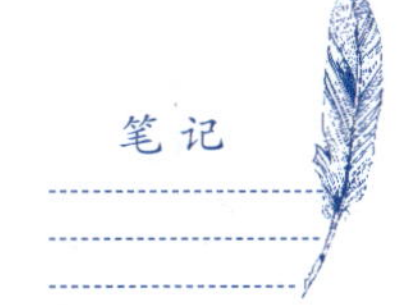

四、缓释、控释制剂的质量评价

缓释、控释制剂的质量评价主要涉及药物的体外释放、体内动力学及临床试验等内容。与常规剂型的质量研究相比，缓释、控释制剂的体外释放速率与体内吸收速率的测定显得尤为重要。

（一）体外释放度试验

缓释、控释和迟释制剂指导原则（通则 9013）规定，缓释、控释制剂的体外药物释放度试验可使用溶出度测定仪进行。通则 0931 共收载了七种溶出度与释放度的测定方法，其中，缓释、控释制剂的体外药物释放度照第一法（篮法）、第二法（桨法）或第三法（小杯法）、第六法（流池法）、第七法（往复筒法）进行测定。

（二）体内生物利用度和生物等效性研究

生物利用度是指药物从剂型中释放并被吸收进入人体血液循环后，在作用部位可利用的速度和程度，通常采用血浆浓度 - 时间曲线加以评估。生物等效性是指同一种药物的不同制剂在相同实验条件下，给以相同剂量，其生物利用度（吸收速度和程度）没有明显差异，即不同制剂药物的体内行为相当，具有相似的安全性与有效性。通则 9011 规定缓释、控释制剂的生物利用度与生物等效性试验应在单次和多次给药的条件下进行。

（三）体内外相关性

缓释、控释制剂需要进行体内外相关性试验，通则 9013 规定缓释、控释制剂体内外相关性是指体内吸收相的吸收曲线与体外释放曲线之间对应的各个时间点进行回归，得到直线回归方程的相关系数符合要求，即可认为体内外具有相关性。只有在体内外具有相关性的条件下，才能通过体外释放曲线来预测体内情况。

扫一扫　7.2.5　拓展知识　缓控释制剂处方案例

习题7.2　　扫一扫　习题7.2答案

单项选择题

1. 关于缓释制剂特点，错误的是（　　）。

A. 可减少用药次数　　B. 处方组成中一般只有缓释药物

C. 血药浓度平稳　　D. 不适宜于半衰期很短的药物

2. 渗透泵片控释的原理是（　　）。

A. 减少溶出

B. 片外渗透压大于片内，将片内药物压出

C. 片内渗透压大于片外，将药物从细孔压出

D. 片外有控释膜，使药物恒速释出

3. 对缓控释制剂叙述正确的是（　　）。

A. 所有药物都可用适当的手段制备成缓释制剂

B. 用脂肪、蜡类等物质可制成不溶性骨架片

C. 青霉素普鲁卡因的疗效比青霉素钾的疗效显著延长，是由于青霉素普鲁卡因的溶解度

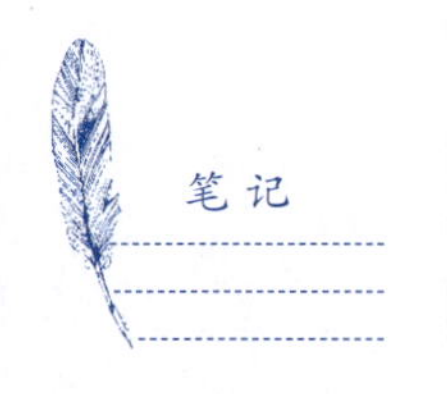

D. 缓释制剂可克服普通制剂给药的峰谷现象

4. 以下可用于制备亲水凝胶骨架片的材料是（　　）。

A. 海藻酸钠　　B. 聚氯乙烯　　C. 脂肪酸　　D. 硅橡胶

5. 可作为渗透泵制剂中渗透促进剂的是（　　）。

A. 氢化植物油　　B. 脂肪　　C. 淀粉浆　　D. 蔗糖

6. 下列不是缓、控释制剂释药原理的为（　　）。

A. 渗透压原理　　B. 离子交换作用　　C. 溶出原理　　D. 扩散原理

多项选择题

7. 哪些药物不宜制成长效制剂（　　）。

A. 生物半衰期短的（小于 1h）药物

B. 生物半衰期长的（大于 24h）药物

C. 一次剂量很大（大于 1g）的药物

D. 溶解度很小，吸收无规律的药物

8. 以下属于缓释制剂的是（　　）。

A. 膜控释小片　　B. 渗透泵片　　C. 微球　　D. 脂质体

9. 以下具有缓释作用的是（　　）。

A. 分散片　　B. 渗透泵片

C. 微孔膜包衣片　　D. 蜡制骨架片

10. 以下属于膜控释制剂的是（　　）。

A. 微孔膜包衣制剂　　B. 膜 - 贮库型经皮给药系统

C. 骨架控释片　　D. 眼用控释膜

任务三　黏膜给药制剂

黏膜给药因其便捷的给药途径和良好的患者顺应性，成为研究的热点。目前研究最多的是鼻黏膜、口腔黏膜和眼黏膜这三种途径。

扫一扫　7.3　案例导入　黏膜给药制剂

一、黏膜给药的定义和特点

黏膜给药（mucosal drug delivery）是指使用适当的载体使药物透过人体的黏膜部位，如鼻黏膜、口腔黏膜、眼黏膜、直肠黏膜、子宫及阴道等，转运至体循环而引起全身作用的给药方式。和其他给药方式相比，黏膜给药具有如下优势：①既可产生局部治疗作用，亦可通过黏膜吸收进入体循环发挥全身治疗作用；②与口服给药相比，药物通过黏膜吸收进入体循环，不经消化道和肝脏，可避免首过效应；③拓展了药物的给药途径，为大分子多肽及蛋白类药物的递送提供新的途径；④鼻黏膜、直肠黏膜和阴道黏膜是脂溶性通道，脂溶性药物更容易通过黏膜吸收；⑤黏膜给药通过特定区域黏膜吸收而具有一定靶向作用和缓释作用，如鼻黏膜可达脑靶向目的；⑥黏膜给药使用方便、简单、经济。

笔记

二、黏膜给药制剂的分类

黏膜存在于人体各腔道，如口腔、鼻腔、眼部、肺部、直肠、阴道及子宫等部位，根据给药部位的不同，黏膜给药制剂分为以下几类：①口腔黏膜给药制剂，如舌下片、口含片、口腔贴片、含漱剂、口腔凝胶剂等；②鼻黏膜给药制剂，如滴鼻剂、凝胶剂、微乳、微粒给药系统等；③眼黏膜给药制剂，如滴眼剂、眼膏剂等；④肺黏膜给药制剂，如气雾剂、喷雾剂、粉雾剂等；⑤直肠、阴道及子宫黏膜给药制剂，如栓剂和灌肠剂等。

1. 口腔黏膜给药制剂

口腔黏膜给药制剂（oral mucosal delivery preparations）是在口腔黏膜给药而发挥局部或全身作用的制剂，包括散剂、片剂、膜剂、喷雾剂、水凝胶剂等。

为了增加药物的渗透性，在处方中需加入一定量的促渗剂。其作用机制包括：①通过减小黏液层的黏性 / 弹性而改变黏液的流变学性质；②与细胞膜的脂质或蛋白质膜成分相互作用，增加膜流动性，促进物质透过细胞转运；③增加细胞间隙脂质的溶解度，促进细胞旁转运；④抑制降解多肽类药物的内肽酶和外肽酶。

该给药途径的特点主要包括：无肝肠首过效应，能避免肝药酶与消化道的环境对药物的降解作用；起效快，患者耐受性良好；黏膜的通透性较大，利于药物的吸收等。

2. 鼻黏膜给药制剂

鼻黏膜给药制剂（nasal mucosal drug delivery preparations）是指在鼻腔内使用，经鼻黏膜吸收而发挥全身或局部治疗作用的制剂。主要剂型包括滴鼻剂、鼻用喷雾剂、气雾剂、粉雾剂、鼻用凝胶剂、鼻用微球、脂质体等。

鼻黏膜总面积大约 $200cm^2$，鼻腔可容纳约 1.5ml 的药液。鼻腔黏膜分布有丰富的小动脉、小静脉和毛细淋巴管，有利于药物吸收，药物在鼻黏膜的吸收可以直接进入体循环，故能避开肝的首过效应。

扫一扫　7.3.1　拓展知识　鼻黏膜给药的特点

3. 眼黏膜给药制剂

眼用制剂（ocular preparations）系指直接用于眼部发挥治疗作用的无菌制剂，主要通过角膜渗透与非角膜渗透途径实现药物吸收。

临床常用的眼用剂型为滴眼剂和眼膏剂。滴眼剂用药后药物可经泪液冲刷或从鼻泪管流失，药效维持时间短，需频繁给药；眼膏剂则易导致视野模糊。近年眼部给药剂型的研究主要集中在如何改善眼部药物的生物利用度，以及如何实现局部定位给药与控释给药，涉及剂型包括：眼用凝胶剂、眼用脂质体、眼用微球、眼膜剂、眼用植入剂等。

4. 肺黏膜给药制剂

肺部给药（pulmonary drug delivery）可用于气管和肺部疾病，如哮喘、肺部感染性疾病或慢性阻塞性肺病的治疗，也能使药物经肺吸收进入血循环，实现全身作用。主要剂型为气溶胶剂，包括吸入气雾剂、吸入喷雾剂和吸入粉雾剂。主药经口腔喷雾给药，进入呼吸道中、下部位。

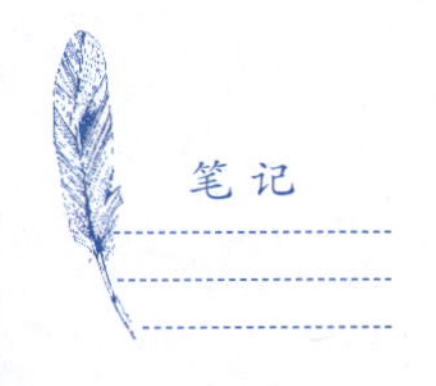

习题7.3

扫一扫　习题7.3答案

单项选择题

1. 下面不是口腔黏膜给药制剂的是（　　）。

A. 舌下片　　B. 口含片　　C. 口腔贴片　　D. 分散片

2. 关于黏膜给药制剂的特点说法错误的是（　　）。

A. 可产生局部治疗作用，亦可通过黏膜吸收进入体循环发挥全身治疗作用

B. 可避免首过效应

C. 脂溶性药物更容易通过黏膜吸收

D. 不可作为大分子多肽及蛋白类药物的递送途径

判断题

3. 鼻黏膜给药制剂经口腔喷雾给药，进入呼吸道中、下部位发挥作用。（　　）

4. 肺黏膜给药制剂主要剂型为气溶胶剂，包括吸入气雾剂、吸入喷雾剂和吸入粉雾剂。（　　）

5. 鼻黏膜是脂溶性通道，脂溶性药物更容易通过黏膜吸收。（　　）

任务四　经皮给药系统

扫一扫　7.4　案例导入　经皮给药微针贴

一、概述

（一）经皮给药制剂的定义

经皮给药制剂亦称经皮给药系统（transdermal drug delivery system，TDDS）或经皮治疗系统（transdermal therapeutic system，TTS），系指通过皮肤敷贴等方式用药，药物以一定的速率透过皮肤经毛细管吸收进入全身血液循环并达到有效血药浓度，从而实现治疗或预防疾病作用的一类制剂，常用的剂型为贴剂。此外，广义的TDDS还包括软膏剂、硬膏剂、巴布剂、涂剂等。自美国第一个TDDS即东莨菪碱贴剂上市以来，目前，已有许多经皮给药制剂获准上市并受到普遍欢迎，如硝酸甘油、芬太尼、烟碱、可乐定、硝酸异山梨酯等。《中国药典》（2020年版）收载了雌二醇缓释贴片、吲哚美辛贴片等经皮给药制剂。

（二）经皮给药制剂的特点

经皮给药制剂作为一种简单、方便和有效的给药方式，可以实现无创伤性给药，与常规剂型如口服片剂、胶囊剂或注射剂等相比具有以下独特的优点。

（1）可避免口服给药可能产生的肝脏首过效应以及胃肠灭活效应，药物的吸收不受胃肠道因素如酶、消化液、pH值等的干扰，提高了治疗效果。

（2）减少用药次数，延长给药时间间隔，提高患者用药的顺应性。如硝酸甘油舌下片给药2～3min显效、5min达到最大治疗效应，每次作用仅持续10～30min，需要反复多次用药，并伴有不良反应发生；改用贴剂后，每日仅需

笔记

贴用一张，且能减少不良反应的发生，更适于夜间性心绞痛发作的预防。

（3）在给药期间维持恒定的最佳血药浓度或生理效应，避免了胃肠给药等引起的血药浓度峰谷现象，从而降低了副作用。

（4）给药方便，患者可以自主用药，并可通过调整给药面积调节给药剂量，一旦发现副作用，患者可以随时中断给药，特别适于婴儿、老人、不宜口服给药的患者以及需要长期用药的慢性疾病患者。

虽然 TDDS 具有超越一般给药方式的独特优点，但经皮给药也存在一定的局限性。

（1）由于皮肤强大的生理屏障作用，药物经皮给药的透过率低，故供选择的药物限于药理作用强的药物。

（2）通常药物透过皮肤的速率很小，起效较慢，不适合要求快速起效的药物，且多数药物达不到有效治疗浓度。

（3）尽管可通过扩大给药面积等方式改善药物的透过程度，但大面积给药可能对皮肤产生刺激性和过敏性。

（4）TDDS 存在皮肤的代谢作用和贮库作用，药物吸收的个体差异以及用药部位的差异较大。

（5）给药剂量较小，一般认为每日剂量最好小于 10mg 为宜。

（6）生产工艺及条件比较复杂。

扫一扫　7.4.1　拓展知识　药物在皮肤的转运

二、经皮给药制剂的基本结构及分类

（一）经皮给药制剂的基本结构

经皮给药制剂基本上是由不同性质和功能的几层高分子薄膜层合而成，大致包括以下五层。①背衬层：具有屏障作用，可阻止药物的挥发及流失，同时对药库或压敏胶起支撑作用。②药物贮库层：主要发挥贮存药物的作用。③控释膜层：主要起到控制释药速度的作用，也可兼作药库。④黏胶膜（黏附层）：通常起粘贴作用，有时也可兼作药库或起到控释作用等，常用的胶黏膜材料为压敏胶（PSA）。⑤保护膜（防黏层）：主要起保护胶黏膜的作用，是一种可剥离的衬垫膜，用时拆去。

（二）经皮给药制剂的分类

根据目前生产及临床应用情况，经皮给药系统大致可分为以下 4 类。

1. 膜控释型

膜控释型 TDDS 系指药物或与适宜的渗透促进剂等被控释膜材或其他控释材料包裹制成药物贮库，释药速率由控释膜或高分子包裹材料的性质来控制，其基本构造如图 7-7 所示，主要包括无渗透性的背衬层、药物贮库层、控释膜层、黏胶层和防黏层五部分。如硝酸甘油、可乐定、东莨菪碱、雌二醇的透皮给药系统均属于膜控释型的 TDDS。

背衬层所用的背衬材料多为不渗透的多层复合铝箔，此外，还包括不透性塑料薄膜材料如聚对苯二甲酸乙二醇酯（PET）、聚苯乙烯、高密度聚乙烯等。

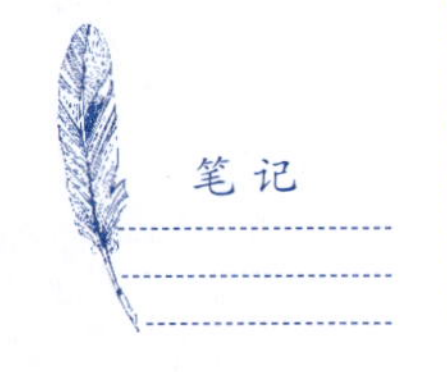

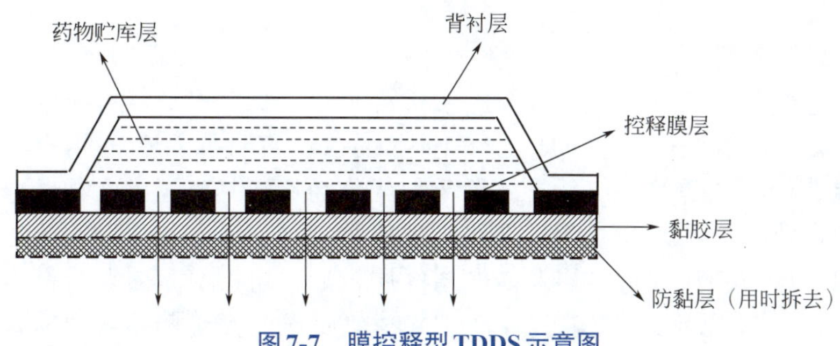

图 7-7　膜控释型 TDDS 示意图

药物贮库层可供选择的药库材料很多，常用的有卡波姆、HPMC、PVA 等，可以采用单一材料或多种材料配制的软膏、水凝胶、溶液等制备，如将药物均匀分散在对膜不渗透的半固体软膏基质中。此外，各种压敏胶和骨架膜材也可同时是药库材料。

控释膜层是由高分子材料加工而成的均质膜或微孔膜。常用于均质膜的膜材有 EVA、聚硅氧烷等。而微孔膜常需经过聚丙烯拉伸或经高能重粒子照射而成。

黏胶层所用黏胶剂可将同种或异种物质粘贴起来，常用的材料为各种压敏胶。压敏胶系指那些在轻微压力下即可发挥与皮肤表面粘贴作用同时又易于剥离的一类压敏性的胶黏材料，如硅橡胶类压敏胶、丙烯酸类压敏胶、聚异丁烯（PIB）类压敏胶等。

防黏层常用的防黏材料主要有聚乙烯、聚苯乙烯、聚丙烯等高聚物的膜材，有时也可采用表面经石蜡或甲基硅油处理过的光滑厚纸。

2. 黏胶分散型

黏胶分散型 TDDS 的基本结构与膜控释型相同，如图 7-8 所示，其药库层及控释层均由压敏胶构成。药物溶解或分散于压敏胶中构成药物贮库，均匀涂布于不渗透的背衬层上，加防黏层即得，如黏胶分散型奥昔布宁贴剂。为了提高压敏胶与背衬层之间的黏结强度，可在背衬层上先涂布空白压敏胶，然后铺上含药胶，再涂上具有控释作用的胶层。

这种给药系统生产方便、成本低，但由于药物扩散通过含药胶层的厚度随药物释放时间的延长而逐渐增加，药物的释放速度则相应减慢，为了保证恒定的释药速度，可以采用多层含药膜结构，根据与皮肤接触距离的远近不同将系统的药库按照适宜浓度梯度制成含药量及致孔剂不同的多层压敏胶层，与皮肤距离最近的药库层含药量低，最远的药库层含药量高，同时调整孔隙率，从而实现恒速释药的目标。

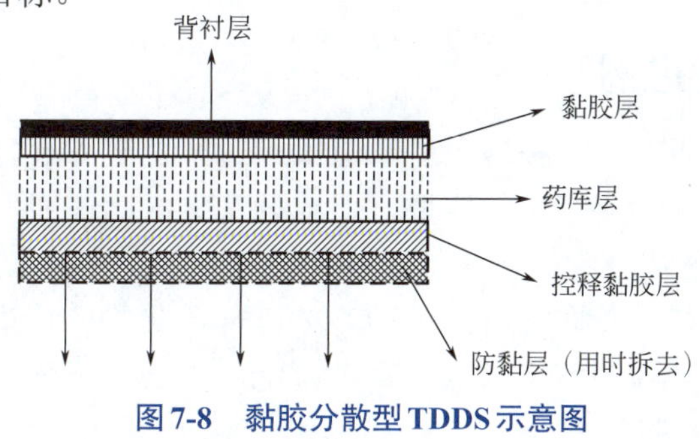

图 7-8　黏胶分散型 TDDS 示意图

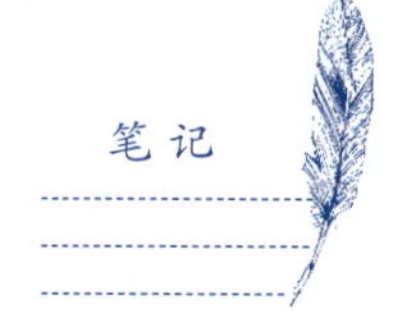

3. 骨架扩散型

药物溶解或均匀分散在亲水性骨架材料（如 PVA、PVP 等）或疏水性的骨架材料（如聚硅氧烷等）中制成含药骨架，骨架中也可加入适宜的润湿剂如水、丙二醇或者聚乙二醇等，然后将此含药骨架分剂量成具有适宜面积及厚度的药膜并粘贴在背衬层上，在骨架层上涂布压敏胶，再加上防黏层即得。也可先将含药骨架与压敏胶层、背衬层及防黏层经层合后再进行分剂量。其基本构造如图 7-9 所示。NITRO-DUR® 硝酸甘油 TDDS 就属于此类给药系统，其骨架材料为 PVA、PVP 和羟丙基纤维素等，制成圆形含药膜片，并与涂布压敏胶的圆形背衬层、防黏层复合即得。

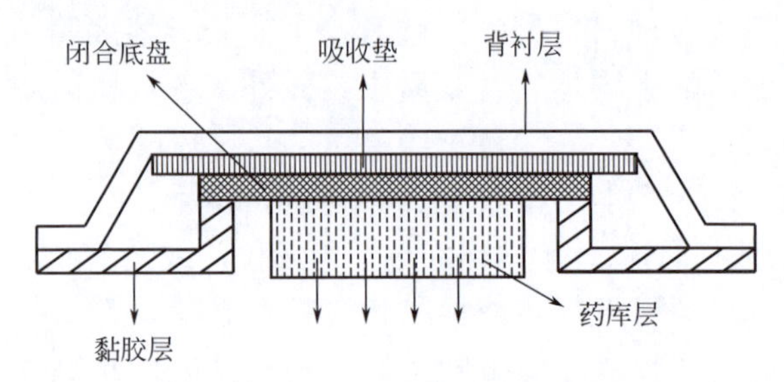

图 7-9　骨架扩散型 TDDS 示意图

4. 贮库型

贮库型 TDDS 兼具膜控释型和骨架型的特点。如图 7-10。

其一般制备方法是先将药物均匀分散在水溶性高分子聚合物（如 PEG）的水溶液中，再将该混悬液均匀分散在疏水性高分子聚合物中，在高切变机械力的作用下，使成为微小的球状液滴，然后迅速与疏水性聚合物分子交联成为稳定的包含有球状液滴药物贮库的分散系统，将此系统制成适宜面积及厚度的药膜，置于黏胶层中心，加防黏层即得。

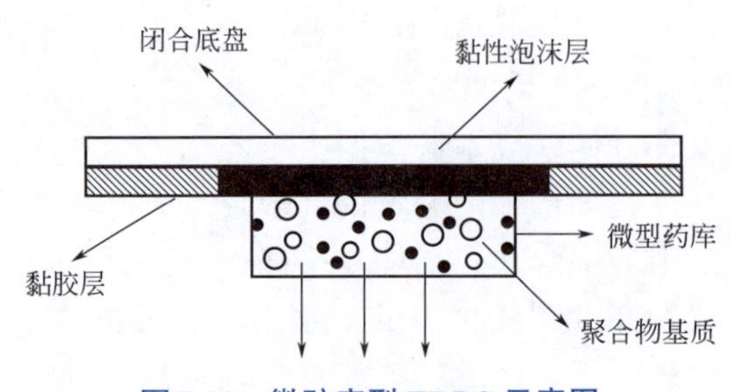

图 7-10　微贮库型 TDDS 示意图

三、经皮吸收促进剂

对于多数药物而言，皮肤是人体一道很难透过的天然屏障，许多药物的经皮透过速率无法满足临床治疗的需要，已成为 TDDS 产品研发的巨大障碍，因此，寻找促进药物透皮吸收的方法已成为目前 TDDS 研究的重点。

经皮吸收促进剂（亦称渗透促进剂）可以降低药物的透皮阻力，提高药物的透皮速率，是改善药物透皮吸收的首选方法。目前，临床上常用的经皮吸收促进剂可分为以下几类。

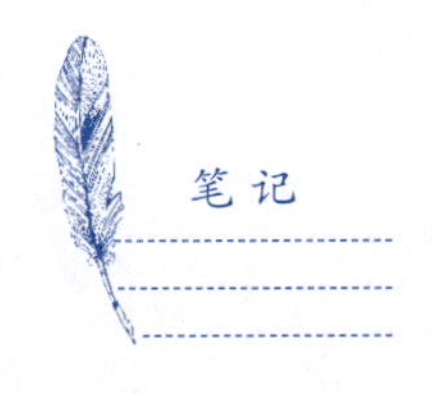

1. 表面活性剂

可透过皮肤并可能与皮肤成分发生相互作用，从而改善皮肤的透过性。其中，离子型表面活性剂与皮肤的相互作用较强，常用的如十二烷基硫酸钠，但在连续使用后，可产生皮肤的刺激性，引起皮肤干燥、红肿或粗糙化。非离子型表面活剂主要提高角质层类脂的流动性，对皮肤刺激性较离子型小，但促渗透作用也较弱，常用的如吐温类。

2. 氮酮类化合物

月桂氮䓬酮（亦称氮酮），国外商品名为Azone，是一种新型、高效、安全、优良的经皮吸收促进剂。本品用量较少，对皮肤的毒性及刺激性较低，对亲水性药物和亲脂性药物均具有明显的渗透促进作用，且对亲水性药物的促透作用更强。氮酮可通过与皮肤角质层间质的脂质发生作用，使细胞间脂质的排列有序性降低，提高脂质流动性，降低了药物的扩散阻力。氮酮的促渗透作用起效较为缓慢，滞后时间可长达2～10h不等，但作用时间可持续数日。氮酮与其他促渗剂（如丙二醇、油酸等）合用，可产生协同作用，促渗透效果更好。

3. 醇类化合物

包括低级醇类（如乙醇、丁醇及其他直链醇）、多元醇类（如丙二醇），也常作为促渗剂使用，但单独使用时促透效果不佳，如与其他促渗剂合用，可以提高很多渗透促进剂（如Azone、油酸等）的溶解度，并发挥协同促渗作用。

除以上渗透促进剂外，某些脂肪醇或脂肪酸类（如油酸）、角质保湿剂（如尿素）等都具有促进药物经皮吸收的作用。实践中可以选用两种及以上的化学促透剂组成混合促透剂，在改善促透效果的同时，降低对皮肤的刺激性。

此外，还可采用物理方法（如离子导入法、电致孔法、超声导入法、无针喷射给药系统等）以及药剂学方法（如借助具有透皮促渗作用的新型纳米载体包括脂质体、醇质体、传递体等）来促进药物的经皮吸收。

四、经皮给药制剂的制备

1. 膜控释型TDDS的制备工艺流程

见图7-11。

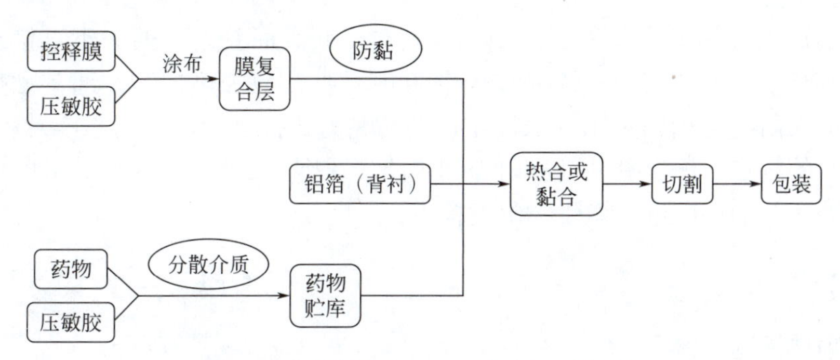

图7-11　膜控释型TDDS的制备工艺流程

2. 黏胶分散型TDDS的制备工艺流程

见图7-12。

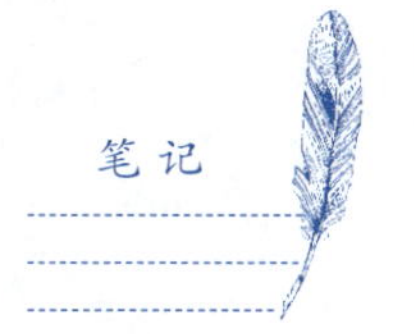

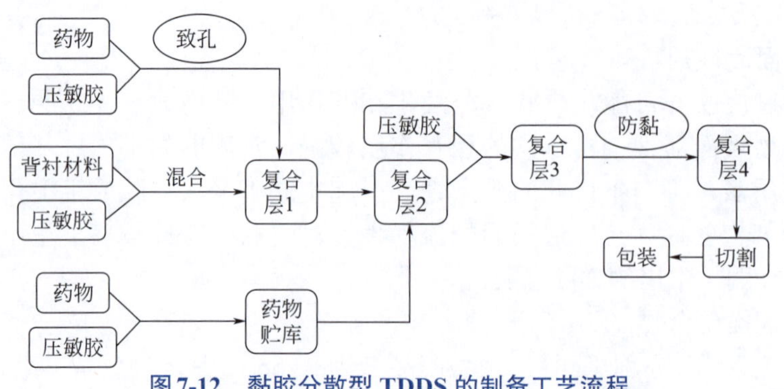

图7-12 黏胶分散型TDDS的制备工艺流程

3. 骨架扩散型TDDS的制备工艺流程

见图7-13。

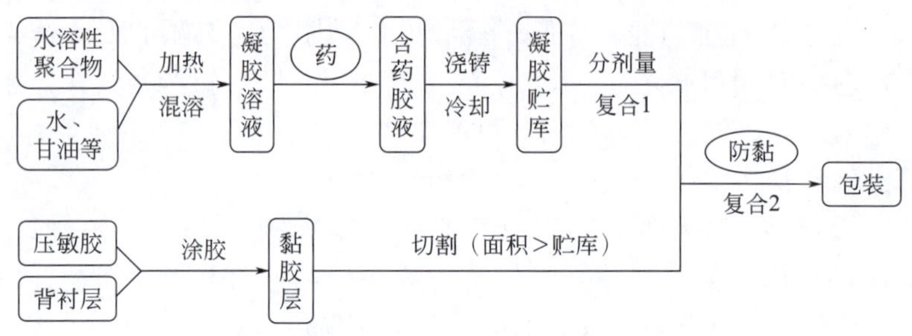

图7-13 骨架扩散型TDDS的制备工艺流程

五、经皮给药制剂的质量评价

1. 含量均匀度

按贴剂（通则0121）规定，透皮贴剂应进行含量均匀度检查（通则0941），结果应符合规定。

2. 释放度

TDDS的释放度系指在规定条件下药物从给药系统中释放的速度和程度，常用于控制生产的重现性和制剂质量。透皮贴剂的释放度测定方法、装置及判断标准应参照溶出度与释放度测定法（通则0931）第四法（桨碟法）、第五法（转筒法）。

3. 黏附力

贴剂作为敷贴于皮肤表面的制剂，其与皮肤表面黏附力的大小直接影响制剂的释药情况，从而影响药品的安全性和有效性，应加以控制。通常贴剂与皮肤作用的黏附力可用四个指标来测定，即初黏力、持黏力、剥离强度及黏着力。这四种力的测定方法参见贴剂黏附力测定法（通则0952）第一、二、三、四法。

此外，贴剂还应进行微生物限度检查。

习题7.4

扫一扫 习题7.4答案

单项选择题

1. 透皮吸收制剂中加入“Azone”的目的是（　　）。

A. 增加贴剂的柔韧性　　B. 使皮肤保持润湿

C. 促进药物经皮吸收　　D. 增加药物的稳定性

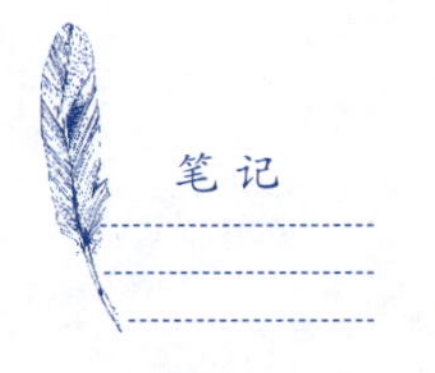

2. 药剂中 TDS 或 TDDS 的含义为（ ）。

A. 药物靶向系统　　B. 透皮给药系统

C. 多单元给药系统　　D. 主动靶向给药系统

3. 下列因素中，不会影响药物经皮吸收的是（ ）。

A. 皮肤因素　　B. 经皮吸收促进剂的浓度

C. 背衬层的厚度　　D. 药物相对分子质量

4. 下列关于透皮给药系统的叙述中，正确的是（ ）。

A. 药物分子量大，有利于透皮吸收

B. 药物熔点高，有利于透皮吸收

C. 透皮给药能使药物直接进入血流，避免了肝脏首过效应

D. 剂量大的药物适合透皮给药

5. 适于制备成经皮吸收制剂的药物是（ ）。

A. 在水中及油中的溶解度接近的药物

B. 离子型药物

C. 熔点高的药物

D. 每日剂量大于 10mg 的药物

多项选择题

6. TDDS 的制备方法有（ ）。

A. 骨架黏合工艺　　B. 超声分散工艺

C. 逆相蒸发工艺　　D. 涂膜复合工艺

7. 可以在经皮给药系统中作为渗透促进剂的是（ ）。

A. 月桂氮䓬酮　　B. 二甲基亚砜

C. 薄荷醇　　D. 尿素

8. 经皮吸收制剂中常用的压敏胶有（ ）。

A. 乙烯酸类　　B. 聚硅氧烷类

C. 聚异丁烯类　　D. 聚丙烯酸类

9. 影响药物经皮吸收的因素有（ ）。

A. 药物的分子量　　B. 药物的油水分配系数

C. 皮肤的水合作用　　D. 药物粒子大小

10. 下列关于经皮给药系统的质量控制，正确的为（ ）。

A. 经皮吸收制剂的生物利用度应与口服制剂接近

B. 经皮吸收制剂可不进行药物含量检查

C. 经皮吸收制剂需进行体外释放度测定

D. 一般情况下，经皮吸收制剂中药物的释放速率应小于药物的透皮速率

任务五　靶向制剂

笔记

扫一扫　7.5　案例导入

一、概述

（一）靶向制剂的概念与特点

靶向制剂亦称靶向给药系统（targeting drug delivery system，TDDS），是指载体将药物通过局部给药或全身血液循环而选择性富集于靶组织、靶器官、靶细胞或细胞内结构的给药系统。靶向制剂不仅要求药物选择性地到达病灶部位，还要求药物在病灶部位滞留一段时间，在发挥疗效的同时，避免药物分布到正常组织或器官产生不良反应或失去活性。理想的靶向制剂应具备定位浓集、控制释药、载体无毒且可生物降解三个要素。

靶向制剂的特点：与注射剂、片剂等常规制剂相比，靶向制剂可以增加药物对靶部位的指向性及滞留性，使药物具有专一的药理活性，减少剂量的同时，提高药效及制剂的生物利用度，降低不良反应，增强患者用药的安全性、有效性、可靠性以及顺应性等。靶向制剂还可弥补其他传统药物制剂存在的不足，如提高药物稳定性及增溶作用、改善药物的吸收、防止药物受体内酶或pH值等的干扰、延长药物半衰期、增强药物特异性和组织选择性、提高药物的治疗指数等。

（二）靶向制剂的分类

根据药物所到达的靶部位不同可以分为：一级靶向制剂指药物可到达特定靶组织或靶器官；二级靶向制剂指药物可到达组织或器官内的特定细胞；三级靶向制剂指药物可到达靶细胞内某些特定部位或细胞器。

按所采用靶向策略不同可分为以下三种。

1. 被动靶向制剂

亦称自然靶向制剂，指载药微粒在体内被单核 - 巨噬细胞（常见的如肝的Kupffer细胞）自然吞噬，并通过正常生理过程分布至肝、脾等巨噬细胞丰富的器官而实现靶向作用的制剂。这类靶向制剂往往利用脂质、类脂质、蛋白质、生物降解高分子物质作为载体形成载药微粒而实现。

2. 主动靶向制剂

系指以经过修饰的药物载体作为“导弹”，将药物定向输送到特异性识别靶区浓集并发挥药效的制剂。可以通过对载药微粒表面进行结构修饰、连接与靶细胞受体特异性结合的配体或连接单克隆抗体等方式制成主动靶向制剂，也可采用前药策略对药物本身完成靶向性修饰。例如，紫杉醇长循环脂质体通过聚乙二醇对载药微粒表面进行修饰的方式，提高了载体的亲水性，使其具有了一定的隐形特征，有效地降低或避免了被单核 - 巨噬细胞的识别和摄取，实现了长效作用。又如，可以利用多种肿瘤细胞表面叶酸受体的数量及活性明显高于正常细胞的特点，将药物连接叶酸基团并形成纳米微粒，经叶酸修饰的药物微粒具有了一定的主动靶向肿瘤细胞的作用。

3. 物理化学靶向制剂

采用适宜的物理化学方法将靶向制剂输送到特定部位发挥药效。较为常用的物理化学方法包括磁、温度和pH值等。如使用磁性材料与药物通过适宜的载体制成磁性靶向制剂，在足够强的体外磁场作用下，浓集于特定靶区并释放药

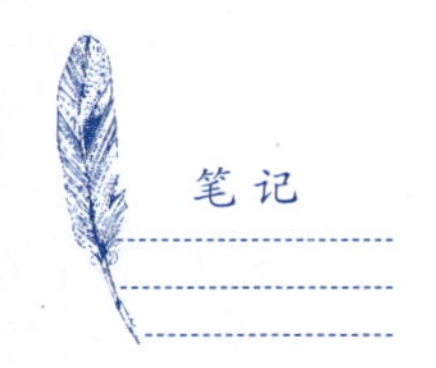

物；应用对温度敏感的载体制成热敏靶向制剂，在局部热疗的作用下，使其在靶区释放；也可使用对pH值敏感的载体制成pH值敏感靶向制剂或制备栓塞性靶向制剂阻断靶区的供血与营养。

二、靶向制剂的设计和常用载体

（一）被动靶向制剂

被动靶向制剂通过利用可将药物导向特定部位的生理惰性药物载体，使药物被生理过程自然吞噬而发挥靶向作用。常见的药物载体主要包括乳剂、脂质体、微球、微囊和纳米粒等。其中脂质体、微球、微囊、纳米粒的介绍见本项目任务一，此处介绍乳剂。

乳剂的靶向性的特点在于它具有淋巴系统靶向性。油状药物或亲脂性药物制成的O/W型乳剂或W/O/W型复乳经静脉注射，乳滴被巨噬细胞吞噬后可在肝、脾、肾等单核-巨噬细胞丰富的组织器官中高度浓集，乳滴中溶解的药物也可在这些组织器官中高度蓄积。水溶性药物制成的W/O型乳剂及W/O/W型复乳经肌内注射或皮下注射后易高度浓集于淋巴系统。

（二）主动靶向制剂

主动靶向制剂包括经过修饰的药物微粒载体系统及前体药物两大类。目前研究较多的为经修饰的药物载体，如长循环脂质体、免疫脂质体、修饰的微球以及免疫纳米球等。

1. 修饰的药物载体

药物载体经适当修饰（如采用PEG修饰）后可使疏水表面被亲水表面代替，从而减少或避免单核-巨噬细胞系统的吞噬作用，延长了作用时间，有利于将药物导向肝脾以外的缺少单核-巨噬细胞系统的组织，亦称反向靶向。利用抗体-抗原反应，通过抗体修饰，可制成定位于细胞表面特异性抗原的免疫靶向制剂。

2. 前体药物和药物大分子复合物

前体药物系指活性药物经化学结构改造后衍生而成的药理惰性物质，其在体内可再生为活性的母体药物而发挥治疗作用。目前研究的前体药物的类型主要包括抗癌药前体药物以及脑部靶向、结肠靶向、肝靶向、肾靶向等前体药物。

药物大分子复合物系指药物与适宜的聚合物、配体、抗体以共价键形成的分子共价结合物系统，常用的大分子包括右旋糖酐、PEG等，主要用于肿瘤靶向研究。

（三）物理化学靶向制剂

1. 磁性靶向制剂

磁性靶向制剂系指将药物与磁性材料共同包裹于高分子聚合物微粒载体系统中制成磁性载药微粒，通过体外磁场将其导向靶部位的给药系统，具有高效低毒等特点，如磁性微球、磁性纳米囊等，可供口服、注射等途径给药。注射用的磁性材料一般为超细磁流体，如$FeO \cdot Fe_2O_3$或Fe_2O_3等，以免阻塞血管。

2. 栓塞靶向制剂

动脉栓塞给药系指通过向病灶部位的动脉中插入导管，将含药的栓塞物注入靶组织或靶器官，并在靶区形成栓塞的一种医疗技术。栓塞靶向制剂可以阻

笔记

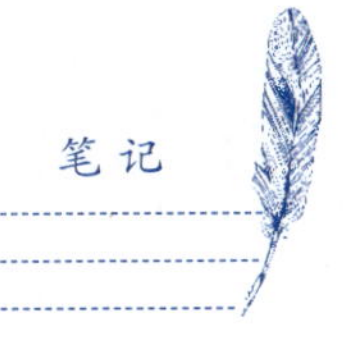

断对靶区的供血和营养，使靶区的肿瘤细胞缺血坏死，如栓塞制剂中加入抗肿瘤药物，则其在栓塞靶区的同时逐渐释放药物，具有栓塞和靶向性化疗的双重作用。这类靶向制剂主要有栓塞性微球及栓塞性复乳等。

3. 热敏感靶向制剂

热敏感靶向制剂系指采用对温度敏感的载体携载药物制成的，可在高温条件下有效释放药物至靶区的靶向制剂，如热敏脂质体、热敏免疫脂质体等。由某些脂质构成的脂质体具有特定的相变温度，低于相变温度时，脂质体稳定；达到相变温度时，脂质体膜的流动性增加，包封的药物释放速度增大，可通过病变部位升温的方式实现靶向输送药物的目的。

4. pH 敏感靶向制剂

pH 敏感靶向制剂是基于肿瘤附近及炎症部位的 pH 比周围正常组织低的特点而设计的，采用 pH 敏感微粒载体（如 pH 敏感脂质体）将药物靶向释放到特定 pH 靶区的一种制剂。通常采用对 pH 值敏感的类脂材料（如二棕榈酸磷脂等），制备载药的 pH 敏感脂质体，提高药物的靶向性。

习题7.5

扫一扫　习题7.5答案

单项选择题

1. 以下不属于靶向制剂的是（　　）。

A. 纳米囊　　B. 微球

C. 环糊精包合物　　D. 脂质体

2. 以下属于主动靶向给药系统的是（　　）。

A. 磁性微球　　B. 乳剂

C. 药物 - 单克隆抗体结合物　　D. 药物纳米粒

多项选择题

3. 使被动靶向制剂成为主动靶向制剂的修饰方法有（　　）。

A.PEG 修饰　　B. 前体药物

C. 糖基修饰　　D. 磁性修饰

4. 下列关于前体药物的叙述错误的为（　　）。

A. 前体药物在体内经化学反应或酶反应转化为活性的母体药物

B. 前体药物在体外为惰性物质

C. 前体药物在体内为惰性物质

D. 前体药物为被动靶向制剂

5. 属于物理化学靶向制剂的有（　　）。

A. 磁性靶向制剂　　B. 栓塞靶向制剂

C. 热敏感靶向制剂　　D. pH 敏感靶向制剂

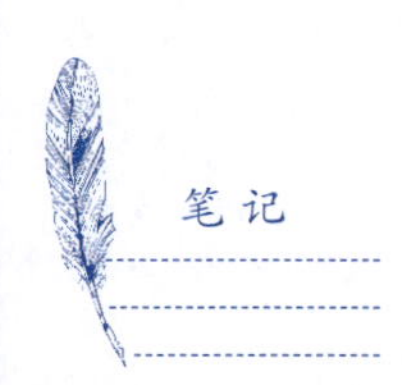

项目八

现代中药制剂

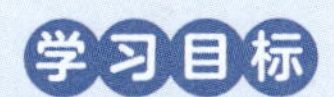

学习目标

知识要求

1.掌握中药制剂的概念、特点。

2.熟悉中药制剂的制备工艺。

3.了解中药制剂的种类。

技能要求

1.会进行中药制剂的制备。

2.会进行中药制剂的评价。

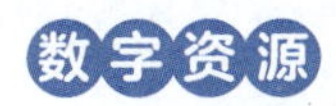

数字资源

8.1　案例导入　中药清肺排毒汤治疗新冠肺炎有良好疗效

8.1.1　拓展知识　中药制剂的分类

习题8.1答案

8.2　案例导入　浸出制剂的分类和特点

8.2.1　拓展知识　其他浸提方法

习题8.2答案

8.3　案例导入　药酒

习题8.3答案

8.4　案例导入

8.4.1　拓展知识　特殊中药散剂的制法

8.4.2　拓展知识　中药注射剂存在的问题及解决办法

习题8.4答案

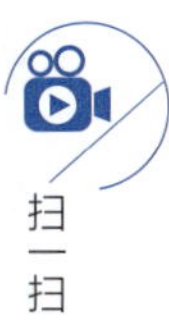

任务一　认识中药制剂

扫一扫　8.1　案例导入　中药清肺排毒汤治疗新冠肺炎有良好疗效

一、中药制剂常用术语

1. 中药（traditional Chinese medicine，TCM）

是指在传统中医理论指导下应用的药物，包括植物药、动物药和矿物药。

2. 炮制

根据中医药理论，依照辨证施治用药的需要和药物自身性质，以及调剂、制剂的不同要求，所采取的一项制药技术。

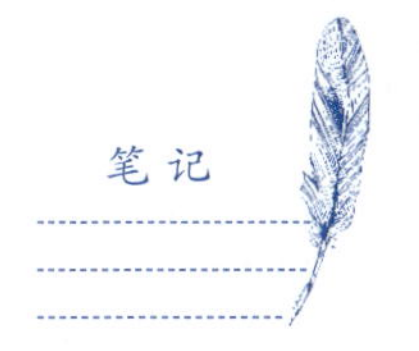

3. 饮片

是中药根据需要，经过炮制处理而形成的供配方用的中药，或可直接用于中药临床的中药。

4. 中药制剂

是根据法定处方或其他有规定依据的中药处方，将中药加工制成具有一定质量标准，可以直接用于防病治病的药品，包括成方制剂和医院制剂。

5. 中成药

为中药成方制剂的简称，是指以中药饮片为原料，在中医药理论指导下，按法定处方和标准大量生产的药品，包括处方药和非处方药。

6. 中药调剂

在中医药理论指导下，按照医师处方为患者配制的，并注明用法、用量的药剂调配操作。

二、中药制剂的特点

中药具有特殊的理论体系和应用形式，与中医基础理论相互依存，互相促进，密不可分。中医传统理论的主要精髓之一是整体观念和辨证论治思想。中药制剂具备与中医药学理论体系基本内容相适应的特征。中药制剂的特点主要体现在整体观指导下的多成分综合疗效；辨证论治思想指导下的个体化用药原则，以及中药炮制等方面。

1. 发挥多成分综合疗效

中医药整体观认为，人是一个有机的整体，以五脏为中心，通过经络系统，把五脏、六腑、九窍、四肢百骸等全身器官有机地联系起来，并通过气、血、精、津的作用，来完成机体统一的功能活动。中医治疗疾病时，是以在人体整体层面上的辨证诊断结果为依据，制定组方用药的具体方案。现代研究表明，无论是单味药制剂，还是中药复方制剂，都含有多种成分，具有多种功效。中药制剂针对的是人体内的多个作用靶点，通过多种渠道协同作用，发挥整体疗效。

2. 个体化用药原则

在中医辨证论治思想指导下的用药方案，是以具体病证和人的个体特征为依据，实现了人的个体差异化用药。用药对证，方可获得预期的疗效，同病可异治，异病可同治。如以感冒为例，由于外感“病邪”性质及机体的反应不同，临床证候可分为风寒、风热、气虚、阳虚、阴虚。因此，首先要辨清具体患者是风寒表证、风热表证，或是虚证感冒，才能确定是采用辛温解表、辛凉解表或是扶正解表的治疗法则，再根据治则选择适宜的制剂，确定疗程和用量。

3. 药材炮制后入药应用

中药材因其性能和作用相对复杂，不能完全适应临床治疗的广泛要求。通过炮制可以降低或消除药物的毒性或副作用，改变或缓和药物的性能，增强药物疗效，改变或增强药物的作用趋向，使药物洁净，利于调剂和服用。例如，生何首乌味苦、性平，具有解毒、润肠通便的功效，若需用其补肝肾、填精血，就应将其制成熟何首乌。研究表明，生何首乌炮制成为制何首乌后，总蒽醌、

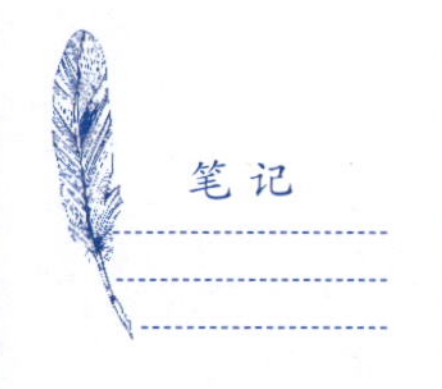

结合蒽醌成分转化成为游离蒽醌，磷脂类成分和糖的含量增加，使补益作用更加突出。以炮制合格的饮片入药应用，才能适应中医辨证施治、灵活用药的要求，保证用药有效、安全。

三、中药制剂的质量控制

中药制剂成分复杂，在制备和贮存过程中往往会产生物理和化学变化，其成品质量控制较化学药的制剂复杂得多，再者每批中药制剂所用药材质量的多变性必然影响质量的稳定性，因此控制中药制剂的质量是一项极其复杂艰难的工作。

1. 药材的质量控制

药材的来源、品种与规格是中药制剂质量的基础。药材质量对制剂质量及疗效等有重要影响，因此制备中药制剂时必须以药材的来源、品种与规格作为选用的标准。凡药品标准收载的中药制剂，均应按照药品标准收载的品种及规格要求选用所需的药材。

2. 制法规范

制备方法与中药制剂的质量密切相关。依据临床需要、药材成分、药材性质选定剂型后，应对生产工艺进行研究，优选最佳生产工艺，确保中药制剂质量。凡药品标准中收载的中药制剂，均应按照药品标准规定的方法制备。

3. 理化标准

（1）含量控制　根据药效成分的不同，中药制剂的含量控制方法如下。

① 化学测定法　适用于药材成分明确且能通过化学方法进行定量的制剂。

② 仪器分析测定法　包括高效液相色谱法、气相色谱法、薄层色谱法、荧光分光光度法、紫外分光光度法等。如用高效液相色谱法测定甘草流浸膏中甘草酸的含量。目前大力推广应用的中药指纹图谱分析技术也基于仪器分析技术。

③ 生物活性测定法　适用于尚无化学测定方法和仪器测定方法的制剂。

④ 药材比量法　当药材成分不明确，又无适宜的测定方法时，以此作为参考指标具有一定的指导意义。

（2）鉴别与检查

① 鉴别　根据药材的特点、剂型的不同，对制剂进行粉末显微鉴别、主要化学成分的定性化学反应及某些生化反应的特定反应试验，以证实所用药材的正确性及制剂中保留有主要有效成分。薄层色谱法是目前最常用的鉴别手段。

② 检查　根据药材性质、剂型的不同，检查制剂通则规定的项目、相对密度、干燥失重、可见异物、不溶性微粒、有关物质、pH 值、重金属及有害元素残留量、渗透压摩尔浓度、水分、乙醇量等。

4. 卫生学标准

为保证临床用药安全、有效，国家有关部门颁布了药品卫生标准，对中药制剂中的致病菌、活螨、细菌、真菌等做了规定。包括热原检查、细菌内毒素检查、无菌检查、微生物限度检查。

扫一扫　8.1.1　拓展知识　中药制剂的分类

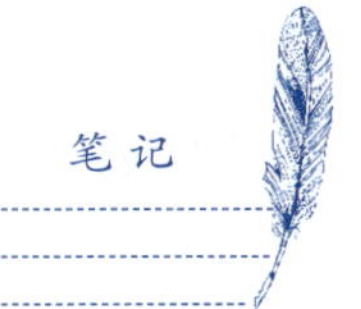

习题8.1 扫一扫 习题8.1答案

单项选择题

1. 中药是指在传统中医理论指导下应用的药物，其缩写为（　　）。

A.TCM　　B.TMC　　C.CMT　　D.CTM

2. 中药根据需要，经过炮制处理而形成的供配方用的中药，或可直接用于中药临床的中药称作（　　）。

A. 方剂　　B. 饮片　　C. 调剂　　D. 制剂

多项选择题

3. 下列属于药品的是（　　）。

A. 丹参　　B. 丹参片　　C. 麦冬　　D. 生脉饮

判断题

4. 中药调剂是以中药饮片为原料，在中医药理论指导下，按法定处方和标准大量生产的药品，包括处方药和非处方药。（　　）

5. 中药炮制的目的是利于调剂和服用。（　　）

任务二　中药制剂的前处理

扫一扫　8.2　案例导入　浸出制剂的分类和特点

一、浸出的原理

浸出（extraction）是指用适宜溶剂和方法从药材中提取有效成分的操作过程，又称浸提或提取。药材经粉碎后，对破碎的细胞来说其所含成分可被溶出、胶溶或洗脱下来。对具有完好细胞结构的动植物药来说，细胞内的成分溶出，需经过一个浸出的过程。

浸出制剂就是用适当的浸出溶剂和方法，从动植物药材中浸出有效成分，经适当精制与浓缩得到的供内服或外用的一类制剂。

扫一扫　8.2.1　拓展知识　其他浸提方法

中药材的浸出过程一般可分为浸润与渗透、解吸与溶解和扩散等几个相互联系的阶段。

1. 浸润与渗透

溶剂与药材接触后，首先使药材表面润湿，进而通过毛细管和细胞间隙渗透到药材细胞内。溶剂润湿、渗透药材是有效成分浸出的首要条件。药材与溶剂的性质决定了此阶段能否顺利进行。大多数药材中含有蛋白质、果胶、糖类、纤维素等极性成分，与常用的浸出溶剂（如水、醇等极性溶剂）之间有较好的亲和性，因而能较快地完成浸润过程。但是，如果溶剂选择不当，或药材中含特殊有碍浸出的成分，则润湿会遇到困难，溶剂很难向细胞内渗透。如欲从含脂肪油较多的中药材中浸出水溶性成分，应先进行脱脂处理；药材含脂溶性成

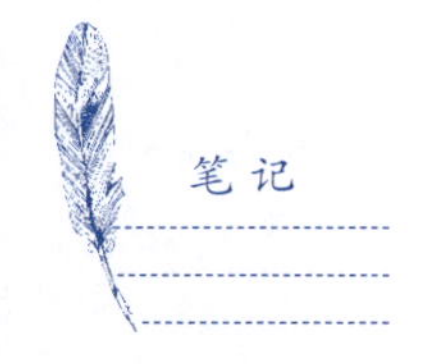

分较多时，应先将药材干燥后，再用乙醚、石油醚、三氯甲烷等非极性溶剂浸出，或脱脂后再用极性溶剂提取。为帮助溶剂润湿药材，有时可加入适量表面活性剂，由于表面活性剂具有降低界面张力的作用，故能加速溶剂对某些药材的浸润与渗透。

2. 解吸与溶解

溶剂进入细胞后，可溶性成分逐渐溶解，胶性物质由于胶溶作用，转入溶液中膨胀生成凝胶。随着成分的溶解和胶溶，浸出液的浓度逐渐增大，渗透压升高，溶剂继续向细胞内透入，部分细胞壁膨胀破裂，为已溶解的成分向外扩散创造了有利条件。

由于药材中有些成分相互之间或与细胞壁之间，存在一定的亲和性而有相互吸附的作用。当溶剂渗入药材时，溶剂必须首先解除这种吸附作用（即解吸阶段），才可使一些有效成分以分子、离子或胶体粒子等形式或状态分散于溶剂中（即溶解阶段）。成分能否被溶解，取决于成分的结构和溶剂的性质是否遵循“相似相溶”原理。

解吸与溶解是两个紧密相连的阶段，其快慢主要取决于溶剂对有效成分的亲和力大小。因此，选择适当的溶剂对于加快这一过程十分重要。此外，加热提取或于溶剂中加入酸、碱、甘油及表面活性剂，由于可加速分子的运动，或者可增加某些有效成分的溶解性，有助于有效成分的解吸和溶解。

3. 扩散阶段

当浸出溶剂溶解大量药物成分后，细胞内液体浓度显著升高，使细胞内外出现浓度差和渗透压。所以，细胞外侧纯溶剂或稀溶液向细胞内渗透，细胞内高浓度的液体可不断地向周围低浓度方向扩散，至内外浓度相等，渗透压平衡时，扩散终止。因此，浓度差是渗透或扩散的推动力。物质的扩散速率可借用Fick's第一扩散公式（8-1）来说明：

$$\mathrm{d}s = -DF\frac{\mathrm{d}c}{\mathrm{d}x}\mathrm{d}t \tag{8-1}$$

式中，$\mathrm{d}t$为扩散时间；$\mathrm{d}s$为dt时间内物质（溶质）扩散量；F为扩散面积，代表药材的粒度和表面状态；$\frac{\mathrm{d}c}{\mathrm{d}x}$为浓度梯度；$D$为扩散系数；负号表示药物扩散方向与浓度梯度方向相反。

药材的粒度、浸出持续的时间只能依据实际情况适当掌握，D值随药材而变化。生产中最重要的是保持最大的浓度梯度。如果没有浓度梯度，其他的因素，如D值、F值、t值都将失去作用。因此，用浸出溶剂或稀浸出液随时置换药材周围的浓浸出液，创造最大的浓度梯度是浸出方法和浸出设备设计的关键。

二、浸出的影响因素

1. 药材及其成分的理化性质

一般情况下，药材细胞具有多孔的细胞壁结构，其成分易浸出；细胞壁木质化或木栓化则扩散过程慢，浸出效率低。被提取成分为可溶性化学成分，浸出效率高；药材中分子量小的化学成分一般先溶解，先扩散，容易浸出。

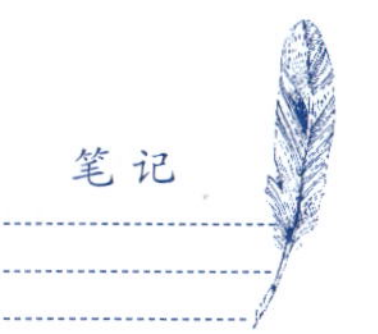

2. 药材的粉碎程度

通常情况下，药材粗，扩散面积小，浸出效率低；而药材细则扩散面积增大，浸出效率高。但在浸出实际应用操作中药材不能太细，因为药材太细会吸附有效成分，增加杂质浸出，同时给后续分离操作带来困难。浸出实际操作中，以水为溶剂时药材一般切薄片、小段或最粗粉；以乙醇为溶剂时药材一般粉碎成颗粒或最粗粉。

3. 药材的浸润

干药材润湿后能使组织细胞膨胀，利于溶剂的穿透浸出。一般采用水煎煮法时用冷水浸润 30～60min，采用乙醇渗漉法时应浸润药材 0.5～6h，再装渗漉筒。

4. 浸出时间

通常浸出时间长，浸出成分的量增加，当达到扩散平衡时，时间太长却容易导致高分子杂质增多，小分子有效成分水解，因此要合理选择浸出时间。

5. 浸出温度

浸出温度升高，可使植物组织软化，促进膨胀，从而加速溶剂对药材的渗透及对药物成分的解吸、溶解，同时促进药物成分的扩散，提高浸出效果。温度适当升高，可杀死微生物，有利于提高制剂的稳定性。但浸出温度高，能使药材中某些不耐热成分或挥发性成分分解、变质或挥发散失。此外，高温浸出液中，往往无效杂质较多，影响制剂后续操作，要适当控制温度。

6. 浓度梯度

浓度梯度越大，浸出速度越快，因此浸出操作时，经常采用搅拌、更换溶剂、循环、用流动溶剂渗漉等措施提高浸出效率。

7. 浸出压力

提高浸出压力可加速溶剂对药材的浸润与渗透过程，使开始发生溶质扩散过程所需的时间缩短。同时，在加压下的渗透，可能使部分细胞壁破裂，亦有利于浸出成分的扩散。当药材组织内已充满溶剂之后，再加大压力对扩散速度则没有显著影响。

8. 新技术的应用

应用一些新的浸出技术，可以提高浸出效率、提高制剂质量，大大缩短浸出时间，如采用超声波、微波辅助浸出。

习题8.2

扫一扫　习题8.2答案

单项选择题

1. 用适宜溶剂和方法从药材中提取有效成分的操作过程称为（　　）。

A. 提取　　B. 浸提　　C. 萃取　　D. 煎煮

2. 下列关于中药浸提溶剂的陈述，错误的是（　　）。

A. 浸提溶剂应最大限度地浸出有效成分

B. 用水煎煮中药，亦会煎出脂溶性成分

C. 高浓度乙醇能够浸出较多强极性成分

D. 溶剂中加入表面活性剂能提高浸出效率

3. 影响浸出效果的最关键的因素是（　　）。

A. 中药粒度　　B. 浸提温度　　C. 浸提时间　　D. 梯度浓度

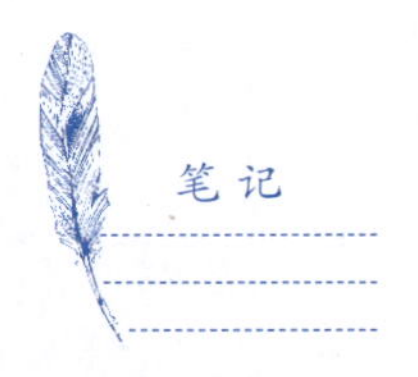

4. 下列不是浸出制剂特点的是（　　）。
A. 综合作用
B. 作用缓和、持久，毒性低
C. 不便服用
D. 浸出制剂在贮存的过程中容易变质

多项选择题

5. 影响浸出的因素包括（　　）。
A. 药材及其成分的理化性质
B. 药材的粉碎程度
C. 浸出温度
D. 浸出压力

6. 根据扩散公式，下列关于中药浸提的陈述，正确的是（　　）。
A. 适当减小中药粒度可提高浸出率
B. 适当延长浸提时间可提高浸出率
C. 溶剂相等，分多次浸提浸出率高
D. 植物药与阿胶合煎，浸出速率提高

判断题

7. 中药与溶剂间的附着力大于溶剂分子间的内聚力则中药易润湿。（　　）
8. 干药材润湿后能使组织细胞膨胀，利于溶剂的穿透浸出。（　　）
9. 浓度梯度越大，浸出速度越慢。（　　）
10. 药材的粉碎程度越细，浸出效率越高。（　　）

任务三　浸出制剂的制备

扫一扫　8.3　案例导入　药酒

中药浸出方法的选择应根据处方药料特性、溶剂性质、剂型要求和生产实际等因素综合考虑。常用的浸出方法主要有浸渍法、渗漉法、煎煮法、回流法等。近年来，超临界流体提取法、超声波提取法等新技术也在中药制剂提取研究中应用。

一、浸渍法

浸渍法（maceration）系指在一定温度下，用适宜的溶剂浸渍药材，获得药材提取液的方法。一般用不同浓度的乙醇或白酒做溶剂，密闭浸渍。按浸出温度和次数可分为冷浸渍法、热浸渍法和重浸渍法。冷浸渍法在室温下浸渍，常用于酊剂、酒剂的制备。热浸渍法一般在40～60℃进行浸提，常用于酒剂的制备。重浸渍法是将全部溶剂分成几份，药材用第一份溶剂浸提后，收集浸出液，药渣再以第二份溶液浸渍，如此2～3次，最后将各份浸出液合并处理，即得。重浸渍法可减少由药材吸液引起的成分损失。

笔记

1. 工艺流程

浸渍法工艺流程见图8-1。

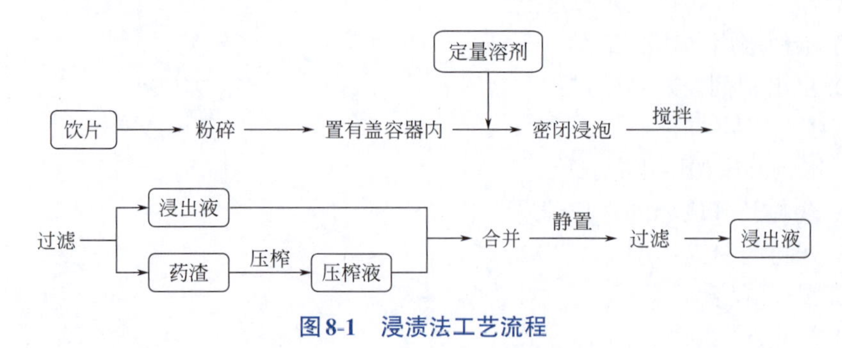

图8-1 浸渍法工艺流程

2. 操作注意事项

① 浸渍时间较长，不宜用水为溶剂，多用不同浓度的乙醇，浸渍过程中应密闭；

② 溶剂用量按处方规定，若无规定，则一般为药材量的10倍左右；

③ 应加强搅拌，提高浸出效率；

④ 压榨药渣时，易导致药渣细胞破裂，使不溶性成分进入浸出液中，因此应静置一段时间再滤。

3. 常用设备

① 浸渍器　煎煮的设备（如多功能提取罐等）均可使用，大型浸渍器应安装搅拌装置。

② 压榨器　用于挤压药渣中残留的浸出液，以减少损失，可用螺旋挤压器（小量制备）或水压机（大生产）。

二、渗漉法

渗漉法（percolation）系指将适度粉碎的药材置渗漉器中，由上部连续加入溶剂，溶剂流经药材浸出药效成分的方法，图8-2。该法在浸提过程中能始终保持良好的浓度梯度，浸出成分较完全。适用于贵重药材、毒性药材、有效成分含量低的药材以及制备高浓度的浸出制剂，不适于新鲜的、易膨胀的药材及无组织结构的药材。渗漉法可分为单渗漉法、重渗漉法、加压渗漉法和逆流渗漉法。

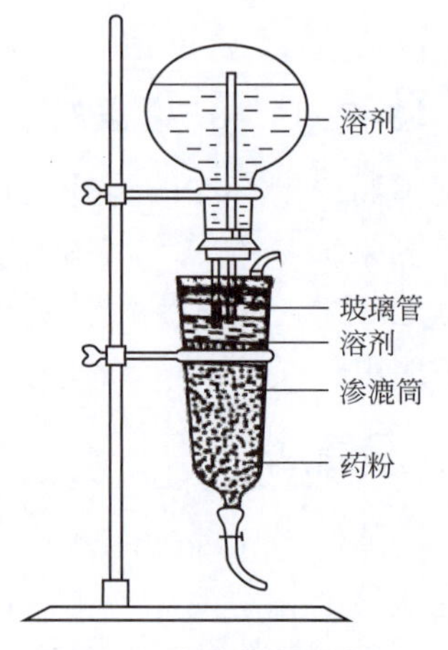

图8-2 渗漉装置示意图

1. 工艺流程

单渗漉法的工艺流程见图8-3。

2. 操作注意事项

① 药材的粉碎度必须适宜，过细易堵塞，过粗浸出不完全，一般以粗粉或中粉为宜。

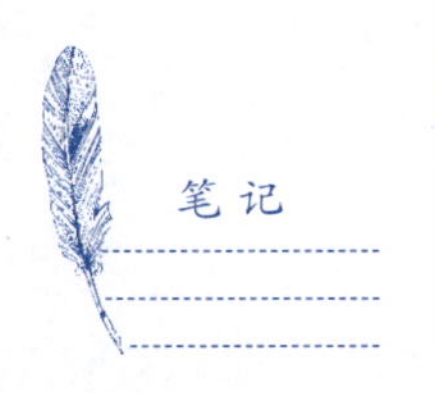

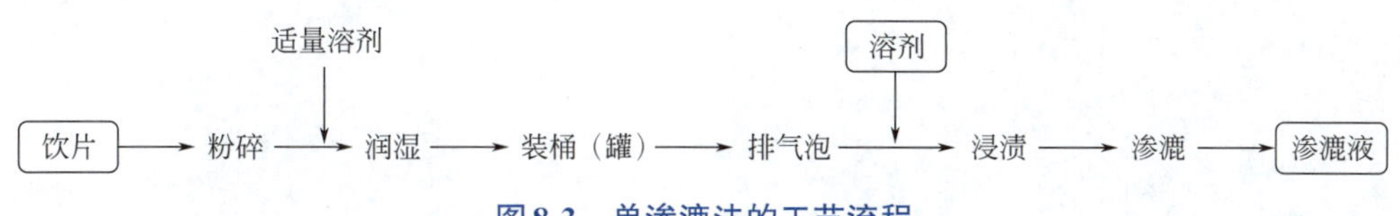

图 8-3　单渗漉法的工艺流程

② 装筒（罐）前药粉应先用溶剂湿润，并密闭放置一定时间，使其充分膨胀，以免装筒（罐）后堵塞渗漉器。

③ 装筒（罐）时药粉应分次均匀投入，每次均匀压平，使松紧适度，药粉装量应不超过筒（罐）的 2/3。

④ 排气泡时应先将出口打开，再从上部缓缓加入溶剂，待筒内空气排净后，关闭出口。整个渗漉过程中，应始终保持溶剂高过药粉表面。

⑤ 渗漉前应加盖浸渍 24～48h，使溶剂充分渗透、扩散。

⑥ 渗漉速度一般为 1kg 药材每分钟流出 1～3ml，大生产则每小时流出液应相当于渗漉容器被利用容积的 1/48～1/24。

⑦ 渗漉液的收集与处理方法应根据制剂种类而定。乙醇为溶剂时，应先收集 85% 饮片量的初漉液另器保存，续漉液经低温浓缩后与初漉液合并。

3. 常用设备

渗漉筒有圆锥形、圆柱形两种。工业生产常用多能提取罐或渗漉罐。

三、煎煮法

煎煮法（decoction）系指用水作溶剂，通过加热煮沸浸提药材成分的方法，又称煮提法或煎浸法。适用于有效成分能溶于水，且对湿、热较稳定的药材。由于煎煮法能浸提出较多的成分，符合中医传统用药习惯，故对于有效成分尚不清楚的中药或方剂进行剂型改进时，通常采取煎煮法粗提。

1. 操作注意事项

煎煮法属于间歇式操作，即将药材饮片或粗粉置煎煮器中，加水使浸没药材，浸泡适宜时间，加热至沸，并保持微沸状态一定时间，用筛或纱布滤过，滤液保存。药渣再依法煎煮 1～2 次，合并各次煎出液，供进一步制剂所需制剂。根据煎煮时加压与否，可分为常压煎煮法和加压煎煮法。常压煎煮适用于一般性药材的煎煮，加压煎煮适用于药材成分在高温不易被破坏，或在常压下不易煎透的药材。

2. 常用设备

① 一般提取器小量生产常采用敞口倾斜式夹层锅，见图 8-4；也可用搪玻璃或不锈钢罐等。

② 多功能提取罐是一类可调节压力、温度的密闭间歇式提取或蒸馏等多功能设备，见图 8-5。

③ 球形煎煮罐　多用于驴皮的煎煮。在煎煮过程中，球罐不停地转动，起到翻动搅拌作用。

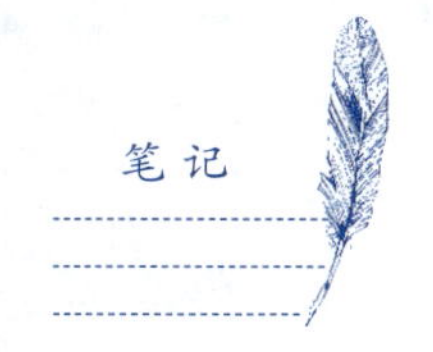

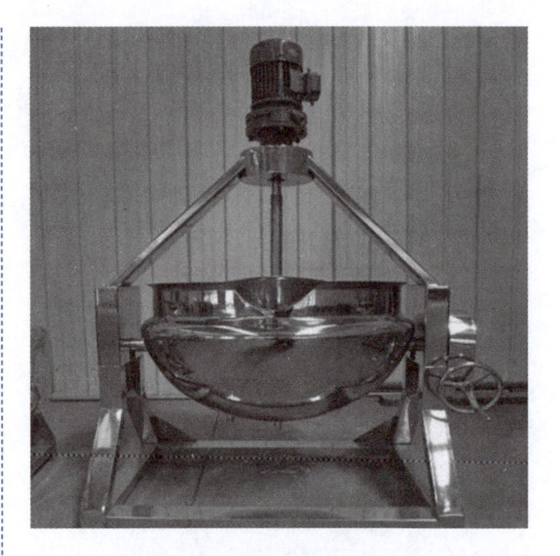

图8-4 带搅拌敞口倾斜式夹层锅

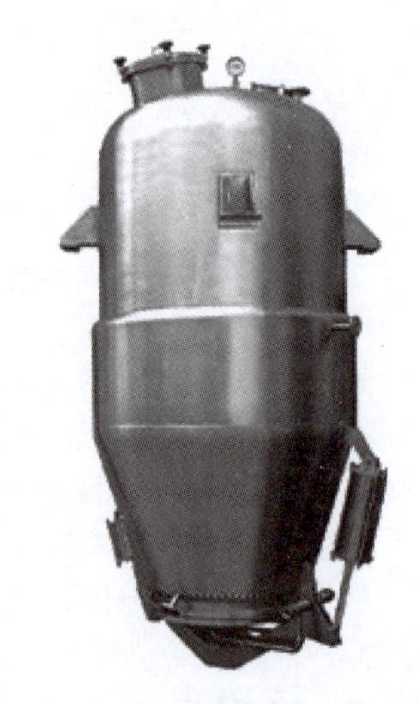

图8-5 多功能提取罐及其示意图

四、回流法

回流法（circumfluence）系指用乙醇等挥发性有机溶剂浸提，浸提液被加热，挥发性溶剂馏出后又被冷凝，重复流回浸出器中浸提药材，直至有效成分回流浸提完全的方法。可分为回流热浸法和回流冷浸法，该法不适于受热易破坏的药材成分的浸提。

五、浸出液的浓缩及干燥

1. 浓缩

浓缩是采用适当的方法除去提取液中的部分溶剂，以提高其浓度的过程。中药提取液一般需浓缩至适宜程度后进行精制处理，进而制成各种制剂。蒸发是中药提取液浓缩的主要方法。此外，还有反渗透、超滤等浓缩方法。中药提取液性质复杂，应根据其性质和浓缩程度的要求选择适宜的浓缩方法与设备。

常压蒸发是在正常气压下的蒸发浓缩，耗时较长，易导致某些成分损失。适用于对热较稳定的药液的浓缩。常用的设备为敞口倾倒式夹层蒸气锅，浓缩过程中应加强搅拌，避免表面结膜，若提取液含有乙醇或其他有机溶剂，则可采用常压蒸馏装置回收。

减压浓缩是指降低蒸发器内的压力，在低于常压下进行的蒸发浓缩。减压浓缩能使溶液的沸点降低，传热温度差增大，提高了蒸发效率；能不断地排除溶剂蒸气，有利于蒸发顺利进行。适用于含热敏性成分药液的浓缩；也可用于回收溶剂，但应注意因真空度过大或冷凝不充分造成乙醇等有机溶剂的损失。常用设备有减压蒸馏器、真空浓缩罐、管式蒸发器、双效浓缩器。

薄膜浓缩系指药液在快速流经加热面时，形成薄膜并且因剧烈沸腾产生大量的泡沫，达到增加蒸发面积，显著提高蒸发效率的浓缩方法。其特点是：①浸提液的浓缩速度快，受热时间短；②不受液体静压和过热影响，成分不易被破坏；③可在常压或减压下进行连续操作；④溶剂可回收重复使用。常用设备

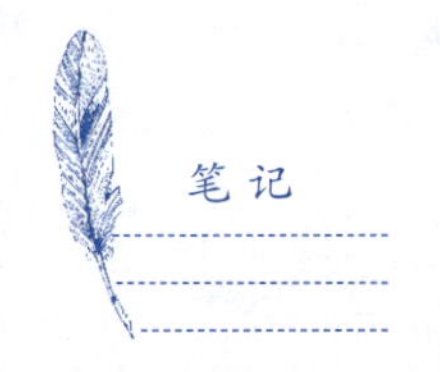

有升膜式、降膜式、刮板式和离心式薄膜浓缩器，均适用于热敏性药液的浓缩和溶剂的回收，但由于结构不同而具有不同的特点与适用性。

2. 干燥

干燥（drying）是指利用热能除去湿物料中的水分或其他溶剂，获得干燥物品的工艺操作。干燥按压力可分为常压干燥及减压干燥；按操作方式可分为间歇式干燥及连续式干燥；按温度可分为高温干燥、低温干燥及冷冻干燥；按供热方式可分为传导干燥、对流干燥及辐射干燥；按物料状态可分为动态干燥及静态干燥。可根据药料性质、数量及产品要求选择适宜的干燥方法与设备。

干燥操作注意事项：①应根据被干燥物料数量、含水量、耐热性、剂型制备等，选用适宜的干燥方法及干燥设备；②箱式干燥物料不可过厚过密，升温速度不宜过快；③减压干燥应控制好加热蒸气压力、真空度及装盘量，避免起泡溢盘；④喷雾干燥应控制好药液的相对密度、进液速度、进风温度、出风温度，以防粘壁。

习题8.3

扫一扫　习题8.3答案

单项选择题

1. 关于浸渍法特点的陈述，错误的是（　　）。

A. 浸渍时溶液是相对静止的

B. 浸渍法的浸提效率较渗漉法低

C. 适于遇热易破坏和易挥发成分的提取

D. 当溶剂量一定时，浸提效果与浸提次数无关

2. 溶剂量相同时，下列浸提方法能保持最大浓度梯度的是（　　）。

A. 浸渍法　　B. 渗漉法　　C. 煎煮法　　D. 回流热浸法

3. 可用作超临界流体的气体很多，但是只有（　　）最常用。

A.O_2　　B.N_2　　C.CO_2　　D. 氦气

4. 乙醇含量在 50%～70% 时，适用于浸提（　　）。

A. 挥发油　　B. 叶绿素　　C. 生物碱　　D. 树脂

多项选择题

5. 下列药物可用渗漉法提取的是（　　）。

A. 人参　　B. 乳香　　C. 没药　　D. 丹参

6. 下列关于回流浸提法的陈诉，正确的是（　　）。

A. 回流浸提分回流热浸和回流冷浸

B. 回流冷浸溶液能循环利用，不断更新

C. 回流冷浸溶剂用量小，浸出完全

D. 回流冷浸适于热敏性中药的浸提

判断题

7. 蒸馏法与超临界流体提取法均可用于重要挥发油的提取。（　　）

8. 对于无组织结构的中药，常选用渗漉法提取。（　　）

9. 浸提时中药成分的浸出速度与其分子大小有关，而与其溶解性无关。（　　）

10. 气体溶剂在超临界状态下具有低密度、高黏度的性质。（　　）

笔 记

任务四 常用的中药制剂

扫一扫 8.4 案例导入

一、中药散剂

散剂（powders）系指原料药物或与适宜的辅料经粉碎、均匀混合制成的干燥粉末状制剂。中药散剂按医疗用途，可分为内服散剂、外用散剂和两用散剂；按药物组成，可分为单方散剂、复方散剂；按药物性质，可分为含毒性药散剂、含液体成分散剂、含共熔成分散剂；按剂量，可分为单剂量型散剂、多剂量型散剂。

扫一扫 8.4.1 拓展知识 特殊中药散剂的制法

二、中药丸剂

（一）丸剂的含义与分类

丸剂（pills）系指原料药物与适宜的辅料制成的球形或类球形固体制剂。中药丸剂包括蜜丸、水蜜丸、水丸、糊丸、蜡丸、浓缩丸和滴丸等。

（1）蜜丸 系指饮片细粉以炼蜜为黏合剂制成的丸剂。其中每丸重量在 0.5g（含 0.5g）以上的称大蜜丸，每丸重量在 0. 5g 以下的称小蜜丸。

（2）水蜜丸 系指饮片细粉以炼蜜和水为黏合剂制成的丸剂。

（3）水丸 系指饮片细粉以水（或根据制法用黄酒、醋、稀药汁、糖液、含 5% 以下炼蜜的水溶液等）为黏合剂制成的丸剂。

（4）糊丸 系指饮片细粉以米糊或面糊等为黏合剂制成的丸剂。

（5）蜡丸 系指饮片细粉以蜂蜡为黏合剂制成的丸剂。

（6）浓缩丸 系指饮片或部分饮片提取浓缩后，与适宜的辅料或其余饮片细粉，以水、炼蜜或炼蜜和水为黏合剂制成的丸剂。根据所用黏合剂的不同，分为浓缩水丸、浓缩蜜丸和浓缩水蜜丸。

（7）滴丸 系指原料药物与适宜的基质加热熔融混匀，滴入不相混溶、互不作用的冷凝介质中制成的球形或类球形制剂。

（二）丸剂的特点

（1）水丸 体积小，表面致密光滑，便于吞服，不易吸潮，利于保管贮存；制备时可根据药物性质、气味等分层泛入，掩盖不良气味，防止其芳香成分挥发；服后较易溶散、吸收，显效较快；设备简单，但操作繁难。

（2）蜜丸 蜂蜜营养丰富，具有滋补、提神、镇咳、缓下、润燥、解毒、矫味等作用；炼蜜黏性强，有较强可塑性，表面光滑；含有大量还原糖，能防止药物氧化变质；溶散慢，作用持久；用蜜量较大，易吸潮，霉变。

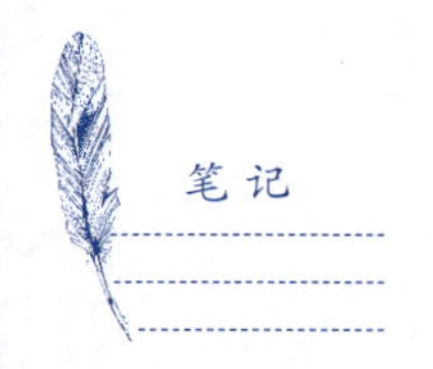

（3）水蜜丸 丸粒小、光滑圆整、易于吞服，节省蜂蜜，降低成本，易于贮存。

（4）浓缩丸 体积小、服用量小、携带和运输方便，节省大量的赋形剂；

既符合中医用药特点，又适于机械化生产。

（5）糊丸　质较坚硬，在胃内崩解迟缓，药物缓慢释放，延长药效。适于含有毒性或刺激性较强的药物处方。

（6）蜡丸　在体内释放药物极缓慢、延长药效；可调节用蜡量，使丸药在胃中不溶解而在肠中溶散；可防止药物中毒或对胃起强烈的刺激。

（三）丸剂的制法

（1）泛制法　泛制法用于水丸、水蜜丸、糊丸、浓缩丸、微丸等的制备，以泛制法制备的丸剂又称泛制丸。

制法：原料准备→起模→成型→盖面→干燥→选丸

（2）塑制法　塑制法用于蜜丸、糊丸、浓缩丸、蜡丸等的制备，以塑制法制备的丸剂又称塑制丸。

制法：药材细粉＋适量黏合剂→混匀→丸块（软硬适宜、可塑性大）→制丸→条→分粒→搓圆→丸粒

三、中药片剂

中药片剂的原料药物可以是饮片全粉、浸膏、半浸膏、有效部位、有效成分等。

1. 制备方法

中药片剂与化学药物片剂的制备方法基本相同，不同之处是对中药材进行前处理之后，才能获得中间体。中药片剂所采用的制备工艺多数是湿法制粒压片法。

2. 中药片剂生产中易出现的问题及解决方法

（1）黏冲　①中药浸膏片含易引湿成分较多，易产生黏冲；可以通过控制环境湿度，或将浸膏干燥后用乙醇制粒，或选用抗湿性良好的辅料等方法解决。②冲模表面粗糙或刻字太深；可通过调换冲头，或打磨擦亮冲头，使之光滑。

（2）变色或表面斑点　①中药浸膏制成的颗粒过硬，或润滑剂的颜色与浸膏不同，易出现片面斑点；可采用浸膏粉制粒，润滑剂经细筛筛过后与颗粒混匀。②挥发油吸附不充分，渗透到片剂表面；可将挥发油制成包合物或微囊后使用。③机器带入，要充分清理机器，先压空白片后再正式压片。

（3）吸潮　中药片吸潮大多是由于浸膏中含糖类、树胶、淀粉、黏液质、鞣质、无机盐等易引湿性成分所致。解决办法：①在干浸膏中加入适量辅料，如磷酸氢钙、氢氧化铝凝胶粉等；也可加入部分中药细粉，一般为原药总量的10%～20%。②采用水提醇沉法除去部分引湿性杂质。③用5%～15%的玉米朊乙醇溶液、聚乙烯醇溶液喷雾或混匀于浸膏颗粒中，隔绝空气，待干后进行压片。④制成包衣片剂，降低引湿性。⑤改进包装，在包装容器中放入干燥剂，以防吸潮。

四、中药酒剂与酊剂

（一）酒剂

酒剂（medicinal wines）又称药酒（古代称“醪醴”），系指饮片用蒸馏酒提

笔记

取制成的澄清制剂。酒剂多供内服，少数外用，内服可加入蜂蜜、蔗糖矫味或加着色剂。

1. 酒剂的特点

酒性味辛温，为百药之长，具有通血脉、祛寒气、润皮肤、行药势的作用和易于发散的特性。临床用于治疗风寒湿痹，具有祛风活血、散风止痛功效的方剂，制成酒剂应用效果更佳。酒为一种良好的溶剂，药材中多种成分皆可溶解其中。同时，酒具有防腐作用，还可以延缓多种药物的水解变质，增强药剂的稳定性。因此，酒剂容易长期存放，适合于年老体弱和慢性病患者的长期服用。

酒剂使用时应因人而异，掌握用量。患有胃及十二指肠溃疡、肝脏病、心脏病、高血压、癫痫、前列腺疾病、乙醇过敏者、孕妇、哺乳期妇女应慎用或忌用。

2. 酒剂的制法

酒剂的浸提方法可采用浸渍法、渗漉法、回流法等。

制法：饮片 + 蒸馏酒→浸提→配液→静置→澄清→滤过→分装→成品。

（二）酊剂

酊剂（tinctures）系指将原料药物用规定浓度的乙醇提取或溶解而制成的澄清液体制剂。也可用流浸膏稀释制成。酊剂多数可供内服，少数外用。除另有规定外，含毒剧药物酊剂每 100ml 相当于原饮片 10g，其他酊剂每 100ml 相当于原饮片 20g。

酊剂以乙醇为溶剂，含药量高、服用量小、易于保存，但由于乙醇有药理作用，应用受到一定限制。

酊剂的制备方法：①溶解法，适用于化学药物及中药有效部位或提纯品酊剂的制备；②渗漉法，适用于剧毒药料、贵重药料及不易引起渗漉障碍的药料制备酊剂；③浸渍法，适用于树脂类、新鲜及易于膨胀的、价格低廉的芳香性药料等制备酊剂；④稀释法，适用于中药流浸膏制备酊剂。

酒剂与酊剂均是含醇液体制剂，二者在浸提溶剂、附加剂、制备方法、质量控制等方面各有异同。

五、中药口服液

中药口服液是指中药材经过适当方法提取、纯化，加入适宜的添加剂制成的一种口服液体制剂。中药口服液是在中药汤剂、合剂的基础上发展起来的一种新型液体制剂（单剂量灌装的合剂称为“口服液”）。口服液用量小，吸收快，质量稳定，携带、贮存、服用方便安全，适合于大规模生产。

中药口服液的制备工艺如下。

（1）原料药材预处理　中药口服液的原料药材应按处方要求进行加工炮制，如净制、切制或粉碎、烘干灭菌，以保证药效。

（2）提取与精制　常采用水提醇沉法或醇提水沉法。也可采用石硫法或萃取法等。

（3）浓缩与回收溶剂　中药口服液制剂在提取浓缩时，一般不制成浸膏或

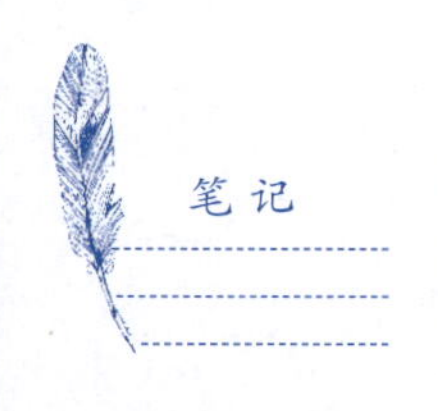

流浸膏，也不必提出单体再进行配制。常常是浓缩至所需体积，或低于规定体积再加入其他有效成分（或蒸馏所得挥发油及挥发性成分）。

（4）配液 精制浓缩液加溶剂稀释，调整 pH 值，若有效成分已知者，用溶剂调整至规定浓度；未知者用药材比重法调整至规定要求，必要时加入防腐剂、矫味剂、抗氧剂等附加剂。

（5）过滤 大量生产采用加压滤过或加压滤过与减压滤过相结合的方式。

（6）灌装 中药口服液多以 10ml 单剂量分装。灌装瓶多为棕色指头瓶，主要为避免光线对药物稳定性的影响。玻璃瓶先用常水清洗，纯化水清洗，干燥灭菌后备用。口服液灌装应在 C 级环境下操作，注意控制装量准确性与瓶外壁的清洁度，并迅速封口。

（7）灭菌与检漏 口服液多采用流通蒸汽灭菌法灭菌，采用负压检漏。

（8）检查、贴签、包装 经过灭菌后的口服液成品，应进行装量、澄明度检查，检查方法与注射剂基本相同，只是澄明度要求略宽些，不得有明显的杂质。玻璃瓶应贴标签，注明产品名称、内装支数、规格、批号、有效期、适用范围、用法与用量等内容。

六、中药注射剂

中药注射剂在急、重症疾病领域具有一定优势，优于其他给药途径制剂，尤其适用于不宜口服给药的患者。在中药注射剂的多年研究、生产及应用过程中，也体现出了一些问题：①传统理论对注射剂处方配伍、临床应用指导作用有限；②总体上基础研究相对薄弱；③质量控制水平亟待提高；④临床使用欠规范，说明书应完善。

（一）制备工艺

中药注射剂的制备包括原料制备及注射剂成型两部分，制备工艺要重点关注原料的制备，即中药材预处理、浸提、浓缩、精制等过程都要做到全程监控，要采用先进技术，如超临界萃取、大孔树脂分离技术、分子蒸馏等，最大限度地保留有效成分，去除无效成分。

扫一扫 8.4.2 拓展知识 中药注射剂存在的问题及解决办法

（二）中药注射剂的合理应用

中药注射剂临床主要适用于急重症和不适合口服给药的患者。应用中药注射剂治疗疾病时，应密切观察不良反应，重视使用注意事项。

1. 使用中药注射剂出现不良反应的类型

（1）变态反应 变态反应即过敏反应，是外来性抗原物质（致敏原）与体内抗体间所发生的一种非正常免疫反应。中药注射剂的致敏原主要有：有效成分和它的降解产物、蛋白质、不溶性微粒、鞣质和草酸盐、重金属及农药残留物。

（2）溶血反应 注射给药的血药浓度高，溶血性成分在局部高浓度情况下，可能会产生溶血现象，如含有皂苷类的注射剂和含有吐温 80 等表面活性剂的注射剂。

（3）发热反应 中药注射剂中的热原属外源性热原，是原料中或制备过程

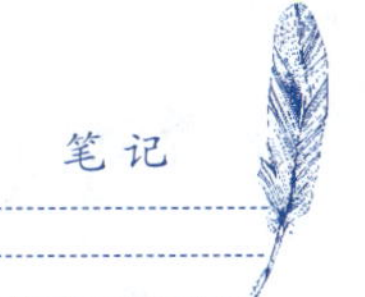

中引入的微生物的代谢产物，这些物质能使体温明显升高，临床表现为发热、寒战。

2. 使用注意事项

（1）使用前检查质量　应检查澄明度、有无杂质、溶液瓶有无裂痕、封盖有无松动、一次性输液用品包装有无破损以及有效期等。

（2）配液过程规范操作　①输液的复配过程应在规定的净化区内进行；②医护人员在静脉输液操作前进行手部的清洁与消毒；③配液时应注意药液配制顺序、加药方法，尤其是粉针剂，应注意先将药物充分溶解后，再加入输液中；④缩短药物配液后搁置的时间，选用合格的输液器；⑤选择适宜的输液稀释剂，如复方丹参、双黄连，一般采用5%或10%葡萄糖注射液稀释后静滴，而不选用生理盐水、林格注射液等含离子成分较多的输液作为稀释剂。

（3）控制输液速度　静脉给药的中药注射剂，输液的10min内滴速宜控制在每分钟15～20滴，并对患者进切观察；10min后若无不良情况发生再将滴速调至每分钟30～40滴；老年人、体弱者、婴幼儿、颅脑及心肺疾病患者输液均宜以缓慢的速度滴入。

（4）掌握与其他中、西药联用的配伍禁忌　如清开灵注射液，不能与硫酸庆大霉素、青霉素G钾、肾上腺素、多巴胺、硫酸美芬丁胺等药物配伍使用。

（5）其他　疗程科学合理，避免超剂量使用，使用前应详细了解患者的过敏史。

七、其他中药制剂

1. 煎膏剂

煎膏剂系指饮片用水煎煮，取煎煮液浓缩，加炼蜜或糖（或转化糖）制成的半流体制剂。煎膏剂也称膏滋，主要用于内服。膏滋味甜、可口，服用方便、易于贮存，膏滋以滋补为主，兼有缓慢的治疗作用。

2. 流浸膏剂与浸膏剂

流浸膏剂与浸膏剂系指饮片用适宜的溶剂提取，蒸去部分或全部溶剂，调整至规定浓度而成的制剂。除另有规定外，流浸膏剂每1ml相当于饮片1g；浸膏剂分为稠膏和干膏两种，每1g相当于饮片或天然药物2～5g。

流浸膏剂用渗漉法制备，也可用浸膏剂稀释制成；浸膏剂用煎煮法或渗漉法制备，全部煎煮液或渗漉液应低温浓缩至稠膏状，加稀释剂或继续浓缩至规定的量。

流浸膏剂至少应含20%以上的乙醇，若以水为溶剂提取的流浸膏，成品中也应加入20%～25%的乙醇作防腐剂，便于贮存。浸膏剂分为干浸膏与稠浸膏，干浸膏含水约为5%，稠浸膏含水为15%～25%。

流浸膏剂除少数品种可供临床直接应用外，多数用作配制合剂、糖浆剂、酊剂制剂的原料。浸膏剂除少数品种直接用于临床外，多数用作配制散剂、颗粒剂、胶囊剂、片剂、丸剂等固体制剂的原料。

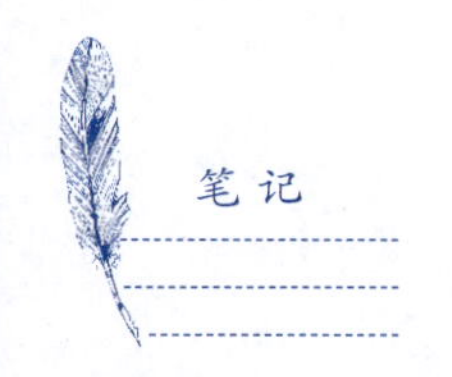

3. 贴膏剂

贴膏剂系指将原料药物与适宜的基质制成膏状物，涂布于背衬材料上供皮肤贴敷，可产生全身性或局部作用的一种薄片状制剂。贴膏剂包括凝胶贴膏（原巴布膏剂或凝胶膏剂）和橡胶贴膏（原橡胶膏剂）。

4. 膏药

膏药（plaster）系指饮片、食用植物油与红丹（铅丹）或宫粉（铅粉）炼制成膏料，摊涂于裱褙材料上，供皮肤贴敷的外用制剂。前者称黑膏药，后者称白膏药。主要用于拔脓生肌等。

5. 胶剂

胶剂（glues）系指将动物皮、骨、甲或角用水煎取胶质，浓缩成稠胶状，经干燥后制成的固体块状内服制剂。其主要成分是动物水解蛋白类物质，并加入一定量的糖、油脂及酒（黄酒）等辅料。一般切成小方块或长方块。胶剂多供内服，其功能为补血、止血、祛风以及妇科调经等，以治疗虚劳、吐血、崩漏、腰腿酸软等症。

6. 露剂

露剂（distillates）系指含挥发性成分的饮片用水蒸气蒸馏法制成的芳香水剂。

7. 茶剂

茶剂（medicinal teas）系指饮片或提取物（液）与茶叶或其他辅料混合袋装茶剂和煎煮茶剂。

8. 锭剂

锭剂（lozenges）系指饮片细粉与适宜黏合剂（或利用饮片细粉本身的黏性）制成不同形状的固体制剂。

习题8.4

扫一扫　习题8.4答案

单项选择题

1. 丸剂中疗效发挥最快的剂型是（　　）。

A. 水丸　　B. 蜜丸　　C. 糊丸　　D. 滴丸

2. 流浸膏相当于饮片（　　）。

A.1g　　B.2g　　C.3g　　D.4g

3. 制备片剂过程中，引起松片的原因有（　　）。

A. 原料中纤维成分过多　　B. 颗粒中含水量过多

C. 黏合剂用量过多　　D. 冲头长短不齐

4.（　　）是含挥发性成分的饮片用水蒸气蒸馏法制成的芳香水剂。

A. 酊剂　　B. 水剂　　C. 露剂　　D. 茶剂

多项选择题

5. 中药散剂按医疗用途，可分为（　　）。

A. 内服散剂　　B. 外用散剂

C. 复方散剂　　D. 单方散剂

6. 下列关于注射剂的特点的陈述，正确的是（　　）。

A. 药效迅速、剂量准确、作用可靠

B. 可发挥全身或局部定位定向作用

笔 记

C. 生产工艺复杂，使用不便

D. 适用于不能口服给药的患者

判断题

7. 蒸馏法与超临界流体提取法均可用于中药挥发油的提取。（　　）

8. 中药制剂对有效物质不完全清楚，以致影响产品质量的控制与安全性。（　　）

9. 膏药分为黑膏药和白膏药，主要用于拔脓生肌等。（　　）

10. 通常胶剂都是以动物的皮、骨、甲、角为原料制成的。（　　）

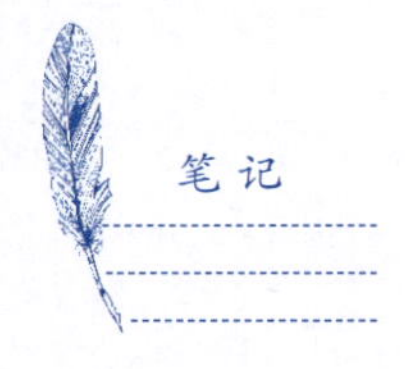

项目九
生物技术药物制剂

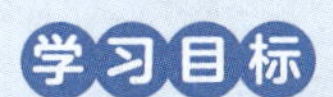

知识要求

1.熟悉生物技术药物的概念、特点、结构、分类和理化性质。

2.了解生物技术药物递药系统。

3.了解生物技术药物制剂的质量评价。

技能要求

1.能熟练分析各种生物技术药物制剂的特点。

2.会识别不同递药系统的生物技术药物制剂。

3.会对生物技术药物制剂进行质量评价。

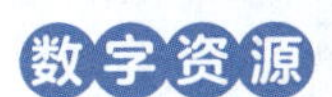

9.1　案例导入　黄热病疫苗与病毒性肝炎

9.1.1　拓展知识　生物技术药物的发展

9.1.2　拓展知识　蛋白质类药物的理化性质和不稳定性

9.1.3　拓展知识　基因工程疫苗及新冠疫苗

习题9.1答案

9.2　案例导入　涉案5.7亿元疫苗未经冷链运输流入18省份

9.2.1　拓展知识　经皮给药制剂的物理促进技术

9.2.2　拓展知识　蛋白质多肽类药物的直肠给药

习题9.2答案

9.3　案例导入　长春生物“假疫苗”案

9.3.1　拓展知识　生物类似药

习题9.3答案

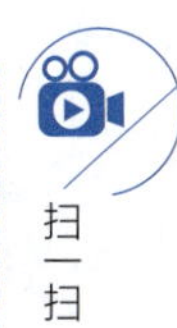

扫一扫

任务一　认识生物技术药物

生物技术药物主要类别为氨基酸、肽类、蛋白质、酶、辅酶、多糖、脂质、核酸等，绝大多数为肽类及蛋白质类。常见的肽类生物技术药品有降钙素（calcitonin）、胰岛素、催产素、加压素等，常见的蛋白质药物如α-1b干扰素、人生长激素（hGH）等。这类药物对酶较为敏感，同时不易透过胃肠黏膜，通常注射给药。运用适当的手段将此类药物制成口服制剂或其他途径给药以提高稳定性及患者顺应性是一项新的挑战。

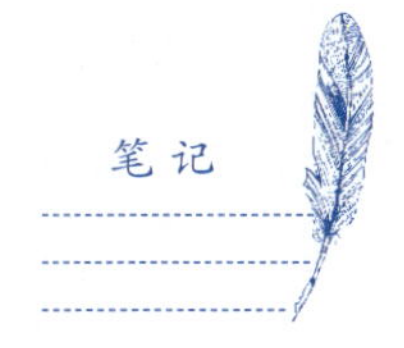

笔记

扫一扫　9.1　案例导入　黄热病疫苗与病毒性肝炎

一、生物技术药物的概念与特点

生物技术是指应用生物体如微生物、动物、植物或其组成部分如细胞器或酶，在最适条件下，生产有价值的产物或进行有益过程的技术。现代生物技术包括基因工程、细胞工程、酶工程、发酵工程等。

生物技术药物是借助生物体或其组成部分采用基因重组、发酵、核酸合成等现代生物技术手段生产用于预防、诊断或治疗疾病的物质。

生物技术药物绝大多数是生物大分子内源性物质，及蛋白质类、肽类。生物技术药物亦包括氨基酸类、核酸类、酶及辅酶类、多糖类、脂质类等。与小分子化学药物相比，生物技术药物具有以下几个特点：①药理活性高，针对性强，副作用小，一般使用剂量低；②结构复杂，化学构成接近人体内正常生理物质，易吸收；③理化性质不稳定，口服给药易受胃肠道环境 pH 值、菌群及酶系统破坏；④生物半衰期短，体内清除率高；⑤具有功能多样性，作用比较广泛；⑥生产工艺复杂，对生产工艺稳定性的要求较高，检测过程中存在诸多困难和不便。

扫一扫　9.1.1　拓展知识　生物技术药物的发展

二、生物技术药物的分类

（一）按来源和制造方法分类

生物技术药物虽然可按照其来源和制造方法进行分类，但是许多实际应用的生物技术药物是几种来源和制造方法相结合生产出来的。

（二）按化学本质与特性分类

目前已经上市的生物技术药物按化学结构分类主要为蛋白质、多肽、核酸、多糖等药物，见图 9-1。该分类法有利于比较药物的结构与功能的关系，方便阐述分离制备方法和检验方法。

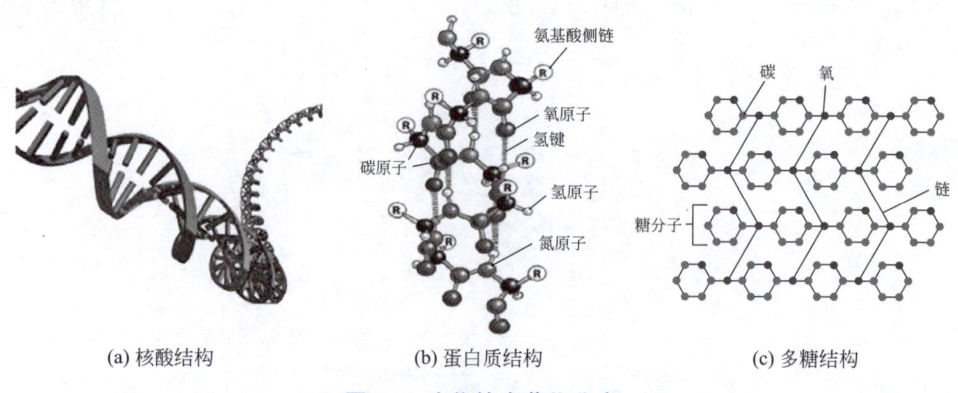

图 9-1　生物技术药物分类

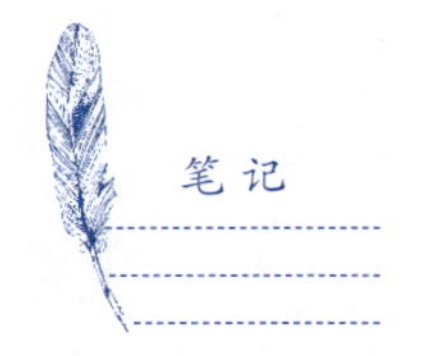

①氨基酸及其衍生物类，如可防治肝炎、肝坏死和脂肪肝的蛋氨酸，可用于防治神经衰弱、肝昏迷和癫痫的谷氨酸；②多肽和蛋白质类；③酶与辅酶类；

④核酸及其降解物和衍生物类；⑤糖类；⑥脂类，包括不饱和脂肪酸、磷脂、前列腺素、胆酸类等；⑦细胞生长因子类；⑧生物制品类。

（三）按生理功能和用途分类

①治疗药物：具有治疗疾病的功能。生物技术药物尤其对于疑难杂症，如肿瘤、获得性免疫缺陷综合征（艾滋病）、心脑血管疾病等难以根治疾病的治疗效果有着其他药物不可比拟的优势。②预防药物：常见的预防性生物技术药物有疫苗、菌苗、类毒素等。③诊断药物：现有临床上使用的大部分诊断试剂来自生物技术药物，其具有速度快、灵敏度高、特异性强的特点，如免疫诊断试剂、酶诊断试剂、单克隆抗体诊断试剂、器官功能诊断药物和基因诊断药物等。④其他生物医药用品：生物技术药物应用范畴广泛，已拓展到生化试剂、化妆品、食品、保健品等各个领域。

三、生物技术药物结构

1. 蛋白质类药物的结构

蛋白质的基本结构单元是氨基酸，组成蛋白质的氨基酸有20多种，氨基酸按一定的排列顺序通过肽键相连接而成肽链，不同种类的蛋白质的氨基酸在肽链上的序列不同。与小分子相比，蛋白质的化学结构十分复杂，相对分子质量较大，一般在$5\times10^{3}\sim5\times10^{6}$，蛋白质的生理功能取决于肽链中的氨基酸序列。蛋白质结构中化学键包括共价键和非共价键，其中共价键包括肽键和二硫键，非共价键包括氢键、疏水键、离子键、范德华力和配位键等。

蛋白质的结构有四级。一级结构为初级结构，指蛋白质多肽链中的氨基酸排列顺序，包括肽链数及二硫键的位置。镰状红细胞性贫血患者血红蛋白中有一个氨基酸残基发生了改变，进而影响血红蛋白的正常功能。但一级结构的改变并不一定引起功能的改变。

二级、三级、四级结构为高级结构。二级结构为蛋白质多肽链的骨架折叠方式，即肽链主链有规律的空间排布，主要为α-螺旋和β-折叠结构。蛋白质折叠结构中的主要作用力有氢键、疏水作用力、离子键及范德华力。其中氢键对蛋白质的二级结构的稳定至关重要。

三级结构是已折叠的肽链在分子中的空间排列组合方式。每条多肽链都具固有的三级结构，也称为亚单位（亚基）；三级结构控制着蛋白质的生理功能。四级结构由两个以上的亚基聚合而成，是指多亚基蛋白质中各个亚基的空间排布、亚基间的相互作用与其接触部位的布局。范德华力对稳定和维持三、四级结构十分重要。离子键对维持蛋白质的四级结构也是必不可少。

扫一扫　9.1.2　拓展知识　蛋白质类药物的理化性质和不稳定性

2. 寡核苷酸及基因类药物的结构

将脱氧核糖核酸（DNA）和核糖核酸（RNA）等自20世纪70年代作为药物治疗疾病，被称为基因治疗。广义的基因药物包括各种cDNA表达系统、反义寡核苷酸、核酶、小干扰RNA（siRNA）以及微小RNA（microRNA）等，都是通过磷酸二酯键连接起来的多核苷酸或寡核苷酸，以基因或基因表达通路为作用靶点，通过调节靶细胞中的基因表达，从而实现药效作用。从物理化学

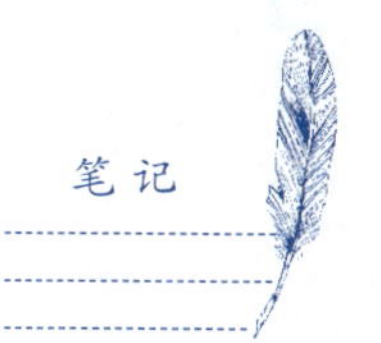

性质的角度分析，各种基因类药物都具有聚核苷酸结构，分子量较大，属于生物大分子药物。

扫一扫 9.1.3 拓展知识 基因工程疫苗及新冠疫苗

习题9.1

扫一扫 习题9.1答案

单项选择题

1. 生物技术药物的分类不包括（ ）。

A. 按其来源和制造方法分类 B. 按其物理本质与特性分类

C. 按其化学本质与特性分类 D. 按照其生理功能和用途分类

2. 维系蛋白质的一级结构为（ ）。

A. 氢键 B. 疏水键 C. 离子键 D. 肽键

3. 多肽链中氨基酸的排列顺序为（ ）。

A. 一级结构 B. 二级结构 C. 三级结构 D. 四级结构

4. 影响氨基酸消旋的因素不包括（ ）。

A. 温度 B. 离子强度

C. 搅拌 D. 金属离子螯合

5. 下列含有哪个侧链的蛋白质不易发生氧化降解（ ）。

A. 组氨酸 B. 甲硫氨酸 C. 半胱氨酸 D. 谷氨酸

判断题

6. 生物技术药物相比于化药安全性高。（ ）

7. 生物技术药物多数为大分子物质，物理化学稳定性好。（ ）

8. 生物技术药物口服不易吸收，一般不宜口服给药。（ ）

9. 生物技术类药物体内快速降解、清除，生物半衰期短，普遍需长期频繁注射给药，患者依从性差。（ ）

10. 蛋白质多肽类药物不可采用非注射途径进行给药。（ ）

任务二 生物技术药物递药系统

生物技术药物由于其特殊的化学结构，临床上主要采用注射剂形式，多肽类、蛋白质类注射剂主要有两种类型，溶液型如硫酸鱼精蛋白注射液，冻干型如凝血酶冻干粉。溶液型生物技术药物为保证其稳定性，需低温（2～8℃）下保存，且需冷链运输。冷冻型生物技术药物相对稳定，但制备工艺较为复杂。

由于生物技术药物注射给药给患者使用带来诸多不便，因此研究非注射给药系统有益于提高患者顺应性。蛋白质、多肽类药物的非注射制剂给药途径可以基本上分为口服给药途径、经皮给药途径以及黏膜给药途径。口服给药是最常见的给药形式，然而药物容易在胃肠道中破坏且易产生肝脏的首过效应，因此以口腔、鼻腔、肺部为主的生物技术药物黏膜给药系统亦是近年来研究的热点。

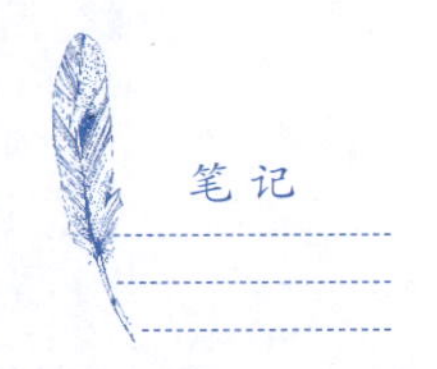

非注射给药途径的制剂研究中，需重点解决以下几个问题：①给药部位黏膜透过性低，使药物吸收差；②体液引起药物水解或酶解；③肝首过效应；④药物对作用部位的靶向性等。为提高蛋白质类药物非注射给药的生物利用度一般采用以下方法：①对药物进行化学修饰或制成前体药物；②应用吸收促进剂；③使用酶抑制剂；④采用离子电渗法皮肤给药等。其中采用吸收促进剂方法最多，吸收促进剂的种类因给药途径不同而异。

扫一扫　9.2　案例导入　涉案 5.7 亿元疫苗未经冷链运输流入 18 省份

一、普通注射给药系统

体内生物半衰期短，易降解的生物技术药物多采用适当的辅料，设计合理的处方与工艺制备成起效最快的注射剂。普通的注射剂主要包括溶液型、混悬型及注射用无菌粉末；一般蛋白质及多肽核酸类药物在溶液中不稳定多制备成注射用无菌粉末。若药物不溶于水则制备成混悬型注射剂。

二、新型注射给药系统

为解决生物技术药物普通制剂快速失效的问题，开发了生物技术药物新型注射给药系统，包括微球、微囊、脂质体、纳米粒和微乳等缓释、控释制剂（图 9-2）。

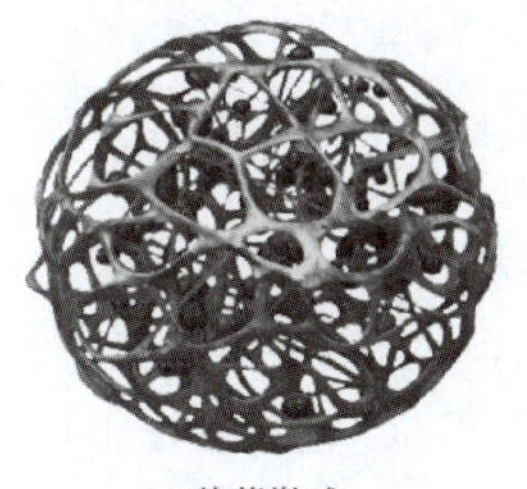

(a) 载药微球

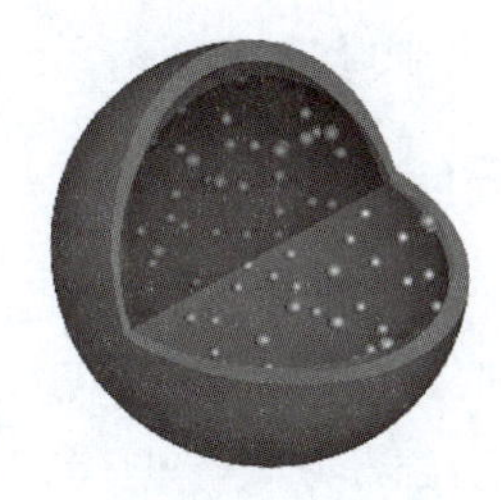

(b) 载药纳米粒

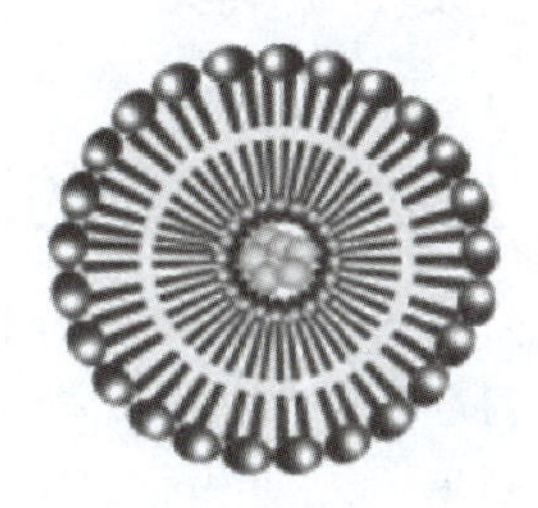

(c) 载药脂质体

图 9-2　新型注射给药系统

（一）微球制剂

微球剂是目前开发的蛋白质类药物最成熟的缓控释新剂型。采用生物降解型材料作为骨架制备蛋白质类药物微球制剂，一般通过皮下或肌内注射，粒径小于 500μm。微球注射可使药物缓慢释放，可以延长药物在体内的作用时间。目前常用的生物可降解材料包括聚乳酸（PLA）或聚丙交酯 - 乙交酯（PLGA）。通过调节和控制药物释放速度达到长效缓释、减少给药次数、降低不良反应和提高疗效的目的。

影响药物从微球中的释放速度因素包括：①骨架材料的种类和比例；②制备工艺；③微球的形态、粒径及粒度分布、包封率、载药量和药物分散状态等；另还需特别关注的是以聚乳酸类生物降解型材料为骨架制备的微球体内生物降解后可生成乳酸等酸性物质，可改变注射部位微环境的 pH 值，还可能会影响蛋白质多肽类药物的稳定性和产生注射部位的刺激性等。

（二）纳米粒

皮下或肌内注射可产生缓控释作用，静脉及动脉给药具有靶向性。制备纳

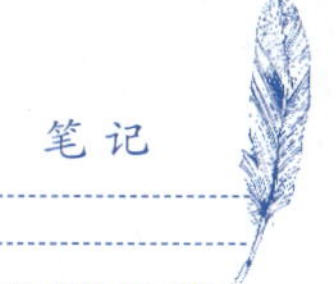

米缓控释系统的材料主要为可生物降解的高分子化合物，如聚丙交酯 - 乙交酯（PLGA）、聚氰基丙烯酸烷酯（PACA）以及天然大分子如蛋白质、明胶。2005 年 FDA 批准白蛋白结合紫杉醇纳米粒注射混悬液（Abraxane®）上市。

（三）脂质体

脂质体可包封易被破坏的大分子药物，广泛用作生物技术药物的给药载体，可包封重组人表皮生长因子、干扰素等蛋白类药物。2012 年硫酸长春新碱脂质体注射剂（Marqibo®）获得 FDA 批准。

（四）原位水凝胶

原位水凝胶是具有三维网状结构的亲水聚合物，在水中或生理溶液中溶胀并保持大量水分而不溶解，具有良好的生物相容性，适用于递送多肽类、蛋白质类生物技术药物。注射用原位水凝胶注射前为低黏度液体，注射后由于温度变化迅速改变物理形态凝胶化，其独特的溶液 - 凝胶转变克服了微球、脂质体的缺点，具有制备工艺简单、使用方便、生物相容性好、释药周期持久、给药剂量少等优点。2002 年 FDA 已批准醋酸亮丙瑞林水凝胶。

（五）脉冲式给药系统

肝炎疫苗、破伤风疫苗、白喉疫苗抗原均为蛋白，使用这些疫苗全程免疫接种次数较多，至少接种三次，才能保证免疫疗效，且由于多种原因，并没有实现高疫苗接种覆盖率，目前研制脉冲式给药系统是热点之一。

三、生物技术药物的经皮给药制剂

皮肤内水解酶活性较低，为多肽与蛋白质经皮给药创造了有利条件。经皮给药制剂包括溶液剂、软膏剂、经皮贴剂等，这类制剂为生物技术药物创造了一种简单、方便和行之有效的给药方式。但蛋白质、多肽类药物分子质量大、亲水性强，皮肤的透过性低。为克服蛋白质、多肽类药物透皮吸收的主要障碍，提高药物皮肤透过性，可通过一些特殊的物理或化学的方法和手段。这些方法包括：①离子导入技术；②超声导入技术；③电穿孔技术；④固体药物的皮下注射；⑤合用化学吸收促进剂等。

扫一扫　9.2.1　拓展知识　经皮给药制剂的物理促进技术

四、生物技术药物的黏膜给药制剂

黏膜给药是指使用合适的载体将药物与人体黏膜表面紧密接触，通过黏膜上皮细胞进入循环系统发挥全身作用或直接作用于病变黏膜发挥局部治疗作用。蛋白质、多肽类药物的黏膜吸收途径包括口腔、舌下、鼻腔、肺部、直肠、子宫、阴道和眼部等部位。其中蛋白质、多肽类药物的鼻腔和肺部给药最具应用前景。通过鼻、直肠、阴道、眼部和口腔黏膜给药能避免肝首过效应，避免胃肠道降解、消除，使药物更好地被吸收。

（一）鼻腔给药

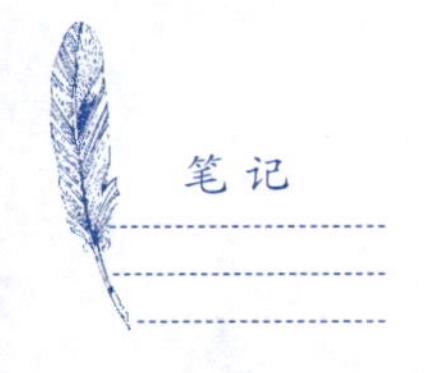

一些低分子多肽类药物（小于 10 个氨基酸）鼻腔给药生物利用度较高，但超过 20 个氨基酸的多肽鼻腔给药的生物利用度一般小于 1%，因此分子量较大

的多肽类药物需使用促渗透剂。常用的鼻腔吸收促进剂如下。①胆盐类：胆酸钠、脱氧胆酸钠、甘氨胆酸钠、牛磺脱氧胆酸钠等。②表面活性剂：聚氧乙烯月桂醇醚、皂角苷等。③螯合剂：乙二胺四乙酸盐、水杨酸盐等。④脂肪酸类：油酸、辛酸、月桂酸等。⑤甘草亭酸衍生物：甘草亭酸钠、碳烯氧代二钠盐等。⑥梭链孢酸衍生物：牛黄二氢甾酸霉素钠、二氢甾酸霉素钠等。⑦磷脂类及衍生物：溶血磷脂酰胆碱、二癸酰磷脂酰胆碱等。⑧酰基肉碱：月桂酰基肉碱、辛酰基肉碱、棕榈酰肉碱等。⑨环糊精：α环糊精、β环糊精、γ-环糊精、环糊精衍生物。

已有一些蛋白质和多肽类药物的鼻腔给药系统上市，如布舍瑞林、去氨加压素（DDAVP）、降钙素、催产素等。虽然有的产品生物利用度并不高（如那法瑞林和催产素的生物利用度约分别为3%和1%），但临床应用效果却不错。但鼻腔给药仍存在一些缺点如安全性差，会产生局部刺激性，对纤毛的损害或妨碍；重复性差，大分子药物吸收仍较少或吸收不规则等。

（二）肺部给药

蛋白质、多肽类肺部给药制剂与采用其他黏膜给药途径相比，对药物的吸收具有一定的优势：①肺泡上皮厚度很薄，小于1μm，易于药物分子透过。②肺部总吸收表面积大，大于100 m^2，且具有丰富的毛细血管；③肺部的酶活性低；从肺泡表面到毛细血管的转运距离极短；在肺部吸收的药物可直接进入血液循环，避免肝的首过效应。目前蛋白质类药物肺部给药仍存在一些问题如长期给药后的安全性问题，肺部是一个比较脆弱的器官，长期给药的可行性需经过药理毒理实验验证；肺吸收分子大小的限制，如何提高生物利用度问题；稳定的蛋白质药物处方设计方法如对药物进行修饰或制成微球、纳米粒、脂质体等。

提高蛋白质类药物肺部给药的生物利用度一般采用加入吸收促进剂或酶抑制剂，常用的吸收促进剂有胆酸盐类、脂肪酸盐和非离子型表面活性剂等。常用的酶抑制剂包括稀土元素化合物和羟甲基丙氨酸等。但鉴于蛋白质、多肽类药物长期给药的安全性问题，肺部给药系统应尽量少用或不用吸收促进剂，而主要通过吸入装置的改进来增加药物到达肺深部组织的比率，从而增加吸收。近年来胰岛素制剂则采用吸入粉雾剂，2006年辉瑞申报的胰岛素肺部给药制剂已批准生产。

扫一扫　9.2.2　拓展知识　蛋白质多肽类药物的直肠给药

五、生物技术药物的口服给药制剂

口服给药是最容易被患者接受的给药方式，给药简单、方便、安全。但现在市场上用于全身作用的口服蛋白质、多肽类药物仅有环孢菌素（环肽）等少数药物。另外，有些蛋白质药物（如蚓激酶）虽然吸收很少，但在大剂量下仍能发挥一定的药理效应，故也有口服的制剂产品。多数的口服酶制剂只是在胃肠道发挥局部作用。

蛋白质多肽类药物口服给药主要存在以下问题：①受胃酸的催化降解；②胃肠道中存在着大量多肽水解酶和蛋白水解酶，可将蛋白质、多肽类药物水解为氨基酸或小肽等；③多肽、蛋白质相对分子质量大，脂溶性差，胃黏膜的透过

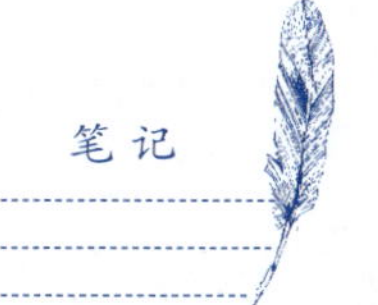

性差，难以通过生物膜屏障；④吸收后易被肝首过效应消除。由于以上问题一般的蛋白质、多肽类药物在胃肠道的吸收率都小于2%。提高蛋白质、多肽类药物胃肠道吸收的方式已有较多的报道，包括使用酶抑制剂、用PEG修饰多肽以抵抗醇解、应用生物黏附性颗粒以及制备蛋白质、多肽类药物的脂质体、微球、纳米粒、微乳或肠溶制剂等。

促进多肽类、蛋白质类药物吸收、提高生物利用度的方法有：①提高吸收屏障的通透性：加入吸收促进剂如磷脂、脂肪酸、胆盐、酯和醚型（非）离子型表面活性剂、皂角苷类、水杨酸酯或甘草酸衍生物。使用脂质体、微球、微乳和纳米粒等载体；②降低吸收途径和吸收部位肽酶的活性：加入抑肽酶、杆菌肽、大豆酪氨酸抑制剂、硼酸亮氨酸、硼酸缬氨酸等酶抑制剂；③分子结构修饰以防止药物降解；④延长药物作用时间：如采用生物黏附技术延长给药制剂在吸收部位的滞留，延长吸收时间。

胰岛素口服给药是人们一直关注的热点，胰岛素注射给药为糖尿病患者带来身体、心理及经济上的巨大负担，目前研究的口服胰岛素制剂包括自乳化胰岛素油溶液、胰岛素-磷脂复合物的PLGA纳米粒、胰岛素聚氰基丙烯酸异丁酯纳米囊、胰岛素果胶钙胶囊等。

习题9.2

扫一扫　习题9.2答案

单项选择题

1. 鼻黏膜给药的优点描述错误的是（　　）。

A. 容易接收　　B. 吸收快

C. 低蛋白酶活性　　D. 重复性好

2. 蛋白质类控释微球可以采用（　　）制备。

A. 研磨法　　B. 熔融法

C. 注入法　　D. 复乳-液中干燥法

3. 下类蛋白质类、多肽类药物制剂无吸收过程的是（　　）。

A. 鼻腔制剂　　B. 肺部制剂

C. 静脉制剂　　D. 口腔制剂

4. 制备蛋白质多肽类缓释微球的骨架材料是（　　）。

A. PVA　　B. PLGA　　C. PVP　　D. PEG3000

多项选择题

5. 增加蛋白质多肽类药物经皮吸收的方法有（　　）。

A. 超声波导入　　B. 离子导入　　C. 电致孔　　D. 微针

判断题

6. 影响蛋白质类药物从微球中的释放速度因素包括骨架材料的种类及比例。（　　）

7.PLGA不可以作为蛋白质类缓释纳米粒的材料。（　　）

8. 蛋白质多肽类药物口服给药不易产生肝脏的首过效应。（　　）

9. 离子导入技术是利用直流电流将离子型药物（或中性分子）导入皮肤的技术。（　　）

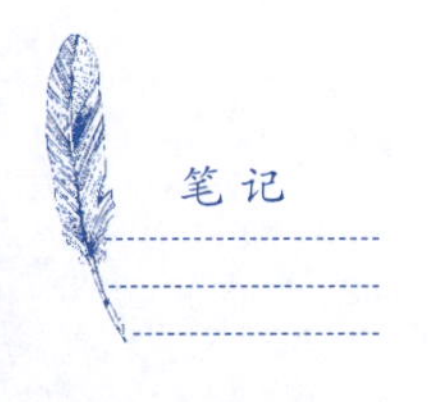

10. 鼻腔给药主要剂型有滴鼻剂、喷雾剂、粉末剂、微球制剂、凝胶剂、脂质体等。（　　）

任务三　生物技术药物的质量评价

生物技术药物由于其一般稳定性差，对温度、环境 pH 值、离子强度、酶等较为敏感，多肽类、蛋白质类变性，在注射给药系统中会影响注射剂的澄明度，严重的会因为立体结构改变致活性丧失而无药理作用。多肽类、蛋白质类药物的物理、化学性质的改变可能发生在多种不同的环节，如生产过程中、贮存流通过程等。蛋白质类药物的评价包括：①制剂中药物的含量测定；②制剂中药物的活性测定；③制剂中药物的体外释药速度的测定；④制剂的稳定性研究；⑤体内药动学研究等；⑥刺激性及生物相容性研究。

扫一扫　9.3　案例导入　长春生物“假疫苗”案

一、生物技术药物制剂的质量控制

（一）药物的含量测定

制剂中蛋白质类药物的含量测定可根据处方组成确定，如紫外分光光度法和反相高效液相色谱法（RP-HPLC）、BCA 法（蛋白定量法）、离子交换色谱（IEC）与分子排阻色谱（size exclusion chromatography，SEC）测定法等。

1. 紫外分光光度法

该方法多用于制剂中蛋白质药物的含量测定。在处方中其他物质不干扰药物测定的前提下，将蛋白质类药物制剂溶于 1.0 mol/L 氢氧化钠溶液中后采用 292nm 波长条件下的紫外分光光度法测定。

2. RP-HPLC

该方法多用于测定溶液中的蛋白质浓度。

3. BCA 法

BCA 法是利用蛋白质与工作试剂反应后在 562nm 处测定吸光度的方法，检测灵敏度高，可达 1～5μg/ml。

（二）制剂中药物的活性测定

蛋白质类药物制剂中药物的活性测定是评价制剂工艺可行性的重要方面，活性测定方法有药效学方法（如细胞病变抑制法）和放射免疫测定法。其中药效学方法又分为体外药效学方法和体内药效学方法。

1. 放射免疫测定法

放射免疫测定（radioimmunoassay，RIA）是将同位素分析的高灵敏度与抗原（antigen，Ag）抗体（antibody，Ab）反应的特异性相结合，以放射性同位素如 ^{125}I 作为示踪物的标记免疫测定方法。由于此项技术具有灵敏度高（可检测出纳克至皮克级的微量物质）、特异性强（可分辨结构类似的抗原）、重复性好、

笔记

样品及试剂用量少、测定方法易规范化和自动化等优点，因此在医学及其他生物科学研究领域和临床实验诊断中广泛地应用于各种微量蛋白质的分析与定量测定。

2. 体外药效学方法

体外药效学方法是利用体外细胞与活性蛋白质、多肽的特异生物学反应，通过剂量（或浓度）效应曲线进行定量（绝对量或比活性单位），该方法具有结果可靠、方法重现性好的特点，是制定药物制剂质量标准最基本的方法。

3. 体内药效学方法

体内药效学方法是直接将药物给予动物或者人体之后观察药效学反应，从而对药物的药效进行评价，这种方法药效确切，能够反映药物的确切作用。在新药研究中，体内药效学研究是必做项目。

此外，也可采用十二烷基硫酸钠 - 聚丙烯酰胺凝胶电泳（SDS-PAGE）法测定蛋白质类药物活性。

（三）制剂中药物的体外释药速率测定

测定缓释制剂中蛋白质类药物的体外释药速率时考虑到药物在溶出介质中不稳定，多采用测定制剂中未释放药物量的方法。将制剂置于一定量的溶出介质中，放入 37℃震动孵箱中，定时取样离心分离测定制剂中的药物含量。

缓释制剂中药物的体外释放速率受多种因素影响，如制剂本身、释放介质、离子强度、转速、温度等。其中制剂本身的影响因素主要集中在药物、聚合物、制备工艺和附加剂等几个方面。

（四）制剂的稳定性研究

蛋白质类药物制剂的稳定性研究应包括制剂的物理稳定性和化学稳定性两个方面，物理稳定性研究应包括制剂中药物的溶解度、释放速率以及药典规定的制剂常规指标的测定，化学稳定性包括药物的降解稳定性和生物活性等测定。检测手段根据不同药物的特性选择光散射法、圆二色谱法、电泳法、分子排阻色谱法和细胞病变抑制法等。

（五）体内药动学研究

由于蛋白质类药物剂量小，体内血药浓度检测的灵敏度要求高，常规体外检测方法不能满足体内血药浓度测定，此外，药物进入体内后很快被分解代谢，因此选择合适的检测方法是进行体内药动学研究的关键。对于非静脉给药的缓控释制剂的体内药动学试验可考虑选择放射标记法测定血浆中药物的量，该方法灵敏度高，适合多数蛋白质类药物体内血药浓度的测定。如果药物血药浓度与药效学参数呈线性关系，也可用药效学指标代替血药浓度进行体内吸收和药动学研究。

（六）刺激性及生物相容性研究

生物技术药物的刺激性与相容性实验的原则和方法与其他类型药物制剂基本相同，我国药品注册管理办法规定，皮肤、黏膜及各类腔道用药需进行局部毒性和刺激性试验，各类注射（植入）途径给药剂型除进行局部毒性和刺激性试验外还需进行所用辅料的生物相容性研究，以确保所用辅料的安全性。

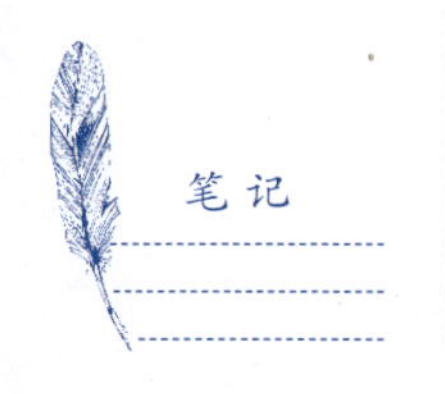

二、生物技术药物制剂的稳定性评价

稳定性研究对于蛋白质、多肽类药物其生物活性和分子构象的保持依赖于分子中各种共价键和非共价键，但这些作用力对于温度、光照、氧化、离子强度和机械剪切等环境因素都特别敏感，因此对其稳定性应严格控制。目前仍未有一种简单的稳定性试验或参数能够完全反映此类药物的稳定性。而且由于蛋白质的结构十分复杂，可能同时存在多种降解途径，其降解过程往往不符合 Arrhenius 动力学方程；因此，通过加速试验来预测该类药物的有效期并不十分可靠。必须在实际条件下长期观测稳定性，才能确定其有效期。

扫一扫　9.3.1　拓展知识　生物类似药

习题9.3

扫一扫　习题9.3答案

单项选择题

1. 以下不属于生物技术药物制剂的活性测定方法的是（　　）。

A. 体内药效学方法　　B. 放射免疫测定法

C. 体外药效学方法　　D.BCA 法

判断题

2. 稳定性研究中可以采用评价化学药物制剂的加速试验来预测生物技术药物的有效期。（　　）

3. 生物技术药物的刺激性与相容性实验的原则和方法与其他类型药物制剂基本相同。（　　）

4. 制剂中蛋白质类药物的含量测定可以采用紫外分光光度法和反相高效液相色谱法等方法。（　　）

5. 多肽类、蛋白质类药物的物理、化学性质的改变通常发生在贮存流通环节。（　　）

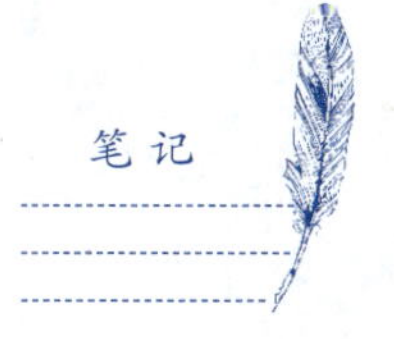

笔记

项目十

药物制剂的稳定性

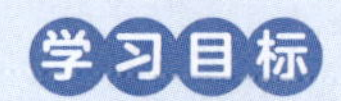

知识要求

1.掌握影响药物制剂稳定性的因素及其稳定化方法。

2.熟悉药物制剂稳定性的概念，药物制剂稳定性考察方法和考察项目。

3.了解药物制剂稳定性研究的意义、内容和理论依据。

技能要求

1.能熟练分析药物制剂稳定性影响因素，制定稳定化措施。

2.会用稳定性试验方法进行制剂的处方筛选、生产和储存条件的选择、有效期的预测和确定。

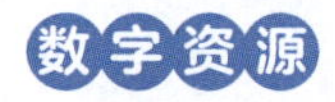

微课12　药物制剂稳定性

10.1　案例导入　刺五加注射液事件

10.1.1　拓展知识　药物的其他降解反应

习题10.1答案

10.2.1　拓展知识　常用抗氧剂

10.2.2　拓展知识　各种包装容器材料的优缺点

习题10.2答案

10.3　例题答案

10.3.1　拓展知识　药物和赋形剂之间的相互作用的分析方法

习题10.3答案

任务一　了解药物制剂稳定性

扫一扫　微课12　药物制剂稳定性

扫一扫　10.1　案例导入　刺五加注射液事件

一、研究药物制剂稳定性的意义及内容

（一）研究意义

药物制剂稳定性（drug stability）是指药物制剂从制备到使用期间质量发生变化的速度和程度，即药物制剂的体外稳定性，它是评价药物制剂质量的重要指标之一。药物制剂要求有效、安全、稳定，而稳定性是保证药物制剂有效和安全的前提。如果药物在生产、运输、储存、使用过程中不稳定，则会发生分

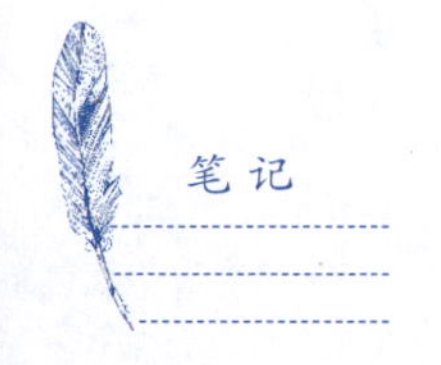

解变质，从而导致药物疗效降低或副作用增加，有些药物甚至产生有毒物质，危及患者生命，同时对大规模批量生产的药物制剂也造成极大的经济损失。因此，药物制剂稳定性是制剂的研究开发、生产、仓储管理中的重要内容。重视和研究药物制剂的稳定性，对于指导合理地进行剂型设计，提高制剂质量，保证药物制剂安全、有效、稳定具有重要意义。我国的《新药审批办法》明确规定，在新药研究和申报过程中必须呈报稳定性研究的相关资料。

（二）研究内容

药物制剂稳定性主要包括化学稳定性、物理稳定性和生物学稳定性三个方面。化学稳定性是指由于温度、湿度、光线、pH 值等因素影响，药物制剂产生水解、氧化等化学降解反应，或制剂中药物与与之接触的物质反应而使药物含量（或效价）、色泽等产生变化，从而影响制剂的内在质量。物理稳定性是制剂的物理性状发生改变，如混悬剂中药物颗粒结块、结晶生长，乳剂的分层、破裂，胶体的老化，片剂崩解度、溶出速度的改变等。制剂外观质量的改变，虽然药物化学结构不变，但往往影响制剂的正常使用。生物学稳定性是指药物制剂由于细菌或真菌等微生物污染而产生的腐败变质等。本项目主要探讨药物制剂的化学稳定性，而物理和生物学稳定性已在其他项目中介绍，本项目不再赘述。

药物制剂稳定性的研究内容包括：（1）考察制剂在生产及储存期间可能发生的变化，探讨制剂稳定性影响因素，寻找避免或延缓药物降解、提高制剂稳定性的方法措施，为剂型设计、处方及工艺设计、储藏条件选择等提供科学依据；（2）预测和确定药物制剂的有效期，确保用药的安全与有效。

二、制剂中药物的主要化学降解途径

药物的化学降解反应取决于药物化学结构，药物化学结构不同，其降解反应也不同。药物的化学降解反应包括药物的水解、氧化、异构化、脱羧、聚合等，以水解和氧化反应为最常见，有时一种药物还可能同时发生两种或两种以上的降解反应。

（一）水解

水解（hydrolysis）是药物降解的主要途径，属于这类降解的药物主要有酯类（包括内酯）、酰胺类（包括内酰胺）等。

1. 酯类药物

含有酯键药物的水溶液，在 H^+ 或 OH^- 或广义酸碱的催化下发生水解反应。在碱性溶液中，由于酯分子中氧的负电性比碳大，故酰基被极化，亲核性试剂 OH^- 易于进攻酰基上的碳原子，而使酰氧键断裂，生成醇和酸，酸与 OH^- 反应，使反应进行完全。例如盐酸普鲁卡因，在偏酸性条件下较为稳定，在 pH 值 3.4～3.6 时最稳定；在碱性条件下水解，其水解生成对氨基苯甲酸与二乙胺基乙醇，此分解产物无明显的麻醉作用，导致药效下降。水解后的对氨基苯甲酸又可氧化，生成有色物质，同时在一定条件下又能脱羧，生成有毒的苯胺。其降解反应可表示为：

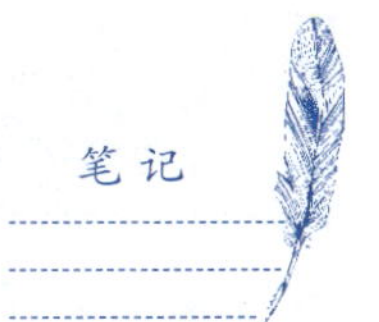

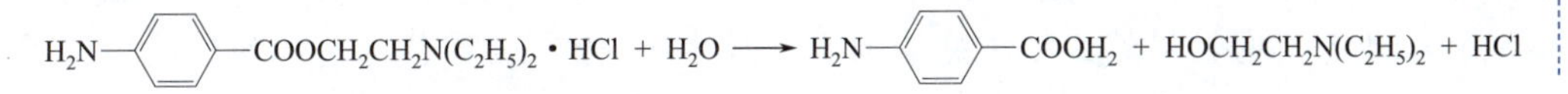

又如阿司匹林，不仅在水溶液中水解，就是在固体状态下由于吸收空气中的水分也能发生水解，水解产生水杨酸和乙酸，引起对胃肠道的强烈刺激性。

另有盐酸丁卡因、盐酸可卡因、普鲁本辛、硫酸阿托品、氢溴酸后马托品等的水溶液，亦会发生类似的水解反应，往往使溶液的pH值下降。因此，有些酯类药物灭菌后pH值下降，即提示有水解可能。

2. 酰胺类药物

酰胺及内酰胺类药物水解生成酸与胺。属于这类的药物有氯霉素、青霉素类、头孢菌素类、巴比妥类等。此外如利多卡因、对乙酰氨基酚（扑热息痛）等也属于此类药物。

青霉素和头孢菌素类：这类药物的分子中存在着不稳定的β-内酰胺环，在H^+或OH^-影响下，很易裂环失效。例如氨苄西林在中性和酸性溶液中的水解产物为α-氨苄青霉酰胺酸。氨苄西林在水溶液中最稳定的pH值为5.8，当pH值为6.6时，$t_{1/2}$为39天。本品只宜制成固体剂型（注射用无菌粉末）。注射用氨苄西林钠在临用前可用0.9%氯化钠注射液溶解后输液，但10%葡萄糖注射液对本品有一定的影响，最好不要配合使用，若两者配合使用，也不宜超过1h。乳酸钠注射液对本品水解具有显著的催化作用，故二者不能配伍使用。

头孢菌素类药物应用日益广泛，由于分子中同样含有β-内酰胺环，易于水解。如头孢唑啉钠在酸性或碱性条件下都易水解失效，水溶液pH值4～7较稳定，在pH值4.6的缓冲溶液中$t_{0.9}$约为90h。本品在生理盐水和5%葡萄糖注射液中，室温放置5天仍然符合要求，pH值略有上升，但仍在稳定pH值范围内。庆大霉素、维生素C注射液对本品稳定性无显著影响，故头孢唑啉钠可与这些药物配合使用。

氯霉素比青霉素类抗生素稳定，氯霉素的干燥粉末可密闭保持两年而不失效；但其水溶液仍很易分解，在pH值7以下，主要是酰胺水解，生成氨基物与二氯乙酸。在pH值2～7范围内，pH值对水解速度影响不大。在pH值6时氯霉素最稳定，pH值小于2或大于8时水解加速。磷酸盐、枸橼酸盐、乙酸盐等缓冲液能促进其水解，故配制滴眼剂时，选用硼酸缓冲液为宜。氯霉素水溶液对光敏感，在pH值5.4暴露于日光下，变成黄色沉淀。氯霉素溶液用100℃、30min灭菌，水解3%～4%；而采用115℃、30min热压灭菌，水解达15%，故不宜采用热压灭菌法灭菌。

巴比妥类本身较稳定，不易水解；但其钠盐的水溶液可与空气中二氧化碳作用生成巴比妥酸的沉淀，生成无效的烃乙酰脲沉淀。10%苯巴比妥钠水溶液用安瓿灌装，在室温下储存有效期为47天；用80%丙二醇为溶剂制成的水溶液有效期可达3年，但刺激性增加。有些酰胺类药物，如利多卡因，邻近酰胺基有较大的基团，由于空间效应，不易水解。

3. 其他药物

苷类药物一般较易水解，水解后生成糖和苷元或次生苷。如阿糖胞苷在酸性溶液中，脱氨水解为阿糖脲苷。在碱性溶液中，嘧啶环破裂，水解速度加速。本品在pH值6.9时最稳定，水溶液经稳定性预测$t_{0.9}$约为11个月左右，常制成注射粉针剂使用。另外，如维生素B、地西泮（安定）、碘苷等药物均易水解。

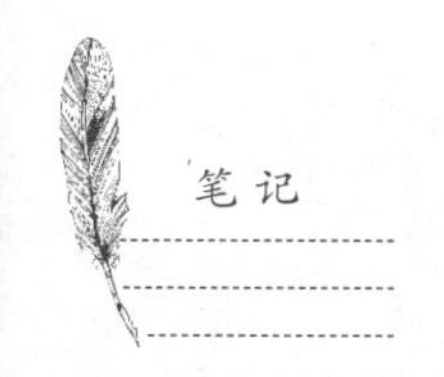

（二）氧化

氧化也是药物降解的主要途径之一。药物氧化降解常是自氧化反应，即在大气中氧的影响下进行缓慢的氧化。药物氧化反应的难易与结构有密切关系，如酚类、烯醇类、芳胺类、吡唑酮类、噻嗪类药物等较易氧化。药物氧化后，不仅效价损失，而且可能产生颜色或沉淀。有些药物即使被氧化极少量，亦会色泽变深或产生不良气味，严重影响药品的质量，甚至成为废品。

1. 酚类药物

如肾上腺素、多巴胺、吗啡、水杨酸钠等具有酚羟基药物，在氧气、金属离子、光线、温度等的影响下，均易氧化变质，如苯酚氧化后成有色的醌类化合物。

2. 烯醇类药物

维生素 C 是这类药物的代表，分子中含有烯醇基极易氧化，氧化过程较为复杂。在有氧条件下，先氧化成去氢抗坏血酸，然后经水解为 2,3- 二酮 -L- 古洛糖酸，再进一步氧化为草酸与 L- 丁糖酸。在无氧条件下，发生脱水作用和水解作用生成呋喃甲醛和二氧化碳。由于 H^+ 的催化作用，在酸性介质中脱水作用比碱性介质快，实验中证实有二氧化碳气体产生。金属离子对维生素 C 的氧化有明显的催化作用，特别是铜离子，2×10^{-4}mol/L 的铜离子，就能使氧化反应速度增大一万倍，维生素 C 溶液最稳定的 pH 值为 5.8～6.2，所以，其制剂中加入抗氧剂焦亚硫酸钠、金属离子络合剂 EDTA 等可有效提高其稳定性。

3. 其他类药物

芳胺类如磺胺嘧啶钠，吡唑酮类如氨基比林、安乃近，噻嗪类如盐酸氯丙嗪、盐酸异丙嗪等，这些药物都易氧化，其中有些药物氧化过程极为复杂，常生成有色物质。含不饱和键的药物如维生素 A 或维生素 D 等也极易氧化。此外，如奎宁、氯喹、氯仿、乙醚等都易氧化降解。易氧化药物要特别注意光、氧、金属离子对他们的影响，以保证产品质量。

扫一扫　10.1.1　拓展知识　药物的其他降解反应

三、药物制剂稳定性研究的化学动力学基础

化学动力学（chemical kinetics）是研究化学反应速度及反应机制的科学。利用化学动力学原理可以：（1）研究药物降解的机制；（2）研究影响药物降解的因素及稳定化措施；（3）预测药物制剂的有效期。

研究药物的降解速度，首先要解决的问题是浓度对反应速度的影响。根据质量作用定律，降解速度$\frac{dc}{dt}$与反应物浓度之间的关系可用下式表示：

$$-\frac{dc}{dt}=kc^n \qquad (10\text{-}1)$$

式中，k 为反应速度常数，是指各反应物为单位浓度时的反应速度，其大小与反应温度有关。k 值越大，表示反应物的活泼程度越大，药物制剂越不稳定。*c* 为反应物浓度；*n* 为反应级数，其中 *n*=0 为零级反应；*n*=1 为一级反应；*n*=2 为二级反应，以此类推。反应级数是用来阐明反应物浓度对反应速度影响的大小。在药物制剂的各类降解反应中，尽管有些药物的降解反应机制十分复杂，但多

笔记

数药物及其制剂可按零级、一级、伪一级反应处理。

（一）零级反应

反应速度与反应物浓度无关，而受其他因素的影响，如反应物的溶解度、温度或某些光化反应中光的强度等。零级反应的速度方程可表示为：

$$-\frac{\mathrm{d}c}{\mathrm{d}t}=\mathrm{k}_0 \tag{10-2}$$

积分得：

$$c=c_0-\mathrm{k}_0 t \tag{10-3}$$

式中，c_0 为 t=0 时反应物的浓度，mol/L；c 为 t 时反应物的浓度，mol/L；k_0 为零级速度常数，mol/（L·s）。c 与 t 呈线性关系，直线的斜率为 -k_0，截距为 c_0。

混悬液中药物的降解仅与溶液相中的药物量即药物的溶解度有关，而与混悬的固体药量无关；当药物降解后，固体相中的药物就溶解补充到溶液相中，保持溶液中的药量不变；而药物的溶解度为常数，故这类降解反应也为零级反应，但与真正的零级反应有所不同，故为假零级反应。

（二）一级反应

一级反应速度与反应物浓度的一次方成正比，其速度方程可表示为：

$$-\frac{\mathrm{d}c}{\mathrm{d}t}=\mathrm{k}c \tag{10-4}$$

积分得：

$$\lg c=\frac{\mathrm{k}t}{2.303}+\lg c_0 \tag{10-5}$$

式中，k 为一级速度常数。以浓度对数 lg$c$ 对时间 t 作图呈一直线，直线的斜率为 −k/2.303，截距为 lgc_0。

反应速度与两种反应物浓度的乘积成正比的反应，称为二级反应。若其中一种反应物的浓度大大超过另一种反应物，或保持其中一种反应物浓度恒定不变的情况下，则此反应表现出一级反应的特征，故称为伪一级反应。例如酯的水解，在酸或碱的催化下，可按伪一级反应处理。

（三）半衰期和有效期

药物降解一半所需的时间称为半衰期（half life），记作 $t_{1/2}$。药品有效期（shelf life）是指药品降解 10%（即主药含量不低于 90% 的标示量）所需的时间，记作 $t_{0.9}$。对于大多数药物而言降解过程为一级反应过程，$t_{1/2}$ 和 $t_{0.9}$ 计算分别见公式 10-6 和公式 10-7。

$$t_{1/2}=\frac{0.693}{\mathrm{k}} \tag{10-6}$$

$$t_{0.9}=\frac{0.1054}{\mathrm{k}} \tag{10-7}$$

恒温条件下，反应速度常数不变，有效期和半衰期均为固定值。

需要注意的是，实际工作中并不能简单根据主药的降解限量确定药物的有效期，还需考虑其他影响药物质量的相关因素。储存过程中制剂吸潮、结块、溶出度下降、霉变、产生降解物质或相关物质都应是确定有效期的重要参考因素。

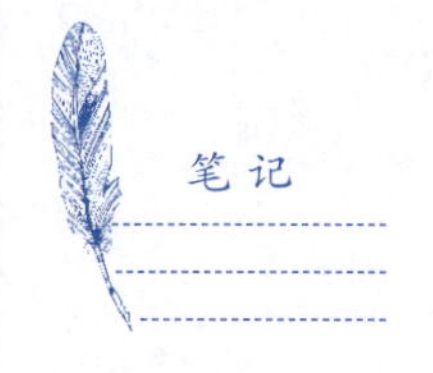

习题10.1

扫一扫　习题10.1答案

单项选择题

1. 青霉素G钾易产生（　　）。

A. 水解反应　　B. 聚合反应　　C. 氧化反应　　D. 变旋反应

2. 某药物为一级反应，下列叙述中错误的是（　　）。

A. 以 c 对 t 作图为一直线

B. 以 lg$c$ 对 t 作图为一直线

C. $t_{1/2}$= 0.693/k

D. $t_{0.9}$=0.1054/k

3. 药物制剂的有效期通常是指（　　）。

A. 药物在室温下降解一半所需要的时间

B. 药物在室温下降解百分之十所需要的时间

C. 药物在室温下降解百分之一所需要的时间

D. 药物在室温下降解百分之九十所需要的时间

多项选择题

4. 药物制剂稳定性研究的范围包括（　　）等方面。

A. 化学稳定性　　B. 物理稳定性

C. 生物稳定性　　D. 体内稳定性

5. 可反映药物稳定性好坏的指标有（　　）。

A. 半衰期　　B. 有效期

C. 反应速度常数　　D. 反应级数

6. 易氧化的药物有（　　）。

A. 盐酸氯丙嗪　　B. 吗啡

C. 阿司匹林　　D. 维生素 A

7. 盐酸普鲁卡因注射液变黄的原因（　　）。

A. 水解　　B. 氧化　　C. 聚合　　D. 脱羧

判断题

8. 药物降解与否取决于其结构，而降解的速度受诸多因素影响。（　　）

9. 酚类、烯醇类、芳胺类、酰胺类、噻嗪类药物等均较易氧化。（　　）

10. 零级反应的反应速度与反应物浓度无关。（　　）

任务二　影响药物制剂降解的因素及稳定化方法

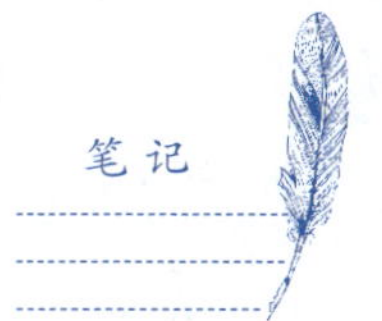

影响药物制剂稳定性的因素很多，主要分为处方因素和外界因素两类。处方因素包括 pH 值、广义酸碱催化、溶剂、离子强度、表面活性剂、基质或赋形剂等；外界因素则包括温度、光线、空气（氧）、金属离子、湿度和水分、包装

材料等。了解药物制剂稳定性的影响因素对制剂处方设计、剂型选择、生产工艺和储存条件等的确定非常重要。

一、处方因素和稳定化方法

药物制剂的处方，除主药外，还有各种辅料；辅料选择的合适与否，对制剂的稳定性影响很大。溶液的 pH 值、缓冲溶液、溶剂、离子强度、表面活性剂及处方中的其他辅料均可能影响主药的稳定性。

（一）pH值的影响

许多酯类、酰胺类药物常受 H^+ 或 OH^- 催化水解，这种催化作用也叫专属酸碱催化（specific acid-base catalysis）或特殊酸碱催化，该类药物的水解速度主要由 pH 值决定。pH 值对速度常数 k 的影响可用下式表示：

$$k = k_0 + k_{H^+}[H^+] + k_{OH^-}[OH^-] \tag{10-8}$$

式中，k_0为参与反应的水分子催化速度常数；k_{H^+}和k_{OH^-}分别表示 H^+ 和 OH^- 离子的催化速度常数。在 pH 值较低时，主要是酸催化；而在 pH 值较高时，主要是碱催化。根据上述动力学方程可以得到反应速度常数与 pH 值关系的图形，即 pH- 速度图（图 10-1）。该图最低点对应的横坐标，即为最稳定 pH 值，以 pH_m 表示。

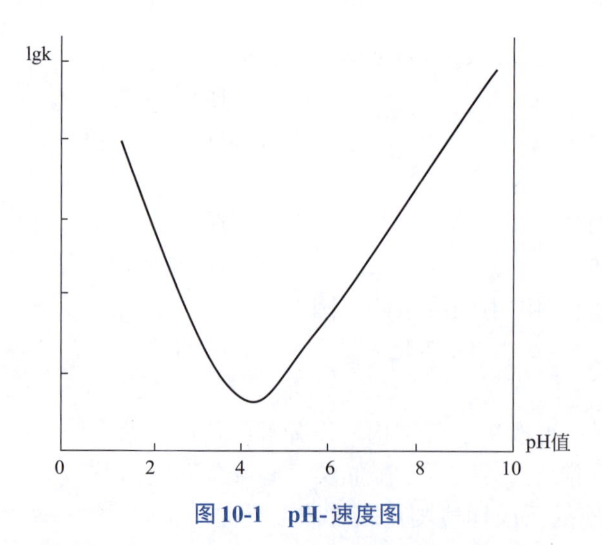

图 10-1　pH-速度图

药物的氧化反应也受溶液的 H^+ 或 OH^- 催化，这是因为反应的氧化 - 还原电位依赖于 pH 值。通常 pH 值较低时溶液较稳定，pH 值增大氧化反应易于进行。如维生素 B_1 于 120℃热压灭菌 30min，在 pH 值 3.5 时几乎无变化，在 pH 值 5.3 时分解 20%，在 pH 值 6.3 时分解 50%。

pH_m 是液体型制剂处方设计中首先要解决的问题。通过实验或查阅文献资料可得到药物的 pH_m，然后在此基础上进行 pH 值调节。调节 pH 值时应同时考虑稳定性、溶解度和药效三个方面的因素。如大多数生物碱在偏酸性溶液比较稳定，故制成注射剂常调节成偏酸性范围，而制成滴眼剂，就应调节至偏中性范围，以减少刺激性，提高疗效。pH 值调节剂一般是盐酸和氢氧化钠，为了防

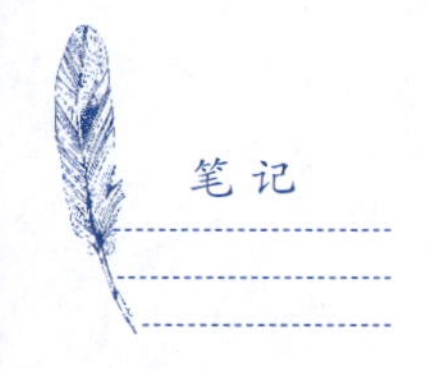

止引入其他离子而影响药物稳定性，生产上常用与药物本身相同的酸或碱，如硫酸卡那霉素用硫酸、氨茶碱用乙二胺等。如需维持药物溶液的pH值，则可用磷酸、乙酸、枸橼酸及其盐类组成的缓冲系统来调节，需要注意的是，使用这些酸碱可能存在广义酸碱催化的影响。

固体制剂和半固体制剂中的药物如对pH值敏感，在选择赋形剂或基质时应注意其对系统pH值的影响，如在APC片剂中，若使用硬脂酸镁做润滑剂，会提高系统的pH值，使乙酰水杨酸溶解度增加，分解加快。

一些药物的pH_m值见表10-1。

表10-1　一些药物的pH_m值

药　物	pH_m	药　物	pH_m
盐酸丁卡因	3.8	苯氧乙基青霉素	6
盐酸可卡因	3.5～4.0	毛果芸香碱	5.12
溴本辛	3.38	甲氧苯青霉素	6.5～7.0
溴化丙胺太林	3.3	氯洁霉素	4.0
三磷酸腺苷	9.0	地西泮	5.0
羟苯甲酯	4.0	氢氯噻嗪	2.5
羟苯乙酯	4.0～5.0	维生素B_1	2.0
羟苯丙酯	4.0～5.0	吗啡	4.0
阿司匹林	2.5	维生素C	6.0～6.5
头孢噻吩钠	3.0～8.0	对乙酰氨基酚	5.0～7.0

（二）广义酸碱催化的影响

按BrÖnsted-Lowry酸碱理论，给出质子的物质叫广义的酸，接受质子的物质叫广义的碱。有些药物也可被广义的酸碱催化水解，这种催化作用称为广义的酸碱催化（general acid-base catalysis）或一般酸碱催化。

许多药物处方中，往往需要加入缓冲剂。常用的缓冲剂如乙酸盐、磷酸盐、枸橼酸盐、硼酸盐均为广义的酸碱。如HPO_4^{2-}对青霉素G钾盐、苯氧乙基青霉素均有催化作用。

为观察缓冲液对药物的催化作用，可用增加缓冲剂的浓度，但保持盐与酸的比例不变（pH恒定）的方法，配制一系列的缓冲溶液，然后观察药物在这一系列缓冲溶液中的分解情况，如果分解速率随缓冲剂浓度的增加而增加，则可确定该缓冲剂对药物有广义的酸碱催化作用。为了减少这种催化作用的影响，在实际生产处方中，缓冲剂应用尽可能低的浓度或选用没有催化作用的缓冲系统。如磷酸盐、枸橼酸盐、乙酸盐等缓冲液均能促进氯霉素的水解，氯霉素滴眼液宜用硼酸盐做缓冲剂。

（三）溶剂的影响

溶剂可能由于溶剂化、解离、改变反应活化能等而对药物制剂的稳定性产生显著的影响。药物在不同溶剂中稳定性常不同，如噻替哌在水溶液中易聚合失效，以PEG400为溶剂制成注射液，可避免聚合而稳定。溶剂的极性和介电常数对药物的水解反应影响很大，对于易水解的药物，有时用非水溶剂，如乙

笔记

醇、丙二醇、甘油等部分或全部替代水作为溶剂，可使水解速度降低，以提高其稳定性。

根据下式可以说明非水溶剂的介电常数对易水解药物的稳定性的影响。

$$\lg k = \lg k_{\infty} - \frac{k' Z_A Z_B}{\varepsilon} \tag{10-9}$$

式中，k为速度常数；ε为介电常数；k_{∞}为溶剂ε趋向于∞时的速度常数。$Z_A Z_B$为催化离子或药物所带电荷数，对于给定的体系在恒定温度下k′是常数，因此lgk对1/ε作图得一直线。速度常数随介电常数增加的变化情况，取决于催化离子与药物离子电荷是否相同。

例如苯巴比妥水溶液中药物受OH^-催化水解，苯巴比妥阴离子与OH^-带相同电荷，上述直线斜率为负值。则在处方中采用介电常数低的非水溶剂，如丙二醇（60%），可提高苯巴比妥注射液的稳定性。而当催化离子与药物离子带相反电荷，如环己烷氨基磺酸钠在水中稳定性较好，在醇中反而降解快。

（四）离子强度的影响

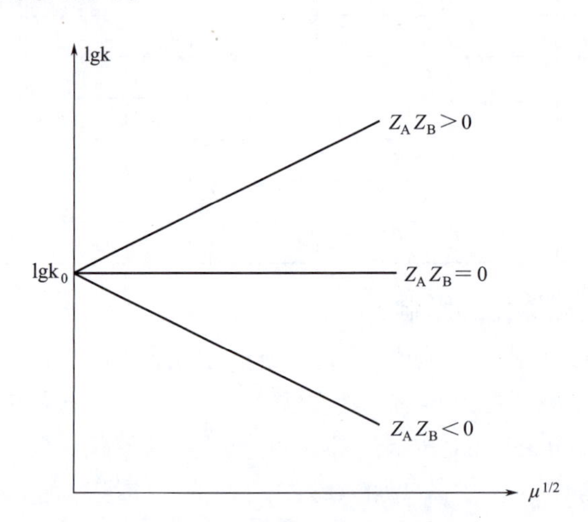

图10-2　离子强度对反应速度的影响

在制剂处方中，往往为调节等渗加入电解质，防止氧化加入盐（如一些抗氧剂），调节pH值加入缓冲剂等，从而改变溶液的离子强度，离子强度对降解速度的影响可用下式说明：

$$\lg k = \lg k_0 + 1.02 Z_A Z_B \sqrt{\mu} \tag{10-10}$$

式中，k为速度常数；μ为离子强度；k_0为溶液无限稀（即μ=0）时的速度常数；$Z_A Z_B$为催化离子或药物所带电荷数。

以lgk对$\sqrt{\mu}$作图可得一直线（图10-2），其斜率为$1.02Z_A Z_B$，外推到μ=0可求得k_0。由式（10-10）可知，当药物带正电荷并受H^+催化或药物带负电荷并受OH^-催化时，可因盐的加入，引起离子强度的增加，造成降解速度的加快；如果药物是中性分子，降解速度与离子强度无关。

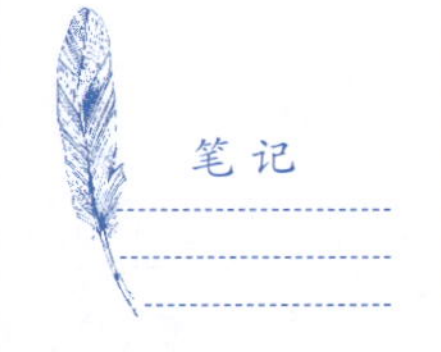

（五）表面活性剂的影响

表面活性剂可增加某些易水解药物制剂的稳定性，这是因为表面活性剂在溶液中形成胶束可形成“屏障”具有保护作用。例如苯佐卡因易受碱催化水解，若在溶液中加入十二烷基硫酸钠，则半衰期增加18倍。这是由于苯佐卡因被增溶在胶束内，OH^-进入胶束受到阻碍，减少了其对酯键的攻击。需要注意的是，表面活性剂有时反而使某些药物分解速度加快，如聚山梨酯80使维生素D稳定性下降。故应通过实验来选用表面活性剂。

（六）处方中其他辅料的影响

在软膏剂、霜剂、栓剂、片剂等半固体或固体制剂中，药物的稳定性常与制剂处方的基质或赋形剂有关。如聚乙二醇用作氢化可的松的软膏基质可促进该药物的分解；聚乙二醇用作乙酰水杨酸栓剂基质也可使其分解，产生水杨酸和乙酰聚乙二醇。维生素U片采用糖粉和淀粉为赋形剂，则产品变色，改用磷酸氢钙，再辅以其他措施，产品质量则有所提高。一些片剂的润滑剂，如硬脂酸钙、硬脂酸镁，对乙酰水杨酸的稳定性有一定影响。因其可能与乙酰水杨酸反应形成相应的乙酰水杨酸钙及乙酰水杨酸镁，提高了系统的pH值，使乙酰水杨酸溶解度增加，分解速度加快。因此生产乙酰水杨酸片时不宜用硬脂酸镁这类润滑剂，而须用影响较小的滑石粉或硬脂酸。

二、外界因素和稳定化方法

外界因素即环境因素，包括温度、光线、空气（氧）、金属离子湿度、水分、包装材料等。其中的温度对各种降解途径（如水解、氧化等）均有影响，而光线、空气（氧）、金属离子对易氧化药物影响较大，湿度、水分主要影响固体药物的稳定性，包装材料是各种制剂产品都必须考虑的问题。

（一）温度的影响

一般而言，温度升高，反应速度加快。根据Van't Hoff规则：温度每升高10℃，反应速度增加2～4倍。温度对于反应速度常数的影响，可通过Arrhenius指数定律来定量描述：

$$k=Ae^{-E/RT} \tag{10-11}$$

式中，k为速度常数；A为频率因子；E为活化能；R为气体常数；T为绝对温度。此式是预测药物制剂有效期的主要理论依据。

由上式可知，反应速度与温度成正比，而与药物的活化能成反比。即温度越高，反应速度越快。活化能的大小，表示在降解过程中，药物降解所需热能的大小。活化能越大，药物受温度影响而发生降解的倾向越小。

药物制剂在制备过程中，常有加热的操作，例如加热溶解、灭菌、烘干等操作，因此应考虑温度对药物稳定性的影响，制订合理的工艺条件。有些产品在保证完全灭菌的前提下，可降低灭菌温度，缩短灭菌时间。而对热敏感的药物，如青霉素、胰岛素、疫苗等抗生素、生物制品，要根据药物性质，设计合适的剂型（如固体剂型），生产中采取特殊的工艺，如冷冻干燥、无菌操作等，同时产品要低温储存，以保证产品质量。

（二）光线的影响

有些药物分子易受辐射（光线）作用使分子活化而产生分解，此种反应叫光化降解（photodegradation），其降解速度与系统的温度无关。这种易被光降解

笔记

的物质叫光敏感物质。如硝普钠、氯丙嗪、异丙嗪、核黄素（维生素 B_2）、氢化可的松、强的松（泼尼松）、叶酸、维生素 A、辅酶 Q_{10}、硝苯吡啶等。

光是一种辐射能，辐射能量的单位是光子。光子的能量与波长成反比，光线波长越短，能量越大，故紫外线更易激发化学反应。药物结构与光敏感性可能有一定的关系，如酚类和分子中有双键的药物，一般对光敏感。对光敏感的药物制剂，在制备及储存过程中应避光，并合理设计处方工艺，如在处方中加入抗氧剂、在包衣材料中加入遮光剂，在包装上采用棕色玻璃瓶包装或容器内衬垫黑纸等方式，以提高药物制剂的稳定性。

（三）空气（氧）的影响

空气中的氧是引起药物制剂氧化降解的主要因素。空气中的氧进入制剂的主要途径有：氧在水中有一定的溶解度，在平衡时，0℃为 10.19ml/L，25℃为 5.75ml/L，50℃为 3.85ml/L，100℃水中几乎没有氧；在药物容器空间的空气中也存在着一定量的氧。只要有少量的氧存在，就可产生氧化反应。

对于易氧化的药物，除去氧气是防止氧化的根本措施。生产上一般在溶液中和容器空间通入惰性气体，如二氧化碳或氮气，置换其中的空气。在水中通入 CO_2 至饱和时，残氧量为 0.05ml/L，通氮至饱和时约为 0.36ml/L。若通气不够充分，对成品质量影响很大，同一批号注射液，色泽深浅不一，可能就与通入气体量不同有关。选择惰性气体应视药物性质而定，CO_2 溶于水中呈酸性，使 pH 值改变，并使某些药物如钙盐产生沉淀，以选 N_2 为宜。蒸馏水可通过煮沸除氧，固体药物制剂则可采用充氮或真空包装。

为防止易氧化药物自动氧化，可在制剂中加入抗氧剂（antioxidants）。

扫一扫　10.2.1　拓展知识　常用抗氧剂

（四）金属离子的影响

微量的金属离子如铜、铁、钴、镍、锌、铅等离子都有促进氧化的作用，它们主要是缩短链反应的诱导期，加速自由基生成，对自动氧化反应产生显著的催化作用。如 0.0002mol/L 的铜能使维生素 C 的氧化速度增大 1 万倍。

制剂中微量金属离子主要来自原辅料、溶剂、容器以及操作过程中使用的工具等。为了避免金属离子对药物稳定性的影响，应控制原辅料质量；操作过程中避免使用金属器具；加入金属离子络合剂，如依地酸盐或枸橼酸、酒石酸、磷酸等附加剂。

（五）湿度和水分的影响

空气中的湿度和物料中的含水量是影响固体药物制剂稳定性的重要因素。水是化学反应的媒介，固体药物吸附了水分以后，在表面形成一层液膜，分解反应就在液膜中进行。无论是水解反应，还是氧化反应，微量的水即能加速降解，例如乙酰水杨酸、青霉素 G 钠盐、氨苄西林钠、对氨基水杨酸钠、硫酸亚铁等药物的降解。甘油、乳酸因吸水而被稀释，浓度降低，影响疗效。胃蛋白酶、胰酶吸湿会结块、发霉。而湿度过低又会使含结晶水的药物失去部分或全部结晶水，风化后的药物剂量难以掌握，特别是毒剧性药物，如硫酸阿托品。易风化的药物有硫酸镁、硫酸钠、明矾、磷酸可待因、硼砂、硫代硫酸钠等。

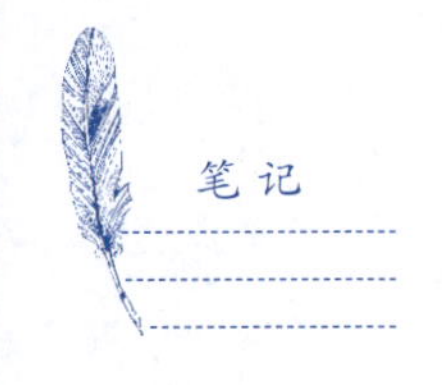

药物是否容易吸湿，取决于其临界相对湿度（CRH）的大小。如氨苄西林的CRH只有47%，将其在相对湿度（RH）75%条件下放置24h，可吸收水分约20%而致粉末溶解。因此应特别注意这些药物的水分含量，一般应控制在1%左右。

在固体制剂生产中，应控原辅料、成品、半成品的水分含量，控制生产环境空气相对湿度，还可通过改进工艺，减少与水分的接触时间。如采用干法制粒、流化喷雾制粒代替湿法制粒，可提高易水解药物片剂的稳定性。

（六）包装材料的影响

药物储藏于室温环境中，主要受热、光、水汽及空气（氧）的影响。包装设计的目的就是排除这些因素的干扰，同时也要考虑包装材料与药物制剂的相互作用。如忽略了这些因素，即使最稳定的处方也难以得到优质的产品。

包装材料恰当与否、质量好坏与药品的稳定性有直接关系。在包装设计和产品试制过程中，应通过“装样试验”进行各种包材的选择。包装容器材料通常使用的有玻璃、塑料、橡胶、金属等。

扫一扫　10.2.2　拓展知识　各种包装容器材料的优缺点

三、药物制剂稳定化的其他方法

（一）制成稳定的衍生物

1. 制成难溶性盐或酯

一般而言，溶液中溶解部分的药物才发生水解反应。将容易水解的药物制成难溶性的酯类衍生物，其稳定性将显著增加。例如制备青霉素G混悬液，用青霉素G钾盐，因在水中易溶而易分解，用普鲁卡因青霉素G（水中溶解度为1：250）就比较稳定，而用苄星青霉素G（水中溶解度1：6000），稳定性更好，可以口服。红霉素制成红霉素硬脂酸酯，不仅化学稳定性优于母体药物，而且无味、耐胃酸，口服比母体药物更好。

2. 改变药物的分子结构

在脂类药物和酰胺类药物的α-C原子上引入其他基团、侧链，或增加R-碳链长度，增加空间效应和极性效应，可以有效地降低这些药物水解速度。

（二）改进剂型、处方或生产工艺

1. 形成复合物

在制剂处方中加入一种化合物，使其与药物形成水中可溶的复合物。复合物的空间障碍和极性效应起到对药物的保护作用。如氨基苯甲酸乙酯可与咖啡因形成复合物，使其稳定性增加。

2. 加入表面活性剂

在脂或酰类药物的溶液中加入适当表面活性剂，有时可以增加某些药物的稳定性，例如含5%月桂醇硫酸钠（阴离子型表面活性剂）的苯佐卡因溶液，可使苯佐卡因的半衰期延长，这是由于苯佐卡因增溶于月桂醇硫酸钠形成的胶团内，减少了OH^-对苯佐卡因分子中酯键的攻击。

3. 制成固体制剂

凡在水溶液中证明是不稳定的药物，一般可制成固体制剂。供口服的做成

笔记

片剂、胶囊剂、颗粒剂、干糖浆、干混悬剂等。供注射的则做成注射用无菌粉末，可使稳定性大大提高。

4. 将药物制成微囊或包合物

将药物制成微囊或包合物，受囊材或包合材料的保护而增加药物的稳定性。如维生素A、维生素D等制成微囊，避免其氧化，氯霉素制成环糊精包合物，可减少水解。

5. 改变生产工艺

一些对湿热不稳定的药物，可采用粉末直接压片、干法制粒或包衣工艺，如盐酸氯丙嗪、异丙嗪、对氨基水杨酸钠等制成包衣片，乙酰水杨酸直接压片可避免水解。个别对光、热、水很敏感的药物，如酒石酸麦角胺采用联合式压制包衣机制成包衣片，收到良好效果。

（三）加入干燥剂及改进包装

易水解的药物可与某些吸水性较强的物质混合压片，这些物质起到干燥剂的作用，吸收药物所吸附的水分，从而提高药物稳定性。如阿司匹林中含3%的二氧化硅可提高其稳定性。在制剂包装上可选用密封性好的包装材料，瓶内塞纸、棉花或加入干燥剂等。

四、固体药物制剂的稳定性

（一）固体药物制剂稳定性特点

固体制剂一般较液体制剂稳定，但药物在固体状态时发生化学反应，反应的机制一般比溶液状态复杂，影响反应速度的因素也比较多。固体制剂一般有以下特点。

1. 复杂性

固体制剂为一多相系统，有固相、液相（吸附的水和溶剂）、气相（空气与水气），三相的组成与状态常发生变化，影响实验结果。特别是水分的存在，对实验造成很大困难，因为水分对稳定性影响很大，有时温度升高，反应速度下降，原因是水分减少。

2. 系统不均匀性

固体制剂的药物分子相对固定，不像液体制剂可以自由移动和完全混匀，如片剂、胶囊，片与片间主药含量与水分含量不相同，具有系统不均匀性，分析结果重现性差；氧化作用局限于固体表面，而将内部分子保护起来，使表里不一。

3. 反应速度缓慢

固体药物降解速度较慢，需要较长时间和精确的分析方法；虽然固体药物降解动力学与溶液不同，然而温度对反应速度的影响，一般仍可用阿仑尼乌斯定律描述，但在固体分解达到平衡后，则不宜再使用，而要用Van' t Hoff方程来处理。

4. 反应类型的多样化

固体制剂中药物既有氧化、水解等化学变化，也有晶型转换等物理变化。

（二）影响固体制剂稳定性的因素

1. 药物的晶型

物质在结晶时受各种因素影响，造成分子间键合方式改变，使分子相对排列发生变化，形成不同的晶体结构。同一药物，不同晶型，其理化性质如溶解

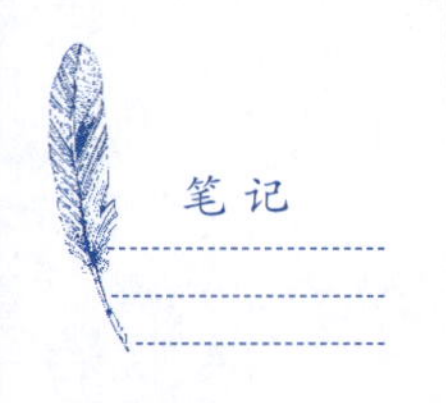

度、稳定性、熔点、密度、蒸气压等也不同。如醋酸可的松使用不合要求的晶型制成的混悬液可导致结块；利福平的无定型在 70℃/15 天，含量下降 15%，而晶型 A、B 只下降 1%～4%；氨苄青霉素钠有 A、B 和 C 三种晶型，C 型稳定性最好，A 和 B 型次之。

在制剂工艺中，如粉碎、加热、冷却、湿法制粒都可能发生晶型变化。因此在设计制剂时，要对晶型做必要研究，选择合适的晶型进行制剂。

2. 固体药物制剂的吸湿

微量的水分均可加速药物的降解。对于在水中发生水解而水量又不足以溶解所有的药物时，单位时间药物降解的量与含水量成正比。如氨苄青霉素钠的水分应控制在 1% 以下，否则水分增加则稳定性显著下降。

当大气中的水蒸气压（P_A）大于药物表面的饱和溶液蒸气压（P）时，固体开始吸湿。吸湿速度与（P_A−P）、表面积成正比。药物制剂吸湿产生固结、潮解、晶型转化等。故应控制湿度在药物的临界相对湿度以下。包装应注意防湿。

3. 固体制剂成分间的相互作用

药物与药物，药物与辅料之间的配伍，各组分间的相互作用可能导致药物的降解。如对乙酰氨基酚与乙酰水杨酸之间的乙酰基转移反应，使乙酰水杨酸分解。

4. 温度、光线

温度升高，一般反应速度增加；但由于含水量下降，有时反而有利于药物稳定。故实验过程应控制含水量不变。

光线影响易光解和氧化的药物，生产中应注意避光操作、避光储存。

习题10.2

扫一扫　习题10.2答案

单项选择题

1. 对于易水解的药物，通常加入乙醇、丙二醇增加稳定性，原因是其（　　）。

A. 介电常数较小　　B. 黏度较小

C. 酸性较小　　D. 离子强度较低

2. 表面活性剂可使易水解药物稳定性提高的原因是（　　）。

A. 两者形成复合物　　B. 药物溶解度增加

C. 药物进入胶团内　　D. 离子强度增加

3. 关于药品稳定性的叙述，正确的叙述是（　　）。

A. 固体制剂稳定性与药物的 CRH 有关与 pH 值无关

B. 药物的降解速度均受离子强度影响

C. 硫酸卡那霉素溶液宜用硫酸调节至最稳定 pH 值

D. 为维持氯霉素滴眼液 pH 值宜用磷酸盐缓冲液

4. 药物离子带负电，受 OH^- 催化降解时，则药物的水解速度常数 k 随离子强度 μ 增大而（　　）。

A. 增大　　B. 减小　　C. 不变　　D. 不规则变化

5. 适用于偏酸性水溶液的抗氧剂是（　　）。

A. 亚硫酸钠　　B. 亚硫酸氢钠

C. 硫代硫酸钠　　D. BHA

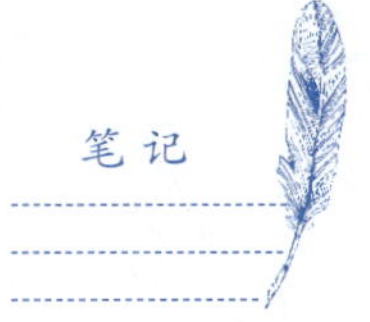

多项选择题

6. 影响药物稳定性的处方因素有（　　）。

A. pH 值　　B. 溶剂

C. 离子强度　　D. 安瓿的理化性质

7. 为提高维生素 C 注射液的稳定性，可采取的措施是（　　）。

A. 加金属离子络合剂　　B. 使用茶色容器

C. 加抗氧剂　　D. 灌封时通 N_2

8. 有关药物制剂稳定性的叙述，正确的是（　　）。

A. 水解、氧化反应速度均可受介质的 pH 值影响

B. 水解反应与溶剂的极性有关

C. 酯类、烯醇类药物均易发生水解反应

D. 硬脂酸镁可使乙酰水杨酸的水解速度加快

判断题

9. 影响药物的外界因素包括温度、光线、空气（氧）、溶剂、湿度和水分、包装材料等。（　　）

10. 在制剂生产中，药液的 pH 值均须调节至药物的 pH_m。（　　）

任务三　药物制剂稳定性试验方法

一、稳定性试验的目的和基本要求

稳定性试验的目的是考察原料药或药物制剂在温度、湿度、光线的影响下随时间变化的规律，为药品的生产、包装、储存、运输条件提供科学依据，同时通过试验建立药品的有效期。

稳定性试验的基本要求包括以下几个方面。（1）稳定性试验包括影响因素试验、加速试验与长期试验。影响因素试验用一批原料药或一批制剂进行。加速试验与长期试验要求用三批供试品进行。（2）原料药供试品应是一定规模生产的，供试品量相当于制剂稳定性试验所要求的批量，原料药物合成工艺路线、方法、步骤应与大生产一致；药物制剂的供试品应是放大试验的产品，其处方及生产工艺应与大生产一致，如片剂、胶囊剂，每批放大试验的规模，至少是中试规模批次。大体积包装的制剂如静脉输液等，每批放大规模的数量通常应为各项试验所需总量的 10 倍，特殊品种、特殊剂型所需数量，根据情况另定。（3）加速试验与长期试验所用供试品的包装应与拟上市产品一致。（4）研究药物稳定性，要采用专属性强、准确、精密、灵敏的药物分析方法与有关物质（含降解产物及其他变化所生成的产物）的检查方法，并对方法进行验证，以保证药物稳定性结果的可靠性。在稳定性试验中，应重视降解产物的检查。（5）若放大试验比规模生产的数量要小，申报者应承诺在获得批准后，从放大试验转入规模生产时，对最初通过生产验证的 3 批规模生产的产品仍需进行加速试验

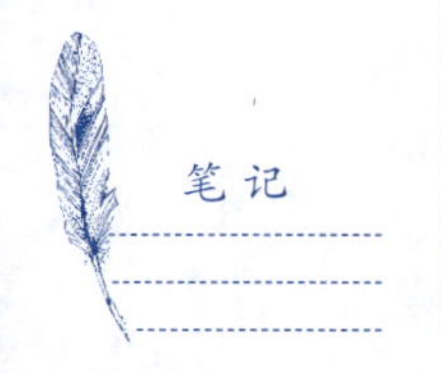

与长期稳定性试验。(6) 对包装在有通透性容器内的药物制剂应当考虑药物的湿敏感性或可能的溶剂损失。(7) 制剂质量“显著变化”通常定义为：①含量与初始值相差 5%；或采用生物或免疫法测定时效价不符合要求。②降解产物超过标准限度要求。③外观、物理常数、功能试验（如颜色、相分离、再分散性、黏结、硬度、每揿剂量等）不符合要求。④ pH 值不符合规定。⑤ 12 个制剂单位的溶出度不符合标准的规定。

二、药物稳定性试验指导原则规定的试验内容

根据《中国药典》，药物稳定性试验指导原则分为原料药和药物制剂两部分。在此主要介绍药物制剂的稳定性试验。

药物制剂稳定性研究，首先应查阅原料药物稳定性有关资料，特别了解温度、湿度、光线对原料药物稳定性的影响，并在处方筛选与工艺设计过程中，根据主药与辅料性质，参考原料药物的试验方法，进行影响因素试验、加速试验与长期试验。

（一）影响因素试验

影响因素试验（强化试验）是在比加速试验更激烈的条件下进行。原料药进行此项试验的目的是探讨药物的固有稳定性，了解影响其稳定性的因素及可能的降解途径与分解产物。

药物制剂进行此项试验的目的是考察制剂处方的合理性与生产工艺及包装条件。供试品用 1 批进行，将供试品如片剂、胶囊剂、注射剂（注射用无菌粉末如为西林瓶装，不能打开瓶盖，以保持严封的完整性），除去外包装，并根据试验目的和产品特性考虑是否除去内包装，置适宜的开口容器中，进行高温试验、高湿度试验与强光照射试验，试验条件、方法、取样时间与原料药相同，重点考察项目见表 10-3。

对于需冷冻保存的中间产物或药物制剂，应验证其在多次反复冻融条件下产品质量的变化情况。

1. 高温试验

供试品开口置适宜的恒温设备中，高温试验一般高于加速试验温度 10℃以上，考察时间点应基于原料药本身的稳定性及影响因素试验条件下稳定性的变化趋势设置。通常可设定为 0 天、5 天、10 天、30 天等取样。若供试品含量有明显变化，则适当降低温度试验。

2. 高湿试验

供试品开口置恒湿密闭容器中，在 25℃分别于相对湿度 90%±5% 条件下放置 10 天，于第 5 天和第 10 天取样，按稳定性重点考察项目要求检测，同时准确称量试验前后供试品的重量，以考察供试品的吸湿潮解性能。若吸湿增重 5% 以上，则在相对湿度 75%±5% 条件下，同法进行试验；若吸湿增重 5% 以下，其他考察项目符合要求，则不再进行此项试验。恒湿条件可在密闭容器如干燥器下部放置饱和盐溶液，根据不同相对湿度的要求，可以选择 NaCl 饱和溶液（相对湿度 75%±1%，15.5～60℃），KNO_3 饱和溶液（相对湿度 92.5%，25℃）。

笔 记

3. 强光照射试验

供试品开口放在光照箱或其他适宜的光照装置内，光源可选择任何输出相似于 D65/ID65 发射标准的光源，或同时暴露于冷白荧光灯和近紫外灯下，并于照度为 4500Lx±500Lx 的条件下放置 10 天，光源总照度应不低于 1.2×10^6 Lx·h，近紫外灯能量不低于 200W·h/m^2，并于第 5 天和第 10 天取样，按稳定性重点考察项目进行检测，特别要注意供试品的外观变化。

关于光照装置，建议采用定型设备“可调光照箱”，也可用光橱，在箱中安装相应光源使达到规定照度。箱中供试品台高度可以调节，箱上方安装抽风机以排除可能产生的热量，箱上配有照度计，可随时监测箱内照度，光照箱应不受自然光的干扰，并保持照度恒定，同时防止尘埃进入光照箱内。

此外，根据药物的性质必要时可设计试验：原料药在溶液或混悬液状态时，或在较宽 pH 值范围探讨 pH 值与氧及其他条件应考察对药物稳定性的影响，并研究分解产物的分析方法。创新药物应对分解产物的性质进行必要的分析。冷冻保存的原料药物，应验证其在多次反复冻融条件下产品质量的变化情况。在加速或长期放置条件下已证明某些降解产物并不形成，则可不必再做降解产物的检查。

（二）加速试验

加速试验（accelerated testing）是在加速条件下进行的，其目的是通过加速药物制剂的化学或物理变化，探讨药物制剂的稳定性，为处方设计、工艺改进、质量研究、包装改进、运输、储存提供必要的资料。供试品要求 3 批，按市售包装，在温度 40℃±2℃、相对湿度 75%±5% 的条件下放置 6 个月。所用设备应能控制温度 ±2℃、相对湿度 ±5%，并能对真实温度与湿度进行监测。在至少包括初始和末次的 3 个时间点（如 0、3 个月、6 个月）取样，按稳定性考察项目检测。如在 25℃±2℃、相对湿度 60%±5% 条件下进行长期试验，当加速试验 6 个月中任何时间点的质量发生了显著变化，则应进行中间条件试验。中间条件为 30℃±2℃、相对湿度 60%±5%，建议的考察时间为 12 个月，应包括所有的考察项目，检测至少包括初始和末次的 4 个时间点（如 0、6 个月、9 个月、12 个月）。溶液剂、混悬剂、乳剂、注射剂等含水性介质的制剂可不要求相对湿度。试验所用制备与原料药相同。

对温度特别敏感的药物制剂，预计只能在冰箱（5℃±3℃）内保存使用，此类药物制剂的加速试验，可在温度 25℃±2℃、相对湿度 60% ±5% 的条件下进行，时间为 6 个月。

对拟冷冻储藏的制剂，仍应对一批样品在略高的温度（如：5℃±3℃或25℃±2℃）下放置适当的时间进行试验，以了解短期偏离标签储藏条件（如运输或搬运时）对制剂的影响。

乳剂、混悬剂、软膏剂、乳膏剂、糊剂、凝胶剂、眼膏剂、栓剂、气雾剂、泡腾片及泡腾颗粒宜直接采用温度 30℃±2℃、相对湿度 65%±5% 的条件进行试验，其他要求与上述相同。

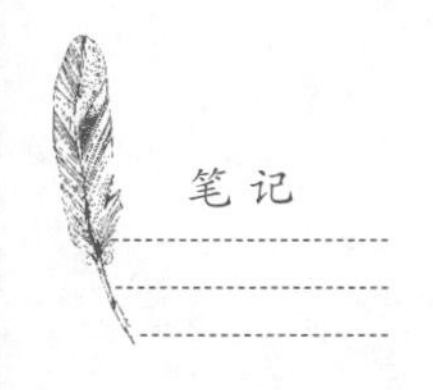

对于包装在半透性容器中的药物制剂，例如低密度聚乙烯制备的输液袋、塑料安瓿、眼用制剂容器等，则应在温度 40℃±2℃、相对湿度 25%±5% 的条

件（可用 $CH_3COOK{\cdot}1.5\ H_2O$ 饱和溶液）进行试验。

（三）长期试验

长期试验（long-term testing）是在接近药品的实际储存条件下进行，其目的是为制订药品的有效期提供依据。供试品 3 批，市售包装，在温度 25℃±2℃、相对湿度 60%±5% 的条件下放置 12 个月，或在温度 30℃±2℃、相对湿度 65%±5% 的条件下放置 12 个月，至于上述两种条件选择哪一种由研究者确定。每 3 个月取样一次，分别于 0 个月、3 个月、6 个月、9 个月、12 个月取样，按稳定性重点考察项目进行检测。12 个月以后，仍需继续考察，分别于 18 个月、24 个月、36 个月取样进行检测。将结果与 0 个月比较以确定药品的有效期。由于实测数据的分散性，一般应按 95% 可信限进行统计分析，得出合理的有效期。如 3 批统计分析结果差别较小，则取其平均值为有效期限。若差别较大，则取其最短的为有效期。数据表明很稳定的药品，不做统计分析。

对温度特别敏感的药品，长期试验可在温度 5℃±3℃的条件下放置 12 个月，按上述时间要求进行检测，12 个月以后，仍需按规定继续考察，制订在低温储存条件下的有效期。

对拟冷冻储藏的制剂，长期试验可在温度 -20℃±5℃的条件下至少放置 12 个月，货架期应根据长期试验放置条件下实际时间的数据而定。

对于包装在半透性容器中的药物制剂，则应在温度 25℃±2℃、相对湿度 40%±5%，或 30℃±2℃、相对湿度 35%±5% 的条件进行试验，至于上述两种条件选择哪一种由研究者确定。

对于所有制剂，应充分考虑运输路线、交通工具、距离、时间、条件（温度、湿度、振动情况等）、产品包装（外包装、内包装等）、产品放置和温度监控情况（监控器的数量、位置等）等对产品质量的影响。

此外，有些药物制剂还应考察临用时配制和使用过程中的稳定性。例如，应对配制或稀释后使用、在特殊环境（如高原低压、海洋高盐雾等环境）使用的制剂开展相应的稳定性研究，同时还应对药物的配伍稳定性进行研究，为说明书 / 标签上的配制、储藏条件和配制或稀释后的使用期限提供依据。

（四）稳定性重点考察项目

原料药物及主要剂型的重点考察项目见表 10-2，表中未列入的考察项目及剂型，可根据剂型及品种的特点制订。对于缓控释制剂、肠溶制剂等应考察释放度等，微粒制剂应考察粒径或包封率、或泄漏率等。

表10-2　稳定性重点考察项目参考表

剂型	稳定性重点考察项目	剂型	稳定性重点考察项目
原料药	性状、熔点、含量、有关物质、吸湿性以及根据品种性质选定的考察项目	注射剂	性状、含量、pH 值、可见异物、不溶性微粒、有关物质、应考察无菌
片剂	性状、含量、有关物质、崩解时限或溶出度或释放度	栓剂	性状、含量、融变时限、有关物质
胶囊剂	性状、含量、有关物质、崩解时限或溶出度或释放度、水分，软胶囊应检查内容物有无沉淀	软膏剂 / 糊剂	性状、均匀性、含量、粒度、有关物质

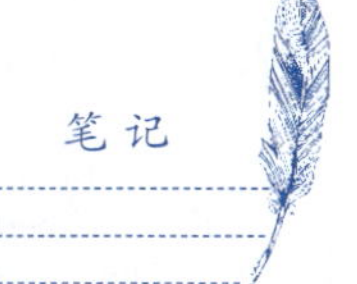

续表

剂型	稳定性重点考察项目
乳膏剂	性状、均匀性、含量、粒度、有关物质、分层现象
凝胶剂	性状、均匀性、含量、粒度、有关物质、乳胶剂应检查分层现象
眼用制剂	性状、含量、有关物质、pH值，溶液剂还应考察可见异物，混悬液还应考察粒度和再分散性，洗眼剂还应考察无菌，眼丸剂还应考察粒度和无菌
耳用制剂	性状、含量、有关物质，耳用散剂、喷雾剂、半固体制剂按相对应剂型要求检查
鼻用制剂	性状、pH值、含量、有关物质、鼻用散剂、喷雾剂与半固体制剂分别按对应剂型要求检查
丸剂	性状、含量、有关物质、溶散时限
口服溶液剂	性状、含量、澄清度、有关物质
糖浆剂	性状、含量、澄清度、相对密度、有关物质、pH值
口服乳剂	性状、含量、分层现象、有关物质

剂型	稳定性重点考察项目
口服混悬剂	性状、含量、沉降体积比、有关物质、再分散性
散剂	性状、含量、粒度、有关物质、外观均匀度
气雾剂（非定量）	不同放置方位（正、倒、水平）有关物质、揿射速率、揿出总量、泄漏率
气雾剂（定量）	不同放置方位（正、倒、水平）有关物质、递送剂量均一性、泄漏率
吸入气雾剂	不同放置方位（正、倒、水平）有关物质、微细粒子剂量、递送剂量均一性、泄漏率
喷雾剂	不同放置方位（正、水平）有关物质、每喷主药含量、递送剂量均一性（混悬剂和乳剂型定量鼻用喷雾剂）
吸入喷雾剂	不同放置方位（正、水平）有关物质、微细粒子剂量、递送剂量均一性、pH值、应考察无菌
吸入粉雾剂	有关物质、微细粒子剂量、递送剂量均一性、水分
吸入液体制剂	有关物质、微细粒子剂量、递送速率及递送总量、pH值、含量、应考察无菌
颗粒剂	性状、含量、粒度、有关物质、溶化性或溶出度或释放度
贴剂（透皮贴剂）	性状、含量、有关物质、释放度、黏附力
冲洗剂、洗剂、灌肠剂	性状、含量、有关物质、分层现象（乳剂型）、分散性（混悬型）、冲洗剂应考察无菌
搽剂、涂剂、涂膜剂	性状、含量、有关物质、分层现象（乳剂型）、分散性（混悬型）、涂膜剂应考察成膜性

注：有关物质（含降解产物及其他变化所生成的产物）应说明其生成产物的数目及量的变化，如有可能应说明有关物质中何者为原料中的中间体，何者为降解产物，稳定性试验重点考察降解产物。

三、药物制剂稳定性研究的其他方法

（一）经典恒温法

经典恒温法为加速试验中常用的方法，通常用于预测溶液型药物制剂的有效期，其理论依据是 Arrhenius 的指数定律 $k=Ae^{-E/RT}$，其对数形式为：

$$\lg k = \frac{E}{2.303RT} + \lg A \qquad (10\text{-}12)$$

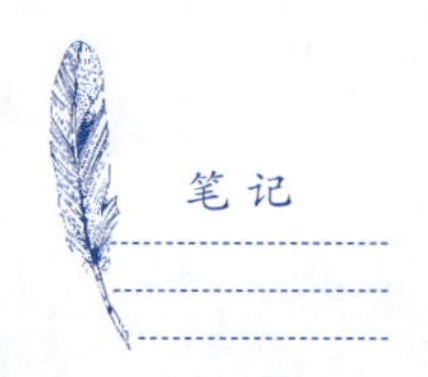

笔记

式中，k 为降解反应的速率常数；E 为药物活化能；R 为摩尔气体常数；T 为热力学温度；A 为频率因子。

实验设计时，首先确定药物的含量测定方法，并进行预试，以便对该药物的稳定性有一个基本的了解。具体操作步骤如下。

1. 选择温度和取样时间

试验温度必须高于室温，通常选择 5 个温度，试验温度少，则实验结果误差大；取样间隔时间根据药品的稳定性而定，取样次数根据实验精度要求而定，一般一个温度下取 4～7 次。

2. 样品处理

将样品放于不同温度的恒温水浴中，定时取样并测定药物的浓度（或含量）。

3. 数据处理

（1）以药物浓度（含量）或浓度（或含量）的其他函数对时间作图，以判断反应级数。若以 $\lg c$ 对 t 作图得一直线，则为一级反应。再由直线斜率求出各温度下的速率常数 k_T。

（2）以各温度下的 lgk 对 $1/T$ 作图得一直线，直线斜率为 $-E/(2.303R)$，由此可计算出活化能 E。将直线外推至室温，就可求出室温下的速度常数（$k_{25℃}$）。由 $k_{25℃}$可求出分解 10% 所需的时间，即制剂的有效期（$t_{0.9}$）。

本法使用说明：①本法适用于热分解反应，且活化能在 10～30kcal/mol，活化能过高或过低皆不宜使用；②本法选择的各温度下，其降解反应的机制应不变，机制改变时不宜用；③体系的物理状态不变，一般使用于均相体系（如溶液），得到的结果较为满意；④必须有比较灵敏、选择性好的分析方法；⑤试验温度不得少于 4 个；⑥数据处理有图解法和统计学法，统计学方法比较准确、合理，在稳定性研究中广泛应用。

需要注意的是，加速试验测定的有效期为暂时有效期，应与长期试验的结果对照，才能确定产品的实际有效期。

例：预测 10% 维生素 C 注射剂在室温（25℃）时的有效期 $t_{0.9}$。

将维生素 C 注射剂分别放在 60℃、65℃、70℃、75℃、80℃的恒温水浴中加速分解，分别按一定时间间隔取样，用碘量法测定含量，结果见表 10-3。

表10-3　维生素C加速试验结果

T/℃	t/h	I_2 消耗量 /ml	T/℃	t/h	I_2 消耗量 /ml
60	0	23.14	75	0	23.16
	12	22.73		6.2	22.47
	24	22.38		12.2	21.80
	36	21.84		18.2	21.07
	48	21.63		24.2	30.30
65	0	23.17	80	0	23.09
	10.3	22.69		4	22.47
	20.3	22.17		8	21.90
	30.3	21.56		12	21.16
	40.3	21.15		16	20.57
70	0	23.17			
	7.1	22.61			
	14.1	22.02			
	21.1	21.22			
	28.1	20.69			

笔记

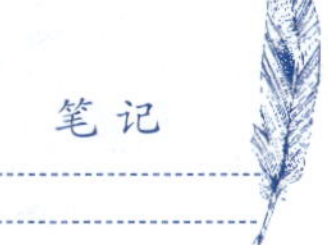

试计算该制剂的有效期。

扫一扫　10.3　例题答案

（二）固体制剂稳定性试验方法

前述的加速试验法，同样适用于固体制剂，但根据固体制剂稳定性特点，试验时还应注意以下事项。

（1）由于水分对固体制剂影响较大，在试验过程中必须测定每个试样水分。（2）试样必须用密封容器。可用开口容器与密封容器同时进行试验，以考察包装材料的影响。（3）测定含量和水分的试样，要分别单次包装。（4）固体制剂试样含量应均匀，以避免测定结果的分散性。（5）药物颗粒的大小及分布应一致。（6）实验温度不宜过高，以低于60℃为宜。

此外应研究固体制剂的赋形剂的影响。制剂生产中，可用成品进行加速试验，也可根据处方中主药和赋形剂的实际用量进行配合试验。药物间或药物与赋形剂的相互作用及稳定性可用热分析法、漫反射光谱法或薄层色谱法等进行分析研究。

扫一扫　10.3.1　拓展知识　药物和赋形剂之间的相互作用的分析方法

习题10.3

扫一扫　习题10.3答案

单项选择题

1.Arrhenius 指数定律定量描述的是（　　）。

A. 湿度对反应速度的影响

B. 光线对反应速度的影响

C. pH 值对反应速度的影响

D. 温度对反应速度的影响

2. 制定有效期的方法是（　　）。

A. 影响因素试验　　B. 加速试验

C. 长期试验　　D. 经典恒温法

多项选择题

3. 应用经典恒温法预测药物制剂有效期，正确的是（　　）。

A. 理论依据是 Arrhenius 的指数定律

B. 理论依据是 Van't Hoff 方程

C. 试验温度必须高于室温

D. 体系的物理状态不变，一般用于均相系统

4. 药物稳定性试验方法中，影响因素试验包括（　　）。

A. pH 影响试验　　B. 高温试验

C. 强光照射试验　　D. 高湿试验

5. 有关制剂质量“显著变化”通常定义，正确的是（　　）。

A. 含量与初始值相差 5%

B. 降解产物超过标准限度要求

C. pH 值不符合规定

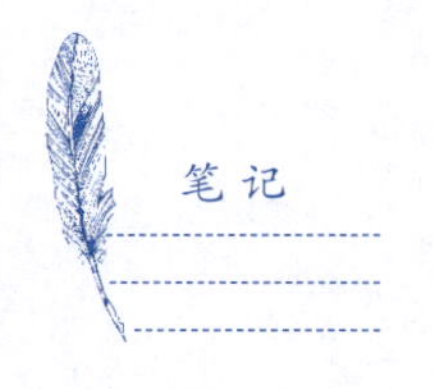

D. 10 个制剂单位的溶出度不符合标准的规定

判断题

6. 反应速度常数 k 值越大，表示反应物的活泼程度越大，药物制剂越不稳定。（　　）

7. 药物制剂进行影响因素试验的目的是考察制剂处方的合理性与生产工艺及包装条件。（　　）

8. 药物制剂稳定性试验的供试品应是放大试验的产品，其处方与生产工艺应与大生产一致，如片剂、胶囊剂，每批放大试验的规模，至少是小试规模批次。（　　）

9. 按药典规定，影响因素试验用一批原料药或一批制剂进行，加速试验与长期试验要求用二批供试品进行。（　　）

10. 氨苄青霉素钠在 45℃进行加速实验，求得 $t_{0.9}$=113 天，设活化能为 83.6kJ/mol，则氨苄青霉素钠在 25℃时的有效期应是 2.6 年。（　　）

笔 记

项目十一

处方调剂与药学服务

知识要求

1.掌握处方的定义、分类、结构。

2.熟悉处方的管理制度。

3.熟悉处方审核、调配与核对、发药与用药指导。

4.了解处方调剂差错的防范与处理。

技能要求

1.能熟练分辨各种处方，能读懂处方。

2.能按要求进行各类处方的管理。

3.会进行处方审核、调配与核对、发药与用药指导。

4.能防范处方调剂差错的发生，能正确处理处方差错。

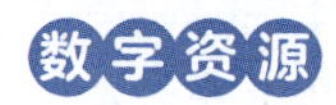

11.1　案例导入　互联网处方

11.1.1　拓展知识　处方药与非处方药

习题11.1答案

11.2　案例导入

习题11.2答案

11.3　案例导入

习题11.3答案

任务一　处方概述

扫一扫　11.1　案例导入　互联网处方

一、处方的定义

处方（prescription）是医疗活动中关于药品调剂的重要书面文件，原卫生部颁布的《处方管理办法》（2007版）中定义处方是指由注册的执业医师和执业助理医师（以下简称医师）在诊疗活动中为患者开具的、由取得药学专业技术职务任职资格的药学专业技术人员（以下简称药师）审核、调配、核对，并作为患者用药凭证的医疗文书。处方包括医疗机构病区用药医嘱单。

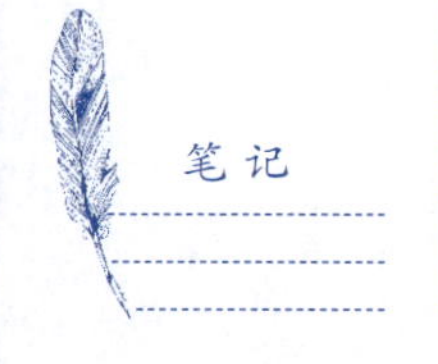

扫一扫　11.1.1　拓展知识　处方药与非处方药

二、处方的性质

处方具有法律性、技术性和经济性。

1. 法律性

因开具处方或调配处方所造成的医疗差错或事故，医师和药师分别负有相应的法律责任。医师具有诊断权，但无调配处方权；药师具有审核、调配处方权，但无诊断权和开具处方权。一旦发生医疗差错、纠纷或事故，处方也是追查医疗责任和法律责任的依据之一。

2. 技术性

开具或调配处方者都必须经过医药院校系统专业学习，并经资格认定的医药卫生技术人员担任。医师对患者作出明确诊断后，在安全、有效、经济的原则下，开具处方。药师应对处方进行审核，并按医师处方准确、快捷地调配，将药品发给患者使用，并进行必要的用药及储存药品的说明。

3. 经济性

处方是药品消耗及药品经济收入结账的凭证和原始依据，也是患者在治疗疾病，包括门诊、急诊、住院过程中用药报销的真实凭证。

三、处方的分类

1. 法定处方

主要指《中华人民共和国药典》（以下简称《中国药典》）和国家药品监督管理局标准收载的处方，具有法律约束力。

2. 医师处方

是医师为患者诊断、治疗与预防用药所开具的处方。

3. 协定处方

是医院药剂科与临床医师根据医院日常医疗用药的需要，共同协商制定的处方。适用于大量配制和储备，便于控制药品的品种和质量，提高工作效率，减少患者取药等候时间。每个医院的协定处方仅限于在本单位使用。

4. 特殊处方

麻醉药品和第一类精神药品处方印刷用纸为淡红色，右上角标注“麻、精一”。第二类精神药品处方印刷用纸为白色，右上角标注“精二”。急诊处方印刷用纸为淡黄色，右上角标注“急诊”。儿科处方印刷用纸为淡绿色，右上角标注“儿科”。普通处方的印刷用纸也是白色，右上角无需标注。

四、处方的结构

处方由前记、正文、后记三部分组成。其中处方正文是处方开具者为患者开写的用药依据，是处方的核心部分。

1. 处方前记

前记包括医疗、预防、保健机构名称、费别、患者姓名、性别、年龄，门诊或住院病历号、科别或病区和床位号、临床诊断、开具日期等，并可添加特

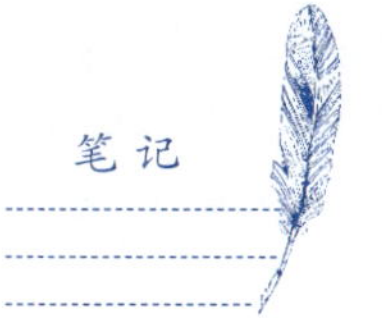

笔记

殊要求的项目。麻醉药品、第一类精神药品和毒性药品处方还应包括患者身份证明编号，代办人姓名及其身份证明编号。

2. 处方正文

正文以R或Rp起头（拉丁文“Recipe”请取的缩写），意为“请取下列药品”。正文内容包括药品的名称、剂型、规格、数量、用法、用量等。

3. 处方后记

后记包括医师签名或加盖专用签章，药品金额以及审核、调配、核对、发药的药学专业技术人员签名或加盖专用签章。审核、调配、核对、发药的药学专业技术人员签名的主要目的是明示药师的责任以及严格执行处方管理办法、优化药房工作管理规范。

目前医疗单位多用电子处方。电子处方的格式要求与纸质手写处方一致，应有处方医师和调剂、核查、配发药师的手写全名签字。由于处方具有法律意义，电子处方必须设置处方或医嘱正式开具后不能修改的程序，以明确有关责任。

五、处方的管理制度

1. 处方权的获得

根据《处方管理办法》规定，执业医师或执业助理医师在注册的执业地点取得相应的处方权。执业助理医师开具的处方需执业医师签字后或加盖专用签章后有效。试用期的医师开具处方，须经有处方权的执业医师审核并签名或加盖有备案的专用签章后方才有效。

2. 处方书写规则

根据《处方管理办法》，处方书写应当符合下列规则。

（1）患者一般情况、临床诊断填写清晰、完整，并与病历记载相一致。

（2）每张处方限一名患者的用药。

（3）字迹清楚，不得涂改；如需修改，应当在修改处签名并注明修改日期。

（4）药品名称应当使用规范的中文名称书写，没有中文名称的可以使用规范的英文名称书写；医疗机构或者医师、药师不得自行编制药品缩写名称或者使用代号；书写药品名称、剂量、规格、用法、用量要准确规范，药品用法可用规范的中文、英文、拉丁文或者缩写体书写，但不得使用“遵医嘱”“自用”等含糊不清字句。

（5）患者年龄应当填写实足年龄，新生儿、婴幼儿写日、月龄，必要时要注明体重。

（6）西药和中成药可以分别开具处方，也可以开具一张处方，中药饮片应当单独开具处方。

（7）开具西药、中成药处方，每一种药品应当另起一行，每张处方不得超过5种药品。

（8）中药饮片处方的书写，一般应当按照“君、臣、佐、使”的顺序排列；调剂、煎煮的特殊要求注明在药品右上方，并加括号，如布包、先煎、后下等；对饮片的产地、炮制有特殊要求的，应当在药品名称之前写明。

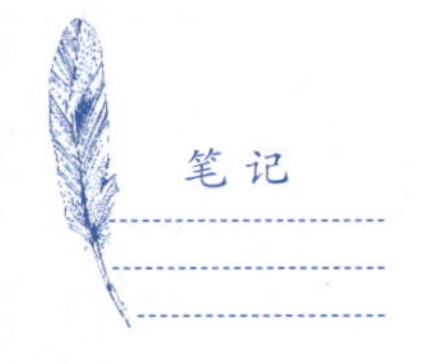

（9）药品用法用量应当按照药品说明书规定的常规用法用量使用，特殊情

况需要超剂量使用时，应当注明原因并再次签名。

（10）除特殊情况外，应当注明临床诊断。

（11）开具处方后的空白处画一斜线以示处方完毕。

（12）处方医师的签名式样和专用签章应当与院内药学部门留样备查的式样相一致，不得任意改动，否则应当重新登记留样备案。

3. 处方有效期

根据《处方管理办法》规定，处方开具当日有效。特殊情况下需延长有效期的，由开具处方的医师注明有效期限，但有效期最长不得超过 3 天。过期处方需开方医师重新签名才予以调配。多次调配的处方，需医师注明使用次数及使用日期。

4. 处方保管规定

根据《处方管理办法》规定，普通处方、急诊处方、儿科处方保存期为1年，医疗用毒性药品、第二类精神药品保存期限为 2 年，麻醉药品和第一类精神药品处方保存期限为 3 年。处方保存期满后，经医疗机构主要负责人批准，登记备案，方可销毁。

5. 处方点评制度

根据《处方管理办法》规定，医疗机构应建立完善的处方点评制度，填写处方评价表，对处方实施动态监测及超常预警，登记并通报不合理处方，对不合理用药予以及时干预。

习题11.1

扫一扫　习题11.1答案

单项选择题

1. 在药品外包装上不需要印刷专有标识的是（　　）。

A. 甲类非处方药　　B. 乙类非处方药

C. 特殊管理的药品　　D. 一般处方的药品

2. 麻醉药品处方与普通药品处方的区别是（　　）。

A. 应写患者本人的真实姓名

B. 应严格核对调配

C. 应有处方医师签名

D. 麻醉药品处方应增加“诊断”项

3. 普通药品处方保留（　　）。

A. 3 个月　　B. 6 个月　　C. 1 年　　D. 2 年

4. 麻醉药品处方保留（　　）。

A. 3 个月　　B. 1 年　　C. 2 年　　D. 3 年

5. 处方颜色为淡红色的是（　　）。

A. 急诊处方　　B. 慢性疾病处方

C. 精神药品处方　　D. 麻醉药品处方

6. 仅限于本单位使用的处方是（　　）。

A. 法定处方　　B. 医师处方

C. 协定处方　　D. 电子处方

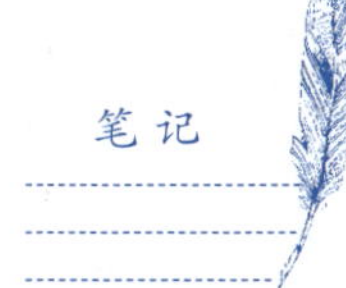

7. 局颁标准收载的处方属（　　）。

A. 处方前记　　B. 处方正文

C. 处方后记　　D. 法定处方

8. 药品名称、剂型、规格属（　　）。

A. 处方前记　　B. 处方正文

C. 处方后记　　D. 法定处方

9. 发药日期属（　　）。

A. 处方前记　　B. 处方正文

C. 处方后记　　D. 法定处方

10. 完整的处方应该包括（　　）。

A. 医院的名称、就诊科室、临床诊断

B. 患者姓名、性别、年龄、临床诊断

C. 处方前记、处方正文、处方后记

D. 医师、配方人、核对人和发药人的签名

任务二　处方调剂

扫一扫　11.2　案例导入

处方调剂工作是药师以医师的处方为依据在医院药房和社会药房中进行的工作。因此处方调剂可分为医院药房处方调剂和社会药房处方调剂。医院药房处方调剂又可分为门诊处方调剂、急诊处方调剂和住院处方调剂。

调剂工作程序包括收方、审方、调配药品、复核（核对处方和药品）、发药和用药指导。根据《处方管理办法》规定，具有药师以上专业技术职务任职资格的人员负责处方审核、评估、核对、发药以及安全用药指导；药士从事处方调配工作。

一、处方审核

处方审核是处方调剂中最重要的环节，是指对处方的合法性、用药适用性进行严格的审查核对，及时处理审核结果，发现不合理用药或用药错误的过程，包括处方的规范性审核和用药适用性审核。

1. 处方的规范性审核

处方的规范性审核包括开具处方的资质审核以及处方内容的规范性审核。

（1）资质审核　资质审核是指审核处方的合法性，即审核处方医师的处方权限和签名。首先要确定处方是否由本医疗机构授权的医师开具，即处方医师签字或签章是否与本医疗机构内签名留样或者备案的专用签章相符。其次要确定所开药品是否超过该医师的处方权限。比如麻醉药品、第一类精神药品必须由取得麻醉药品和第一类精神药品处方权的医师开具；特殊使用级抗菌药物必须由具有高级专业技术职务的医师开具；限制使用级抗菌药物必须由具有中级

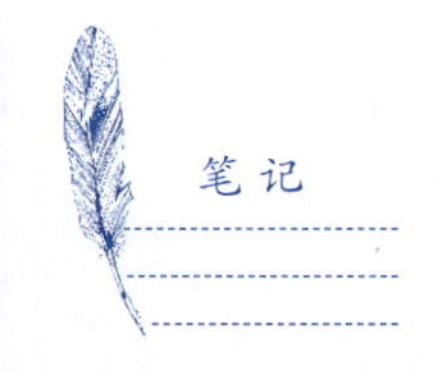

以上专业技术职务的医师开具。如果开方医师无相应的处方权限，签字或签章与留样备案的签名和签章不一致，说明该处方不合法。

（2）处方内容的规范性审核

① 审核处方书写　患者姓名、性别、年龄、病历号/病案号、就诊科别、开方日期、医师签名（签章）。对于无医师签名、超过处方使用期限的处方应拒绝调剂。

② 审核处方内容

处方量：门诊一般不得超过 7 日量。对超剂量处方，应拒绝调配。

门诊处方应在 3 日内调配。

每张处方限开 5 种药品。

确认日剂量和次数、最大剂量。如果超过最大剂量，应与处方医师联系。

2. 用药适用性审核

（1）规定必须做皮试的药品，处方医师是否注明过敏试验及结果的判定；

（2）处方用药与临床诊断的相符性；

（3）剂量、用法的正确性；

（4）选用剂型与给药途径的合理性；

（5）是否有重复给药现象；

（6）是否有潜在临床意义的药物相互作用；

（7）是否有潜在临床意义的配伍禁忌；

（8）其他用药不适宜情况：处方中有配伍禁忌、妊娠禁忌，应拒绝调配；处方中药物用量超过常规用量的需由处方医师重新签字。

二、调配处方

处方经药师审核后方可调配；对处方所列药品不得擅自更改或者代用，调配处方后经过核对后方可发药；处方审核、调配、核对人员应当在处方上签字或者盖章，并按照有关规定保存处方或其复印件；销售近效期药品应当向顾客告知有效期。

如根据患者个体化用药的需要做特殊调配，药师应当在药房中进行特殊剂型或剂量的临时调配，如稀释液体、研碎药片并分包、分装胶囊、制备临时合剂、调配软膏剂等，注意应在清洁环境中操作，并做记录。

1. 门诊处方调配

药师调剂处方时必须做到“四查十对”：查处方，对科别、姓名、年龄；查药品，对药品、剂型、规格、数量；查配伍禁忌，对药品性状、用法用量；查用药合理性，对临床诊断。具体操作步骤如下。

（1）仔细阅读处方，按照药品顺序逐一调配。

（2）对麻醉药品等特殊管理药品分别登记账卡。

（3）药品配齐后，与处方逐条核对药名、剂型、规格、数量和用法，准确规范地书写标签。

（4）调配好一张处方的所有药品后再调剂下一张处方，以免发生差错。

（5）对需要特殊保存的药品加贴醒目的标签提示患者注意，如“置 2～8℃保存”。

笔记

（6）有条件的单位，尽量在每种药品外包装上贴上用法、用量、储存条件等标签。

（7）调配或核对后签名或盖章。

（8）注意法律、法规、医保、管理制度等有关规定的执行。

2. 住院医嘱调配

（1）医嘱的调配

① 一般采取每天调配的方式发放长期医嘱药品，临时医嘱急配急发。

② 住院患者口服药按每次用药包装，包装上应注明患者姓名和服药时间。

③ 需提示特殊用法和注意事项的药品，应由药师加注提示标签或向护士特别说明。

（2）出院带药的处方调配

① 审核出院带药处方，包括患者姓名、病案号、药名、剂量、用法用量、疗程、重复用药、配伍禁忌等。

② 加注服药指导标签。逐步开展出院患者用药教育，提供书面或面对面的用药指导。

③ 在药品外包装袋上应提示患者：当疗效不佳或出现不良反应时，及时咨询医生或药师。并注明医院及药房电话号码。

三、核查与发药

1. 核查

处方药品调配完成后由另一药师进行核查。内容包括再次全面认真地审核一遍处方内容，逐个核对处方与调配的药品、规格、剂量、用法、用量是否一致，逐个检查药品的外观质量是否合格（包括形状、色、嗅、味和可见异物）、有效期等均应确认无误，检查人员签字。

2. 发药

发药是处方调剂工作的最后环节，要使差错不出门，必须把好这一关。

（1）核对患者姓名、最好询问患者所就诊的科室，以确认患者。

（2）逐一核对药品与处方的相符性，检查药品剂型（规格、剂量、数量、包装），并签字。

（3）发现处方调配有错误时，应将处方和药品退回调配处方者，并及时更正。

（4）发药时向患者交代每种药品的使用方法和特殊注意事项，同一种药品有2盒以上时，需要特别交代。向患者交付处方药品时，应当对患者进行用药指导。

（5）发药时应注意尊重患者隐私。

（6）如患者有问题咨询，应尽量解答，对较复杂的问题可建议到药物咨询窗口。

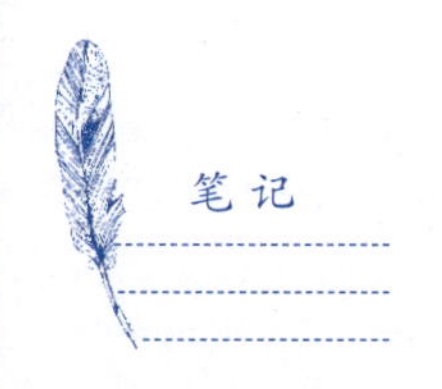

习题11.2

扫一扫 习题11.2答案

单项选择题

1. 药学技术人员除对处方的前记、正文、后记进行检查，还要对下列哪方面进行检查（　　）。

A. 处方开具日期

B. 处方用药适用性

C. 麻醉药品处方中患者的身份证明编号

D. 处方报销方式

2. 出现下列问题的处方，不能判为不适宜处方的是（　　）。

A. 遴选药品不适宜

B. 有不良相互反应

C. 重复用药

D. 未按照抗菌药物临床应用管理规定开具的抗菌药物

3. 下列属于超常处方的是（　　）。

A. 使用“遵医嘱”字句　　B. 联合用药不适宜

C. 无正当理由开具高价药　　D. 重复用药

4. 下列药物不需要医师注明过敏试验及结果的判定的是（　　）。

A. 链霉素注射剂　　B. 青霉素 V 片

C. 维生素 B_2 注射剂　　D. 右旋糖酐注射剂

5. 进餐时服药，可减少脂肪吸收率的药品是（　　）。

A. 多潘立酮　　B. 奥利司他

C. 酸蛋白　　D. 氢氧化铝

6. 下列实例中，给药时间不适应人体生物钟规律的是（　　）。

A. 清晨服用驱虫药

B. 餐前服用氢氧化铝凝胶

C. 餐后服用非甾体抗炎药

D. 饭前服用血脂调节药

7. 处方的调配原则不包括（　　）。

A. 调配处方必须经过核对

B. 必须详细询问患者的病史及用药史

C. 对处方所列药品不得擅自更改或代用

D. 必要时，经处方医师更正或者重新签字，方可调配

8. 调剂处方时必须做到“四查十对”“四查”是指（　　）。

A. 查处方、查药品、查剂量、查配伍禁忌

B. 查处方、查药品、查剂量、查配伍禁忌

C. 查处方、查药品、查剂型、查药价

D. 查处方、查药品、查配伍禁忌、查用药合理性

9. 为避免夜间排尿次数过多影响休息，利尿药呋塞米宜于（　　）。

A. 早晨服用　　B. 餐前服用

C. 餐后服用　　D. 睡前服用

10. 下列药物服用后不宜大量饮水的是（　　）。

A. 硫糖铝　　B. 阿仑膦酸钠

C. 普鲁卡因胺　　D. 二羟丙茶碱

笔 记

任务三　处方调剂差错的防范与处理

扫一扫　11.3　案例导入

一、处方调剂差错

（一）处方差错的内容

（1）药品名称出现差错。

（2）处方调剂或剂量差错。

（3）药品与其适应证不符。

（4）剂型或给药途径差错。

（5）给药时间差错。

（6）疗程差错。

（7）药物配伍有禁忌。

（8）药品标识差错。

（二）处方差错分类

（1）由于医师处方差错，而药师没有审核处理，导致患者用药差错。

（2）医师处方正常，药师调配处方差错导致患者用药差错。

（3）医师处方正确，护士执行医嘱错误，导致患者用药差错。

（4）医师处方正确，患者执行医嘱错误，导致患者用药差错。

（三）出现差错的原因

1. 用药信息传递错误

① 口头用药信息传递错误。

② 用药信息书面传递错误：主要有书写不清或难以辨认的字体、处方中使用不正确的缩略词、漏写用量单位、小数点的判定错误、读错或漏读引起的错误等现象。

③ 错误的处方解析。

2. 药品名称的混淆

主要包括商品名称或普通名称的混淆、药品名的前缀或后缀的混淆、混淆药品包装和混淆药品名称。

3. 标识

（1）不同厂家的类似标签。

（2）错误的或不正确的药名、用量、患者名。

（3）说明书中的不正确、不充分的用药说明。

（4）错误的或具有矛盾的参考资料。

（5）无生产日期或有效期标注的药品。

（6）以商业利润为目的的夸张的广告。

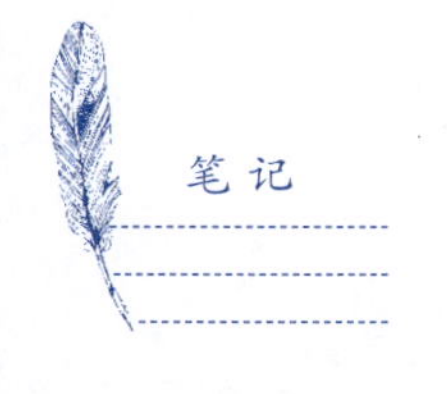

4. 人为因素

（1）专业技术知识缺乏或老化，实践经验不足或培训不够。

（2）不遵守操作规程而引起的错误。

（3）用量或给药速度的计算错误。

（4）电脑错误（系统错误和操作错误）。

（5）药品填充错误。

（6）调剂过程中的差错：调剂者的疏忽出错；工作环境不良；调剂过程中聊天；同时办理两种事情；调剂者之间的信息沟通缺乏；调剂药品的不合理摆放；为了提高调剂速度，简略了双重审核。

（7）处方医嘱字迹潦草、语言表述不清，以致用药信息传递错误。

（8）工作量过大，忙中出错。

（9）疲劳及睡眠不足。

（10）缺少药品时。

5. 相似的药品包装与设计

（1）不合理的包装和设计。

（2）剂型的混淆（片剂 / 胶囊）。

（3）给药装置因素：装置的选择错误，如胰岛素专用注射器；自动分包机、自动粉碎机、自动调配系统等的错误；口服用计量器的使用错误；输液泵的选择错误等。

二、处方调剂差错防范与处理

（1）药学部门要健全工作制度、操作规程，并应组织实施。强化责任心、突出“以患者为中心”和临床合理用药原则，指导患者安全用药。

（2）加强对药师的培训和继续教育，主动学习和掌握临床知识，提升药品调剂技术含量。

（3）保证有足够的药师在调剂岗位，减轻药师的工作负荷，延长药师接待患者的时间，使之有充分的时间审方、核对，并能对患者进行详尽的用药交代，避免处方差错。

（4）建立差错报告系统，实行强制性报告和自愿性报告，收集差错事件，惩戒和教育相结合。加强内部沟通，及时分析发生差错的原因，制订对策，避免重复发生。

（5）药师要提高与患者的沟通能力，提升患者用药依从性，发现和避免用药失误。

（6）做好处方和病历用药点评，干预并纠正医师的错误。

（7）加强硬件投入，尽早建立医院药学信息系统联网与处方监测自动化。改善工作环境，减少差错发生的客观因素。

总之，在处方调剂工作程序中，通过药师的处方审核预防医师的处方错误，通过加强药师（或药士）培训和继续教育预防调剂过程的调剂差错，通过对患

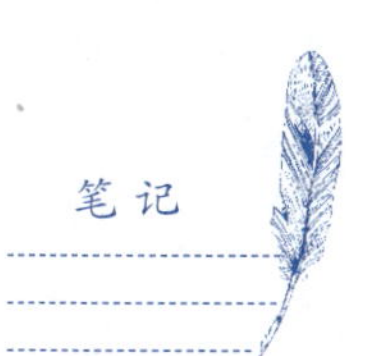

者的用药指导预防用药过程中的用药差错，通过对护士的药学教育预防用药过程的用药差错。

习题11.3

扫一扫　习题11.3答案

单项选择题

1. 处方差错内容不包括（　　）。

A. 药品名称　　B. 药品调剂或剂量

C. 药品与其适应证一致　　D. 给药时间

2. 患者离开取药窗口后又返回投诉时（　　）。

A. 立即予以更换

B. 立即予以更换，并真诚道歉

C. 确认后立即予以更换

D. 在确认差错、且患者并没有服用错方药品时，立即予以更换，并真诚道歉

判断题

3. 处方差错主要和医师有关，和药师无关。（　　）

4. 药品标识差错也是处方差错中的一种。（　　）

5. 药学部门要健全工作制度、操作规程，并应组织实施，避免处方差错。（　　）

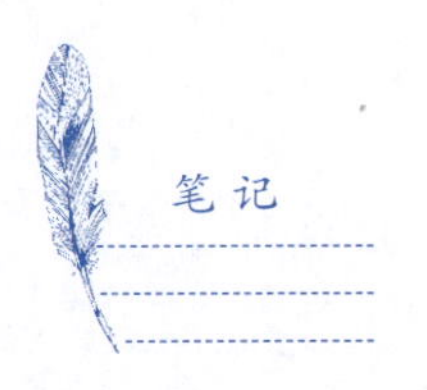

项目十二

生物药剂学

学习目标

知识要求

1. 掌握影响药物胃肠道吸收的因素，生物利用度的概念及评价参数。
2. 熟悉药物的非胃肠道吸收途径。
3. 了解药物吸收的概念及吸收的方式。
4. 熟悉生物利用度与生物等效性的概念、研究目的和研究方法。

技能要求

1. 会运用所学知识指导药物的合理使用。
2. 会采取一些措施来增加药物制剂的有效性。
3. 能按指导进行生物利用度、生物等效性的评价。

数字资源

12.1　案例导入　苯妥英钠片中毒+泼尼松片无效
12.1.1　拓展知识　药物动力学
习题12.1答案

12.2　案例导入　促消化道动力药影响其他药物吸收
12.2.1　拓展知识　非胃肠道给药药物的吸收
12.2.2　拓展知识　药物的分布、代谢和排泄
习题12.2答案

12.3　案例导入　替米沙坦片及胶囊的人体相对生物利用度研究试验
12.3.1　拓展知识　新药有效性评价和不良反应评价标准
习题12.3答案

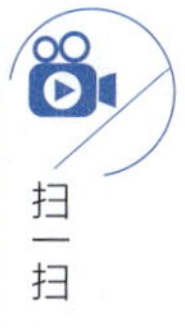

扫一扫

任务一　认识生物药剂学

扫一扫　12.1　案例导入　苯妥英钠片中毒+泼尼松片无效

一、生物药剂学的相关概念

（一）生物药剂学

生物药剂学（biopharmaceutics）研究药物制剂投用于机体后在体内的所有过程及其巡行路线图。是研究药物在体内的吸收（absorption）、分布（distribution）、

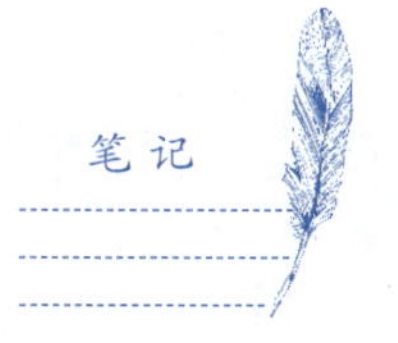

代谢（metabolism）和排泄（elimination）过程（即 ADME），阐明药物剂型因素、机体生物因素与药物效应三者之间的相互关系的科学。

（二）剂型因素

剂型因素不仅是指片剂、注射剂、软膏剂等狭义的剂型概念，而是广义的包括与剂型有关的各种因素。

（1）药物的某些化学性质，如解离常数、脂溶性；不同盐、酯、络合物或前体药物等。

（2）药物的某些物理性质，如粒子大小、晶型、溶解度等。

（3）制剂处方中所用的辅料的性质与用量。

（4）处方中药物的配伍及相互作用。

（5）药物的剂型及使用方法。

（6）制剂的工艺过程、操作条件及储存条件等。

（三）生物因素

生物因素通过对药物体内过程的显著影响，也可引起药物效应的改变。

（1）种族差异，指不同的生物种类，如小鼠、狗、猴等不同的实验动物和人的差异，及同一种生物在不同地理区域和生活条件下形成的差异，如不同人种的差异。

（2）性别差异，指动物的雌雄和人的性别差异。

（3）年龄差异，指新生儿、婴儿、青壮年和老年人的生理功能可能有差异，因此药物在不同年龄个体中的处置与对药物的反应可能不同。

（4）生理和病理条件的差异，如妊娠及各种疾病引起的病理因素能引起药物体内过程的差异。

（5）遗传因素，如人体内参与药物代谢的各种酶的活性可能存在着很大个体差异，这些差异可能是遗传因素引起。

（四）药物效应

指药物作用的结果，是机体对药物作用的反应。由于机体的作用具有两重性特征，用药之后既可产生防治疾病的有益作用，亦可产生与防治疾病无关、甚至对机体有害的作用，因此，药物效应既包括治疗作用，也包括毒副作用，表现为药物临床应用的有效性与安全性问题，这也是所有药学学科共同关注的核心。

扫一扫　12.1.1　拓展知识　药物动力学

二、生物药剂学的研究内容及其在新药开发中的应用

（一）生物药剂学的研究内容

（1）研究药物的理化性质对药物体内转运行为的影响；

（2）研究剂型、制剂处方和制剂工艺对药物体内过程的影响；

（3）根据机体的生理功能设计缓控释制剂；

（4）研究微粒给药系统在血液循环系统的命运；

（5）研究新的给药途径与给药方法；

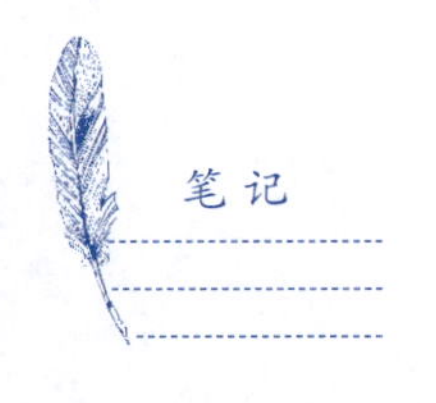

（6）研究中药制剂的溶出度和生物利用度；
（7）研究生物药剂学的试验方法。

（二）生物药剂学在新药开发中的应用

（1）新药的合成与筛选中，需要考虑药物在体内的转运和转化因素；
（2）新药安全性评价中，药动学研究可以为毒性试验设计提供依据；
（3）新药的制剂研究中，剂型设计的合理性需要用生物药剂学进行评价；
（4）新药临床前和临床试验中，需要研究动物和人体的药动学行为；
（5）新药上市后的变更，需要用生物药剂学进行评估。

习题12.1

扫一扫　习题12.1答案

单项选择题

1. 以下关于生物药剂学的描述，正确的是（　　）。
A. 剂型因素是指片剂、胶囊剂、丸剂和溶液剂等药物的不同剂型
B. 药物产品所产生的疗效主要与药物本身的化学结构有关
C. 药物效应包括药物的疗效、副作用和毒性
D. 改善难溶性药物的溶出速率主要是药剂学的研究内容

2. 以下关于生物药剂学的描述，错误的是（　　）。
A. 生物药剂学与药理学和生物化学有密切关系，但研究重点不同
B. 药物动力学为生物药剂学提供了理论基础和研究手段
C. 由于生物体液中药物浓度通常为微量或痕量，需要选择灵敏度高，专属重现性好的分析手段和方法
D. 从药物生物利用度的高低就可判断药物制剂在体内是否有效

多项选择题

3. 药物的体内过程包括（　　）。
A. 吸收　　B. 分布　　C. 代谢　　D. 排泄

4. 生物药剂学是阐明（　　）三者之间的相互关系的科学。
A. 药物剂型因素　　B. 机体生物因素
C. 药物效应　　D. 医患关系

5. 以下属于影响药物体内过程的生物因素的是（　　）。
A. 剂型差别　　B. 年龄差别
C. 性别差别　　D. 药物的溶解度差别

任务二　药物的吸收及其影响因素

扫一扫　12.2　导入案例　促消化道动力药影响其他药物吸收

一、药物的膜转运与胃肠道吸收

药物的膜转运发生在药物体内的吸收、分布、排泄、代谢整个过程。而口

笔记

服给药的胃肠道吸收是口服给药途径药物产生全身治疗作用的重要前提。

扫一扫 12.2.1 拓展知识 非胃肠道给药药物的吸收

（一）生物膜的结构与性质

1. 生物膜的组成

生物膜主要由膜脂和膜蛋白借助非共价键结合而形成，在膜的表面含有少量糖脂和糖蛋白，见图12-1。膜脂主要包括磷脂、糖脂和胆固醇3种类型。调节双分子层的流动性，降低水溶性物质的渗透性。

在生物膜内，蛋白质与类脂质（主要是磷脂）呈聚集状态，类脂质构成双分子层，双分子层中的分子具有流动性。膜中的蛋白质也可发生侧向扩散运动和旋转运动。膜的这种结构与物质转运关系密切。

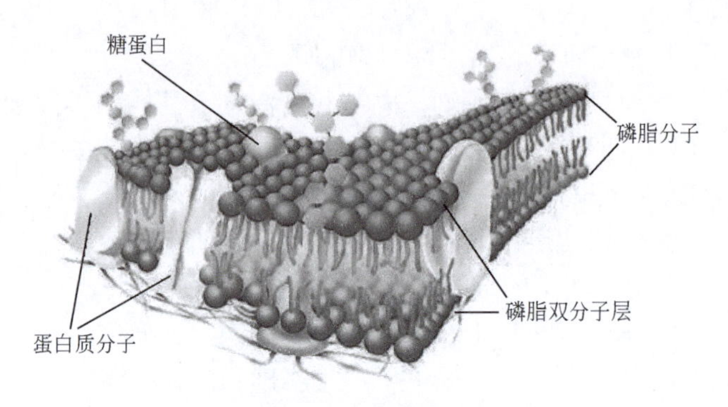

图12-1 生物膜结构

2. 生物膜的性质

（1）膜的流动性。

（2）膜的不对称性 细胞膜内外两侧层面的组分和功能有明显的差异，称为膜的不对称性。糖脂、糖蛋白只分布于细胞膜的外表面。

（3）膜的选择透过性 细胞膜具有选择性。膜上特异性表达的载体蛋白是某些选择性透过的载体。

3. 膜转运的途径

药物的吸收过程就是膜转运的过程，转运的途径有两种。

（1）跨细胞途径 是药物吸收的主要途径，是指一些脂溶性药物借助细胞膜的脂溶性、特殊转运机制的药物借助膜蛋白的作用、大分子或颗粒状物质借助特殊细胞的作用等穿过细胞膜的转运途径。

（2）细胞间途径 又称细胞旁路途径，是指一些水溶性小分子物质通过细胞连接处的微孔而进行扩散的转运途径。

（二）药物转运机制

生物膜具有复杂的分子结构和生理功能，因而药物的跨膜转运机制呈多样性。可分为三大类：被动转运（或称被动运输）、主动转运（或称主动运输）和膜动转运。

1. 被动转运

系指不需要消耗能量，生物膜两侧的药物由高浓度侧向低浓度侧跨膜转运的过程。被动转运分为单纯扩散（又称被动扩散）和促进扩散（又称易化扩散）。

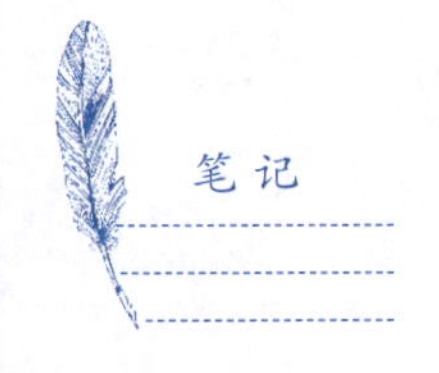

（1）单纯扩散　系指药物仅在其浓度梯度的驱动下由高浓度侧向低浓度侧跨膜转运的过程。单纯扩散属于一级速率过程，符合 Fick 扩散定律。对于给定药物，药物单纯扩散透过膜转运的速率与胃肠道中的药物浓度呈线性关系。

膜孔转运是指物质透过细胞间微孔按单纯扩散机制转运的过程。

通道介导转运是指物质借助细胞膜上的通道蛋白形成的亲水通道按单纯扩散机制转运的过程。通道蛋白是一类内在蛋白，不与被转运的物质结合，不移动，不消耗能量。

（2）促进扩散　系指某些物质在细胞膜上的转运体（通称载体）的帮助下，由高浓度侧向低浓度侧跨细胞膜转运的过程。一般认为促进扩散的转运机制是细胞膜上的转运体在膜外侧与药物结合后，通过转运体的自动旋转或变构将药物转运到细胞内侧。

与单纯扩散相同，促进扩散也服从顺浓度梯度扩散、不消耗能量的原则。促进扩散转运不同于单纯扩散的特点是：①促进扩散速率快、效率高；②促进扩散有选择性；③促进扩散有饱和现象；④促进扩散有非特异性。在小肠上皮细胞、脂肪细胞、血脑屏障血液侧的细胞膜中，氨基酸、D- 葡萄糖、D- 木糖、季铵盐类药物属于促进扩散。⑤促进扩散有竞争性抑制现象。

2. 主动转运

系指需要消耗能量，生物膜两侧的药物借助载体蛋白的帮助由低浓度侧向高浓度侧（逆浓度梯度）转运的过程。与促进扩散一样，主动转运也需要生物膜上的载体蛋白参与，因而，促进扩散与主动转运属于载体介导转运。

主动转运是人体重要的物质转运方式，转运速率可用米氏方程描述。主动转运分为 ATP 驱动泵和协同转运两种。

（1）主动转运是人体重要的物质转运方式，生物体内一些必需物质如单糖、氨基酸、水溶性维生素、K^+、Na^+、I^- 以及一些有机弱酸、弱碱等弱电介质的离子型都是以主动转运方式通过生物膜。

（2）主动转运的特点：①逆浓度梯度转运；②需要消耗能量，能量来源是 ATP 的水解；③需要载体参与，载体通常对药物结构具有高度特异性，一种载体只转运一种或一类底物；④转运速率及转运量与载体数量及其活性有关，当药物浓度较高时，药物转运速率慢，可达到转运饱和；⑤可发生竞争性抑制，结构类似物竞争载体结合位点，抑制药物的转运；⑥受代谢抑制剂的影响，抑制细胞代谢的物质（如 2- 硝基苯酚、氟化物等）可影响主动转运过程；⑦有吸收部位特异性，如维生素 B_2 和胆酸的主动转运仅在小肠上端进行，而维生素 B_{12} 在回肠末端吸收。

3. 膜动转运

系指通过细胞膜的主动变形将物质摄入细胞内或从细胞内释放到细胞外的转运过程。脂溶性维生素、三酰甘油（甘油三酯）和重金属等通过膜动转运透过生物膜。

（三）胃肠道的结构与功能

胃肠道由胃、小肠、大肠三部分组成，具有储存、混合、消化和吸收的功能。多数药物可在胃肠道溶解和吸收，但是受胃肠道不同的 pH 值、表面环境、

笔记

酶、体液等因素的影响。

1. 胃

胃与食管相接的部位为贲门，与十二指肠相连的为幽门，中间部分为胃体部。胃的有效吸收面积有限，除一些弱酸性药物有较好的吸收外，大多数药物吸收较差。

2. 小肠

小肠由十二指肠、空肠和回肠组成。小肠液的 pH 值为 5～7.5，是弱碱性药物吸收的最佳环境。毛细血管对大多数药物的吸收起主要作用，但淋巴管的通透性比毛细血管大，因此是乳糜小滴和大分子药物吸收的主要通道。小肠是药物的主要吸收部位，药物的吸收以被动扩散为主，同时小肠也是药物主动转运吸收的特异性部位。

3. 大肠

大肠由盲肠、结肠和直肠组成。大肠液的 pH 值为 8 左右，其主要功能是储存食物糟粕、吸收水分和无机盐并形成粪便。大肠无绒毛结构，表面积小，因此对药物的吸收不起主要作用。直肠下端接近肛门部分，血管相当丰富，是直肠给药（如栓剂）的良好吸收部位。

二、影响药物胃肠道吸收的因素

（一）影响药物胃肠道吸收的生理因素

消化道中不同的 pH 值环境决定弱酸性和弱碱性药物的解离状态，分子型药物比离子型药物易于吸收。主动转运的药物是在特定部位受载体或酶系统的作用吸收的，不受消化道 pH 值变化的影响。胃肠道中的酸、碱性环境也可能对某些药物的稳定性产生影响。

1. 胃肠液的成分与性质

大多数药物的吸收属于被动扩散，即分子型的脂溶性药物才容易通过细胞膜，而胃肠道中分子型和离子型药物的比例是由胃肠液的 pH 值和药物的 pK_a 值决定的。

不同部位的胃肠液具有不同的 pH 值，胃为 1～3，十二指肠为 4～5，空肠和回肠为 6～7，大肠为 7～8；药物及病理状况会使胃肠液的 pH 值发生一定范围内的变化。

由于大多数有机药物都是弱酸和弱碱性物质，故胃肠道中的不同 pH 值及其变化都会影响药物的解离状态，改变药物的吸收，影响药物制剂的生物利用度。

2. 胃排空和胃排空速率

胃内容物从胃幽门部排至小肠上部的过程称为胃排空。胃排空的快慢对药物的吸收有一定影响。主动转运的药物如维生素 B_2 等在十二指肠由载体转运吸收，当胃排空速度加快时，大量的维生素 B_2 到达吸收部位十二指肠，使载体饱和，药物吸收量不再增加，生物利用度反而下降；若饭后服用，胃排空速率小，到达小肠吸收部位的维生素 B_2 量少，且连续不断地转运到吸收部位，主动转运过程不致产生饱和，从而有利于提高生物利用度。

影响胃排空速率的因素如下。①食物的理化性质。②胃内容物的黏度和渗

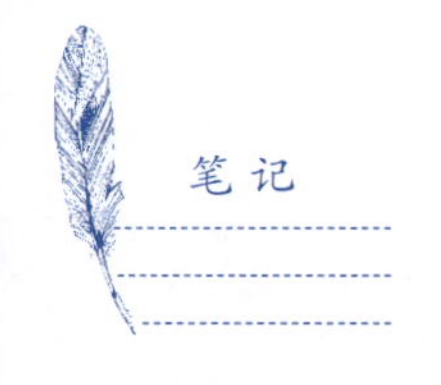

透压：胃内容物的黏度低、渗透压低时，胃排空速率通常较大。③食物的组成：糖类的排空时间较蛋白质短，蛋白质又较脂肪短。④药物的影响：服用某些药物如抗胆碱药、抗组胺药、止痛药、麻醉药等都可使胃排空速率下降。⑤其他因素：右侧卧比左侧卧胃排空快，精神因素等也会对胃排空产生影响。

3. 胃肠蠕动

胃蠕动可使食物与药物充分混合，同时有粉碎和搅拌作用，使与胃黏膜充分接触，有利于胃中药物的吸收，同时将内容物向十二指肠方向推进。

4. 食物

食物对药物吸收的影响是多种多样的。当食物中含有较多脂肪时，由于能够促进胆汁分泌，增加血液循环，特别是能增加淋巴液的流速，有时对溶解度特别小的药物能增加其吸收量。如灰黄霉素的水溶性差，在脂肪类食物中溶解度增大，吸收增加。食物除减缓一般药物的吸收外，尚能提高一些主动转运及有部位特异性转运药物的吸收率。如维生素 B_2 在禁食时的药物排泄率为22%，不禁食时为40%。

5. 循环系统

由胃和小肠吸收的药物是经门静脉进入肝脏后再进入血液循环系统的。肝脏中丰富的酶系统对某些药物具有强烈的代谢作用，这就是所谓的药物“首过效应”，药物的首过效应越大，药物被代谢得越多，其有效血药浓度下降也越大，生物利用度越低，进而使药效受到明显的影响。

6. 血流量

血流量影响药物的胃吸收速度，服用苯巴比妥的同时饮酒（血流加速），苯巴比妥的吸收量明显增加。由于小肠黏膜的血流量充足，这种现象在小肠中不起显著作用。药物从消化道向淋巴系统中的转运也是药物吸收转运的重要途径之一。脂肪及与脂肪结构相似的药物或大分子药物则比较容易进入毛细淋巴管。经淋巴系统吸收的药物不经肝脏，不受肝脏首过效应的影响，因而定向淋巴系统吸收和转运对在肝脏中首过效应强的药物及一些抗癌药有很大的临床意义。

7. 肝首过效应

透过胃肠道生物膜吸收的药物经肝门静脉入肝后，在肝药的作用下药物可产生生物转化。药物进入体循环前的降解或失活称为“肝首关代谢”或“肝首过效应”。

8. 病理因素的影响

胃酸分泌长期减少的贫血患者，用铁剂及西咪替丁治疗时，吸收缓慢。乳糖或盐性诱发的腹泻者，能使缓释剂型中的异烟肼、磺胺异噁唑及阿司匹林的吸收降低。甲状腺功能维系着肠的转运速率，儿童甲状腺功能不足时，可增加维生素 B_2 的吸收，而甲状腺功能亢进的儿童则吸收减少。幽门狭窄可能延缓固体制剂中药物的吸收，尤其是肠溶衣片，因为胃排空时间可因此而延长，如幽门狭窄可引起对乙酰氨基酚吸收的降低。

（二）影响药物胃肠道吸收的药物理化性质及剂型因素

1. 药物的解离度和脂溶性对吸收的影响

通常，在酸性环境下，弱酸性药物未解离型比例高，弱碱性药物解离型比

笔记

例高，而在弱碱性环境下情况相反。消化道的上皮细胞膜为类脂膜，通常脂溶性较大的未解离的分子型药物比解离型药物容易透过生物膜。

对于主动吸收的药物，其吸收受载体或酶的转运而实现，因此与药物的脂溶性无关。通过细胞旁路转运吸收的药物，脂溶性大小与其吸收也没有直接相关性，而分子量较小的药物更易穿透生物膜。

2. 药物的溶出速率对吸收的影响

（1）溶出速率的定义　是指在一定溶出条件下，单位时间药物溶解的量。固体药物制剂中药物的溶出是药物进入机体的先决条件，常常也是难溶性药物吸收的限速因素。药物的溶出速率影响药物的起效时间、药效强度和作用持续时间。

（2）影响药物溶出速率的因素　①溶出的有效表面积。影响药物溶解度的因素包括：药物粒子大小、润湿、溶出介质体积、溶出介质黏度、扩散层厚度；②药物的溶解度。影响药物溶解度的因素包括：多晶型、表面活性剂、pH 值与 pK_a 形成复合物、溶剂化物。

药物的剂型对吸收的影响：口服剂型生物利用度高低的顺序通常为溶液剂＞混悬剂＞颗粒剂＞胶囊剂＞片剂＞包衣片。

3. 制剂处方对药物吸收的影响

（1）影响药物吸收的辅料有：黏合剂、填充剂、崩解剂、润滑剂、增黏剂、表面活性剂等。

（2）药物间及药物与辅料间的相互作用：胃酸调节、络合作用、吸附作用、固体分散作用、包合作用。

4. 制剂工艺对药物吸收的影响

影响药物吸收的制剂工艺过程有：混合、制粒、压片、包衣。

扫一扫　12.2.2　拓展知识　药物的分布、代谢和排泄

习题12.2

扫一扫　习题12.2答案

单项选择题

1. 一般认为在口服剂型中药物吸收速率的大致顺序（　　）。

A. 水溶液＞混悬液＞散剂＞胶囊剂＞片剂

B. 水溶液＞混悬液＞胶囊剂＞散剂＞片剂

C. 水溶液＞散剂＞混悬液＞胶囊剂＞片剂

D. 混悬液＞水溶液＞散剂＞胶囊剂＞片剂

2. 下列各因素中除（　　）以外，均能加快胃的排空。

A. 胃内容物渗透压降低　　B. 胃大部切除

C. 胃内容物黏度降低　　D. 阿司匹林

3. 影响药物胃肠道吸收的剂型因素不包括（　　）。

A. 药物在胃肠道中的稳定性　　B. 粒子大小

C. 多晶型　　D. 胃排空速率

4. 影响药物胃肠道吸收的生理因素不包括（　　）。

A. 胃肠液成分与性质　　B. 药物在胃肠道中的稳定性

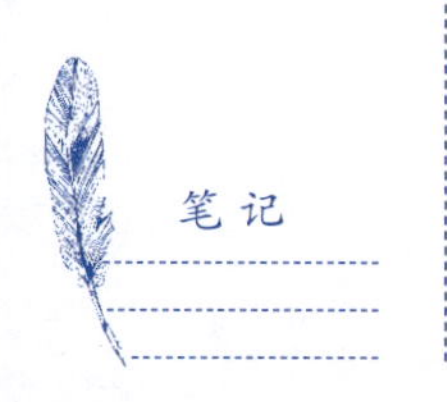

C. 循环系统　　D. 胃排空速率

5. 关于注射给药正确的表述是（　　）。

A. 皮下注射容量较小，仅为0.1～0.2ml，一般用于过敏试验

B. 不同部位肌内注射吸收速率顺序为：臀大肌＞大腿外侧肌＞上臂三角肌

C. 混悬型注射剂可于注射部位形成药物储库，吸收时间较长

D. 显著低渗的注射液局部注射后，药物被动扩散速率小于等渗注射液

6. 药物在经皮吸收过程中可能会在皮肤中积蓄，积蓄的主要部位是（　　）。

A. 真皮　　B. 皮下组织　　C. 角质层　　D. 附属器

7. 以下哪条不是主动转运的特点（　　）。

A. 逆浓度梯度转运　　B. 无结构特异性和部位特异性

C. 消耗能量　　D. 需要载体参与

8. 药物的主要吸收部位是（　　）。

A. 胃　　B. 小肠　　C. 大肠　　D. 直肠

多项选择题

9. 药物在肺部沉积的机制主要有（　　）。

A. 雾化吸入　　B. 惯性碰撞　　C. 沉降　　D. 扩散

10. 提高药物经角膜吸收的措施有（　　）。

A. 增加滴眼液浓度，提高局部滞留时间

B. 减少给药体积，减少药物流失

C. 弱碱性药物调节制剂pH值至3.0，使之呈非解离型存在

D. 调节滴眼剂至高渗，促进药物吸收

任务三　药物制剂的生物等效性与生物利用度

扫一扫　12.3　导入案例　替米沙坦片及胶囊的人体相对生物利用度研究试验

一、基本概念

（一）生物利用度

生物利用度（bioavailability，BA）是指欲发挥全身作用的药物，采用非血管内给药时，制剂中的药物被机体吸收进入体循环的速度与程度。

生物利用度是一个相对概念，与疗效的意义并不相等，它仅仅是一个比较各种制剂之间利用度的尺度。对于那些不需要吸收入血的药物来说，生物利用度可以通过测定药物制剂中的活性成分或活性组分到达作用部位的速度和程度评估。

根据参比标准的不同，生物利用度可分为绝对生物利用度和相对生物利用度。

（1）绝对生物利用度　以同一药物的静脉注射剂为参比制剂，试验制剂与

笔记

参比制剂的血药浓度 - 时间曲线下面积之比称为绝对生物利用度。

（2）相对生物利用度　以同一药物的非血管内给药制剂为参比制剂，试验制剂与参比制剂的血药浓度 - 时间曲线下面积之比称为相对生物利用度。

（二）生物等效性

生物等效性（bioequivalence，BE）是指一种药物的不同制剂在相同的试验条件下，给以相同的剂量，反映其吸收速度和程度的主要动力学参数没有明显的统计学差异。

生物利用度是保证药品内在质量的重要指标，生物等效性则是保证同一药物不同制剂质量一致性的主要依据。

如果满足以下条件可视为生物等效性，即在治疗成分剂量相等、试验条件相似的单剂量或多剂量实验中，受试制剂与参比制剂的吸收速度和吸收程度没有明显差异，或者吸收程度没有明显差异，吸收速度差异可以预料，在长期使用中不影响其有效的体内药物浓度，此时，两制剂具有生物等效性。

二、生物利用度与生物等效性评价在新药研究开发中的作用

（1）是新药研究工作的重要内容。

（2）在新药研究阶段，为了确定新药处方、工艺合理性，通常需要比较改变剂型因素后药物制剂是否能达到预期的生物利用度。

（3）在仿制生产已有国家标准药品时，判断其是否可与原创药替换使用。

（4）新药或仿制药批准上市后，变更事项，判断是否具有相同的安全性和有效性。

三、生物利用度与生物等效性的研究方法

生物利用度研究是试验制剂和参比制剂间的比较性研究，生物等效性研究是在试验制剂和参比制剂生物利用度比较的基础上建立等效性。

两者概念虽不完全相同，但试验方法与步骤基本一致。

生物利用度确定有直接和间接的方法，包括血药浓度法、尿药浓度法和药理效应法等，方法的选择取决于研究目的、体液中药物（或代谢物）测定的分析方法、给药途径以及药物的性质等。对于不吸收入血的药物，可通过测定其活性成分或活性组分在作用部位的作用速度和程度来确定。

（一）血药浓度法

血药浓度法是指通过指定给药后药物在血液、血浆或血清的浓度来确定药物全身利用度的方法，它可以准确描述治疗性药物的时间浓度曲线，是估算生物利用度最常用的方法。该方法具有直接、客观、灵敏、重现性好等优点，可用于研究大多数口服剂型以及一些吸入剂与黏膜给药剂型。

但在某些情况下，由于精密度不够、重现性差、没有合适的分析检测方法等原因，无法对血样中的药物进行定量测定；对于局部作用、不进入全身循环的药物，血药浓度不能反映作用部位的生物利用度；或者当药物消除的某种途径出现饱和，AUC 和剂量不成比例时，则不宜采用该方法评价生物利用度。

以血药浓度法研究生物利用度时，主要的药动学参数如下。

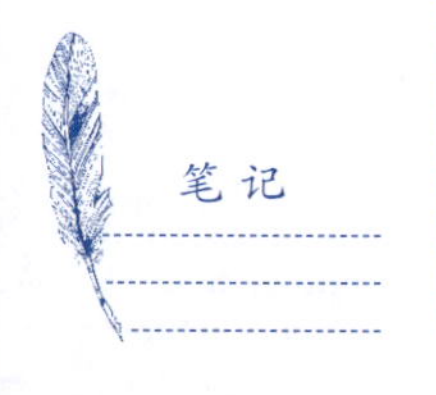

（1）t_{max} 即达峰时间，表示给药后达到最高血药浓度所需的时间。在 t_{max} 时，吸收达最大值，并且药物吸收速度恰好等于药物的消除速度，达到 t_{max} 后，吸收仍然进行，但速度变慢。在比较药品时，t_{max} 可以作为药物吸收速度的近似指标，当药物吸收速度增大时，t_{max} 值减小。t_{max} 以时间为单位（一般为小时或分钟）。

（2）C_{max} 即达峰浓度，表示给药后达到的最高血药浓度。对于许多药物，药物药理作用和血药浓度之间存在一定关系，C_{max} 是药物吸收能否产生疗效的指标，同时也是是否出现药物中毒的指标。C_{max} 以浓度为单位（即 μg/ml 或 ng/ml），虽然不是速度单位，但生物等效研究中 C_{max} 通常用来辅助衡量一个药物的吸收速度。

（3）AUC 即血药浓度 - 时间曲线下面积，是药物生物利用度高低的度量指标。AUC 反映进入体循环的药物的总量，是药物血药浓度时间曲线下从 t=0 到 t=∞的面积，它等于进入体循环的原型药物的量除以清除率。只要消除过程不变，AUC 与给药途径及药物消除过程无关。AUC 可由定积分、梯形法或直接利用面积仪来确定。AUC 的单位为浓度乘以时间（即 μg/ml·h）。

（二）尿药浓度数据法

尿药浓度数据法是指用尿中排泄量来计算药物吸收的程度，从而进行药物制剂生物等效性评价的方法，它是测量生物利用度的间接方法。用尿药浓度法测定生物利用度的前提是：体内药物或其代谢物的全部或大部分（＞70%）经尿排泄，且排泄量与药物吸收量的比值恒定，而且药物在尿中的总量与吸收的总量相关。该法具有取样无伤害、样品量大、药物浓度较高及无蛋白质影响等优点。

但对多数药物而言，用尿药浓度法进行生物等效性评价是较血药浓度数据法更为间接的方法，影响因素较多，并且各个时间点的尿样和全部尿样要收集完全，一般应采集至 7～10 个半衰期，对于半衰期长的药物，给实验取样工作带来一定困难，故在新药的研究中应用较少。当某些药物体内血药浓度自动调节保持恒定，或由于检测原因等受限而无法用血药浓度测定（如钙制剂的研究）时，才考虑尿药浓度数据法。但需要严格控制实验条件，否则重现性较差。

（三）药理效应法

药理效应法作为生物利用度测定的一种替代方法，是指当药物的效应与体内药量有定量关系，且能较容易地进行定量测定时，通过测定药理效应，提供不亚于甚至超过血药浓度数据得到的生物利用度资料。

四、评价生物等效性的方法

生物等效性即一种相对生物利用度的研究。尽管如此，在对药剂等效的两种及两种以上产品进行生物等效性研究时，应该用血药浓度 - 时间曲线下面积 AUC、峰浓度 C_{max}、达峰时间 t_{max} 来进行全面评价。

生物等效性的评价方法按优先考虑程度依次为生物利用度试验、临床随机对照试验和体外研究方法。

（一）生物利用度试验

生物利用度试验的方法如前所述。

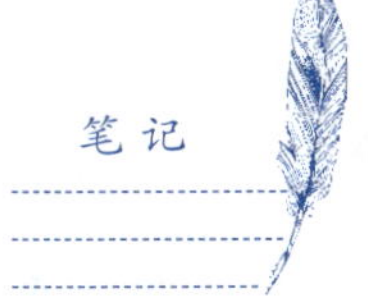

（二）临床随机对照试验

临床随机对照试验是较为直接的评价方法，它是指在药物临床试验中，给予患者两种（或多种）药物制剂后，通过观察药物的疗效、不良反应与毒性之间的差异进行评价，该方法的缺点是样本量大（不低于100例）、检测指标不灵敏、影响因素多、试验周期长、成本高等。不经胃肠道吸收的口服制剂如造影剂，皮肤、黏膜等局部用药的剂型可以用此方法。

常用的对照试验类型包括平行对照试验和交叉对照试验，平行随机分配可以使组间各种干扰因素的影响较为均衡，组间可比性强，试验结果及结论较可靠，交叉对照试验是2组受试者在不同阶段交替接受受试制剂和参比剂，通过自身对照减少个体差异的影响，同时可以减少样本量。

扫一扫　12.3.1　拓展知识　新药有效性评价和不良反应评价标准

（三）体外研究方法

生物等效性有时可用体外的生物等效标准来证明，FDA规定根据生物药剂学分类（BCS）证明属于高溶解度、高渗透性、快速溶出的口服制剂可以采用体外溶出度比较研究的方法验证生物等效性，因为该类药物的溶出、吸收已经不是药物进入体内的限速步骤。对于难溶性但渗透性高的药物，如已建立良好的体内外相关性，也可用体外溶出的研究替代体内研究。

此外，FDA也采用其他体外试验方法确定生物等效性，例如，考来烯胺树脂是一种碱性的季铵型阴离子交换树脂，其与胆酸在小肠中结合后导致胆酸在肝内合成的增加，由于胆酸的合成是以胆固醇为底物，使得肝内胆固醇减少，从而使肝脏低密度脂蛋白受体活性增加而去除血浆中低密度脂蛋白，临床上用于Ⅱa型高脂血症、高胆固醇血症的治疗。由于其在水中可溶解，但在胃肠不吸收，其生物等效性可用树脂与胆酸盐的动态结合平衡试验来考察。

习题12.3

扫一扫　习题12.3答案

判断题

1. 生物利用度是一个相对概念，与疗效的意义相等。（　　）
2. 生物利用度可分为绝对生物利用度和相对生物利用度。（　　）
3. 生物等效性是保证药品内在质量的重要指标，生物利用度则是保证同一药物不同制剂质量一致性的主要依据。（　　）
4. C_{max} 可以作为药物吸收速度的近似指标。（　　）
5. 生物等效研究中 t_{max} 通常用来辅助衡量一个药物的吸收速度。（　　）
6. 只要消除过程不变，AUC与给药途径及药物消除过程无关。（　　）
7. 用尿药浓度法进行生物等效性评价是较血药浓度数据法更为间接的方法，影响因素较多。（　　）
8. 临床随机对照试验是间接的评价方法。（　　）
9. 生物等效性有时可用体外的生物等效标准来证明。（　　）
10. 生物利用度研究就是生物等效性研究。（　　）

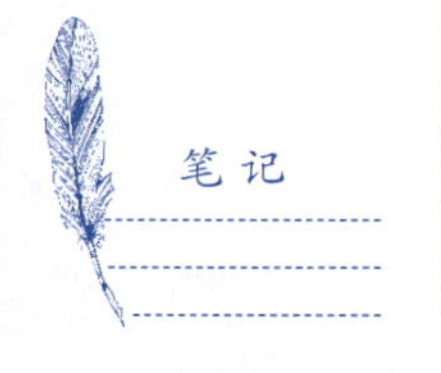

参考文献

[1] 国家药典委员会编撰.中华人民共和国药典2020年版[M]. 北京：中国医药科技出版社，2020.

[2] 胡英主编. 药物制剂技术[M]. 北京：中国医药科技出版社，2017.

[3] 方亮主编. 药剂学[M]. 北京：人民卫生出版社，2016.

[4] 潘卫山主编. 药剂学[M]. 北京：化学工业出版社，2017.

[5] 郭维儿主编. 药剂学学习指导与习题集[M]. 北京：化学工业出版社，2019.

[6] 孟胜男主编. 药剂学[M]. 北京：中国医药科技出版社，2016.

[7] 药品生产质量管理规范解读编委会. 药品生产质量管理规范解读[M]. 北京：中国医药科技出版社，2011.

[8] 邵志高主编. 实用调剂学[M]. 南京：东南大学出版社，2013.

[9] 张洪斌主编. 药物制剂工程技术与设备[M]. 北京：化学工业出版社，2019.

[10] GB 5749—2006 生活饮用水卫生标准.

[11] GB 2760—2014 食品添加剂使用标准.

[12] 国家食品药品监督管理局药品认证管理中心. 药品GMP指南[M]. 北京：中国医药科技出版社，2011.